泌尿系统肿瘤临床案例精选

程继文　主　编

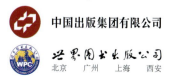

中国出版集团有限公司

世界图书出版公司
北京　广州　上海　西安

图书在版编目（CIP）数据

泌尿系统肿瘤临床案例精选 / 程继文主编 . -- 北京：
世界图书出版有限公司北京分公司 , 2025.3. -- ISBN
978-7-5232-1993-5

Ⅰ. R737.1

中国国家版本馆 CIP 数据核字第 2025D4Q351 号

书　　名　泌尿系统肿瘤临床案例精选
　　　　　MINIAO XITONG ZHONGLIU LINCHUANG ANLI JINGXUAN

主　　编　程继文
总 策 划　吴　迪
责任编辑　刘梦娜
特约编辑　张玲玲

出版发行　世界图书出版有限公司北京分公司
地　　址　北京市东城区朝内大街 137 号
邮　　编　100010
电　　话　010-64033507（总编室）　0431-80787855　13894825720（售后）
网　　址　http://www.wpcbj.com.cn
邮　　箱　wpcbjst@vip.163.com
销　　售　新华书店及各大平台
印　　刷　长春市印尚印务有限公司
开　　本　787 mm×1092 mm　1/16
印　　张　30.75
字　　数　541 千字
版　　次　2025 年 3 月第 1 版
印　　次　2025 年 3 月第 1 次印刷
国际书号　ISBN 978-7-5232-1993-5
定　　价　298.00 元

《泌尿系统肿瘤临床案例精选》
编委会

名誉主编

黄　健　　中山大学孙逸仙纪念医院
黄教悌　　美国杜克大学（*Duke University*）
莫曾南　　广西医科大学

主　编

程继文　　广西医科大学第一附属医院

副主编

林天歆　　中山大学附属第五医院
李学松　　北京大学第一医院
祖雄兵　　湖南省人民医院
崔心刚　　上海交通大学医学院附属新华医院

编委
（以姓氏笔画为序）

马潞林　　北京大学第三医院
王　东　　四川省医学科学院·四川省人民医院
王林辉　　海军军医大学第一附属医院
王荫槐　　中南大学湘雅二医院
王剑松　　昆明医科大学第二附属医院
王德林　　重庆医科大学附属第一医院
牛亦农　　首都医科大学附属北京友谊医院
付伟金　　广西医科大学第一附属医院
冯　翔　　海军军医大学第一附属医院
毕建斌　　中国医科大学附属第一医院

朱　刚　北京和睦家医院

朱宏建　北京市健宫医院

刘存东　南方医科大学第三附属医院

刘卓炜　中山大学肿瘤防治中心

刘春晓　南方医科大学珠江医院

刘德云　广西医科大学第一附属医院

祁小龙　浙江省人民医院

许传亮　上海交通大学医学院附属第一人民医院

李天宇　广西医科大学第一附属医院

李化升　玉林市红十字会医院

李培军　宁夏医科大学总医院

吴大鹏　西安交通大学第一附属医院

吴震杰　海军军医大学第一附属医院

张大宏　浙江省人民医院

张志凌　中山大学肿瘤防治中心

张树栋　北京大学第三医院

张雪培　郑州大学第一附属医院

陈志文　陆军军医大学西南医院

陈勇辉　上海交通大学医学院附属仁济医院

陈凌武　中山大学附属第一医院

周芳坚　中山大学肿瘤防治中心

庞　俊　中山大学附属第七医院

郑　松　福建医科大学附属协和医院

郑业辉　玉林市红十字会医院

姜昊文　复旦大学附属华山医院

姚　欣　天津市肿瘤医院

徐啊白　南方医科大学珠江医院

黄　健　中山大学孙逸仙纪念医院

黄海鹏　广西医科大学第二附属医院

蒙清贵　广西医科大学附属肿瘤医院

颜海标　广西医科大学第一附属医院

魏　强　四川大学华西医院

主编简介

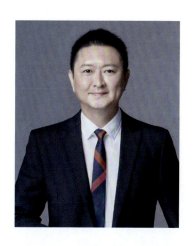

  程继文，医学博士，主任医师，教授，博士研究生导师，广西医科大学第一附属医院党委委员、副院长，广西泌尿系统疾病临床医学研究中心主任，*Mayo Clinic* 访问学者。兼任中国医师协会泌尿外科医师分会常务委员，中国医师协会医学机器人医师分会委员，中国医师协会毕业后医学教育外科（泌尿外科方向）专业委员会委员，中国抗癌协会腔镜与机器人外科分会委员，中国老年医学学会泌尿外科分会常务委员，广西医师协会泌尿外科医师分会主任委员。

  2019 版、2022 版《中国泌尿外科和男科疾病诊断治疗指南》肾输尿管先天畸形篇副主编，《中华腔镜泌尿外科杂志（电子版）》《微创泌尿外科杂志》《临床泌尿外科杂志》编委。以负责人身份参与国家级、省级科研项目 8 项。

序 一

我国住院医师规范化培训制度，从萌芽到探索再到制度的形成与完善，经历了漫长的发展之路，直至 2014 年起全国相继建立起培训基地，这个破解医学人才规范化培养难题的治本之策才算全面落地开花。从这个角度看，本书应运而生，立意"为了切实加强泌尿外科住院医师规范化培训"，取材全国范围内泌尿系统诊疗的临床实践，问题直指最核心的"加强临床思维能力的培养"，无一不紧扣泌尿医师规范化培训工作的现实需要，足见编者"洞察时局把需求，提纲挈领抓关键"的高度站位。

本书的编者皆是我国泌尿系统临床领域的中坚力量，是活跃在学科前沿的著名专家，他们凭借着深厚的学术造诣和丰富的临床经验，精心挑选并整理了一系列具有代表性的案例，分成了泌尿系统肿瘤、结石、前列腺及生殖男科、修复与重建、影像与病理等 5 个分册，将复杂多样的泌尿系统疾病诊治经验全面系统地梳理出来。这些案例得以全面、详细地收集，本就是一项浩大的工程，更难得的是，每一个案例不是简单展现了疾病的临床表现、诊断方法，而是从导读、病历简介、临床决策与分析、治疗过程、经验与体会、患教建议、专家点评等内容全面剖析，其中不乏对治疗策略的选择与优化的引导思考。一个个案例犹如一个个生动的课堂，饱含着编者们的智慧结晶和丰富思考，它不仅可以提升住院医师的临床思维和实践操作技能，也是广大同行交流学习、取长补短的专业材料。

泌尿外科是一个实践性很强的学科，泌尿外科医师就是刀尖上的战士，必须要有真本领，包括掌握大量的手术技巧和操作技能，建立系统的外科诊疗思维和临床处置能力，才能从容应对各种复杂病例，真正捍卫患者的生命安全。看完这些精心编选的案例，我深深体会到本书编者们的初心宏愿，也坚信这些汇自全国实战一线的宝贵经验，将转化为广大住培医师更强大的"作战"能力，为患者构筑起更加坚固的健康防线。

2025 年 1 月

序 二

作为中美两国医学文化交流的参与者，我见证了中国住院医师规范化培训制度从确立到实施的过程。相比之下，中国规培实施节奏快且步子大，学员基数大且轮转快，这对临床培训师资和教材的供给能力是一个极大考验。以泌尿外科为例，导师们在繁忙的临床任务中积累了丰富的经验，但投入到规培教学的精力有限，将临床经验总结凝练成教材的更少。此次《泌尿外科住院医师规范化培训临床案例精选丛书》系统收集了中国多家医院的系列典型案例，无疑为泌尿外科领域的规培医师们提供了一个宝贵的临床学习资源。

近年来，泌尿系统疾病的研究和治疗取得了显著进展，新的诊断技术、治疗药物和综合治疗方案不断涌现。而本书中的案例，是编者们在日常实践中精心积累的结晶，也是近年来中国泌尿外科蓬勃发展的一个缩影。当我看到这部案例集时，不禁为中国同行们在这一领域所取得的成果感到由衷的赞叹。中国的医疗扎根于我国庞大且多样化的病患群体，我们可以从这些案例中看到中国泌尿外科在应对各种复杂病症时的智慧与能力，不仅能解决临床常见的普遍问题，也为未来的研究方向提供了有益的参考。这些来源于临床实践一线的真知灼见，使得案例内容对培训更具针对性和指导性，这正是本套丛书出版的巨大价值，不仅适用于住院医师规范化培训，也适用于泌尿系统专科医师精进学习，相信将成为泌尿医师专业成长路上的宝贵财富。

黄毅博

2025 年 1 月

序 三

有人说"今天的教育就是明天的医疗",也有人说"医疗是今天,教育是明天",这道出了临床实践与医师培养互融互促的双螺旋发展关系,也折射出"医学发展是一代代医学人传承与创新的交替演变过程"。学科发展生生不息,需要大批高水平、同质化的临床医师。这需要从纵向上不断总结经验并迭代更新相关知识,从横向上医教融合将临床实践运用于人才培养。《泌尿外科住院医师规范化培训临床案例精选丛书》正是践行上述理念的智慧结晶。

实践出真知,临床即一线。案例是最好的教科书,也是最好的警醒剂。相较于其他教材,由广西医科大学第一附属医院程继文教授牵头,组织全国多家医院的知名泌尿外科专家共同编写的《泌尿外科住院医师规范化培训临床案例精选丛书》,汇集了全国同行的临床实践经验,不仅具有代表性,更具有启发性。有的案例展现了罕见肿瘤类型的独特表现,挑战着临床医师的诊断思维;有的案例则呈现了复杂病情下综合治疗的精妙策略,彰显了团队协作的力量;有的案例运用了免疫治疗、靶向治疗等新方法,运用学科前沿成果;有的案例展现了临床与科研的紧密结合,为未来的研究方向启迪了思考。这些案例紧紧抓住了住培教育的核心任务,聚焦提升学员临床思维和临床诊治能力和科研能力,正是住院医师规范化培训的绝佳养料。

教学相长,生生不息。医学本就是终身学习和不断创新的事业,作为一名多年在医学教育和临床实践的同行人,我深知这些案例是一次次的手术操作、临床会诊、科研合作、教学讨论、学术交流所凝结的精华,也深知本书承载着编者们对后继同仁们的深切期望。无论是泌尿学科的莘莘学子,还是已走上临床岗位的同行医师,希望都能从中汲取到充足的养分,包括传承创新的医学人文精神,从而促进泌尿外科医师规范化培训事业发展,为健康中国的建设贡献更多的智慧和力量!

黄健

2025 年 1 月

前　言

多年扎根在临床和教学一线，我们深知"卓越医师"是医疗质量安全的核心基石，而住院医师规范化培训正是这一基石的重要构筑环节。新医科教育改革要求医学教育更加贴近临床实际，呼唤我们积极探索并实践更加高效、实用的住院医师规范化培训路径。我们希望通过《泌尿外科住院医师规范化培训临床案例精选丛书》，以案例的形式博采众长、凝聚精华，助力培养具有扎实基本功的住院医师并成长为优秀的泌尿外科医师。

丛书从临床实践出发，精心挑选了泌尿外科领域内最具代表性和教学价值的临床案例，总结了各个地区及医院近几年来在泌尿系统疾病外科治疗方面的探索、获得的经验和取得的成果。每个案例基于循证医学和各种诊治指南的基本原则，梳理了常见泌尿系统疾病的治疗方式，特别是对病情的临床决策、治疗过程、经验体会等进行了详细而又简洁的介绍，也分享了相关专家的点评，方便临床医师学习和参考。丛书凝聚了来自全国多家知名医院泌尿外科专家们的智慧与心血。在编写过程中，我们选取的案例突出临床典型性，确保案例能覆盖反映泌尿外科常见疾病。对案例内容的编排等进行反复推敲与打磨，力求做到内容实用、表述清晰、易于理解。同时，我们将最新的医疗技术、诊疗理念融入案例中，传递新医科时代精准医学、智能医学等前沿要求。在此，我们要特别感谢所有参与丛书编写的专家、学者以及为本书出版付出辛勤努力的编辑团队。

博观约取终须躬身践行。我们期望这本丛书能成为泌尿外科住院医师规范化培训实操中的重要辅助工具，不仅能够帮助住院医师在繁忙的临床工作中快速提升专业技能，还能学会其中的临床思维并加以运用，帮助从纷繁复杂的临床信息中抽丝剥茧，做出准确的诊断与治疗决策。同时，我们也希望通过这些案例的分享，促进不同地区、不同医院之间的学术交流与合作，共同推动泌尿外科医学教育事业的发展。

由于水平有限，内容可能存在不足、遗漏，甚至错误之处，恳请读者批评指正！

2025 年 1 月

目　录

第一章 肾脏肿瘤

病例 1 T_1 期肾肿瘤的诊断与处理

一、导读

肾癌占所有肿瘤的 2% ~ 3%。西方国家发病率更高，欧洲和全球约以 2% 的速度递增，亚洲和非洲最低。男女比例是 1.5 ∶ 1，高发年龄为 60 ~ 70 岁。其病因包括吸烟、肥胖和高血压，但总体因素并不明确。其临床症状多在晚期出现，包括腰腹部疼痛、腰腹部包块和血尿等。按照 TNM 分期（国际通用肿瘤分期，其中 T 是指原发肿瘤，N 是区域淋巴结，M 是指远处转移），T_1 期肾肿瘤的最大径线 ≤ 7 cm，病变局限在肾脏内，其中 T_{1a} 期肾肿瘤最大径线 ≤ 4 cm，T_{1b} 期肾肿瘤最大径线 > 4 cm，且 ≤ 7 cm。

二、病历简介

（一）病史介绍

患者女性，61 岁。

主诉：体检发现右肾占位 3 年。

现病史：患者 3 年前在外院体检发现右肾占位，不伴有右侧腰痛和肉眼血尿，超声和电子计算机断层扫描（computed tomography，CT）示右肾占位，大小约 3 cm×2 cm×2 cm，现患者为手术治疗入院。

既往史：高血压病史 10 余年，长期口服"硝苯地平"降压治疗。

（二）体格检查

意识清楚，体温 36.6℃，颜面部及双下肢无水肿，双肾区叩击痛（－）。双侧输尿管压痛点无压痛。膀胱区平坦，无压痛。

（三）辅助检查

1. 血常规 白细胞计数 $5.6×10^9$/L，中性粒细胞百分比 65%，血红蛋白 126 g/L，血小板 $125×10^9$/L。

2. 尿常规 白细胞（－），红细胞（－），脓细胞（－）。

3. **肾功能** 尿素氮 6.1 mmol/L，肌酐 76 μmol/L，尿酸 342 μmol/L。

4. **肝功能** 总胆红素 17 μmol/L，直接胆红素 11 μmol/L，间接胆红素 6 μmol/L，丙氨酸氨基转移酶 24 U/L，天冬氨酸氨基转移酶 28 U/L，白蛋白 38 g/L。

5. **凝血功能** 凝血酶原时间 12 秒。

6. **肾脏超声** 右肾不大，形态尚正常，于肾上极探及 1 个稍低回声团，大小约 3.7 cm×2.9 cm，形态规则，余实质回声均匀，集合系统未见分离，未见异常回声团。彩色多普勒血流显像（color Doppler flow imaging, CDFI）：稍低回声团内点状血流信号，余肾血流灌注好，呈指状分布，显示均匀（病例 1 图 1）。

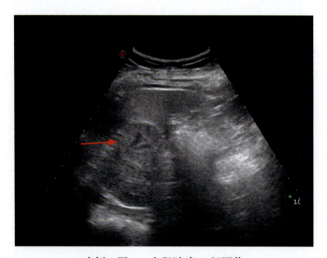

病例 1 图 1　右肾肿瘤 B 超图像

7. **肾脏 CT** 右肾上极外侧实质见 1 个大小约 2.8 cm×2.9 cm×3.4 cm 的软组织病灶，边界欠清楚，密度均匀，增强扫描动脉期明显强化，静脉期、排泄期右肾占位强化程度迅速降低（病例 1 图 2）。两侧肾静脉未见充盈缺损。右肾、右侧输尿管、膀胱未见明确阳性结石；膀胱充盈尚可，壁未见增厚，未见异常密度影。肾门区及腹主动脉旁未见增大淋巴结，腹膜腔未见积液。

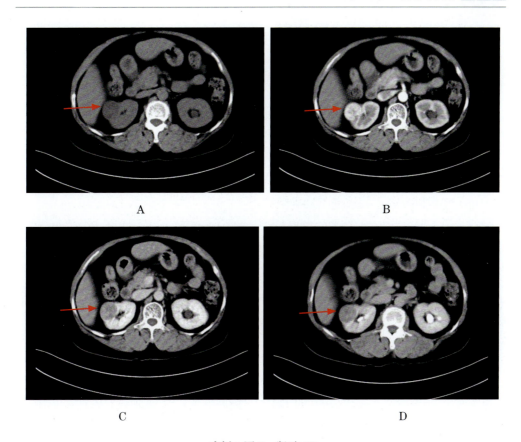

病例1图2　肾脏CT

A. 平扫期：右肾低密度占位；B. 动脉期：肾皮质、右肾占位明显强化；C. 静脉期：肾髓质明显增强，与皮质不能分辨，右肾占位呈不均匀低密度；D. 排泄期：肾盂肾盏强化明显，肾实质强化程度减低，右肾占位的强化程度迅速降低。

（四）初步诊断

右肾癌（$T_{1a}N_0M_0$）。

三、临床决策与分析

1. 手术指征　患者肾脏CT示右肾实质性占位，大小约 2.8 cm×2.9 cm×3.4 cm，肿瘤直径＜4 cm，且无局部或远处转移征兆，术前临床分期 $T_{1a}N_0M_0$，选择保留肾单位的肾部分切除术。

2. 手术评估

（1）血常规：白细胞计数 $5.6×10^9$/L，中性粒细胞百分比 65%，血红蛋白 126 g/L，血小板 $125×10^9$/L。

（2）尿常规：白细胞（-），红细胞（-），脓细胞（-）。

（3）尿液细菌培养：未见细菌。

（4）肾功能：尿素氮 6.1 mmol/L，肌酐 76 μmol/L，尿酸 342 μmol/L。

（5）肝功能：总胆红素 17 μmol/L，直接胆红素 11 μmol/L，间接胆红素 6 μmol/L，丙氨酸氨基转移酶 24 U/L，天冬氨酸氨基转移酶 28 U/L，白蛋白 38 g/L。

（6）凝血功能：凝血酶原时间 12 秒。

（7）术前心功能：射血分数 71%，左心室轻度肥厚，余无异常。

（8）术前肺功能：轻度通气功能障碍。

（9）术前肾动态显像（肾小球滤过率）：左肾 37.92 mL/min，右肾 30.21 mL/min，（既往 3 个月前：左肾 39.38 mL/min，右肾 35.53 mL/min）。

3. 手术方案　机器人辅助腹腔镜右肾部分切除术。

4. 围术期注意事项　术前控制血压，术晨继续口服降压药。术后密切观察尿量、尿色、血常规、肾功能、凝血功能和心肌酶等变化，必要时复查心电图等检查。

四、治疗过程

1. 手术情况　行机器人辅助腹腔镜右肾部分切除，术中阻断右肾动脉后，持续经输尿管导管注入冰盐水降温，切除肾上极肿瘤后，经输尿管导管注入亚甲蓝溶液，未见亚甲蓝溶液经肾实质切口漏出。倒刺线连续缝合肾实质切口。松开肾动脉阻断钳后，观察肾实质切缘未见活动性出血。遂拔除右侧输尿管导管。

2. 术后情况及预后　患者在手术后第 2 天恢复肛门排气，进食流质食物，第 3 天进食半流质食物。术后病理示右肾透明细胞癌。术后第 6 个月复查超声未见右肾肿瘤局部复发和远处转移；术后第 12 个月复查 CT 未见右肾肿瘤局部复发和远处转移。

五、经验与体会

（一）如何诊断 T_1 期肾癌？

肾占位包括肾癌、错构瘤、肉瘤、腺瘤、后肾腺瘤和血管瘤等，其中肾癌占 90%。本例患者为体检偶然发现，无明显症状与体征。常见的影像学检查包括超声、CT 和磁共振成像（magnetic resonance imaging，MRI）等有助于鉴别肾占位的性质。

超声图像中，肾癌的特征是低回声或等回声团，血供较丰富；错构瘤的特征是强回声团，血供较丰富；嗜酸细胞瘤则与肾癌难以鉴别，部分嗜酸细胞瘤具有星形中央瘢痕回声。本例患者超声显示右肾上极 1 个稍低回声团，大小约

3.7 cm×2.9 cm，形态规则；CDFI 示稍低回声团内点状血流信号，其特征与常见的肾癌超声特点吻合。

CT 图像中，肾癌的特征是低密度占位，增强扫描后占位迅速强化，排泄期肾占位的强化程度迅速降低；错构瘤的特征是脂肪成分在病灶中呈极低密度占位，CT 值为负值，常为 -120 ～ -40 HU，增强扫描后占位部分强化；嗜酸细胞瘤则与肾癌难以鉴别，部分具有星形中央瘢痕表现。本例患者 CT 显示右肾上极 1 个大小约 2.8 cm×2.9 cm×3.4 cm 的病灶，边界欠清楚，密度均匀，增强扫描动脉期占位明显强化，静脉期、排泄期右肾占位的强化程度迅速降低。其特征与常见的肾癌 CT 特点吻合。

CT 和 MRI 均可以准确地对肾占位进行定位诊断，同时进行分期。MRI 在肾肿瘤的包膜外浸润、血管受累和癌栓形成等方面更具有优势。

本例患者同时合并原发性高血压等基础疾病，同时进行心肌酶、心电图、心脏超声等检查是必不可少的，必要时进行冠脉 CT 或造影检查。术前对患者进行肾动态显像检查，测定肾小球滤过率，对全程治疗方案的拟定具有重要意义。

（二）如何选择 T_1 期肾癌的治疗？

综合影像学检查，本例患者分期为 $T_{1a}N_0M_0$，目前最新版欧洲泌尿外科协会（european association of urology，EAU）指南推荐在技术成熟的医学中心进行保留肾单位的肾肿瘤切除术（nephron sparing surgery，NSS）。NSS 最大限度地保留了正常肾单位，对于存在高血压、糖尿病等基础疾病的患者，可以改善其总肾功能和远期生活质量。

NSS 可采用开放手术、腹腔镜手术、机器人手术等方式来完成，手术入路采用经腹腔或经后腹腔，具体由所在医疗中心的条件、术者的经验与技巧以及患者肾肿瘤的具体部位来确定。常见的机器人手术工具，比腹腔镜手术工具更灵活，但价格更昂贵。开放手术是经典的 NSS 方法，适合于各种肾肿瘤，但存在创伤大、恢复慢和住院时间长等缺点。越来越多的随机对照试验（randomized controlled trial，RCT）研究表明，腹腔镜手术和机器人手术在有经验的医学中心内开展 NSS，可以获得与开放手术相仿的疗效，同时具有创伤小、恢复快和住院时间短等优点。与腹腔镜手术相比，机器人手术具有视野更清楚、操作更灵活、缝合更牢靠、术者更轻松等优点，但手术器械昂贵是阻碍其临床普及的因素之一。本例患者选择机器人辅助腹腔镜下右肾部分切除术，术中利用"仿生手"的优势，精准缝合肾实质切缘，术后早期恢复抗凝治疗。

长期口服抗凝药物治疗的患者，在手术前酌情停用 10～14 天，并使用低分子肝素钙进行"桥接"和控制血压平稳，在术后外科情况平稳后建议早期恢复阿司匹林和氯吡格雷等抗凝药物治疗，避免形成新的冠状动脉血栓或冠状动脉支架内血栓。

六、患教建议

肾癌患者通常具有恐惧、怀疑或否认、悲观甚至自卑的心理，常表现出绝望和沮丧情绪。作为主刀医师和主管医师需充分理解和认可患者及家属的此类情绪，兼顾同情心，从专业的角度安抚患者，解释 T_1 期肾癌的手术方案和良好预后，接受手术治疗是目前疗效最确切的方法。与此同时，需解释 T_1 期肾癌手术，目前指南推荐选择保留肾单位的肾肿瘤切除术，但在保留更多肾单位的同时，存在术后切缘出血、尿漏和切缘阳性的风险，主刀医师采取有效措施可降低其发生率，进而缓解患者和家属的不安，提高其全程治疗的依从性。由于患者接受了 NSS 手术，建议其 3 个月内避免剧烈运动。

七、专家点评

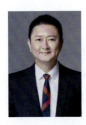

程继文，医学博士，主任医师，教授，博士研究生导师，广西医科大学第一附属医院党委委员、副院长，广西泌尿系统疾病临床医学研究中心主任，Mayo Clinic 访问学者。兼任中国医师协会泌尿外科医师分会常务委员，中国医师协会医学机器人医师分会委员，中国医师协会毕业后医学教育外科（泌尿外科方向）专业委员会委员，中国抗癌协会腔镜与机器人外科分会委员，中国老年医学学会泌尿外科分会常务委员，广西医师协会泌尿外科医师分会主任委员。

肾癌仅占所有癌症的 2%～3%，但却是泌尿外科最常见的肿瘤之一。临床分期为 $T_{1a}N_0M_0$ 的肾癌患者，首选保留肾单位的肾肿瘤切除术（NSS），但因 T_{1a} 期是以肾内肿瘤的最大径线划分的，在选择 NSS 之前应该考虑以下两种情况：①预判残留的肾实质体积是否能保留足够的器官功能；②是否存在肾静脉癌栓。本例患者的肿瘤位于右肾上极，局部突出肾表面，最大径线＜4 cm，术前检查未见右肾静脉癌栓，选择 NSS 是非常合适的。与根治性肾切除术（radical nerphroectomy, RN）相比，NSS 在治疗临床局灶性肾癌，尤其是 T_{1a} 期肾癌，其癌症特异性生存率和复发时间是相似的，同时可以降低患者心脏特异性死亡率，从而提高总生存期（overall survival, OS）。

（廖乃凯　程继文　广西医科大学第一附属医院）

参考文献

[1]Lotan Y, Karam JA, Shariat SF, et al.Renal-cell carcinoma risk estimates based on participants in the prostate, lung, colorectal, and ovarian cancer screening trial and national lung screening trial[J].Urol Oncol, 2016, 34 (4): 167, e9-16.

[2]Dey S, Noyes SL, Uddin G, et al.Palpable abdominal mass is a renal oncocytoma: not all large renal masses are malignant[J].Case Rep Urol, 2019, 6016870.

[3]Hass NB, Manola J, Uzzo RG, et al.Initial results from ASSURE (E2805): adjuvant sorafenib or sunitinib for unfavorable renal carcinoma, an ECOG-ACRIN-led, NCTN phase III trial[J].ASCO Meeting Abstracts, 2015, 33: 403.

[4]Kunath F, Schmidt S, Krabbe LM, et al.Partial nephrectomy versus radical nephrectomy for clinical localised renal masses[J].Cochrane Database Syst Rev, 2017, 5: CD012045.

病例2　T₂期肾肿瘤的诊断与处理

一、导读

肾癌占所有肿瘤的 2% ～ 3%。按照 TNM 分期，T_2 期肾肿瘤的最大径线＞7 cm，病灶局限在肾脏内，其中 T_{2a} 期肾肿瘤最大径线＞7 cm，但≤ 10 cm；T_{2b} 期肾肿瘤最大径线＞10 cm，但病灶仍局限于肾脏内。由于 T_2 期肾肿瘤的体积较大，更容易出现腰腹部疼痛和血尿等临床症状，从而促使患者就诊。

二、病历简介

（一）病史介绍

患者男性，44 岁。

主诉：右腰部隐痛 2 年余，加重 1 周。

现病史：患者自诉于 2 年多前活动或劳累后出现右腰部隐痛，呈阵发性，无肉眼血尿，无尿频、尿急、尿痛及发热等，未诊治。1 周前右腰部疼痛突然加剧，持续数分钟后有所缓解，行 CT 检查示"右肾肿瘤"，现为进一步诊疗入院。

既往史：无特殊。

（二）体格检查

腰部无隆起，双肾未触及，双侧肋脊点和肋腰点无压痛，双侧输尿管走行区无压痛，右肾区叩击痛（+），左肾区叩击痛（-）。

（三）辅助检查

1. 血常规　白细胞计数 $4.9×10^9/L$，中性粒细胞百分比 67%，血红蛋白 136 g/L，血小板 $105×10^9/L$。

2. 尿常规　白细胞（-），红细胞（-），脓细胞（-）。

3. 肾功能　尿素氮 5.2 mmol/L，肌酐 61 μmol/L，尿酸 326 μmol/L。

4. 肝功能　总胆红素 18 μmol/L，直接胆红素 11 μmol/L，间接胆红素 7 μmol/L，丙氨酸氨基转移酶 19 U/L，天冬氨酸氨基转移酶 39 U/L，白蛋白 41 g/L。

5. 肾脏超声　右肾大小约 13.1 cm×6.6 cm×6.7 cm，形态失常，右肾实质内可探及混合回声的团块，大小约 6.0 cm×6.8 cm×10.5 cm，边界尚清楚，形态不规则，团块内部回声不均匀。CDFI：混合型回声区内部及周边可探及血流信号（病例2图1）。

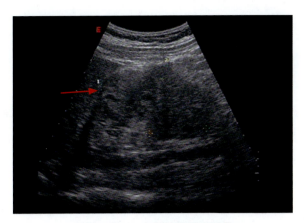

病例 2 图 1　右肾肿瘤超声图像

6．肾脏 CT　右肾中下极见 1 个分叶状、稍低密度的实质性肿块，大小约 6.7 cm×6.8 cm×10.7 cm，密度不均，边缘欠清楚；增强后明显不均匀强化，内见地图样坏死区，动脉期可见肿瘤染色及粗大扭曲的肿瘤血管显示，静脉期肿瘤强化程度略低于周围的正常肾实质。肿瘤突出肾包膜外，向外上方挤压肝脏内缘，两者分界尚清；肿瘤周围的肾盏结构消失，肾盂受压向内下方移位，右肾静脉和下腔静脉未见充盈缺损（病例 2 图 2）。

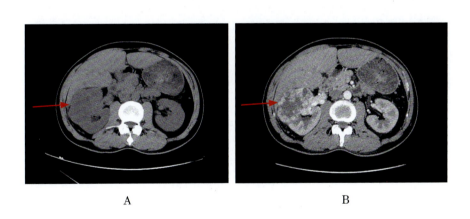

A　　　　　　　　　　　　　　B

病例 2 图 2　肾脏 CT

A．CT 平扫：右肾稍低密度实质性占位，边缘欠清楚；B．CT 增强：右肾占位明显不均匀强化，内见地图样坏死区，可见粗大扭曲的肿瘤血管显示。

（四）初步诊断

右肾癌（$T_{2b}N_0M_0$）。

三、临床决策与分析

1. 手术指征　患者 CT 示右肾实质性占位，大小约 6.7 cm×6.8 cm×10.7 cm，考虑右肾癌，肿瘤最大径线 >7 cm，发现肿瘤突破肾包膜、无局部及远处转移征兆，临床分期为 $T_{2b}N_0M_0$，有根治性右肾切除术的手术指征。

2. 术前评估

（1）血常规：白细胞计数 $4.9×10^9$/L，中性粒细胞百分比 67%，血红蛋白 136 g/L，血小板 $105×10^9$/L。

（2）尿常规：白细胞（−），红细胞（−），脓细胞（−）。

（3）肾功能：尿素氮 5.2 mmol/L，肌酐 61 μmol/L，尿酸 326 μmol/L。

（4）肝功能：总胆红素 18 μmol/L，直接胆红素 11 μmol /L，间接胆红素 7 μmol /L，丙氨酸氨基转移酶 19 U/L，天冬氨酸氨基转移酶 39 U/L，白蛋白 41 g/L。

（5）术前心功能：射血分数 73%，左心室轻度肥厚，余无异常。

（6）术前肺功能：轻度换气功能障碍。

（7）术前肾动态显像：左肾肾小球滤过率（glomerular filtration rate，GFR）45.90 mL/min，右肾 GFR 40.21 mL/min。

3. 手术方案　后腹腔镜下右肾根治性切除术。

4. 围术期注意事项　患者为中年男性患者，术前完善相关检查，排除手术禁忌证。肾门血管残端结扎牢靠，创面彻底止血。术后密切观察患者生命体征、尿量、血常规和肾功能等变化。

四、治疗过程

1. 手术过程　行后腹腔镜下右肾根治性切除术，术程顺利。

2. 术后情况及预后　患者在手术后第 2 天恢复肛门排气，进食流质食物，第 3 天进食半流质食物并拔除伤口引流管，无腹胀和腹痛等表现。术后第 9 天出院。术后病理示右肾透明细胞癌，肿瘤未侵犯肾周脂肪及肾窦脂肪，未突破肾周筋膜。出院后 6 个月和 12 个月门诊复查，原右肾区域未见肿瘤残留和复发。

五、经验与体会

（一）T_2 期肾癌的诊断

T_2 期肾癌的诊断仍需与血管平滑肌脂肪瘤、肉瘤、腺瘤、后肾腺瘤和血管瘤等进行鉴别。T_2期的肾肿瘤体积更大，患肾的大小和形态往往失常，局部与毗邻器官分界欠清，CT和MRI检查可以帮助临床医师明确T_2期肾肿瘤浸润的范围，了解有无肾包膜的浸润和毗邻器官的侵犯。对于T_2期肾癌，术前对患者进行肾动态显像检查，测定双肾的肾小球滤过率，对手术方案的制订具有重要意义。

（二）T_2期肾癌治疗的选择

综合影像学检查，分期为$T_2N_0M_0$的肾癌目前美国泌尿外科协会（American Urological Association，AUA）、加拿大泌尿外科协会（Canadian Urological Association，CUA）和EAU等指南都推荐行根治性肾切除术。本例分期为$T_{2b}N_0M_0$内生型肾癌，且对侧肾功能正常，不存在高血压、糖尿病等基础疾病，故选择行根治性肾切除术。

根治性肾切除术可以采用开放手术、腹腔镜手术、机器人手术等方式，手术入路是采用经腹腔还是经后腹腔，由所在医疗中心的条件、术者的经验与技巧和患者肾肿瘤的具体情况来确定。开放手术是经典的肾癌根治术方法，适合于各种类型的肾肿瘤，但由于创伤大、恢复慢和住院时间长等缺点，目前临床应用越来越少。越来越多的RCT研究表明，腹腔镜手术在有经验的医学中心内开展，可以获得与开放手术相仿的疗效，同时具有创伤小、恢复快、住院时间短和术后镇痛剂使用量少等优点。与腹腔镜手术相比，机器人手术器械具有视野更清楚、更具立体感，同时操作更灵活、术者更轻松等优点，但对手术室的空间和助手的配合有更高的要求，其手术器械昂贵是阻碍其广泛普及的因素之一。

对于根治性肾切除术，由于不需要进行肾实质切缘缝合、集合系统重建等精细操作，相较于机器人和开放手术而言，采用腹腔镜手术具有经济、微创和术后康复快等优点。

六、患教建议

T_2期肾癌患者由于肾脏肿瘤体积较大，部分合并腰痛等症状，常常出现更为严重的焦虑和悲观情绪，对于切除患侧肾脏和恶性肿瘤的后续治疗存在更多的疑问和顾虑。作为主刀医师或主管医师，秉承医者同情心，耐心向患者解释行根治性肾切除术的手术获益和风险，诸如降低肾癌的局部复发、种植转移、术后健侧肾功能减退，远期可能需要透析治疗等，获得肾癌患者及家属的认可和配合。T_{2b}期肾癌患者，病理类型若为透明细胞癌，其5年的肿瘤特异性生存率（Cancer-specific survival，CSS）为74%，与T_1期肾癌不同的是，其随访的影像学检查均推荐CT。

七、专家点评

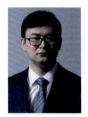

李天宇，医学博士，主任医师，博士研究生导师，就职于广西医科大学第一附属医院泌尿外科。广西医师协会泌尿外科医师分会委员，广西抗癌协会泌尿男生殖系肿瘤专业委员会常务委员。

T_2 期肾癌在泌尿外科临床工作中常见，但超过 50% 的肾癌是通过非侵入性影像检查偶然发现，无特异性症状。经典的腰部疼痛、肉眼血尿、腰腹部包块很罕见，通常仅为 6%～10%，局部的相关症状和体征可以加速肾癌的影像学检出。此例患者出现腰痛等临床症状，初次就诊的临床分期为 $T_{2b}N_0M_0$，未见远处转移和肾静脉癌栓，选择根治性肾切除术是适宜的。对于 T_2 期的肾肿瘤，与 RN 相比较，选择 NSS 的失血量会更高。本例患者肾肿瘤为内生型，如选择 NSS，切除肾肿瘤后残留的肾实质切缘缝合、重建较困难；残留的肾实质可能不足以保留足够的器官功能。由于此例的肾肿瘤位于右肾的中下极，所以右侧肾上腺不推荐一并切除。

（梁　武　李天宇　广西医科大学第一附属医院）

参考文献

[1]Israel GM, Bosniak MA.How I do it：evaluating renal masses[J].Radiology, 2005, 236：441-450.

[2]Maclennan S, Imamura M, Lapitan MC, et al.Systematic review of perioperative and quality-of-life outcomes following surgical management of localised renal cancer[J].European urology, 2012, 62（6）：1097-1117.

[3]Beisland C, Gusbradadottir G, Reister LA, et al.A prospective risk-stratified follow-up programme for radically treated renal cell carcinoma patients：evaluation after eight years of clinical use[J].World J Urol, 2016, 34：1087.

[4]Mir MC, Derweesh I, Porpiglia F, et al.Partial nephrectomy versus radical nephrectomy for clinical T_{1b} and T_2 renal tumors：a systematic review and meta-analysis of comparative studies[J].Eur Urol, 2017, 71（4）：606-617.

病例3 肾肿瘤合并肾门肿大淋巴结的诊断与手术处理

一、导读

初诊发现肾癌合并肾门肿大淋巴结，已属于局部进展期，预后显著变差。其5年生存率降低至接近于晚期转移性肾癌的水平。

肾癌对传统放、化疗不敏感，进展期肾癌仍然选择以外科手术为基础的综合治疗。术前影像学检查发现肾门和腹膜后肿大淋巴结，除原发病灶行根治性手术以外，还应做区域淋巴结清扫。单独只切除肾门淋巴结，既无法满足准确的N分期，也达不到局部治疗的目的，需要有丰富经验的医师来完成。

抗肿瘤新生血管形成的分子靶向药物已显著改善晚期转移性肾癌患者的生存，但在进展期肾癌的术后辅助治疗，乃至术前新辅助治疗中还存在诸多争议。因此，需要基于现有的最佳循证医学证据，结合患者的个体情况及医师的临床经验选择合理的策略，实施积极的治疗，才能最大限度地改善患者的预后。

二、病历简介

（一）病史介绍

患者女性，24岁。

主诉：右侧腰痛、血尿1周。

现病史：患者于1周无明显诱因出现右侧腰部疼痛伴肉眼血尿。疼痛呈阵发性胀痛，无放射痛及转移痛。血尿为全程，呈淡红色并有少量血凝块。无畏寒、发热，无恶心、呕吐，无尿频、尿急、尿痛等不适。当地医院行全腹增强CT示"右肾中下极占位伴肾门及腔静脉旁多发肿大淋巴结，考虑肿瘤性病变，肾癌？左肾小结石。"给予治疗（具体不详）后患者自觉腰痛好转，但血尿仍反复，为求进一步诊治收入院。

既往史：既往体健，否认肝炎、结核或其他传染病史，否认药物、食物过敏史，否认肿瘤家族史，无手术史。

（二）体格检查

生命体征无异常。意识清楚，双肺呼吸音清，心界正常，心律齐，各瓣膜听诊区未闻及病理性杂音。腹部外形正常，全腹柔软，未触及包块，肝脾肋下未触及。双肾区轻叩痛，双侧输尿管走行区无压痛，膀胱区无压痛。双下肢无水肿。

（三）辅助检查

全腹增强CT：右肾中下极见一类圆形软组织密度肿块，直径约5.5 cm，内部密度混杂不均，周围可见钙化，似可见包膜形成，动脉期强化程度与肾实质相近，静脉期强化程度稍低于肾实质。右肾门、下腔静脉周围多发肿大淋巴结。肝脏、胆囊、左肾、双侧肾上腺、胰脏、脾脏及中下腹肠道、子宫及双附件均未见异常（病例3图1，病例3视频1）。

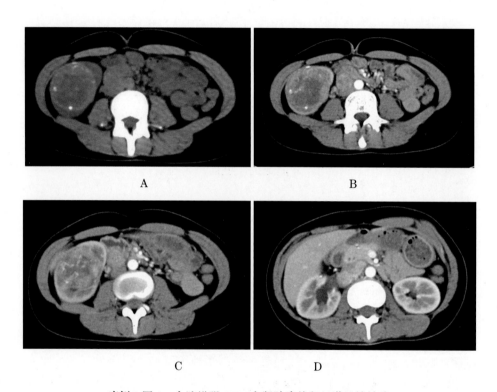

病例3图1　全腹增强CT：右肾肿瘤伴肾门淋巴结转移

A. CT平扫：右肾下极类圆形实性占位，内部密度混杂不均，周围可见钙化，似可见包膜形成；B. CT增强：动脉期强化程度与肾实质相近，静脉期强化程度稍低于肾实质；C. 右肾门腔静脉前方肿大淋巴结；D. 下腔静脉与腹主动脉之间肿大淋巴结。

病例3视频1

（四）初步诊断

右肾肿瘤伴肾门淋巴结转移（$T_{1b}N_+M_0$）。

三、临床决策与分析

患者为 24 岁青年女性，入院诊断为右肾肿瘤伴肾门和腔静脉周围淋巴结肿大。现有诊断依据主要为 CT 影像结果，因肿瘤已合并腹膜后淋巴结增大，考虑为肾脏恶性肿瘤，肾细胞癌（renal cell carcinoma，RCC）可能性大。从完善诊断的角度，本例还需注意的问题包括：①肿瘤临床分期；②肾癌的鉴别诊断；③肿瘤预后分析；④总肾功能和分肾功能的评估。

1. 临床分期　患者全腹增强 CT 检查未发现腹腔内实质脏器、空腔脏器、躯干骨的转移病灶。进一步完善临床分期，需补充胸部 CT 检查。针对是否行颅脑 CT 扫描，由于患者没有神经系统症状和体征，国内外各大指南并不作为常规推荐。患者如经济条件允许，也可行全身正电子发射断层显像－计算机断层扫描（positron emission tomography－computed tomography，PET-CT）检查，以发现潜在的其他转移病灶。在初诊的肾肿瘤中，PET-CT 对诊断和治疗决策的价值目前还存在争议，因此也同样不为各大指南作为常规所推荐。该例患者完善了胸部 CT、肾动态显像检查，结果未发现异常。因此，考虑术前诊断为右肾肿瘤（肾癌），临床分期为 $T_{1b}N_+M_0$，健侧肾功能正常。

2. 鉴别诊断　在鉴别诊断方面，需考虑：①是否一定是肾脏原发肿瘤，有无继发性肾肿瘤的可能？②患者有无肾盂癌及肾集合管癌、肾髓质癌等肿瘤的可能？

首先，该例患者发现多发的腹膜后淋巴结肿大，需与淋巴瘤（多数为非霍奇金淋巴瘤）同时累及右肾相鉴别。淋巴瘤侵犯肾脏病例，除腔静脉、主动脉等大血管周围出现病变淋巴结外，其他部位淋巴结也常常受累，且肾内病灶以弥漫浸润性生长为特征，而非肾癌病灶的膨胀性生长形态。

其次，该例患者出现了腰痛、血尿的临床表现，"腰痛、血尿、肿块"三联征为相对晚期的肾癌特征，由于越来越多的早期局限性肾癌被各种影像学检查偶然发现，现以三联征就诊的临床病例并不多见。肾盂癌常伴反复肉眼血尿，恶性程度高、病程较晚的病例可有肾实质浸润，影像学上表现为肾窦内中央型肿瘤。肾癌中少见的病理组织类型如集合管癌、髓样癌、未分化癌等，肿瘤位置也多偏肾脏中央部，血尿症状也相对多见。通过详细阅读全腹增强 CT，综合分析肿瘤的位置、形态、质地和密度、内部有无坏死、有无钙化、边界及与邻近组织的关系等，认为其更符合原发肾癌的影像学特点。

3. 预后分析　本例患者的 T 分期尽管为 I_b 期（肿瘤最大径线在 $4 \sim 7\,cm$），但由于已有肾门和腔静脉周围淋巴结肿大、转移，为 N_1 期。肾癌一旦出现淋巴结转移，即使原发肿瘤还位于肾包膜内（包括累及肾包膜），没有侵犯肾周脂肪组织，属于 T_2 期以内；但已是进展性肾癌（advanced RCC, aRCC），其预后不良。5 年生存率仅为 15% $\sim$ 30%，且与腹膜后淋巴结转移的数目没有明显相关性。另外，该例患者为年轻发病，肿瘤 CT 影像也不是典型的肾透明细胞癌（clear cell RCC, ccRCC）表现，应考虑少见的特殊病理组织类型的肾细胞癌，其中多数预后不如肾癌中最常见的 ccRCC，需要术后病理分析和确诊。

4. 临床决策　进展期肾癌的治疗，其原则仍然是以手术治疗为基础的综合治疗。只要肿瘤满足外科技术可切除（Resectable）的条件，患者没有明确的手术禁忌，目前主流的专家观点和指南推荐，都是建议患者的初始局部治疗首选手术而非放疗。肾癌合并肾门及腔静脉周围淋巴结转移，由于已经属于非器官局限的进展期，在对侧肾脏功能正常的情况下，手术方式多选择患肾根治性切除术。

该病例左肾结构和功能无异常，右肾肿瘤位于右肾中下极、最大径线 < 7 cm，肾门肿大淋巴结位于右肾静脉前下方、直径约 2 cm，右肾动脉为单支、无淋巴结包绕，腔静脉周围肿大淋巴结位于下腔静脉下分外后方及腔静脉和主动脉之间。计划采用经腹入路，行腹腔镜右肾根治性切除及腹膜后淋巴结清扫手术。请血管外科会诊，做好需要血管外科医师手术台上协助手术的准备。备血，计划相对充足的红细胞悬液和新鲜血浆。跟患者和家属充分沟通手术难度和风险，包括可能发生大血管副损伤、术中或术后大出血、术后深静脉血栓等并发症。

四、治疗过程

1. 手术情况

（1）体位：患者取改良健侧卧位，躯干与地面并非完全垂直，呈 75° 斜卧；也并非完全位于手术床中央，而是整体往健侧外移 1/3；患侧上肢尽量伸向头部自然屈曲，并加以固定保护。通过以上体位调整，可方便整个腹腔镜手术的操作，避免术中移动腔镜和操作器械时受到体位和手术床的限制。

（2）腹腔镜套管穿刺器的分布：经腹入路行肾脏腹腔镜手术，观察孔以脐为标记，现多改良在脐平面腹直肌外缘；左右操作孔则按朝向手术术野（肾区）三角形分布的原则，一个在脐平面腋前线与锁骨中线之间，如需做腹膜后淋巴结清扫，则适当向髂嵴侧下移。一个在剑突与脐连线中点平面腹正中线与肋缘之间。

辅助孔可根据术中所需增加一个到多个。右侧肾脏手术可在剑突下方 2 cm、正中线与肋缘之间做一辅助孔，经此辅助孔置入单杆状腔镜器械如带锁扣的弯钳，就可在肝脏下方将右半肝抬起，并起到自动牵拉、暴露的作用，方便显露右肾及右肾上腺部，且方法简便、不需要额外助手。

（3）建立气腹：在脐部或观察孔位置用气腹针法或直接切开法，进入腹腔建立人工气腹，一般可采用 10～13 mmHg 气腹压和 10～13 L/min 气流量维持术中气腹。经观察孔 10～12 mm 套管放入腹腔镜，观察腹腔内情况，尤其注意在其他穿刺孔部位有无肠管、网膜等与腹壁粘连。一般在优势手操作孔留置 10～12 mm 套管，以利术中放置大号结扎夹、使用特殊腹腔镜器械等操作。调整好各套管在腹腔内的深度，如皮肤切开过大，套管松动或漏气，则予丝线缝合和固定。

（4）暴露腹膜后空间、显露肾门、控制和处理肾蒂血管、行根治性右肾切除。

（5）腹膜后淋巴结清扫：清扫范围的上界为肾静脉上方平面，下界可达下腔静脉或腹主动脉远端分叉平面。除切除大血管周围及腔静脉、主动脉之间淋巴结外，右侧必要时需要切除腹主动脉表面淋巴结。一般采用绕大血管剖开和翻卷（split and rolling）的技术，先沿大血管表面纵向剖开血管外鞘，将附带淋巴结的外膜组织从血管前壁、侧壁表面充分游离，之后再沿血管后壁剥离，就可以将其整块（en-block）组织从大血管表面脱套，绕血管后方翻卷出来加以切除。如淋巴结体积大，或与血管周围粘连重，不易整块翻卷，也可按分区、分组或逐段、逐个切除（病例 3 图 2）。

术中强调精细、轻柔、准确操作，除避免损伤大血管、安全控制腰静脉、患侧肾血管及其属支外，还需要辨识和保护从腹部大血管发出的各重要血管分支，比如对侧肾脏的主要血管及肠系膜上、下动脉等，避免盲目误扎或损伤。必要时，可在充分游离相应节段的血管后，用血管带缠绕，既利于直观标记和识别，更可协助牵拉和暴露（病例 3 视频 2）。

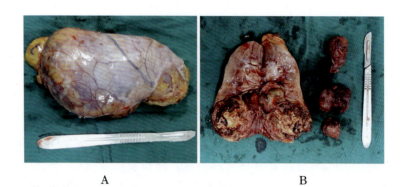

A   B

病例3图2　切除的右肾及淋巴结大体标本

A. 肾根治切除大体标本（肾脏为完整的肾周脂肪及筋膜囊包裹）；B. 肾及腹膜后淋巴结剖面观（肿瘤位于右肾中下级，剖面呈黄褐色、鱼肉状）。

病例3视频2

2. 术后情况及预后　患者术后恢复良好，术后第1天拔除腹腔引流管和尿管；术后第2天肛门排气，恢复进食；术后第4天出院。术后3个月复查，胸腹部增强CT未见术区和腔静脉周围局部复发。随访方案为每3个月门诊随访，每半年复查胸腹部增强CT。

术后病理诊断：（右肾）肾细胞癌，类型需行免疫组化染色辅助诊断。癌未侵及肾被膜。肾窦脂肪累及。（淋巴结）"下腔静脉前"淋巴结（2/2）、"下腔静脉后"淋巴结（2/2）查见癌转移。免疫组化染色：CD10（+）、RCC（+）、EMA（灶区+）、TFE3（+）、TFEB（-）、CA9（灶区+）、CK7（-）。TFE3 FISH检测结果（+）。考虑为TFE3转位相关肾细胞癌。

经泌尿肿瘤多学科诊疗模式（multi-disciplinary treatment，MDT）讨论后，建议应用抗肿瘤新生血管形成的分子靶向药物舒尼替尼，行术后辅助靶向治疗。患者因经济原因，放弃术后辅助靶向治疗。术后2.5年复查发现肺、肝和骨的多发转移病灶，腹膜后未见明显的肿瘤复发。建议分子靶向联合免疫治疗，患者放弃，4个月后因病死亡。

五、经验与体会

(一)肾肿瘤的术前影像学特征分析

影像学发现的肾脏实性或囊实性占位，只要不是单纯的囊性占位，都首先需怀疑肾细胞癌。不同病理组织类型的肾细胞癌，包括特殊类型的肾细胞癌，分别具有一定的影像学特点，对术前影像的详细分析有助于大体判断肿瘤可能的病理特性、评估预测其恶性程度和预后。

肾脏增强 CT 扫描是分析肾实性肿瘤特征的主要影像学检查，其扫描时像和序列分为动脉期（皮髓质期）、静脉期（肾实质期）、延迟期（排泄期）。肾透明细胞癌为富血管性肿瘤，多为膨胀性生长，挤压周围正常肾实质；CT 平扫肿瘤密度不均匀，可出现出血、坏死、囊变（15%）及钙化（10% ~ 15%）等；增强扫描有"快进、快出"的特点，因肿瘤血供丰富，动脉期瘤体增强先于肾实质，而静脉期瘤体内造影剂已排出，密度低于增强的肾实质；病变表现为典型的不均匀、富血供肿瘤，是区分透明细胞癌和非透明细胞癌的重要征象。

乳头状肾细胞癌平扫密度一般较均一，呈实性或囊性，大病灶（直径＞3 cm）可因出血、坏死和钙化而不均一；增强扫描肿瘤强化程度较低，表现为乏血供肿瘤。嫌色细胞癌即使较大（＞3 cm）密度仍较均一，可呈浅分叶状；强化程度较低，相对均一，中心可出现裂隙状瘢痕样改变（central scar）。乏脂肪性错构瘤因富含血管，有时在增强 CT 上不易与肾细胞癌相鉴别，但详细分析 CT 平扫或行肾脏 MRI 判断瘤体中的脂肪成分，可以帮助鉴别。

(二)肾癌行腹膜后淋巴清扫的价值和选择

肾癌是否需要常规行区域性淋巴结清扫，在临床上一直存在争议。从肿瘤治疗学角度，根治性外科手术除按无瘤原则切除原发肿瘤或原发器官外，还需要切除接受肿瘤器官淋巴引流的区域淋巴结。区域淋巴结清扫（regional lymph node dissection, LND）的价值有两方面，一是分期获益（staging benefit），即明确有无淋巴结转移及范围，进行准确的 N 分期，其准确性依赖于区域淋巴结的界定；二是生存获益（survival benefit），即希望通过切除已有转移的区域淋巴结，延缓疾病进展、延长患者生存时间。

肾脏正常生理下的淋巴引流，一般首先至肾门淋巴结，再至腹部大血管周围和腔静脉、主动脉之间，之后再经乳糜池回流至胸导管。但多个研究结果显示肾癌淋巴结的转移方式具有不可预测性，不属于分站、逐级转移。肾门部淋巴结的转移占比不到 10%，右侧肾癌的淋巴结转移有近 20% 发生在主动脉前方，左侧肾癌有 7%～10% 的淋巴结转移发生在腔静脉前方；有近 1/3 的病例没有腹膜后淋巴结转移，但已经转移到胸导管起始部、髂血管、锁骨上等区域外淋巴结。因此，即使行完全范围的腹膜后淋巴结切除术，也仅有约 7% 的 pN+ 的患者能获得治愈性疗效。

因此，对于患者个体而言，积极的区域淋巴结切除术是有生存获益可能的。目前国内外指南建议，对于有淋巴结转移高风险及术前影像学或术中探查发现有肿大淋巴结的肾癌病例，建议做腹膜后淋巴结清扫。

（三）进展期肾癌根治切除术后辅助治疗的意义和方案

肾癌对传统放疗、化疗相对不敏感。进展期肾癌的局部治疗一般是根治性患肾切除术，对于术前影像学或术中发现肿大淋巴结者，同期行腹膜后淋巴结清扫。全身性治疗方面，由于传统化疗在肾癌的总有效率低（5%～10%），自 1980—2005年肾癌分子靶向药物问世之前相当长的一段时间内，都是以细胞因子 IL-2 和干扰素为主。细胞因子的全身性治疗，尤其是以 IL-2 为主的方案，可以在一定程度上改善晚期转移性肾癌患者的总生存率。但综合多个相关研究的 Meta 分析显示，非转移性肾癌根治术后应用细胞因子的辅助治疗，并不能有效降低肿瘤复发、进展风险，也不能改善患者的无进展生存率和总生存率。

2005 年以后多个肾癌分子靶向药物进入临床，获得显著优于细胞因子的治疗效果，包括一线的舒尼替尼、培唑帕尼、索拉非尼、贝伐单抗等，以及二线的阿昔替尼、依维莫司等，单药一线疗效最好的可成倍延长转移性肾细胞癌患者的生存时间（中位 OS 26 个月），两药或三药的序贯治疗可使转移性肾细胞癌患者的中位总生存时间超过 5 年。近年来，随着针对免疫检查点（immuno checkpoint，PD-1、PD-L1、CTL-4 等）的新型免疫治疗成为肾癌又一有效的全身性治疗措施，在晚期转移性肾癌的一线治疗中，靶向药物联合免疫治疗已被证实其疗效优于单一的靶向治疗，能够更好地改善生存，且肿瘤的客观缓解率（objective response rate，ORR）也更优。

这样的肿瘤疗效和生存获益，能否在高危进展期肾癌的术后辅助治疗中同样得到体现和验证？相关的一些临床 3 期研究已经开展，其结果值得期待。目前对于患者个体而言，如肿瘤术后进展风险高，或辅助靶向治疗后出现肿瘤复发、疾病进展，参考和借鉴在转移性肾癌中已有的临床研究结果，联合新型免疫治疗其疗效很可能优于单一的靶向治疗。

（四）特殊类型肾肿瘤的预后

随着基础和临床研究的不断进展，肾细胞癌的分类除了依据肾细胞癌的病理组织形态和免疫表型外，还越来越多地结合肿瘤可能的起源、遗传或基因特征及流行病学特征、临床和影像学特点、预后等相关重要信息。基础研究特别是遗传和基因特征方面的进展，不少是基于对遗传性RCC的发病机制研究，进而延伸、扩展到散发性RCC。

肾癌最常见的病理组织类型为透明细胞癌，起源于肾近曲小管，在组织固定染色过程中，肿瘤细胞胞质内的糖原和脂质溶解而呈透明状细胞，临床上占60%～85%。VHL-HIF-VEGF基因通路在其分子发病中起重要作用，近70%～80%的散发肾透明细胞癌发生体细胞抑癌基因VHL的突变，进而激活其下游的新生血管形成及细胞增生、代谢等基因。近15年来针对抗肿瘤新生血管形成的分子靶向药物显著改变了进展性肾透明细胞癌、晚期转移性肾透明细胞癌的预后。

其他病理类型的RCC，包括一些特殊类型RCC，往往也存在相对独特的起源、遗传背景、基因改变及发病机制；有相对恶性程度低的，如嫌色细胞癌、多房囊性肾细胞癌等；也有肿瘤恶性程度高、发病早、疾病进展快、预后不良的，如Ⅱ型乳头状细胞癌（pRCC）、集合管癌（Bellini集合管癌、髓样癌）、成人Xp11易位/TFE3基因融合性肾癌等。

TFE3易位相关性肾癌以染色体Xp11.2易位并产生TFE3基因融合为特征，是儿童肾细胞癌最常见的类型，但在成人肾细胞癌中仅占1%～4%，中位发病年龄为30岁，女性发病率更高。影像学表现与肾透明细胞癌相似，研究发现大部分在影像学上有出血、囊性和坏死性改变，钙化可能是该类肿瘤的一个重要特点。免疫组化染色TFE3阳性并不能作为诊断金标准，荧光原位杂交（fluorescence in situ hybridization，FISH）、反转录聚合酶链反应（reverse transcription-PCR，RT-PCR）和RNA测序是更为准确的方法。该类肾癌在儿童及青少年患者中表现较为惰性，预后相对良好；但在成人患者普遍表现为侵袭性强，易伴有淋巴结转移和远处转移，预后不良。

六、患教建议

肾细胞癌患者的预后呈两极分化的倾向。从肿瘤分期和病理分级的角度看，局限在肾包膜内的Ⅰ期和Ⅱ期肿瘤（AJCC分类，即$T_{1\sim2}N_0M_0$）肿瘤，如病理分级为1～2级，大多数预后良好。肿瘤一旦超出肾包膜的范围，如T_3、T_4及N+等进展性肿瘤，患者的预后显著降低，其生存率和生存时间接近于晚期转移性肾癌。尽管有多种分子靶向药物可以延长这类患者的生存时间，但主要获益的还是透明细胞癌。恶性程度高的特殊类型肾细胞癌，往往疗效不佳，预后更差。因此，最大限度地减瘤手术可能是现有医疗条件下相对合理而积极的治疗选择。术后定期随访，如有条件可以加入正在进行的针对进展期肾癌、晚期肾癌的全身性、系统化治疗的临床试验。

七、专家点评

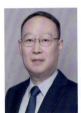

魏强，原四川大学华西医院泌尿外科主任，中华医学会泌尿外科学分会副主任委员，中国医师协会泌尿外科医师分会副会长，中国临床肿瘤学会前列腺癌和肾癌分会副主任委员，四川省医学会泌尿外科专家委员会主任委员。

本例为合并肾门淋巴结肿大的进展期肾癌。患者年轻、发病早，已出现血尿、腰痛等临床症状，结合其术前影像学特点，分析很可能为恶性程度高、预后不良的特殊类型肾细胞癌。因其分子发病机制不同于透明细胞癌，抗血管生成的靶向药物疗效不佳或不确定，目前还缺乏相对有效的全身性治疗措施。对于患者个体而言，如身体条件良好、能够耐受较大的手术创伤，采取最积极的外科手术，尽可能切除体内可切除的病灶，包括原发肿瘤和转移病灶，能够延缓疾病进展，进而一定程度上延长患者的生存时间。手术后如有条件，可以加入正在进行的临床试验，如针对进展期和晚期肾癌的靶向联合免疫治疗、局部放疗联合免疫治疗。

该患者在接受根治性右肾切除的同时，进行了完全的腹膜后淋巴结清扫，术后病理为 *TFE3* 转位相关肾细胞癌、伴腹膜后淋巴结转移，证实了术前分析和判断。由于术中进行了积极的肾门及腔静脉周围、腔静脉和主动脉之间的淋巴结切除，术后达到了 R0 的效果，影像学评估腹膜后无可检测的肿瘤病灶，最终使患者的无复发转移时间达到了 2.5 年，总生存时间接近 3 年。说明该病例的诊治策略充分结合了患者的具体情况和特殊性，基于现有的最佳临床证据，给患者提供了合理而又积极的治疗方案。

该患者术前的影像学检查发现除肾门淋巴结肿大外，腔静脉周围也有多个肿大淋巴结。是否需要行术前新辅助治疗，选择缩瘤率高的靶向药物，迅速缩小腹部大血管周围的淋巴结，以降低淋巴结清扫难度、提高手术疗效，是值得关注和探讨的。总体而言，尚无高质量的临床研究证据支持和推荐这一策略。该例为对靶向药物治疗反应不佳的特殊类型肾细胞癌，即便是对于肾透明细胞癌，术前靶向治疗目前主要用于将不可切除的肾肿瘤变为可切除，将不能保留肾脏的变为可以保肾，以及合并腔静脉复杂瘤栓的缩瘤等几种情况，多数证据都是临床小样本的探索性研究，还不能说明对患者生存获益有改善。

尽管靶向药物已被美国食品药品监督管理局（Food and Drug Administration，FDA）推荐可用于进展期肾癌的术后辅助治疗，但由于现有的临床研究也仅证实了无进展生存的获益，总生存的获益尚不明确；且哪些患者更能从中获益，还需要更多的深入研究。由于肾癌一旦发展到进展期，预后显著变差，临床上还需更有效的术后辅助治疗。除病理组织类型外，包括与新生血管形成、免疫应答及肿瘤代谢、肿瘤转移等相关的肿瘤分子、基因分型，将很可能成为今后肾癌个体化治疗和新型治疗策略的重要研究方向。

（李　响　魏　强　四川大学华西医院）

参考文献

[1] 黄健，王建业，孔垂泽，等.2022 版中国泌尿外科和男科疾病诊断治疗指南 [M]. 北京：科学出版社，2022.

[2]Crispen PL，Breau RH，Allmer C，et al.Lymph node dissection at the time of radical nephrectomy for High-Risk clear cell renal cell carcinoma：indications and recommendations for surgical templates[J].Eur Urol，2011，59（1）：18-23.

[3]Blom JH，van Poppel H，Maréchal JM，et al.Radical nephrectomy with and without lymph-node dissection：final results of european organization for research and treatment of cancer（EORTC）randomized phase 3 trial 30881[J].Eur Urol，2009，55（1）：28-34.

[4]Motzer RJ，Ravaud A，Patard JJ，et al.Adjuvant sunitinib for High-Risk renal cell carcinoma after nephrectomy：subgroup analyses and updated overall survival results[J].Eur Urol，2018，73（1）：62-68.

[5]Sun M，Marconi L，Eisen T，et al.Adjuvant vascular endothelial growth factor-targeted therapy in renal cell carcinoma：a systematic review and pooled analysis[J].Eur Urol，2018，74（5）：611-620.

[6]Kauffman EC，Richetts CJ，Rais-Bahramis S，et al.Molecular genetics and cellular features of TFE3 and TFEB fusion kidney cancers[J].Nature Reviews Urology，2014，11（8）：465-475.

病例 4　肾癌伴下腔静脉癌栓的诊断与处理

一、导读

初诊发现的肾癌病例中 4% ～ 10% 的患者同时伴有静脉癌栓。尽管肾癌伴下腔静脉癌栓属于局部进展期疾病，但以手术治疗为主的综合治疗依然可以使其中 45% ～ 70% 的患者获益。传统腹腔镜手术已经成为肾癌根治术的标准术式，但对于伴有静脉癌栓尤其是下腔静脉癌栓的肾癌病例，开放手术依然是首选手术方式。达芬奇机器人辅助腹腔镜技术以其高清的视野、灵活的腕式运动等优点大大提高了腔镜手术的安全性和临床疗效，在前列腺癌根治术、肾部分切除术等手术中得到了广泛应用。近年来，国内外学者报道了多项机器人辅助腹腔镜手术治疗肾癌伴下腔静脉癌栓患者的研究，并取得了良好的手术效果。术前应用靶向药物有可能使肿瘤缩小或癌栓降级，增加手术切除的机会。

二、病历简介

（一）病史介绍

患者女性，73 岁。

主诉：右腰痛伴肉眼血尿 4 个月。

现病史：患者术前曾行酪氨酸激酶抑制剂（tyrosine kinase inhibitor, TKI）靶向药物新辅助治疗 3 个月，服药期间出现高血压，口服抗高血压药控制良好。药物治疗结束后复查腹部增强 CT 示肿瘤大小约 4.3 cm×4.4 cm，下腔静脉内癌栓长度约 3.3 cm，肾癌伴下腔静脉癌栓分级（Mayo）Ⅱ级。

既往史：既往无腹盆腔手术史。

（二）体格检查

体重指数（body mass index，BMI）20.4，体力状态评分（eastern cooperative oncology group，ECOG）1 分，功能状态（karnofsky performance status，KPS）评分 90%，Charlson 全身合并症评分（age-weighted）2 分，美国麻醉医师协会（ASA）患者麻醉分级Ⅱ级。腹平软，无明显压痛及反跳痛，未及腹部肿块。

（三）辅助检查

1. CT　右肾癌伴下腔静脉癌栓，肿瘤大小约 4.9 cm×4.7 cm（病例 4 图 1A），下腔静脉内癌栓长度约 4.6 cm，Mayo 癌栓分级Ⅱ级（病例 4 图 1B）。

2. 术前胸片、骨发射型计算机断层扫描（emission computed tomography, ECT）、PET-CT 检查未发现远处转移病灶。患者拟行经腹腔途径机器人辅助腹腔镜右肾癌根治性切除术联合下腔静脉切开取栓术。术前 2 天在数字减影血管造影（digital subtraction angiography, DSA）下经上腔静脉在癌栓近心端放置下腔静脉滤器，预防癌栓脱落造成急性肺栓塞。手术备血 5000 mL。

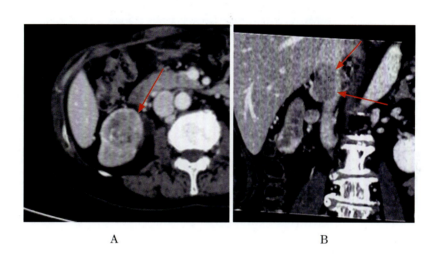

病例 4 图 1　CT 示右肾癌伴下腔静脉癌栓

A. 右肾肿瘤大小约 4.9 cm×4.7 cm；B. IVC 癌栓长度约 4.6 cm，Mayo 癌栓分级 Ⅱ 级

（四）初步诊断

右肾癌伴下腔静脉癌栓形成（$T_{3b}N_0M_0$）。

三、临床决策与分析

患者右肾肿瘤伴右肾静脉、下腔静脉癌栓诊断明确，术前影像学检查未发现远处转移，手术指征明确，结合病史及全身检查未见明显手术禁忌。右肾癌根治性切除联合下腔静脉切开取栓术是高难度、高风险的手术，主要风险是术中大出血和癌栓脱落导致急性肺栓塞，癌栓脱落引发猝死风险高。癌栓脱落可发生在任何时候，且难以预测，术中操作可能增加癌栓脱落的风险，术前在下腔静脉内提前放置滤器是防止癌栓脱落的有效措施。患者术前 CT 示下腔静脉癌栓长度约 4.6 cm，癌栓上缘位于肝脏下缘和肝静脉之间，可能会影响下腔静脉滤器的放置，因此，患者进行了 3 个月的术前新辅助靶向药物治疗，复查 CT 检查示下腔静脉内癌栓长度约 3.3 cm，癌栓缩短虽未达到降级的标准，但为下腔静脉滤器的放置提供了有效空间。

患者于术前 2 天在 DSA 下经上腔静脉在癌栓近心端放置下腔静脉滤器一枚（病例 4 图 2）。

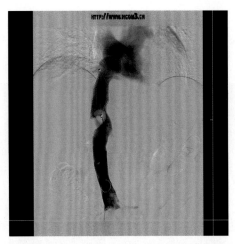

病例 4 图 2 DSA 下放置下腔静脉滤器

四、治疗过程

（一）手术情况

患者取健侧斜卧 70°、腰部抬高体位，留置 F 16 双腔导尿管。在右侧腹直肌外侧缘脐上 2 cm 处做 1.5 cm 的皮肤切口，建立气腹，置入 12 mm 套管，直视下分别于右侧锁骨中线肋缘下 1 cm、右侧髂前上棘上方 2 cm 处做 1 cm 切口，置入 1、2 号机械臂 8 mm 套管，再分别于前正中线脐上 3 cm、8 cm 及经右侧腹直肌脐下 5 cm 做 1.2 cm 切口，置入第 1、2、3 辅助孔套管，装配机械臂（病例 4 图 3）。电剪刀分离并打开右侧结肠旁沟及结肠脾区，暴露右肾周筋膜，打开下腔静脉鞘，沿下腔静脉表面游离见右侧生殖静脉增粗、僵硬，并在生殖静脉与下腔静脉间见一异位肾动脉穿行。向左充分游离左肾静脉，在腔静脉与腹主动脉之间显露右肾动脉并夹闭，向上显露肝短静脉，夹闭并离断。充分游离并夹闭离断下腔静脉深面腰静脉。充分游离肾蒂血管周围组织，显露右肾静脉。使用血管吊带于癌栓头侧及尾侧环套下腔静脉，同样方法处理左肾静脉。提拉血管吊带依次阻断癌栓尾侧下腔静脉、左肾静脉、癌栓头侧下腔静脉。于右肾静脉根部纵向切开下腔静脉，完整取出下腔静脉内癌栓并切除部分与之粘连的右侧下腔静脉壁，连同右肾完整切除，5-0 CV 线连续缝合关闭下腔静脉切口，开放左肾静脉排出下腔静脉内气体后缝线打结，完全关闭下腔静脉，并检查下腔静脉有无漏口，依次松开远心端及近心端血管吊带。具体手术操作详见手术录像（病例 4 视频 1）。

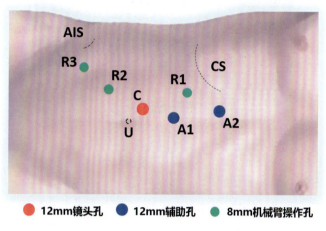

● 12mm镜头孔　● 12mm辅助孔　● 8mm机械臂操作孔

病例 4 图 3　手术体位及套管布局

病例 4 视频 1

（二）术后情况及预后

1. 围术期结果　手术顺利，手术时间 363 分钟，下腔静脉共阻断 47 分钟，术中出血 1200 mL，术中输血 1200 mL。术后第 1 天开始给予低分子肝素抗凝治疗。术后因血红蛋白偏低（64 g/L）分别于手术当天输血 600 mL，术后第 5 天输血 400 mL，无其他手术并发症发生。术后第 3 天恢复肠道通气，引流管留置时间 3 天，术后共住院 16 天。术后病理学检查提示肾透明细胞癌，肾细胞癌核分级（Fuhrman）Ⅲ级，累及肾周及肾门脂肪，肾静脉及下腔静脉见癌栓形成，肾上腺及输尿管未见癌组织，无淋巴结转移。

2. 全程随访至患者死亡

（1）术后 2 个月复查：腹部 CT 示右腰部腰大肌旁约 1.6 cm 结节（病例 4 图 4），

考虑复发，继续使用原TKI肾癌靶向治疗。

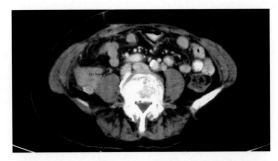

病例 4 图 4　腹部 CT 示右侧腰大肌旁软组织影

（2）术后4个月复查：腹部CT示右腰部腰大肌旁约1.5 cm结节（病例4图5），病情评估：疾病稳定（stable disease，SD），继续使用上述靶向治疗。

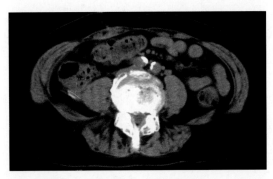

病例 4 图 5　腹部 CT 示右侧腰大肌旁软组织影，大小与前次相仿

（3）术后6个月复查：腹部CT示右腰部腰大肌旁约2.6 cm结节（病例4图6），病情评估：疾病进展（progressive disease，PD），患者拒绝进一步靶向药物治疗，失访约半年。

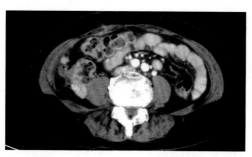

病例4图6 腹部CT示右侧腰大肌旁软组织影，大小较前次增大

（4）术后11个月复查：自诉失访期间曾行中医药抗肿瘤治疗，腹部CT示右腰部腰大肌旁约6.2 cm结节（病例4图7），病情评估：PD，改用mTOR抑制剂治疗。

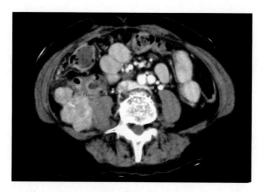

病例4图7 腹部CT示右侧腰大肌旁软组织影，大小较前次明显增大

（5）术后12个月复查：腹部CT示右腰部腰大肌旁约6.1 cm结节（病例4图8），病情评估：SD，胸部CT示双肺非感染性间质性炎症，予以药物减量。

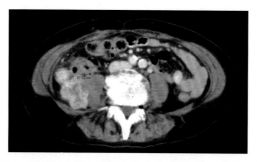

病例4图8 腹部CT示右侧腰大肌旁软组织影，大小与前次相仿

（6）术后13个月复查：胸部CT示双肺非感染性间质性炎症无明显好转（病例4图9），且肺部出现肿瘤新发病灶，予以停药。

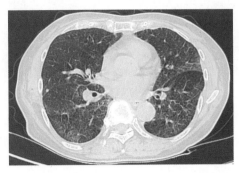

病例4图9　胸部CT示双肺非感染性间质性炎症无明显好转

（7）术后17个月复查：停药3个月后复查CT提示双肺病灶增多（病例4图10A），腰部肿块增大至约7.4 cm（病例4图10B），建议TKI靶向药物三线治疗，患者拒绝。

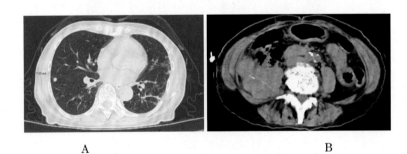

A　　　　　　　　　　　　　　　　B

病例4图10　复查CT提示转移灶进展

A. 胸部CT示肺转移灶增多；B. 腹部CT示腰部肿块增大

（8）术后20个月复查：CT示双肺转移灶增大（病例4图11A），右腰部腰大肌旁结节增大至约8.6 cm（病例4图11B），给予原TKI靶向药物三线治疗。

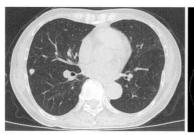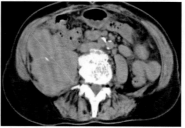

A B

病例 4 图 11　复查 CT 提示转移灶进一步进展

A. 胸部 CT 示肺转移灶增大；B. 腹部 CT 示腰部肿块增大

（9）术后 28 个月随访复查：疾病进展明显（病例 4 图 12），换用其他 TKI 靶向药物四线治疗。

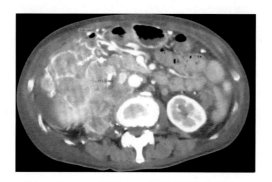

病例 4 图 12　腹部 CT 示腰部肿块明显增大

（10）术后 30 个月随访复查：疾病再次进展（病例 4 图 13），患者呈恶病质。

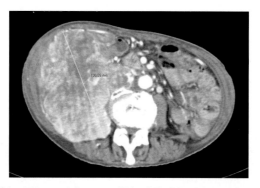

病例 4 图 13　腹部 CT 示腰部肿块明显增大，腹部变形

五、经验与体会

肾癌根治性切除术联合下腔静脉癌栓取出术是一项高难度、高风险的手术，术前需综合评估患者一般情况、体力状态及肿瘤分期，尤其是腔静脉癌栓的浸润情况。无论是 MRI 还是 CT，对于腔静脉癌栓的检查，更重要的不是采用哪种方法，而是检查时机的选择，最好在术前 2 周内进行，因为部分患者癌栓生长较快，检查时间与手术时间间隔过长可能导致癌栓升级。术中穿刺套管的布局以更好地显露下腔静脉为原则，并适当增加床旁助手的操作通道。术中操作以游离下腔静脉为中心，不急于处理肾蒂血管。在头侧，分离并离断肾上腺中央静脉及肝短静脉，尽量增加癌栓上方可利用腔静脉长度；在尾侧本例手术中发现伴有癌栓的生殖静脉从腔静脉表面汇入，并在两者之间有异位肾动脉穿过；游离腔静脉左侧时应注意保护左肾静脉。离断术区所有腰静脉是避免腔静脉阻断切开取栓时大量出血的关键步骤。夹闭右肾动脉，并将腔静脉、左肾静脉、右肾静脉充分游离后，以血管阻断带阻断癌栓两端腔静脉及左肾静脉，切开取栓时应注意癌栓的性状、是否侵犯腔静脉壁等，我们建议腔静脉管腔可保留 40% 以上时无须用人造血管补片修补。腔静脉阻断与开放应按照一定顺序进行：①阻断血流：癌栓尾侧腔静脉－左肾静脉－癌栓头侧腔静脉；②开放血流：左肾静脉－癌栓尾侧腔静脉－癌栓头侧腔静脉。这样有助于防止左肾静脉血流逆灌，排出腔静脉内血块或气体，并判断缝合有无漏口。术前进行靶向药物新辅助治疗及放置下腔静脉滤器，都是风险与收益并存的操作，需充分考虑病情特点和患者知情同意。

六、患教建议

患者肉眼血尿考虑为肾癌侵犯集合系统所致，但不能完全除外尿路上皮癌可能，因此术前应完善尿液细胞学标志物检查、CT 尿路成像（CTU）检查和膀胱镜检查（可术中进行），患者上述检查未见明显异常。

术前进行靶向药物新辅助治疗，以期缩小肿瘤、降低癌栓高度，增加手术切除的机会，但靶向药物治疗并非所有患者都敏感，治疗期间可能存在肿瘤进展，以及增加术后靶向药物耐药性等风险，需充分告知患者及其家属。

术前 DSA 放置下腔静脉滤器以防止癌栓脱落导致的急性肺栓塞，降低猝死风险，但该操作也增加了手术操作的风险，以及术后难以取出滤器，需要长期抗凝等问题，需充分告知患者及其家属。

七、专家点评

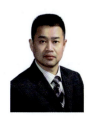

王林辉，主任医师，教授，博士研究生导师，海军军医大学第一附属医院泌尿外科主任。上海市医师协会泌尿外科医师分会会长，上海市医学会男科专科分会主任委员，中华医学会泌尿外科学分会委员，中国医师协会内镜医师分会副会长，中国医师协会男科与性医学医师分会副会长。

该例为肾癌局部晚期患者，临床分期为 $T_{3b}N_0M_0$，在术前准备方面，首先应充分评估患者一般情况、体力状态及肿瘤分期。影像学检查用于评估肿瘤局部淋巴结转移情况，邻近器官侵犯情况，癌栓高度、有无侵犯腔静脉壁及远处转移病灶，对手术方案的制订具有十分重要的意义。

对于合并腔静脉癌栓的肾癌患者进行术前靶向药物减瘤，目前尚存争议，应全面考虑减瘤效果、药物不良反应、肿瘤进展及对手术操作影响和患者经济负担等多因素。此外，多学科合作在手术方案制订中必不可少，尤其是需要血管外科医师的参与，术前放置下腔静脉滤器、术中全程指导与协作等措施是保证手术安全的必备条件。

对于高危复发转移患者是否术后尽快给予靶向药物辅助治疗，至今仍是有争议的话题，该患者术后2个月复查发现肿瘤复发，第一时间恢复了新辅助靶向药物治疗时的用药，并且经历了 TKI-mTOR-TKI 全程靶向治疗的经典治疗过程及四线靶向药物治疗，总生存期超过2.5年。

该患者通过以手术为中心的综合治疗，取得了较好的治疗效果，近年来出现的免疫学检查点抑制剂有望进一步改善患者的整体预后。

（吴震杰　李明敏　王林辉　海军军医大学第一附属医院）

参考文献

［1］王林辉，叶华茂，吴震杰，等．中国首例达芬奇机器人辅助全腔镜下右肾癌根治切除联合腔
静脉Ⅱ级癌栓取出术［J］．第二军医大学学报，2014，35（7）：763-768．

［2］Wang B，Li H，Ma X，et al．Robot-assisted laparoscopic inferior vena cava throm-
bectomy：different sides require different techniques［J］．Eur Urol，2016，69（6）：
1112-1119．

［3］Gill IS，Metcalfe C，Abreu A，et al．Robotic level Ⅲ inferior vena cava tumor
thrombectomy：initial series［J］．J Urol，2015，194（4）：929-938．

病例 5　肾肿瘤的热消融处理

一、导读

随着超声和 CT 成像的应用越来越普及，小肾癌的检出率随之上升，特别是高龄老年患者。局部消融治疗相比常规保肾手术更加微创、更少并发症和更加快速康复，对高龄患者有较大的吸引力。目前 AUA 和 EAU 的指南将局部消融治疗作为早期肾癌的推荐治疗选择，特别对于肿瘤最大径线＜3 cm 的高龄肾癌患者。目前临床应用最多的局部消融技术包括射频消融、冷冻消融和微波消融等，其中射频消融和微波消融属于热消融。通过对本例的学习，希望让读者掌握消融治疗的适应证、治疗原理和具体手术方法及随访要求。

二、病历简介

（一）病史介绍

患者男性，83 岁。

主诉：体检 B 超发现右肾占位 1 周。

现病史：患者于 1 周前因体检 B 超发现右肾低回声占位，直径约 3 cm，否认有腰痛、肉眼血尿、尿频、尿急、发热等症状。遂行双肾增强 CT 示右肾上极背侧外生性肿瘤，肿瘤大小约 3.0 cm×2.8 cm，平扫 CT 值为 22 HU，增强后有明显强化，考虑右肾癌可能，为进一步治疗收治入院。

既往史：高血压病史 10 年，糖尿病病史 3 年，腔隙性脑梗死病史 4 年，以上疾病经服药后控制稳定。10 年前行阑尾切除术，否认其他手术史。

（二）体格检查

意识清楚，精神尚可，皮肤巩膜未见黄染，腹部软，无压痛及反跳痛，未及腹部包块，未及叩击痛，无精索静脉曲张，双下肢无水肿。

（三）辅助检查

1. 血常规　白细胞计数 $4.45×10^9$/L，中性粒细胞百分比 58.3%，血红蛋白 132 g/L。

2. 肾功能　肌酐 101 mmol/L，尿素氮 7.6 mmol/L，尿酸 548 μmol/L，胱抑素 C 1.52 mg/L。

3. 肾动态显像　左肾 GFR 24.3 mL/min，右肾 GFR 30.1 mL/min。

4. 双肾 CT 平扫＋增强　右肾占位，癌可能（病例 5 图 1）。

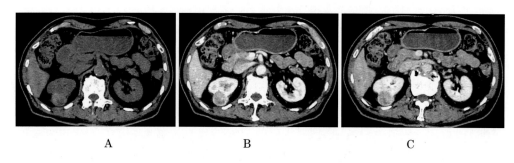

A　　　　　　　　　　B　　　　　　　　　　C

病例 5 图 1　双肾 CT 平扫 + 增强

A. 双肾 CT 平扫示右肾实质见一类圆形稍高密度灶向肾外突起，密度略不均匀，边界清楚；B. 动脉期右肾病灶不均匀明显强化；C. 静脉期病灶强化范围较前增大，密度较肾实质减低。

（四）初步诊断

1. 右肾癌（$T_{1a}N_0M_0$）；

2. 高血压；

3. 糖尿病（2 型）。

三、临床决策与分析

根据患者病史、B 超和肾脏 CT 检查等证据，T_{1a} 期肾脏肿瘤诊断成立。根据肾动态显像提示分肾功能减退。同时伴有高血压、糖尿病、脑梗死、高龄等因素，预期患者手术麻醉的风险较大。

外科手术是早期肾癌的首选治疗方法。T_{1a} 期的肾脏肿瘤首选保留肾单位手术，主要有开放保肾手术、腹腔镜（机器人）保肾手术及更加微创的肿瘤消融手术等方式。AUA 指南将肾脏肿瘤消融治疗作为高危小肾癌的手术治疗推荐，可以取得与标准肾部分切除类似的效果。EAU 指南认为，对于高龄、存有多种合并症的肾脏肿瘤患者可以考虑局部消融治疗。肾脏肿瘤的消融治疗主要是通过经皮、腔镜途径进行，经皮途径可以选择 B 超、CT、MRI 协助定位。

术前准备应告知患者局部消融的一些并发症及常规保肾手术的优缺点。对于高龄伴有严重合并症的早期肾癌患者，密切随访也是可以选择的治疗方案。局部消融治疗的常见并发症有肿瘤周围脏器（肠道、输尿管）损伤、消融针道出血、尿漏、感染、消融不充分产生肿瘤残留、与全身合并症相关的脏器并发症。

四、治疗过程

（一）手术情况

局部消融治疗常见的选择方式有两种：①经皮消融手术；②腹腔镜下消融手术或腹腔镜下消融＋肿瘤剜除。

1. 经皮消融手术过程（病例 5 视频 1）

（1）患者取健侧卧位、平卧或俯卧位。在 B 超、CT 或 MRI 定位下获取最佳消融进针点，消毒铺巾。

（2）2% 利多卡因进行局部浸润麻醉（不能耐受疼痛者可以辅以静脉麻醉）同时进行心电监护，先进行肿瘤穿刺活检。

（3）在超声引导下消融针进入肿瘤中心部位，设置好消融功率、消融时间，开始消融并且观察消融过程肿瘤影像变化和心电监护变化，根据肿瘤大小可以进行多次消融。

（4）消融完毕拔出消融针观察针道出血情况，返回病房观察。

病例 5 视频 1

2. 腹腔镜下消融手术或腹腔镜下消融＋肿瘤剜除手术过程（病例 5 视频 2）

（1）患者取健侧卧位，全身麻醉，消毒铺巾。

（2）经后腹腔途径和经腹途径均建立 3 ～ 4 个通道并在气腹下进行肾脏游离，暴露肿瘤及周围约 2 cm 正常肾实质。肿瘤周围置盐水纱布，保护周围脏器。

（3）选择其中一通道置入 14 G 射频电极或微波电极，垂直于肿瘤表面进针消融，肿瘤周围布测温针，消融至肿瘤边缘温度超过 60℃，结束后取活检标本送病理。对于外生性肿瘤可以在消融后沿肿瘤包膜完整剜除肿瘤再送病理检查。

（4）消融结束后在肿瘤表面予电凝再进行烧灼止血，取出保护纱布放置引流后关闭切口。

病例 5 视频 2

（二）术后情况及预后

消融治疗术后容易发生的并发症有：①出血，表现为肾周血肿、血尿（镜下或肉眼），术后需要监测生命体征，同时注意尿液颜色；②邻近器官组织的损伤，如结肠穿孔，术后重视患者腹部疼痛的主诉，定期检查腹部体征；③尿瘘，肾集合系统损伤，输尿管损伤最易发生在肾脏下极背侧肿瘤，对于术后发生腰胀痛、少尿、发热者需要引起重视，必要时及时进行引流，甚至需行肾脏穿刺改道引流；④穿刺道皮肤坏死、穿刺道感觉异常或疼痛，一般都能早期发现并及时做出处理。

五、经验与体会

（一）热消融治疗肿瘤的机制

射频发生器产生交流电，引起细胞和组织周围离子的振动，这种离子振动产生摩擦从而加热，目标组织温度升高达 60 ～ 100℃，导致组织瞬时不可逆的细胞损伤、蛋白质凝固坏死，从而达到治疗目的。

微波消融是组织内的极性分子在微波场的作用下高速运动摩擦产生热量达到目标温度从而产生治疗效果。肾脏肿瘤消融要达到治疗目的首先要达到最低的组织温度，其次是温度要覆盖肿瘤的全部。一般消融电极在针尖 3 cm 左右，沿着电极的长径形成椭球形消融区，随着消融时间的延长和消融功率的增大，消融区域逐渐增大。为了达到肿瘤的充分消融往往需要电极的消融区域要超过肿瘤边缘 5 ～ 10 mm，因此大于 3 cm 的球形肿瘤需要多针消融才能将肿瘤区域全部覆盖。腹腔镜下肿瘤消融可以在肿瘤周围布测温针，能较准确地测定消融边缘的温度，而经皮消融很难在肿瘤周围布测温针，因此准确性要低一些。

（二）适合肾肿瘤患者的消融治疗

大多数早期肾脏肿瘤都可以选择保肾手术。随着消融技术的不断发展，其适应证也在不断扩大。目前消融手术主要经皮和腹腔镜途径，两者适应证略有不同。

经皮消融的主要适应证：①肿瘤直径较小（＜3 cm）；②肿瘤位置与肠道、输尿管、肾蒂血管有一定距离，以肾脏背侧肿瘤最佳；③肿瘤未紧贴肾集合系统，外生性肿瘤为最佳；④常规的保肾手术有一定难度的肾脏肿瘤，如肾脏多发肿瘤、孤立肾肿瘤或伴肾功能不全、保肾手术后的复发肿瘤；⑤全身多个脏器不能耐受全身麻醉的高龄患者。

对于能够耐受全身麻醉的患者可以考虑腹腔镜下消融治疗，适应证可以适当扩大，如：①肿瘤直径＜4 cm，对于外生性肿瘤，肿瘤大小还可适当扩大；②肿瘤未广泛紧贴集合系统，对于肿瘤其他位置无特殊要求；③肾脏多发肿瘤、孤立肾肿瘤或伴肾功能不全的肾肿瘤。腹腔镜下消融手术同时可以对消融后的肿瘤进行剜除，可以达到与肾部分切除同样的治疗效果，并且进行零缺血手术，避免标准肾部分切除术动脉阻断产生的缺血再灌注损伤。这种手术方式可以将肾肿瘤消融的适应证进一步扩大至大多数外生性肾肿瘤的保肾手术。由于消融手术治疗肾肿瘤的时间较短，虽然已取得较好的短期和中期效果，但还缺乏大样本的长期随访数据。选择治疗时要与患者充分沟通，让患者了解手术的方法和随访的要求。

（三）肾肿瘤消融后的疗效评估

消融手术后疗效评估是肾脏肿瘤消融治疗面对的重要挑战之一。消融治疗不像传统的手术治疗，术后有准确的肿瘤切缘病理，术后已将肿瘤完整取出。由于消融手术后病灶仍然存在，只是将肿瘤灭活，术后影像学评估比较困难。目前评估肿瘤消融后的疗效主要是通过两种方法来判断：①增强CT、MRI或超声造影判断肿瘤有无血供，如果无明显增强表现就提示肿瘤消融充分；②长时间随访跟踪肿瘤未见增大。这两种判断消融疗效的方法都存在一定缺陷，由于影像学的容积效应较难显示微小肿瘤灶的增强情况，容易产生误判。第二种方法对患者依从性要求较高，定期、长时间的随访容易失访。有部分患者选择消融术后穿刺活检，但假阴性率较高，并且穿刺是有创的检查，所以也不推荐作为疗效评估的常规手段。对于腔镜下消融的患者，如果是外生性肿瘤，最好消融后进行肿瘤剜除为术后随访提供方便。

（四）术中和术后的注意事项

判断保肾手术是否成功主要从无瘤化、肾功能的尽量保护、避免并发症发生三个方面平衡。特别对于消融手术这三方面平衡尤为重要，术中控制好消融的时间和消融覆盖的区域；注意精准布针，尽可能在肿瘤周围有测温针监测温度；术后需要严格的随访计划，术后 1 年内每 3 个月复查增强 CT、MRI 评估，术后第 2 年需每半年复查 1 次评估肿瘤的消融效果，至少随访 5 年。

六、患教建议

肾脏肿瘤热消融是肾脏肿瘤的一种微创治疗手段，但也有一定的并发症，特别是周围脏器如肠道、输尿管的损伤也可引起严重的后果。消融手术目前具有一定局限性，特别是对于体积巨大的晚期肾脏肿瘤不推荐。对于预期寿命不到 1 年、出现远处转移、不可逆性凝血病或病情严重不稳定等患者不适合做消融手术。经皮消融手术由于没有切除消融后的病灶，术后随访仍可见消融后的坏死病灶，应告知患者务必按照医师的要求定期复查，甚至需要终生随访，切忌以为治疗结束过早失访。

七、专家点评

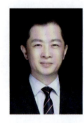

陈勇辉，主任医师，硕士研究生导师，上海交通大学医学院附属仁济医院泌尿外科行政副主任。中国医师协会肿瘤消融治疗专家组成员，中国医师协会泌尿外科医师分会肾上腺性高血压外科协作组成员，中华医学会泌尿外科学分会肾癌腔静脉癌栓协作组成员。

肾脏肿瘤消融治疗作为非常微创的肿瘤治疗手段，是符合最新肿瘤外科治疗理念的。消融治疗明显减少患者的创伤，肾功能影响小，住院时间短，医疗费用降低，患者康复速度快。消融治疗作为最新出现的治疗手段，高龄伴有多种合并症的早期小肾癌患者，且合适的肿瘤部位是非常好的适应证。消融治疗后疗效评估仍存有一定不准确性，特别是在早期肾肿瘤常规手术治疗肿瘤效果较确切的前提下，我们仍需谨慎选择非高危患者。随着消融技术的不断进步，消融的适应证有望进一步拓宽，但是还需要大样本的长期随访数据支持。

（陈勇辉　上海交通大学医学院附属仁济医院）

参考文献

[1]Ljungberg B, Bensalah K, Canfeld S, et al.EAU guidelines on renal cell carcinoma: 2014 update[J].Eur Urol, 2015, 67 (5): 913-924.

[2]Campbell S, Uzzo RG, Allaf ME, et al.Renal mass and localized renal cancer: AUA guideline[J].J Urol, 2017, 198 (3): 520-529.

[3]Rivero JR, Jose DLC, Wang H, et al.Partial nephrectomy versus thermal ablation for clinical stage T_1 Renal masses: systematic review and meta-analysis of more than 3900 patients[J].J VascInterv Radiol, 2018, 29 (1): 18-29.

[4]Simon CJ, Dupuy DE, Mayo-Smith WW, et al.Microwave ablation: principles and applications[J].Radiographics, 2005, 25 (suppl 1): S69-S83.

[5]Giovanni M, Emanuele C, Roberto M, et al.Laparoscopic microwave ablation and enucleation of small renal masses:preliminary experience[J].Eur Urol,2011,60 (1): 173-176.

病例 6　肾肿瘤的冷冻消融治疗

一、导读

肾肿瘤的治疗方式包括根治性肾切除术、肾部分切除术、栓塞术、消融术和药物治疗等，其中消融术又包括冷冻消融、射频消融、微波消融、激光消融和超声消融。目前应用较为成熟的是冷冻消融和射频消融。肾肿瘤治疗方式的选择需要根据患者的身体状况、合并症、肿瘤性质、患者意愿等因素决定。

冷冻消融的原理是通过迅速获得低温来破坏肿瘤组织，待冷冻后组织复温时低温形成的冰晶快速融化，水分通过细胞低渗压力大量进入细胞内，使得肿瘤细胞肿胀破裂，形成二次杀伤。

通过对本病例的学习，希望能够让读者掌握肾肿瘤冷冻消融术的适应证、手术方式的选择、术中和术后注意事项及冷冻消融术的优势和局限。

二、病历简介

（一）病史介绍

患者男性，62 岁。

主诉：左肾癌根治术后 7 年，发现右肾肿瘤 1 个月。

现病史：患者于 7 年前因"左肾癌"于我院行腹腔镜下左肾癌根治术，术后定期随访。1 个月前复查腹部 CT 发现右肾上极和下极共 3 处肿瘤，肿瘤直径分别约为 0.5 cm、1.5 cm、2 cm。无腰痛、血尿等不适症状，为进一步治疗收入院。

（二）体格检查

意识清楚，精神尚可，腹部软，无压痛及反跳痛，未触及腹部包块，双下肢无水肿。

（三）辅助检查

腹部增强 CT：右肾上极和下极共 3 处肿瘤，肿瘤直径分别约为 0.5 cm、1.5 cm、2 cm，增强扫描呈不均匀强化。

（四）初步诊断

右肾多发肿瘤。

三、临床决策与分析

根据病史、腹部增强 CT 等证据判断，患者右肾肿瘤诊断成立。本例患者考虑为左肾癌根治术后右肾转移，由于左肾已切除，目前为右肾孤立肾状态。对于孤立肾肾肿瘤，肾癌根治术显然已不可取，而该患者又表现为右肾上极和下极不同部位多发肿瘤，肾部分切除术难度大、风险高，一旦手术失败则面临切除肾脏的风险。另外，由于术中热缺血会造成肾损伤，肾部分切除术使该患者发展为慢性肾脏病（chronic kidney disease，CKD）的风险增加。因此，肾肿瘤冷冻消融术为该患者的首选治疗方式。

四、治疗过程

1. 手术情况

（1）手术在全身麻醉、左侧卧位下进行，置入单孔腹腔镜套管，游离肾脏周围组织，暴露右肾上极肿瘤，穿刺肿瘤组织取活检。

（2）将 2 mm 冷刀置入瘤体内，距肿瘤边缘约 1.5 cm 以内，刀头在瘤体内进至贴近肿瘤包膜，使瘤体位于形成的 -40℃冰球区域内。

（3）快速使刀头温度降至 -150℃～ -80℃，维持冷冻 10 分钟，腹腔镜直视下观察冰球扩展至超出整个瘤体后 100% 功率主动复温 5 分钟；重复 2 个循环冷冻复温后退出冷冻刀头。按照上述步骤逐个消融右肾下极两个肿瘤（病例 6 图 1）。

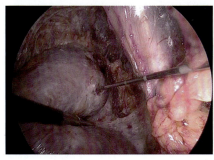 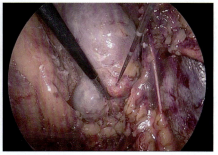

A   B

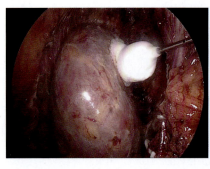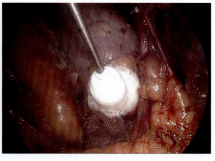

C   D

病例 6 图 1　单孔腹腔镜下孤立肾多发肾癌术中穿刺活检及序贯冷冻

A. 右肾上极肿瘤穿刺；B. 右肾下极肿瘤穿刺；C. 右肾上极肿瘤冷冻消融；D. 右肾下极肿瘤冷冻消融。

2. 术后情况及预后　手术顺利完成，手术时间 125 分钟，术中出血约 20 mL。术后 1 天拔除腹腔引流管，术后 2 天出院。术后病理证实为肾透明细胞癌。术后 1 周复查肾脏 CT 显示所有病灶区域呈均匀低密度，CT 增强显示低密度病灶完全无增强，与术前 CT 比较，提示消融完全，肿瘤已完全消退（病例 6 图 2）。术后随访 14 个月至今肿瘤未见复发及转移，肾功能未受明显影响（术前血肌酐 48 μmol/L，术后 13 个月血肌酐 49 μmol/L）。

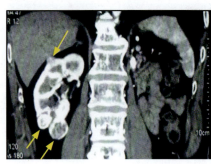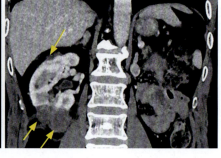

A   B

病例 6 图 2　肾癌患者冷冻术前后增强 CT 检查对比

A. 术前 CT 增强扫描示右肾上、下极 3 个肿瘤（箭头所示）不均匀强化；B. 术后 1 周 CT 增强扫描未见肿瘤强化（箭头所示），提示已完全消融。

五、经验与体会

(一)冷冻消融术的适应患者

对于局限性 T_{1a} 期肾癌患者,如果身体条件较差,如高龄、存在多种合并症、伴有肾功能不全、双侧肾癌或孤立肾肾癌,推荐行冷冻消融术治疗。对于高龄患者,根治性肾切除术或肾部分切除术风险相对较高,而患者对冷冻消融术则可以耐受。对伴有严重或多种合并症的患者而言,保留更多肾功能为治疗合并症提供了身体条件。对于双侧肾癌或单侧肾癌术后,另一侧转移的肾癌患者,如果双侧均行肾部分切除术,一方面对患者的手术耐受能力要求较高,另一方面需承担术后双侧肾功能都受到损害甚至发展成 CKD 的风险,因此也适合行冷冻消融术。

(二)手术方式的选择

冷冻消融手术入路主要有三种,即开放手术途径、腹腔镜辅助途径和 CT 或 B 超引导下经皮途径。由于开放途径冷冻消融术创伤较大,因此目前临床中应用较少。

腹腔镜辅助途径又包括普通腹腔镜和单孔腹腔镜,单孔腹腔镜和普通腹腔镜下冷冻消融术相比,手术时间、出血量、术后住院时间等均无明显差异,术后复查肿瘤消退效果也无差异。单孔腹腔镜优势在于切口小、外观美、恢复快。选择单孔腹腔镜或普通腹腔镜应根据术者的经验习惯来进行。腹腔镜辅助肾癌冷冻消融术的优势在于直视下冷冻操作更精确,不足之处是需在全身麻醉下进行,因此对患者全身状况要求稍高。

CT 或超声引导下经皮冷冻消融术与腹腔镜下冷冻消融术相比,手术时间缩短、出血量减少、住院时间缩短,其优势在于由于是局麻手术,适用于一般情况较差、畏惧或无法耐受全身麻醉的患者。而局限性在于容易误伤肠道等周围组织器官,而且由于受患者的呼吸影响,冷冻刀头较难放置于理想位置。如果肿瘤位置邻近肾门大血管、肾盂、输尿管或其他腹腔脏器,推荐腹腔镜下冷冻消融术。

(三)术中和术后的注意事项

术中需要注意的事项:①对肾脏周围组织的游离程度应视情况而定,一般无须游离肾蒂,以缩短麻醉及手术时间;②根据肿瘤的形态特点选择探针直径、数量及布针方式。肿瘤破坏的程度取决于冷冻的速度、冻融的循环数、冷冻探针的大小及接触范围,更主要的是最低温度及其维持时间;③冰球超出肿瘤边缘 10 mm 左右为宜,避免血管及周围重要脏器损伤,尤其是肿瘤靠近肾门部时,应注意避免伤及肾蒂血管或输尿管。

术后需定期随访，主要采用腹部增强 CT 或 MRI 检查评估，成功消融是指随访时局部完全无增强，表示局部组织被完全破坏。随访原则是术后 3 天至 1 周复查 1 次 CT 或 MRI，在术后 12 个月内，每 3 个月复查 1 次，之后每年复查 1 次，以确定肿瘤被彻底破坏或是维持在一个稳定状态，从而确定治疗区边缘无肿瘤复发。随访同时应复查肾功能。

（四）肾癌冷冻消融术的优势

1. 对患者的全身状况要求较低，手术安全性高，术后恢复快。

2. 疗效确切。通常冷冻消融术后 1 周时复查增强 CT，即可显示肿瘤病灶被消融，肿瘤坏死。

3. 冷冻消融治疗可重复进行。有时为了安全性，可以控制局部治疗的时间和范围，进行多次冷冻，以弥补单次消融可能存在的残留；单次冷冻消融后局部复发，亦可再次冷冻消融治疗。

4. 对正常肾组织损伤较小。

（五）肾癌冷冻消融术的局限性

对于直径＜ 7 cm 的局限性肾癌而言，冷冻消融术和肾部分切除术的局部复发率无显著差异。而对于更高分期的肾癌，冷冻消融术的治疗效果及并发症有待于长期大样本验证。

六、患教建议

患者最关心的可能是冷冻消融术是否能够彻底消灭肿瘤及肿瘤复发率和预后等问题。术前应和患者详细沟通交流，解释冷冻消融术的原理和治疗肿瘤的确切效果。需向患者强调术后随访的重要性，一旦发现局部复发，可以再次冷冻消融治疗，并且再次冷冻消融治疗的效果依然令人满意。如果局部复发未及时发现，造成肿瘤体积过大、向周围组织侵袭或发生远处转移，则可能失去再次冷冻消融的机会，从而影响预后。

七、专家点评

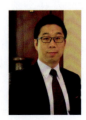

姜昊文，主任医师，教授，博士研究生导师，复旦大学附属华山医院泌尿外科主任。中华医学会泌尿外科学分会常务委员兼泌尿工程学组副组长，中国性学会泌尿外科分会候任主任委员，中国医学装备协会泌尿外科分会常务委员，中国抗癌协会泌尿男生殖系肿瘤专业委员会常务委员。

　　手术切除目前仍是局限性肾肿瘤治疗的金标准，EAU 指南推荐对局限性肾癌采取手术切除以达到治愈标准，而对于高龄及合并症较多的 T_{1a} 期肾癌患者则推荐采用动态监测、冷冻消融术或射频消融术等方案。

　　该病例为孤立肾多发肿瘤，实施冷冻消融术风险相对较小，治疗效果肯定，因此是该患者的首选治疗方案。而从患者术后至今的随访结果来看，无论是肿瘤治疗效果还是对肾功能的影响都证实了冷冻消融术的优势。然而冷冻消融术治疗 T_{1b} 期甚至更高分期的肾肿瘤的治疗效果及并发症仍有待证实。

（姜昊文　复旦大学附属华山医院）

参考文献

[1]Thompson RH, Atwell T, Schmit G, et al.Comparison of partial nephrectomy and percutaneous ablation for cT1 renal masses[J].Eur Urol, 2015, 67 (2)：252-259.

病例 7　肾部分切除术后病理切缘阳性的诊断与处理

一、导读

肾部分切除术（partial nephrectomy，PN）已经成为局限性肾癌，尤其是 T_{1a} 期肾癌的主要手术方法，在保证肿瘤完整切除的前提下，能够最大限度保留肾功能、降低术后心脑血管意外及提高生活质量等。目前认为 PN 在肿瘤控制方面与根治性肾切除手术（radical nephrectomy，RN）的治疗效果相当。

切缘阳性（positive surgical margin，PSM）是 PN 的常见并发症之一，发生率为 0.1% ～ 10.7%。PSM 与肿瘤患者的预后具有相关性，如术后复发、肿瘤特异性生存率及总生存率等，但目前的研究结论尚不一致。对 PSM 的处理包括密切随诊观察、进一步扩大切除范围及改行 RN 等。

通过对本病例的学习，希望能够让读者掌握肾部分切除术中切缘阳性发生的危险因素、术中与术后应对策略等。

二、病历简介

（一）病史介绍

患者男性，48 岁。

主诉：体检发现左肾肿物 3 天。

现病史：患者 3 天前于外院常规体检时行超声检查发现左肾实质性占位，考虑肾癌可能性大，遂行增强 CT 检查，诊断"左肾肿瘤，恶性可能性大"。为求手术治疗来诊，收入院。

既往史：糖尿病史 12 年，坚持胰岛素治疗，空腹血糖 7 ～ 10 mmol/L。

（二）体格检查

意识清楚，精神良好，腹部软，无压痛及反跳痛，双肾区无叩痛，无双侧精索静脉曲张，双下肢无水肿。

（三）辅助检查

1. 血常规　白细胞计数 $5.8×10^9$/L，中性粒细胞百分比 62%，血红蛋白 106 g/L，血小板 $122×10^9$/L。

2. 尿常规　白细胞（−），红细胞（−），脓细胞（−）。

3. 肾功能　血肌酐 80 μmol/L。

4. 肾脏超声 左肾中下极可见低回声病灶，大小约 3.5 cm×3.0 cm，回声较均匀，其内可见彩色血流显示。

5. 双肾CT 平扫可见左肾门前唇偏下约 3.5 cm×3.1 cm 低密度影，边界较清，未见确切包膜，CT值 28 HU，动脉期可见病灶强化，不均匀，CT值 85～133 HU，实质期 68～75 HU（病例7图1）。CT血管造影（CT angiography，CTA）提示左肾动脉一支于近肾门处开始分支。

6. 肾动态显像 左肾 GFR 36.6 mL/min，右肾 GFR 35.0 mL/min。

7. 肺部CT 双肺尖陈旧病变，微小结节。

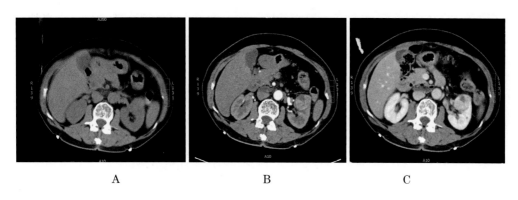

A   B   C

病例7图1 双肾CT示左肾肿瘤，恶性可能性大

A. 平扫可见左肾门前唇偏下约 3.5 cm×3.1 cm 低密度影，边界较清，未见确切包膜，CT值 28 HU；B. 动脉期可见病灶强化，不均匀，CT值 85～133 HU；C. 实质期 68～75 HU。

（四）初步诊断

1. 左肾恶性肿瘤（$T_{1a}N_0M_0$）；
2. 糖尿病。

三、临床决策与分析

根据患者病史、尿常规、超声、CT等辅助检查结果，左肾恶性肿瘤诊断成立。

中华医学会泌尿外科学分会制定的《肾细胞癌诊疗指南（2022版）》推荐，根据肿瘤大小、位置、患者情况、医师经验决定是否行保留肾单位手术，对于不适用PN的 $T_{1a}N_0M_0$ 期肾癌患者也可选择行根治性肾切除术治疗。欧洲泌尿外科学会制定的《肾细胞癌诊疗指南（2022更新版）》对于临床诊断为肾细胞癌（T_1 期）的患者则强烈推荐采取PN。

虽然对 PN 和 RN 治疗 T_1 期肾癌的疗效尚缺少高质量的前瞻性随机对照研究，目前多数回顾性研究、系统性综述和荟萃分析等均认为两者在肿瘤控制方面具有类似的疗效，PN 尚具有潜在的降低术后心血管事件的获益，但并未能转化为生存优势，PN 在总生存率方面并未优于 RN。对于术前合并慢性肾脏疾病的肾癌患者，PN 应作为手术治疗的首选以降低术后进展为终末期肾病而需要透析的风险。本例患者年龄相对较轻，伴有糖尿病及糖尿病肾病，因此即使目前肾功能正常，也存在较大的术后肾功能恶化风险，故 PN 应作为手术治疗的首选。

PN 的手术方式包括开放手术和微创手术（腹腔镜手术及机器人辅助腹腔镜手术）等。从肿瘤控制的角度，两种手术方式均无显著差异，但微创手术的部分围术期指标要低于开放手术，如估计出血量、输血率、住院时间等，而在术后肾功能保存、切缘阳性率等方面相当。从目前国际和国内的发展趋势看，开放手术呈下降趋势，而微创手术，尤其是机器人辅助腹腔镜肾部分切除术的绝对值和所占比例日益增加。考虑到肿瘤的肾肿瘤评分系统（R.E.N.A.L）评分较高（9 分），以及术者和患者的倾向性，本例手术采取机器人辅助腹腔镜的方式进行。

PN 最主要的目的是完整地切除肿瘤，同时最大限度保存肾功能及降低围术期并发症，即"三连胜"目标。该肿瘤位于肾门部，在手术过程中，需要注意避免损伤肾动静脉分支、属支及输尿管，因肿瘤未见确切包膜，应保证足够大的切除范围，缝合时需牢靠，防止术后出血。

该患者糖尿病史较长，术前需调整血糖并进行营养会诊，避免围术期电解质紊乱。

四、治疗过程

1. 手术情况

（1）全身麻醉，患者取健侧卧位，常规置入各腹腔镜套管并与机器人操作系统对接。

（2）游离左肾静脉，于其后上方显露左肾动脉，可见其在靠近肾门处分支成两根。肿瘤位于左肾前唇偏下水平，继续充分显露肿瘤。

（3）阻断左肾动脉两分支（病例 7 视频 1），距肿瘤约 0.5 cm 剪开肾实质，锐性分离至髓质后找到肿瘤表面层面，钝性、锐性结合继续剜除肿瘤。肿瘤质地较软，假包膜较薄（病例 7 视频 2）。

病例7视频1　　　　　　　　病例7视频2

（4）以倒刺线连续缝合基底，再缝合创面，以Hem-o-lok间断加固，松开动脉阻断钳。

（5）送术中冰冻病理，透明细胞癌Ⅰ级，切缘均为正常组织。

2. 术后情况及预后　术后患者恢复良好，按照加速康复外科（enhanced recovery after surgery，ERAS）原则，早期进食，床上活动，术后3天拔除引流管，下床活动，拔除尿管。

术后病理回报其中一块组织考虑存在异形细胞，不除外癌细胞。初步诊断肾部分切除术后，切缘阳性？向家属交代病情，充分了解按照切缘阳性可行的几种处理方案：密切观察、扩大手术切除范围、再次手术行根治性肾切除术，患者及家属拒绝进一步手术治疗，给予密切观察的治疗方案。随访至今，未见局部复发及转移。

五、经验与体会

（一）PN术后切缘阳性的危险因素

PSM一般有以下3个原因：①肿瘤浸润突破假包膜，当切缘厚度不足时导致肿瘤残余；②肿瘤存在卫星灶，多数距假包膜3mm以内，但也有报道卫星灶距离主灶假包膜3mm以上者；③术中操作不当，如剪破假包膜、甚至用力过大导致肿瘤破裂。

PN术中PSM的危险因素包括：①肿瘤分期，有研究认为肿瘤越大、分期越高则发生PSM的风险越大；②手术难度评分：R.E.N.A.L、PADUA、C指数等评价体系得出的评分越高，手术难度越大，如肾门部肿瘤、内生性肿瘤等，发生切缘阳性的风险相应增加；③手术适应证：具有绝对手术适应证者，发生PSM的可能性增加；④切缘厚度，传统的切缘厚度要求1cm以上，发生PSM的可能性很小，薄层切缘厚度（＜3mm）与剜除术PSM概率增加，但两者之间并无差异；⑤肿瘤的组织学亚型：乳头状细胞癌2型、肉瘤样变、髓质癌、集合管癌等亚型增加PSM风险，且即使切缘阴性，复发的概率也很大，应该行根治性切除术；⑥手术方式：开放手术与微创手术（腹腔镜和机器人辅助腹腔镜手术），手术方式对PSM的影响尚无统一结论，有研究认为开放手术的PSM阳性率相对最低，但可能与手术适应证的选择有关，微创手术，尤其是机器人辅助腹腔镜手术的病例往往具有更高的难度评分，出现PSM的概率也相应增加。

结合此病例，该患者具有相对适应证，且R.E.N.A.L评分为高难度，虽然机器人辅助腹腔镜手术具有精准解剖、精细操作的优势，仍然不能避免PSM的发生。其发生与出血导致视野不清、术中肿瘤假包膜较薄、基底部仅行剜除术可能有关，是手术适应证放宽、肿瘤因素、操作因素的共同作用结果。

（二）如何减少PSM？

PSM造成的不良后果主要包括：①术后局部复发的风险增加；②二次手术的可能；③对接受密切随诊的患者而言是一种长期的心理负担，而且随访需要的CT检查也是一种经济负担，并且具有辐射。

减少PSM可以从以下几个方面着手：①严格掌握手术适应证：手术的目的是要完整地切除肿瘤，应该摒弃为手术而手术的错误思想，对于某些不具备手术适应证，或者存在较大肿瘤残余风险的病例不应该采用肾部分切除术；②选择合适的手术方式：对于囊性肾癌等术中破裂风险较高的复杂性肿瘤，可选择开放手术；③认真评估假包膜：对于假包膜完整者，可考虑剜除术，而对于假包膜不完整、肿瘤恶性程度表现明显者避免剜除术；④手术经验和技巧：对于初学者应量力而行。术前应利用影像学检查及人工智能技术等对肿瘤的大小、生长方式、空间位置、与血管和集合系统的解剖关系等进行精准解析，术中应充分暴露和阻断血管，保证视野清晰，掌握好肿瘤切除的层面，应用适当的手法和器械，内生性肿瘤应采用术中超声定位，避免剪破肿瘤或过度用力导致肿瘤破裂。此例患者术中虽然将肾动脉两枚分支均阻断，但术中术野仍有出血，影响切除，考虑与肾门部肿瘤位置有关，必要时可行静脉阻断。

（三）术中是否需要冰冻病理？

目前认为，如肿瘤假包膜完整，表面有肉眼可见的正常组织覆盖，肉眼与术中冰冻病理对于切缘阳性判断的准确性相当。但对于肉眼怀疑阳性的切缘可行术中冰冻病理，同时还要考虑术中冰冻病理会增加患者额外的经济负担。因此，虽然术中冰冻病理可以降低PSM，但由于术中冰冻病理的假阴性与术后病理不一致，影响对患者的处理，尤其是相当一部分研究认为即使切缘阳性也并不影响患者的预后，已经不推荐 PN 时常规术中冰冻病理。

（四）PSM 的处理

PSM 并不一定导致肿瘤局部复发，事实上，很多研究甚至认为 PSM 与肾肿瘤的预后并无相关性，也就是两者的肿瘤特异性生存率和总生存率相当。但最近有关 PSM 长期随访（至少 5 年）的研究表明 PSM 患者肾脏局部复发风险显著增加，远处转移风险有增加趋势，因此是肾癌患者 PN 术后无进展生存的独立预测因子。对于高分期和高级别肾肿瘤，PSM 患者的局部复发风险显著增加。目前 PSM 主要的处理方案包括密切随诊、局部扩大切除及根治性肾切除术三种，三者的局部复发和肿瘤特异性生存无显著差异，有研究对 29 例 PSM 患者进行扩大切除（21 例）或根治性切除（8 例），结果显示仅 2/21 和 0/8 例存在残留肿瘤细胞。因此合理的治疗方案应结合患者年龄、合并症、肿瘤分期、分级等因素进行分层，根据复发风险决定进一步的处理措施。本病例中，患者相对年轻，合并糖尿病，且肿瘤分级低，分期早，术中无肿瘤破裂，因此最终采用密切随诊的治疗方案，随访至今未见局部复发与远隔转移。

六、患教建议

PSM 是 PN 术中应引起重视的一个并发症，但从目前的研究结果看，发生 PSM 并不意味着手术失败，也不代表术后肯定会发生肿瘤局部复发。发生 PSM 后，医患之间应该进行充分的沟通，医师根据患者自身、肿瘤及手术操作等各方面因素对是否真正残余肿瘤和局部复发风险进行评估，对各治疗方案之间的优缺点进行综合评价，制订合适的治疗方案。密切随诊是目前普遍认同的切缘阳性的治疗方案之一。

七、专家点评

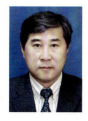

毕建斌，主任医师，教授，博士生导师。中国医科大学泌尿外科研究所副所长，中国医科大学附属第一医院泌尿外科副主任、前列腺外科病房主任。中华医学会泌尿外科学分会常务委员，中华医学会泌尿外科学分会感染与炎症学组副组长，辽宁省医学会泌尿外科学分会主任委员，辽宁省医学会泌尿外科学分会微创学组组长。

PN 的技术难度实际上要高于 RN，要做到准确定位、精准阻断、精细切除、精密缝合，要达到"三连胜"，甚至"五连胜"的目标，难度很大，所以既要掌握好手术指征，还要结合患者自身和肿瘤的解剖学特征等，通过全面细致的术前评估、认真仔细的术中操作来实现。而PSM就是常见的导致"三连胜"目标失败的原因，即使在机器人辅助腹腔镜手术的微创时代依然如此，说明PSM很多时候并非手术技术的原因，而是与是否绝对适应证和肿瘤自身特征，如R.E.N.A.L评分、包膜完整性、是否存在卫星灶等有关。

本例患者虽然出现了PSM，但病理并非非常肯定，另外肿瘤的恶性程度较低，而患者相对年轻、合并能够导致慢性肾功不全的糖尿病，因此采取保留肾脏、密切随诊的方案是合适的，多数相关研究结果也证实这一点。所以对于PSM这一并发症，一方面要尽可能预防，另一方面一旦出现要正确对待、解释和处理，才能取得理想的治疗效果。

（姜元军　毕建斌　中国医科大学附属第一医院）

参考文献

[1]Gershman B, Thompson RH, Roorjian SA, et al.Radical versus partial nephrectomy for cT1 renal cell carcinoma[J].Eur Urol, 2018, 74（6）：825-832.

[2]Xia L, Talwar R, Taylor BL, et al.National trends and disparities of minimally invasive surgery for localized renal cancer, 2010 to 2015[J].Urol Oncol, 2019, 37（3）：182, e17-182. e27.

[3]Tabayoyong W, Abouassaly R, Kiechle JE, et al.Variation in surgical margin status by surgical approach among patients undergoing partial nephrectomy for small renal masses[J].J Urol, 2015, 194（6）：1548-1553.

[4]Tellini R, Antonelli A, Tardanico R, et al.Positive surgical margins predict progression-free survival after nephron-sparing surgery for renal cell carcinoma：results from a single center cohort of 459 cases with a minimum follow-up of 5 years[J].Clin Genitourin Cancer, 2019, 17（1）：e26-e31.

[5]Shah PH, Moreira DM, Okhunov Z, et al.Positive surgical margins increase risk of recurrence after partial nephrectomy for high risk renal tumors[J].J Urol, 2016, 196（2）：327-334.

病例 8 肾部分切除术后大出血的诊断与处理

一、导读

出血是肾部分切除术后最严重的并发症，总发生率在 2% 左右。一旦发生，十分凶险，需要临床医师及时做出正确的诊断与处理，处理不当，患者可能有生命危险。术后发生出血较轻者可经保守治疗后痊愈，但大出血是最危险的急症，需要及时手术。正确判断及处理术后大出血是对临床医师的临床决策、心理素质、医患沟通能力的全面考验。

通过对本病例的学习，希望能够让读者掌握肾部分切除术中、术后出血的发生原因、诊断与应对策略。

二、病历简介

（一）病史介绍

患者男性，68 岁。

主诉：体检发现左肾肿物 1 个月。

现病史：患者于 1 个月前体检时超声发现肾脏占位，无腰痛、血尿，无尿频、尿痛、发热等不适症状。就诊于当地医院，行肾脏 CT 检查示左肾下极实性占位，大小约 3.6 cm×3.5 cm×3.5 cm，恶性可能。为求保肾手术治疗来诊。

既往史：既往体健，否认高血压、心脏病、糖尿病等内科疾病史。

（二）体格检查

血压 127/88 mmHg，神清语利，精神尚可，无皮疹、瘢痕，心、肺查体未及明显异常，腹平软，全腹无明显压痛及反跳痛，肠鸣音正常，双侧肾区无叩痛，双侧下肢无水肿，其他无明显异常。

（三）辅助检查

1. 血常规 白细胞计数 $5.28×10^9$/L，血红蛋白 156 g/L。

2. 肾功能 血肌酐 91 μmol/L。

3. 肾脏超声 左肾中部大小约 3.5 cm×3.0 cm 低回声包块，内可见明显血流信号。

4. 肾脏CT 左肾中部可见大小约 3.6 cm×3.5 cm×3.5 cm 团块状软组织密度影，内密度不均匀，边缘尚清，增强扫描明显不均匀强化，病灶紧邻肾门，向内突向肾窦，周围见迂曲小血管影，肾动静脉未见充盈缺损（病例8图1）。

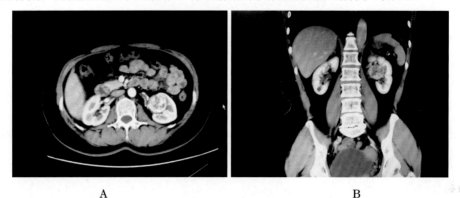

病例8图1　肾脏CT

A. 轴状位显示左肾占位，与肾血管紧邻；B. 冠状位显示左肾占位，增强CT有不均匀强化。

（四）初步诊断

左肾细胞癌（$T_{1a}N_0M_0$）。

三、临床决策与分析

根据患者病史、超声、CT影像学等证据判断，肾癌诊断成立，临床分期$T_{1a}N_0M_0$。据中华医学会制定的《肾细胞癌诊疗指南（2022版）》，对于低分期（$T_1N_0M_0$期）特别是$T_{1a}N_0M_0$期肾癌患者，建议首先选择保留肾单位手术（肾部分切除术）。目前有多篇高质量的随机对照研究显示T_{1a}期肾癌患者采用肾部分切除术与根治性肾切除术的治疗效果无明显差别。本例肾肿瘤位于肾门处，与肾动静脉紧邻，行部分切除难度较大，但随着目前手术技术及器械的不断发展与成熟，经验丰富者也可以做肾部分切除术。

手术并发症包括出血、尿漏、感染、切缘阳性、二次手术等，肿瘤如果完整切除，预后良好。

术前需评估对侧分肾功能，做肾CTA来判断肾动脉的分支情况。

四、治疗过程

1. 手术情况　患者全身麻醉，取健侧卧位，腰桥折刀升高位。在第12肋缘下2cm与骶棘肌外侧缘1cm交叉点或与腋后线相交处、肋缘下2cm与腋前线交叉点、髂嵴上2cm与腋中线交叉点，分别放置三枚腹腔镜套管穿刺器，放入气囊，扩张后腹腔，建立气腹，气腹压力设定为 10 ～ 15 mmHg。

在患者背侧寻找腰大肌，沿腰大肌向内侧逐渐分开腹膜外脂肪，在背侧打开侧锥筋膜，在肾脂肪囊外中部与腰大肌之间找到肾动脉，用超声刀切开动脉外鞘进行暴露肾动脉，为单支。游离出肾脏下极，向上顶起下极，找到输尿管。在肾中部可见凸出肾表面的肿瘤，将肾脏中、下部游离。腹腔镜动脉阻断钳阻断肾动脉，距肿瘤边缘 0.5 ～ 1.0 cm 处以剪刀楔形切除肿瘤及部分肾组织，未见肿瘤残留。创面出血明显，2-0 V-Loc 可吸收倒刺线缝合创面及出血点，然后用此线连续缝合关闭肾脏创面，适当加压后 Hem-o-lok 固定。肾动脉开放后观察创面无出血，肾动脉阻断时间约 20 分钟。留置肾周引流管，逐层关闭切口，手术结束。

2. 术后情况及预后　患者返回病房后出现烦躁、心跳加快、较剧烈的左上腹痛，无发热、寒战，引流管内可见大量血性液体引出，1 小时内引出约 600 mL。尿管颜色正常。心率 120 次 / 分，血压 110/70 mmHg。体格检查示左上腹压痛，无反跳痛，略有肌紧张，无皮下捻发感。急诊床旁超声显示左肾周可见大小约 8 cm×5 cm 的不规则低回声区，肾内结构紊乱。血常规显示血红蛋白下降（100 g/L）。

初步诊断：肾部分切除术后出血。

术后处理：经充分的医患沟通后，急诊返手术室行后腹腔探查手术。此时患者出现意识淡漠，血压降至 80/50 mmHg，心率 130 次 / 分，立刻开放静脉通路，快速补胶体液，紧急输血后在全身麻醉下行后腹腔探查手术，将原腹腔镜切口延长扩大，逐层拆除缝线，进入后腹腔探查，可见肾周大量血块，清除血块后，暴露后腹腔间隙，寻找到肾动脉，用止血钳夹闭肾动脉，探查肾脏，可见肾缝线处裂开，肾脏裂口处明显出血（病例 8 图 2），考虑患者生命体征不稳定，肾脏裂开处明显，再次缝合后仍可能出血，遂向家属详细交代病情，为其行肾脏根治性切除术。依次切断肾动脉、肾静脉、输尿管，断端用 7 F 线双重结扎。将肾脏完整切除后，冲洗切口，检查肾窝无出血后，留置肾周引流管，逐层关闭切口。患者安返病房，生命体征稳定，引流管少量液体，尿量正常，颜色清亮。第 2 天复查血红蛋白 120 g/L，心率血压稳定，术后 3 日拔除引流管出院，随访 2 年无异常。

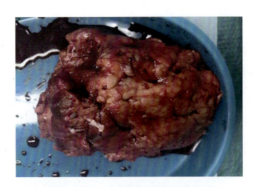

病例 8 图 2　切除的肾脏大体标本

五、经验与体会

（一）肾部分切除术中和术后出血的常见原因

术中出血主要原因为肾动脉阻断不全或遗漏分支肾动脉，术前及术中应仔细阅读 CT 片，阻断动脉前仔细检查动脉阻断夹是否过松，肾脏血管成像肾动脉是否为单支，多数情况下需重新阻断肾动脉，或继续寻找肾动脉分支并阻断。

肾部分切除术后出血的主要原因是肾脏切面的小动脉漏缝或漏扎，小动脉回缩至创面内，动脉痉挛，开放动脉后暂时无活动性出血，造成缝合良好的假象；缝合线过紧，切割肾脏实质出血；术后患者的过度活动，包括气管插管拔除时的躁动，都可能造成术后创面的再次出血；另外，患者合并凝血功能异常或血液系统疾病也是高危因素。

造成大出血的主要原因是肾脏创面的缝线裂开，缝线裂开多为倒刺线缝合方向交叉，相互切割所致，而缝合过紧过密也可使肾脏实质大面积裂开出血。

术后迟发出血多与患者的活动有关，过度活动致使原来闭合的小血管重新裂开出血，术后 2 个月仍有再次出血的可能，出院时需对患者严格强调。

（二）手术时机的选择

术后判断是否有活动性出血，可以通过以下临床特点来判断：①心率加快：多是有活动性出血的早期表现，早期出血血压下降并不明显，不可单纯依赖血压来判断出血情况；②体征：患侧腹部出现进行性增大的包块，注意标记并观察包块的变化趋势；③可通过引流管里的引流液性状、量来观察，引流管内为血性液体，1 小时内引流量＞ 200 mL；④尿色为深红色或血性，尿量减少要考虑血容量不足，或者血块阻塞尿路系统；⑤血常规检查：血红蛋白较术前下降 30 g/L 以上；⑥床旁超声提示有大范围的肾周积液，或者肾脏有明显可见的活动性出血。

一旦诊断为活动性出血，应积极行肾动脉栓塞，或再次手术探查止血或切除患肾。出血较轻者可保守治疗如制动、局部加压包扎、补液、输血、应用止血药物、动态监测血红蛋白等方式来治疗，注意观察切口周围是否存在间歇性出血。如果效果欠佳，可行动脉造影明确，必要时可行选择性动脉栓塞治疗。

迟发性出血多为间歇血尿或腰部血肿，可行腹部超声进一步排查，肾周积液经保守治疗后多可自行吸收，如血尿顽固，需行血管造影，如血管造影明确动静脉瘘或假性动脉瘤形成，应由介入科做选择性动脉栓塞。

（三）术中止血的注意事项

预防术后大出血的关键因素在于术中开放肾动脉后对出血的处理：①渗血：出血量少、速度缓慢，此时可用纱布或手辅助压迫出血处，观察 2～5 分钟，多可自行停止。出血不停者在出血部位加行单针"8"字缝合；②流血：可能是缝线未抽紧，或肾实质对合不严密，此时需检查缝线松紧度，逐针收紧后补夹 Hem-o-lok。也可在出血处用 2-0 或 1-0 针间断"8"字缝合或连续缝合（加大边距，缩小针距，力度适当），止血胶喷洒创面和止血纱压迫创面，尽量避免再次阻断动脉；③涌血甚至喷血：此时需重新夹闭动脉夹，用 1-0 针再次全长全层（边距稍加大）紧密缝合。可以在稍松开动脉夹时观察创面，缝扎或双极处理主要出血点，再次全层紧密缝合，如果再次松开动脉夹依然涌血或喷血，则可能有大的血管损伤，应及时改为肾切除术。

如果出血非常凶险，为二次手术止血，需给予有效的生命支持，尽量在输血的状况下及时、尽早行开放手术，进入出血视野后要镇定，洗净积血后，快速寻找肾动脉，若出血严重，可用手找到肾蒂，快速准确地用肾蒂钳或其他器械夹住肾动脉或动静脉，及时控制肾动脉是止血的关键。出血控制后再观察肾脏创面，如有明显可以控制的出血，可以再次缝合止血，但如果创面难以再次缝合，应果断行肾脏切除手术。如果肾动脉阻断后视野仍有出血，模糊不清，则应先将肾脏切除，再仔细检查创面的出血点。出血控制后应用大量盐水冲洗创面，再次检查创面是否有活动性出血。

术中需及时与麻醉医师沟通，完成生命体征的支持，必要时术后至重症监护室观察。

（四）术后注意事项

术后需继续监测生命体征，补液、动态监测血红蛋白判断是否需要再次输血，注意补充大量失血时消耗的凝血因子。局部加压包扎，注意观察切口周围是否存在间歇性出血。抗感染、制动、观察引流液与尿液的量与性状，警惕再次出血的风险。

六、患教建议

与患者及家属沟通病情，进行通俗易懂的介绍，消除患者及家属的疑虑与恐慌，为同行提供参考。肾肿瘤是泌尿系统常见的肿瘤，分期较早的肿瘤预后良好。该病例病情非常复杂，行保肾手术存在较大的风险与挑战，术后出现并发症的概率很高，及时处理后不会出现后遗症，也不会影响肿瘤预后。

七、专家点评

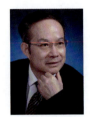

马潞林，主任医师，教授，博士研究生导师，博士后合作导师，原北京大学第三医院泌尿外科主任。中华医学会泌尿外科学分会常务委员，北京医学会泌尿外科学分会副主任委员，中国医药教育协会泌尿外科专业委员会主任委员。

肾部分切除术是治疗 T_{1a} 期肾肿瘤的标准手术，20 世纪 90 年代以前用开放手术行肾部分切除，此后以腹腔镜和机器人行肾部分切除为主，个别疑难特殊病例仍选腹腔镜结合开放手术或完全开放手术。肾肿瘤是泌尿外科风险最高的手术，因为肾动脉和肾静脉都是大血管，另外毗邻腔静脉和腹主动脉。同样肾部分切除也存在一定风险，不论病例是否复杂，肿瘤是否容易切除，都应认真对待。

预防出血的方法：①认真读片，动脉有几支，走行，模拟阻断位置，判断肿瘤与血管、输尿管的关系；②术中游离出的动脉与周围要有一定空间，动脉应骨骼化或接近骨骼化；③阻断肾动脉支数不要遗漏，阻断要完全，夹闭动脉后将夹子提起观察是否夹闭有周围组织，如果有应调整夹子位置或重新夹闭，否则肾部分切除时会渗血、出血；④缝合要可靠，创面基本贴住即可，最关键的是肿瘤中心处，这是肿瘤的血管供应点，缝合要可靠，缝合第二层时，有时第一层的线松了，此时要再次收紧第一层的线。

（张树栋　马潞林　北京大学第三医院）

参考文献

[1]Lane BR，Gill IS. 7-year oncological outcomes after laparoscopic and open partial nephrectomy[J]. J Urol，2010，183（2）：473-479.

[2]Huang WC，Levey AS，Serio AM，et al. Chronic kidney disease after nephrectomy in patients with renal cortical tumours：a retrospective cohort study[J]. Lancet Oncol，2006，7（9）：735-740.

[3] 张树栋. 肾门区肿瘤腹腔镜保留肾单位手术的决策 [J]. 现代泌尿外科杂志，2018，23（5）：323-327.

病例9 肾部分切除术后尿漏的诊断与处理

一、导读

尿漏是肾部分切除术后比较严重的并发症，文献报道总体发生率在 1.4% ~ 2%。需要临床医师及时做出正确的诊断与处理，若处理不当，会严重影响患者的生活质量，甚至会引发更严重的并发症。

通过对本病例的学习，希望能够让读者掌握肾部分切除术后尿漏发生的原因、诊断与应对策略。

二、病历简介

（一）病史介绍

患者男性，63 岁。

主诉：体检发现右肾肿物 2 周。

现病史：患者于 2 周前体检时超声发现右侧肾脏占位，无腰痛、血尿、尿频、尿痛、发热等不适症状，就诊于当地医院，行肾脏 CT 检查发现右肾实质内实性占位，大小约 3.0 cm×2.5 cm，恶性可能。为求保肾手术治疗来诊。患者自发病以来，精神、食欲、睡眠尚可，二便正常。

既往史：既往糖尿病史，口服降糖药，血糖控制可，否认其他病史。

（二）体格检查

双肾区无叩痛，其他无明显异常。

（三）辅助检查

1. 血常规 白细胞计数 $6.32×10^9$/L，血红蛋白 147 g/L。

2. 肾功能 血肌酐 74 μmol/L。

3. 腹部超声 右肾中部大小约 3.0 cm×2.5 cm 中低回声包块，内可见明显血流信号。

4. 肾脏 CT 提示右肾实质内占位，大小约 3.0 cm×2.5 cm，增强扫描后有不均匀强化，恶性可能（病例 9 图 1）。

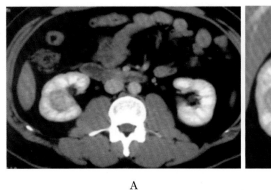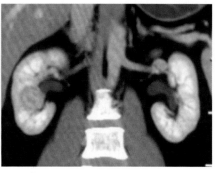

A   B

病例 9 图 1　肾脏 CT

A. 轴状位显示右肾实质内占位，增强后有不均匀强化；B. 冠状位显示右肾实质内占位。

（四）初步诊断

右肾癌（$T_{1a}N_0M_0$）。

三、临床决策与分析

根据患者病史、超声、CT 影像学等证据判断，肾癌诊断成立，临床分期 $T_{1a}N_0M_0$。

对于低分期（$T_1N_0M_0$ 期）特别是 $T_{1a}N_0M_0$ 期肾癌患者，目前国内外各大指南均建议首先选择保留肾单位的手术（肾部分切除术），与根治性肾切除术的治疗效果无明显差别。本例肾肿瘤完全位于肾实质内，与集合系统和血管较近，行部分切除的难度很大，但患者保肾意愿强烈，腹腔镜肾部分切除术技术上可行，术中可以借助超声定位来判断肿瘤位置，切除时注意保护好基底血管和集合系统。

手术并发症包括出血、尿漏、感染、切缘阳性、二次手术等，肿瘤如果完整切除，预后良好。

术前需评估对侧分肾功能，进行肾 CTA 来判断肾动脉的分支情况。

四、治疗过程

1. 手术情况　患者全身麻醉，取健侧卧位，腰桥折刀升高位。在第 12 肋缘下 2 cm 与骶棘肌外侧缘 1 cm 交叉点或与腋后线相交处、肋缘下 2 cm 与腋前线交叉点、髂嵴上 2 cm 与腋中线交叉点、髂嵴内侧 2 cm，分别放置 4 枚腹腔镜套管穿刺器，放入气囊，扩张后腹腔，建立气腹，气腹压力设定为 10 ～ 15 mmHg。

　　在患者背侧寻找到腰大肌，沿腰大肌向内侧逐渐分开腹膜外脂肪，在背侧打开侧锥筋膜，在肾脂肪囊外中部与腰大肌之间找到肾动脉，用超声刀切开动脉外鞘进行暴露肾动脉，为单支。游离出整个肾脏背侧，找到输尿管。术中超声定位肾实质内肿瘤，大小约 3.0 cm×2.5 cm，在肾表面用超声刀标记，腹腔镜动脉阻断钳阻断肾动脉，在肾脏背侧做椭圆形切口，切开肾实质，向肾内分离，找到肾肿瘤包膜，沿肿瘤边缘以剪刀锐性分离，切除肿瘤及部分肾组织，未见肿瘤残留。2-0 V-Loc 可吸收倒刺线缝合创面及出血点，然后用此线连续缝合关闭肾脏创面，适当加压后 Hem-o-lok 固定。肾动脉开放后观察创面无出血，肾动脉阻断约 22 分钟。留置肾周引流管，逐层关闭切口，手术结束。

　　2. 术后情况及预后　患者术后恢复良好，引流液呈淡红色，每天不足 50 mL。尿管颜色正常。术后 3 天拔除引流管后出院。术后 2 周返院复查，诉右侧髂嵴上切口处局限性隆起，大小约 2.0 cm×2.0 cm，质软，触之有波动感，平卧后可缩小，无发热、腰痛症状。超声显示右肾周可见大小约 5.0 cm×5.0 cm 的无回声区，腹壁皮下可见范围大小约 2.5 cm×2.0 cm 的无回声区，向深方延伸至肾脏中部背侧 CTU 显示右侧肾周中部可见大片积液区，包裹肾周，肾内结构欠清楚，皮下可见范围大小约 2.0 cm×2.0 cm 的积液区，似与肾周积液相通（病例 9 图 2）。

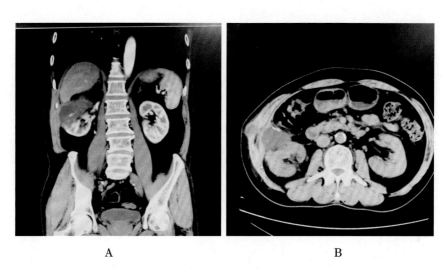

| A | B |

病例 9 图 2　肾脏 CTU

A. 冠状位可见大片积液；B. 轴位可见腹壁积液区与肾周相通。

初步诊断：肾部分切除术后尿漏。

术后处理：为减轻患者症状和进一步明确诊断，在超声引导下为右肾周囊性包块进行穿刺，穿出淡红色清亮液体 50 mL，患者腹壁包块明显消失。患者安返病房，生命体征稳定，尿量正常，颜色清亮。第 2 天在膀胱镜下为患者留置右侧输尿管支架管，KUB 平片显示支架管位置良好（病例 9 图 3）。随访 3 个月无发热、腹壁包块出现，尿量和颜色正常，复查腹部超声，肾周积液消失，遂撤除支架管。

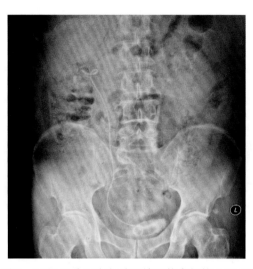

病例 9 图 3　KUB 平片示右肾放置输尿管支架管（双"J"管）

五、经验与体会

（一）肾部分切除术后尿漏的常见原因

肾部分切除术后尿漏的主要原因是肾脏切面的集合系统漏缝，肾小盏回缩至创面内，开放动脉后肾血流增加，所产生的尿液自缝线的间隙流出，逐渐在肾周包裹渗出，甚至可以沿切口流至皮下形成窦道。

另外，肾脏创面对合不严，术后患者的过度活动，也可能造成术后尿漏的出现。值得注意的是，孤立肾因为血流速度快，肾脏灌注压力高，肾部分切除术后发生尿漏的风险较其他情况更高。

（二）尿漏的诊断

尿漏多发生于术后 5 ～ 14 天，多无发热、腰痛、血尿等临床症状。

1. 早期尿漏　术后 24 小时内引流管内出现大量引流液，颜色清亮或呈淡红色；术后引流量平均每天超过 300 mL，且颜色清亮，孤立肾患者会发生无尿。

（1）引流液肌酐水平：尿液较血清肌酐含量中度升高，如引流液肌酐与尿肌酐水平相近，且明显高于血肌酐水平，则提示为尿漏；如引流液肌酐与血肌酐水平相近，则提示为淋巴漏。

（2）血肌酐水平：已愈尿瘘或腹膜后少量积尿，血肌酐可升高。

（3）腹部 B 超或 CT：提示肾周大量积液，注意要与术后出血鉴别，必要时行 CT 尿路造影（computed tomography urography，CTU）增强扫描。

2．迟发型尿漏／瘘　可在术后 2 周出现，多因明显的临床症状就诊。

（1）症状：腰部胀痛或隐痛、发热、引流量大。

（2）实验室检查：发热需完善血常规、血尿培养及胸片。

（3）影像学检查：CTU 或者 B 超提示尿液囊肿形成。

（三）尿漏的处理原则

1．早期处理　可保守治疗，注意充分引流，引流管已拔除者需在超声引导下穿刺留置引流管，每周复查超声、电解质，预防性应用抗生素。通常不放置输尿管支架，早期可能会使引流量增加，但输尿管梗阻或集合系统缺损较大时，应及时放置输尿管支架管，减轻肾盂内压力，可促进瘘口的愈合。预计尿漏时间长时可留置尿管，减少尿液反流至肾盂。

2．拔除引流管的指征

（1）需 2～4 周充分引流，超声检查无尿性囊肿形成。

（2）引流液明显减少时可每 48～72 小时将引流管向外拔出 2～3 cm，直至引流液每天小于 50 mL，超声监测无发热、无尿性囊肿形成。

（3）引流＞ 300 mL/24 h 时需要延长引流期（≤ 12 周）后再拔管。

（四）尿漏外科手术治疗的指征及其注意事项

尿漏持续超过 4 周不愈合，留置输尿管支架管无效，存在持续输尿管梗阻者，可行开放手术，3-0 可吸收线仔细缝合可能出现集合系统的损伤部位，术中可通过向肾盂内逆行插管灌注亚甲蓝判断漏尿的具体部位。肾脏缝合后可将周围的脂肪组织加压缝合于肾脏表面，肾内仍需留置输尿管支架管，直至超声或 CT 确认尿漏愈合后再拔除。

当尿漏手术修补后经久不愈、反复发作肾周脓肿或严重腹腔内尿漏时，应及时行肾脏切除术。

六、患教建议

与患者及家属沟通病情，进行通俗易懂的介绍，消除患者及家属的疑虑与恐慌，为同行提供参考。肾肿瘤是泌尿系统常见的肿瘤，分期较早的肿瘤预后良好。该病例较复杂，行保肾手术存在较大的风险与挑战，术后出现尿漏等并发症的概率很高。但出现尿漏也不必恐慌，及时处理后不会出现后遗症，也不会影响肿瘤远期预后。

七、专家点评

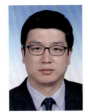

张树栋，主任医师，教授，博士研究生导师，维也纳医科大学博士后，北京大学第三医院泌尿外科主任。中华医学会泌尿外科学分会微创学组委员，中国抗癌协会泌尿男生殖系肿瘤专业委员会常务委员，中国临床肿瘤学会肾癌专家委员会委员。

肾部分切除术仍是高风险手术，复杂肾肿瘤更易出现并发症。术前应充分评估患者、肿瘤、术者的情况，仔细阅片分析肾肿瘤的供血情况、肿瘤与集合系统的关系，认真准备手术的每一个细节，术前反复阅读手术图谱或手术录像，术中操作时不盲目追求手术速度，缝合肾脏时细致可靠，肾脏小血管和集合系统应仔细缝合，避免遗漏。复杂病例可术前或术中留置输尿管支架管，来预防尿漏的发生。

对待复杂的肾肿瘤，应避免盲目追求微创手术方式，客观地评估高危因素，术者应根据自身经验结合患者的实际情况，选择最熟悉和最安全的手术方式，才能使患者获得最大的受益。

（张树栋　北京大学第三医院）

参考文献

[1]Leslie S, Goh AC, Gill IS.Partial nephrectomy-contemporary indications, techniques and outcomes[J].Nat Rev Urol, 2013, 10 (5): 275-283.

[2]Marszalek M, Chromecki T, Mohamad IB, et al.Laparoscopic partial nephrectomy: a matched-pair comparison of the transperitoneal versus the retroperitoneal approach[J].Urology, 2011, 77 (1): 109-113.

[3] 张树栋. 复杂情况腹腔镜肾部分切除术的方法探讨 [J]. 现代泌尿外科杂志，2016，21（5）：325-328.

[4] Garisto J，Bertolo R，Dagenais J，et al. Robotic versus open partial nephrectomy for highly complex renal masses：comparison of perioperative, functional, and oncological outcomes[J]. Urol Oncol, 2018, 36（10）：471, e1-471. e9.

病例 10　肾部分切除术后局部复发的诊断与处理

一、导读

随着影像学技术的发展，肾癌的早期诊断率有了较大的提高，目前保留肾单位手术已在国内外广泛开展，取得了与根治性肾切除术相同的治疗效果。

然而，不管使用何种手术方案进行治疗，术后复发都是一个不可忽视的问题。一旦出现局部复发，对于患者和家属在生理上和心理上都是更大的打击，也是对手术医师的临床抉择、心理素质、医患沟通能力的多重考验。

局部复发后再次治疗的指征和方法与首次发病相似，若能早期发现并处理，虽然解剖层次紊乱、组织结构粘连等因素增加了手术难度的可能，但再次手术仍是首选的有效治疗手段，可以行根治性切除术，甚至肾部分切除术。

二、病历简介

（一）病史介绍

患者女性，67 岁。

主诉：右肾部分切术后 3 年余，发现右肾占位半年。

现病史：患者于 2015 年 11 月因"右肾肿瘤"在外院行腹腔镜右肾部分切除术，术后病理结果提示透明细胞癌（分期为 $T_{1a}N_0M_0$），术后定期复查。2018 年 9 月、2019 年 1 月复查考虑右肾肿瘤复发，无肉眼血尿，无尿频、尿急、尿痛，无排尿困难，无畏寒、发热，无腰腹部疼痛。遂密切随访，今为行进一步治疗来诊，门诊以"肾肿瘤术后复发"收入我科。

（二）体格检查

意识清楚，精神尚可，腹部软，无压痛及反跳痛，无触及明显包块，双下肢无水肿。

（三）辅助检查

1. 术前常规检验项目未见明显异常。

2. 腹部 B 超　右肾实质内可见直径约 2.5 cm 的中、高回声，边界不清，内部回声不均匀，周边回声减低。

3. 肾脏 MRI　右肾下极局部实质阙如，术区见不规则异常信号灶，范围约为 2.3 cm×2.0 cm×3.1 cm，T_1WI 呈稍低信号，T_2WI 呈高信号，DWI 呈不均匀稍高信号，增强扫描见强化，与邻近腹膜粘连，病灶与邻近结肠分界不清，与前片对比，病灶较前稍增大，考虑复发可能性大（病例 10 图 1）。

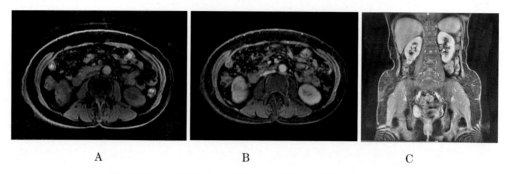

病例 10 图 1　患者本次入院前 MRI 图像示右肾下极肿瘤复发

A. T_1WI 脂肪抑制序列；B. T_1WI 脂肪抑制增强扫描静脉期轴位图像；C. T_1WI 脂肪抑制增强扫描静脉期冠状位图像。

4. CTA　右肾可见团块样占位影，强化不均匀，周边无明显包膜。右肾血管单支动脉供应。

（四）初步诊断

右肾肿瘤复发。

三、临床决策与分析

根据患者病史、首次术后病理结果、B 超、MRI 和 CTA 等影像学证据判断，肾肿瘤复发诊断成立。

患者 2015 年 11 月第一次手术时，右肾肿瘤最大直径＜4 cm，临床分期为 $T_{1a}N_0M_0$，具有行右肾部分切除术的适应证。同时，肾脏下极肿物外凸部分呈少有的分叶状生长，浸润程度较深。MRI 图像显示右肾下极见一团块状病灶，大小约 3.1 cm×3.6 cm×3.5 cm，呈明显分叶状，T_1WI 呈低、等混杂信号，T_2WI 呈混杂稍高信号，内部见条片状低信号灶及灶性坏死高信号区，增强扫描动脉期见不均匀强化，门脉期、延迟期强化部分消退，呈稍低信号灶（病例 10 图 2）。

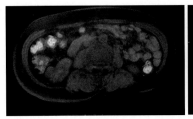 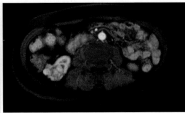 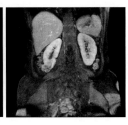

A   B   C

病例 10 图 2 患者首次发现肿瘤时 MRI 图像示右肾下极肿瘤

A. T_1WI 脂肪抑制序列；B. T_1WI 脂肪抑制增强扫描静脉期轴位图像；C. T_1WI 脂肪抑制增强扫描静脉期冠状位图像。

患者遂于当地医院行腹腔镜下右肾部分切除术（手术具体过程不详），术后病理提示：①（右肾肿物）透明细胞性肾细胞癌 2 级，癌组织浸润至肾被膜下，未累及肾周脂肪，未见明确脉管内癌栓及神经束侵犯；②切缘 1：符合透明细胞性肾细胞癌；③切缘 2：符合透明细胞性肾细胞癌。

患者术后定期复查。2018 年 9 月复查 MRI 显示右肾下极见软组织信号肿块向肾外缘凸起，增强扫描呈不均匀明显强化，考虑肿瘤复发（病例 10 图 3）。

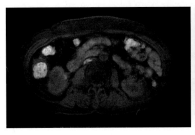 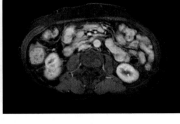 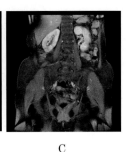

A   B   C

病例 10 图 3 复查 MRI 示右肾下极肿瘤复发

A. T_1WI 脂肪抑制序列；B. T_1WI 脂肪抑制增强扫描静脉期轴位图像；C. T_1WI 脂肪抑制增强扫描静脉期冠状位图像。

患者及家属获知复查情况，经充分沟通后同意继续密切随访。

本次入院前复查 MRI（病例 10 图 1）与前片相比，提示病灶较前稍增大，位于肿瘤原发的位置，结合原有病理结果肿瘤切缘为阳性，考虑为肿瘤复发，临床分期依然为 $T_{1a}N_0M_0$，无明显手术禁忌证，具有明确的手术指征。

手术方式的选择：考虑肿瘤为原切除病灶部位复发，再次手术存在肿瘤周围解剖层次紊乱，组织、器官粘连情况，就原有手术治疗效果和术后病理结果做分析，若再次行右肾保留肾单位手术，肿瘤边界不清、切除不完全、组织残留可能性较大。经与家属沟通，告知其行肾脏根治性切除术和再次保留肾单位的肾脏部分切除术两者的关系和利弊，建议行右肾根治性切除术，同时比较了开放手术和腹腔镜手术两种手术方式的联系，患者和家属选择行开放性手术。

经与患者及家属充分风险告知，包括手术存在肿瘤局部粘连明显，与周围器官粘连或肾门游离血管时出血明显等手术风险；存在操作中肿瘤包膜破损而肿瘤残留、种植等可能，增加了局部复发和转移的风险。按计划实施手术治疗。

四、治疗过程

1. 手术情况

（1）患者全身麻醉，于左侧卧位下行右肾根治性切除术。

（2）以腔静脉为解剖标记，沿其往上游离，仔细分离右肾周围粘连组织，进一步以输尿管为解剖标记，直达肾门，右肾门肾蒂血管顺利游离，予以结扎离断。

（3）充分游离右肾，考虑到肿瘤位于下极，保留右侧肾上腺，完整切除右肾及肿瘤。

2. 术后情况及预后　患者术后恢复好，术后第 2 天拔除引流管，第 3 天出院。术后病理示标本大小约 9.0 cm×6.0 cm×4.5 cm，靠近一极的肾被膜下方可见直径 2.5 cm 灰黄色结节。肾组织内可见肿瘤，局部突破肾被膜浸润肾周脂肪组织，病变符合肾透明细胞癌复发。病理分期调整为 $T_{3a}N_0M_0$。术后 9 个月复查 MRI 提示右肾术后阙如，术口区未见明确肿物，未见明显淋巴结肿大（病例 10 图 4）。

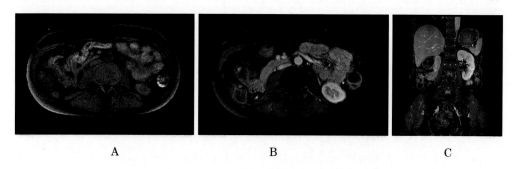

| A | B | C |

病例 10 图 4　患者二次术后复查 MRI 图像示右肾阙如

A. T_1WI 脂肪抑制序列；B. T_1WI 脂肪抑制增强扫描静脉期轴位图像；C. T_1WI 脂肪抑制增强扫描静脉期冠状位图像。

五、经验与体会

（一）什么情况下肾部分切除术后容易复发和转移？

肾部分切除术后局部复发率虽然较低，但仍需警惕，国外一项多中心回顾性研究表明，与肾部分切除术后复发关系最紧密的依次是脉管内癌栓形成、病理分级 3～4 级及肿瘤直径超过 7 cm。国内有学者回顾了 508 例接受肾部分切除术的肾癌患者，结果表明术后出现复发或转移的发生率为 2.4%，且发现术后复发转移可能与以下因素有关：术前影像学诊断见肿瘤边界不清（如出现"毛刺征"）；术后病理分级 ≥ 3 级或形成脉管内癌栓。就本病例而言，患者首发右肾肿瘤形态不规则，在一定程度上影响了术中操作边界的判断，术后病理分级为 2 级，但出现切缘阳性情况，且两处送检组织均为阳性，成为局部复发的高位因素。

一般而言，肿瘤边缘残留、肿瘤多中心性、种植转移等因素导致的病灶与原发肿瘤前后两次病理学检查的组织学类型是一致的，例如本病例前后两次的病理结果是一致的。肿瘤再发的组织学类型则可能与原发肿瘤不一致。

（二）如何降低肾部分切除术后复发的概率？

在上述因素中，除了肿瘤的多中心性是肿瘤本身特性外，种植转移可能为术前肿瘤破裂或肾肿瘤侵犯肾被膜后发生种植，也可能在手术过程中破坏肿瘤组织造成，前者为不可控因素，而后者与术者的术中操作存在一定关系，因此术中保证肿瘤的完整性至关重要，应尽量避免破坏肿瘤的完整性。也就是说，临床分析肿瘤复发的高危因素的目的只有一个，即在可控因素中确保肿瘤的完整切除。

首先，术前对手术指征的把握，根据临床分期判断是否适合行部分切除术；其次，肿瘤影像学信息的把握，判断肿瘤的复杂程度，边界情况；再次，手术技能的掌握。术中切除肿瘤时观察是否存在假包膜及肿瘤切除后假包膜是否完整。此外，在术前影像学检查假包膜显示不清或假包膜不存在时，手术过程中应注意预防肿瘤被切破边缘，是保肾手术成功的关键。多组对于肾癌保肾手术切缘的研究数据表明，切缘 > 2 mm 即可防止术后的局部复发。当然，手术硬件设备的改进也是重要的方面，例如，达芬奇机器人手术系统的运用，改进了手术视野和操作的灵活性，对于肾部分切除术的安全系数提高了很多。

（三）局部复发后如何处理？是根治，还是再次行保留肾单位手术，还是其他方法？

肾癌根治术被公认为是可能治愈肾癌的治疗方法，因此该术式也可作为肾部分切除术后局部复发的主要治疗方法。Itano 等人报道了手术切除复发肿瘤组与积极监测组两组病例的对比结果：积极监测组的 5 年生存率为 13%，手术切除复发肿瘤组 5 年生存率为 51%。可见，再次积极手术治疗的价值是最大的。

射频消融在肾癌的治疗方面逐渐被泌尿外科医师所接受。相关的数据报告显示，其主要应用于不能手术（孤立肾、双侧多发肿瘤、已转移瘤等）、不能耐受手术（高龄而预期寿命短、伴或不伴有严重基础疾病等）或不愿手术的肾癌患者。

（四）肾癌局部复发患者术后随访有哪些方法？

我们常规术后 1 ～ 3 个月复查增强 CT 扫描，确定肿物切除完整无残留，后定期复查。术后病理提示肿瘤恶性程度较高（特别是病理分级 3 级以上或有脉管内癌栓的患者）或有恶性肿瘤病史的患者，必须要向患者告知定期复查和长期随访的重要性，减少失访率，争取肿瘤进展的早发现和早治疗。《中国泌尿外科和男科疾病诊断治疗指南（2022 版）》暂无明确的随诊方案和时间表，建议个体化监测。

六、患教建议

1. 肾癌一般不像肺癌、肝癌等其他脏器肿瘤预后那么差，对于早期肾癌，肾脏部分切除术可以达到根治性肾脏全切术的治疗效果，保住肾脏的目的是提高生活质量，为总肾功能的长期维持提供了保障。

2. 目前的技术如常规腹腔镜技术、机器人辅助腹腔镜技术的开展，更大地降低了手术的创伤程度，提升了手术治疗的质量和效果，为患者的早日康复提供了有力的保障。

3. 现在影像学技术的提升，尤其是 CT、MRI 影像分辨率的提高，可以让我们更早地识别肿瘤，更早地诊断，让更多的肾癌患者早期拥有肾部分切除术的机会。

七、专家点评

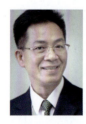

陈凌武，主任医师，教授，博士研究生导师，中山大学附属第一医院泌尿外科主任，手术麻醉中心主任。中华医学会泌尿外科学分会委员，中华医学会泌尿外科学分会机器人学组副组长，中国医师协会泌尿外科医师分会委员，中国医师协会医学机器人医师分会常务委员，广东省医师协会泌尿外科医师分会会长，广东省医学会泌尿外科学分会候任主任委员。

本病例的选择代表性强，能够很好地反映一例早期肿瘤的治疗经过、随访过程和疾病进展情况，以及罕见复发后手术治疗的及时性。是一例难得的临床样例，值得大家临床工作中借鉴和参考。患者第一次发病，右肾癌的临床分期为 $T_{1a}N_0M_0$，瘤体外生性生长，符合保留肾单位的肾部分切除术的指征，腹腔镜手术的实施是主流，但肿瘤的分叶生长特点、浸润的深度、角度等客观因素，某种程度上增加了手术的难度。应该承认，首次手术的切缘阳性是肿瘤局部复发的高危因素之一。第二次发病，肿瘤位于原病灶位置，考虑局部复发，根据术后病理结果，分期提升到了 T_{3a}，具备根治术的指征，所以行右肾肿瘤根治术很准确，经复查，治疗效果是肯定的。对于二次手术的病例，腹腔镜手术甚至机械臂辅助腹腔镜手术仍然要慎用，因为手术入路的不清晰、瘢痕增多、粘连明显，更主要的是肿瘤边界存在不确定因素，故如作者选择的一样，把开放性手术提到主要位置是很有必要的。

当然，我们必须承认，肾部分切除术虽然局部复发率很低，但也不是零，仍应提高警惕。在不可控因素方面，术前的仔细评估指征、详细分析影像资料、术前避免漏诊卫星灶、制订符合术者经验习惯的手术入路和方式、肿瘤界线不清的患者行术中冰冻病理会诊等均是手术成功的重要方面。在可控因素方面，除了自身手术操作水平的提高、手术设备的充分利用与改进，如腹腔镜技术、机器人技术、术中超声的应用等也很重要。再者，病理分级高的患者注意术后长期随访是必要的。

该病例应加强随访密度，并可考虑增加术后辅助治疗，例如辅助靶向治疗的应用，或许会让其无疾病生存率、总生存率获益。如果条件允许，二代基因测序检测也是可选的选项。

（陈凌武 中山大学附属第一医院）

参考文献

[1]Mcdougall EM, Clayman RV, Anderson K. Laparoscopic wedge resection of a renal tumor：initial experience[J]. J Laparoendosc Surg, 1993, 6（6）：577-581.

[2]Brookman-May S, May M, Shariat SF, et al. Features associated with recurrence beyond 5 years after nephrectomy and nephron-sparing surgery for renal cell carcinoma：development and internal validation of a risk model（PRELANE score）to predict late recurrence based on a large multicenter database（CORONA / SATURN Project）[J]. Eur Urol, 2013, 64：472-477.

[3]陈东，郭胜杰，叶云林，等. 肾癌肾部分切除术术后复发或转移临床分析 [J]. 实用医学杂志，2015, 31（21）：3548-3551.

病例 11 肾部分切除术中并发结肠损伤的诊断与处理

一、导读

结肠损伤在肾脏手术中较少见，一旦发生，将严重影响患者的生活质量。术中发现结肠损伤，破口较小者可一期缝合修补，若破口较大，可能需要一期近端造瘘、远端封闭，二期再行还纳术。正确处理术中结肠损伤是对临床医师的临床决策、心理素质、医患沟通能力的全面考验。

通过对本病例的学习，希望能够让读者掌握肾脏手术中结肠损伤的发生原因、诊断与应对策略。

二、病历简介

（一）病史介绍

患者男性，68 岁。

主诉：体检发现左肾肿物 10 天。

现病史：患者于入院前 10 在外院查肾脏 CT 平扫＋增强提示左肾占位，肾恶性肿瘤可能性大。无腰痛、血尿，无脓尿、乳糜尿，无尿频、尿急、尿痛，无畏冷、发热等不适症状，建议手术治疗。患者为进一步治疗来诊。患者自发病以来，精神、睡眠尚可，食欲正常，二便如常。

既往史：6 年前因"左膝关节半月板损伤"于外院行"左膝关节半月板置换术"，术后行动自如。否认糖尿病、高血压等病史。

（二）体格检查

血压 115/78 mmHg，意识清楚，精神尚可。心、肺查体未见明显异常，腹平软，全腹无压痛及反跳痛，肠鸣音正常，双侧肾区无叩击痛，双下肢无水肿。

（三）辅助检查

1. 血常规 白细胞计数 $4.2×10^9$/L，血红蛋白 123 g/L。

2. 肾功能 血肌酐 59 μmol/L。

3. 腹部超声 左肾实质下部见一等回声结节，大小约 2.3 cm×2.8 cm，边界尚清，内见较丰富血流信号，考虑恶性肿瘤可能。

4. 肾脏 CT 左肾中下部背侧见一结节软组织影，边界清，大小约 3.0 cm×2.5 cm，增强见病灶不均匀强化，呈逐渐强化，考虑恶性肿瘤可能（病例 11 图 1）。

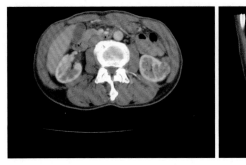 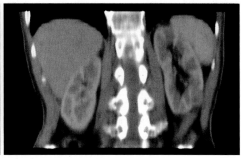

A　　　　　　　　　　　　　　B

病例 11 图 1　CT 示左肾中下部肿瘤，考虑恶性肿瘤可能

A. 轴状位显示左肾背侧占位，CT 增强有不均匀强化；B. 冠状位显示左肾下极占位，CT 增强有不均匀强化。

（四）初步诊断

1. 左肾癌（$T_{1a}N_0M_0$）；

2. 左膝关节半月板置换术后。

三、临床决策与分析

根据患者病史、超声、CT 影像学等证据，肾癌诊断成立，临床分期 $T_{1a}N_0M_0$。根据 2022 年中华医学会制定的《肾细胞癌诊疗指南》，对于低分期（$T_1N_0M_0$）特别是 $T_{1a}N_0M_0$ 期肾癌患者，建议首先选择保留肾单位手术（肾部分切除术），与根治性肾切除术的治疗效果无明显差别。本例肾肿瘤位于肾中下极，稍偏向背侧，术式可选择经腹腔或经后腹腔途径，取决于术者的手术经验。手术并发症包括出血、尿漏、感染、切缘阳性、肠管损伤等。肿瘤如果完整切除，预后良好。术前需评估对侧分肾功能，做肾 CTA 来判断肾动脉的分支情况。

四、治疗过程

1. 手术情况　患者全身麻醉，取健侧卧位，腰桥折刀升高位。在第 12 肋缘下 2 cm 与骶棘肌外侧缘 1 cm 交叉点或与腋后线相交处、肋缘下 2 cm 与腋前线交叉点、髂嵴上 2 cm 与腋中线交叉点，分别放置三枚腹腔镜套管穿刺器，放入气囊，扩张后腹腔，建立气腹，气腹压力设定为 10 ～ 15 mmHg。

游离左肾，见左肾中极背侧靠近肾门处一大小约 3.0 cm×2.5 cm 肿瘤，包膜完整，部分突出肾表面，充分游离肿瘤周围脂肪组织，并于左肾背侧显露左肾门区域，左肾动脉 1 根主干，游离肾下极周围脂肪时误伤结肠，破口大小约 1.5 cm，破口周围干净，未见粪便流出，1-0 可吸收缝线全层间断缝合＋间断缝合浆肌层，肾蒂阻断钳阻断肾动脉血流，剪刀完整切除左肾肿瘤及周围 0.5 cm 正常组织，1-0 可吸收缝线缝合创面，并继续连续全层缝合肾创面，缝合结束后松开阻断钳（阻断时间为 25 分钟），观察创面无活动性出血，结肠吻合口周围充分冲洗并留置肾周引流管，逐层关闭切口，手术结束。

2. 术后情况及预后 患者术后第 1 天开始出现腹胀，下腹部稍膨隆，压痛，听诊肠鸣音弱，伴气喘，且症状逐渐加重，术后第 3 天转重症加强护理病房（intensive care unit, ICU）治疗，查 CT 提示双肺炎症（病例 11 图 2）；肝周围可见积气影（病例 11 图 3）；口服泛影葡胺后行全腹 CT 平扫未见造影剂外漏，但仍然不能排除肠瘘可能，予禁食、加强抗感染、肠外营养支持等治疗。术后每天引流液波动在 0 ～ 30 mL，色淡红，切口换药未见异常，肺部感染及腹部体征逐渐好转，于术后第 12 天转回普通病房继续治疗。术后第 13 天发现左腰部切口有粪便流出，同时出现腹痛，查体腹肌紧张、压痛、反跳痛。考虑"左侧结肠瘘"，急诊行"腹腔镜探查＋末段回肠袢式造口＋左侧切口扩创引流术"（第二次手术）。术中探查见：腹腔内少量暗红色腹水，量约 50 mL，结直肠、小肠无扩张，分离大网膜与盆底粘连后见左半结肠与左侧腹壁粘连紧密，腹腔、结肠管壁表面未见瘘口，取右下腹纵向切口，距回盲部 30 cm 处提出末段回肠行袢式造口，造口远端位于头侧。左腋后线原手术区域见多量稀便，予以扩创，探及近端瘘管深度约 10 cm，予以稀碘伏、过氧化氢、大量盐水冲洗上述瘘管，分别放置 F 28、F 22 双套管引流。

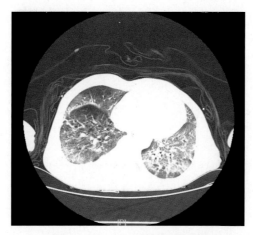

病例 11 图 2　CT 显示双肺炎症

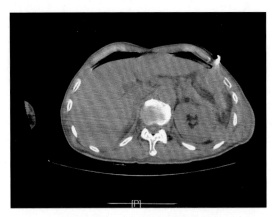

病例 11 图 3 CT 显示肝周积气影

患者二次手术后第 4 天突发腹膜后引流管流出大量鲜红色血，量约 500 mL，同时出现便血，色红，量约 200 mL，考虑"消化道出血"，予补液、扩容、输血等支持治疗后生命体征平稳，病情稳定 2 天后行急诊肠镜检查示距肛门 35 cm 处见引流管，距肛门 12～35 cm 处黏膜充血水肿，纵行溃疡形成，直肠黏膜苍白。考虑结肠多发溃疡，缺血性改变？继续保守治疗后患者顺利出院，出院时腹膜后引流管已拔除，左腰部切口周围稍红肿，未愈合，未见粪渣流出。患者此次总共住院 60 天。患者术后 9 个月返院行"左腰部窦道清创＋结肠修补术"，术前复查"造瘘造影"可见造影剂外渗至皮肤（病例 11 图 4）。手术顺利后出院，2 个月后再次入院行"回肠造口闭合术"，手术顺利，术后复查"造瘘造影"显示肠道通畅，未见造影剂外渗及肠腔狭窄（病例 11 图 5）。

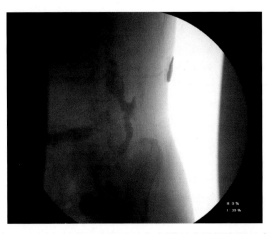

病例 11 图 4 经直肠造影显示左半结肠造影剂渗漏至皮肤

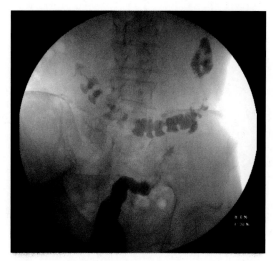

病例 11 图 5　经直肠造影显示结肠充盈良好，未见造影剂外渗

术后诊断为左肾部分切除术后左半结肠瘘。

五、经验与体会

（一）肾脏手术损伤结肠的常见原因

术中结肠损伤与泌尿外科手术操作关系密切，常见损伤部位为升结肠和降结肠，此两者均属于腹膜间位器官。

肾脏手术结肠损伤的主要原因：①结肠局部炎症粘连时，未充分仔细游离结肠与肾周脂肪组织，这类损伤术中可能未发现，术后创面粪汁样液体引出才发现结肠损伤；②后腹腔手术游离肾下极肾周脂肪囊时有可能将结肠误认为是肾脂肪囊而切开；③肾周围炎症性粘连或肿瘤局部浸润，手术游离时损伤结肠。

（二）结肠损伤修补的手术时机与手术方式

结肠损伤的术式主要有两类，一期手术和二期手术，各有优缺点，如何选择至今仍有争议。

结肠内容物含有大量的细菌，如术前未行充分肠道准备，术后容易发生严重感染。如结肠损伤，宜在肾手术结束后即刻处理。处理原则一般依据结肠破口的大小、位置及破口周围污染程度而定，手术方式如下：

1. 一期手术　①一期缝合修补术：适用于结肠破口小（直径＜2 cm）、粪便流出少、术野无严重污染的患者。术中结肠直接全层间断缝合＋间断缝合浆肌层，手术操作较简单，但术后仍有可能发生肠瘘；②一期切除吻合术：适用于结肠破口较大，缝合修补困难，行缝合修补术后有导致缝合口瘘或肠道狭窄可能时，应行一期肠段切除吻合术。

2. 二期手术 ①损伤肠管缝合修补外置术：结肠破口一期缝合修补后将该段肠袢置于腹壁外，待缝合修补处完全愈合后再次手术将其还纳入腹腔；②肠段切除、两端造瘘或近端造瘘、远端封闭：适用于结肠破口较大、术野严重污染，术中将损失肠段切除后，两侧断端做结肠造瘘术。若远端不能提出腹壁做造瘘时，可将残端暂时封闭。

本例系患者偏瘦小（BMI 19），分离左肾下极肾周脂肪与腹膜之间的层面时腹膜破损同时损伤结肠（破口直径约1.5 cm），术中已明确，考虑破口较小，直接行一期缝合修补术。

（三）术中修补的注意事项

由于结肠解剖结构上肌壁薄、血供少，结肠内细菌毒性较强，一期缝合修补后仍有不少会出现术后肠瘘，因此在术中需注意：①结肠吻合口需无张力缝合，并将其顺行固定于邻近腹膜，尽量使其与腹腔隔开，同时在吻合口旁留置双套管负压吸引，术后引流管液体及时行细菌培养，及时更换有效抗生素治疗；②术中需彻底冲洗结肠破口周围组织，减少毒素吸收及感染，术后保留引流通畅，及时排出肠道积气，每天做扩肛运动，保持吻合口以下通畅。

（四）术后观察的注意事项

一期行缝合修补术后需注意观察腹部症状及体征、引流液情况，同时加强抗感染、营养支持等治疗。对于一期行缝合修补术，术后可能发生肠瘘，如术后患者腹部症状及体征未好转，影像学提示腹腔积气或切口粪渣流出时，提示保守治疗失败，需及时行肠造口术。

六、患教建议

与患者及家属沟通病情，进行通俗易懂的介绍，消除患者及家属的疑虑与恐慌，为同行提供参考。肾肿瘤是泌尿系统常见的肿瘤，分期较早的肿瘤预后良好。该病例合并结肠损伤，治疗较复杂，及时处理后不会出现后遗症，也不会影响肿瘤预后。

七、专家点评

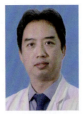

郑松，主任医师，医学博士，福建医科大学附属协和医院泌尿外科主任。中华医学会泌尿外科学分会男科学组委员，中国医师协会男科与性医学医师分会委员，福建省医师协会泌尿外科医师分会副会长，海峡两岸医药卫生交流协会泌尿外科专业委员会激光学组副组长。

　　肾癌手术中发生结肠损伤的情况并不多见，常由于肿瘤浸润、周边炎症粘连等原因，造成分离切除时界限不清，从而误损伤。本例患者肿瘤不大，周边应无明显粘连，术前判断属于常规手术，难度并不大，由于分离肾下极肾周脂肪时误切开腹膜及结肠壁，造成结肠损伤。主要教训有：①对手术存在"轻敌"思想，未仔细按解剖层面分离，造成误伤；②结肠损伤后，应高度重视，术中最好请结直肠外科专业医师会诊，确定损伤程度、结肠血供状况，以决定最佳修补术式，避免仓促补漏带来后续并发症；③正视术中并发症，不要有隐瞒心理，充分采取必要的措施才能缩小并发症造成的进一步伤害。

（郑　松　福建医科大学附属协和医院）

参考文献

[1]Ljungberg B, Bensalah K, Canfield S, et al.EAU guidelines on renal cell carcinoma：2014 update[J].Eur Urol, 2015, 67（5）：913-924.

[2] 田锦波，陈凌云 . 结肠损伤 20 例诊治体会 [J]. 中国肛肠病杂志，2013，33（12）：26-27.

[3]Curran TJ, Borzotta AP.Complications of primary repair of colon injury：Literature review of 2 964 cases[J].The American Journal of Surgery, 1999, 177（1）：42-47.

病例 12 肾癌根治术中合并十二指肠损伤的诊断与处理

一、导读

泌尿外科腹腔镜手术肠道损伤发生率为 0.4% ～ 2.5%。腹腔镜手术时肠管损伤分为电凝性肠管损伤和机械性肠管损伤，其中 50% ～ 70% 的肠道损伤为电凝伤。若术中发现患肾与十二指肠关系密切，或明确存在十二指肠损伤，应根据具体情况行一期修复或十二指肠造口等。术后非手术处理十二指肠电凝性损伤应注意控制感染、营养支持和控制瘘流量。

二、病历简介

（一）病史介绍

患者女性，50 岁。

主诉：发现右肾肿物 1 个月。

现病史：患者诉 1 个月前体检发现右肾肿物约 7 cm，无疼痛，无畏寒、发热，无恶心、呕吐，无胸闷、心悸，为求进一步治疗来诊，行 CT 检查示右肾肿瘤，肾癌可能性大，为求手术治疗收住院。

既往史：无特殊。

（二）体格检查

意识清楚，无明显阳性异常体征。

（三）辅助检查

1. 血常规　白细胞计数 7.6×10^9/L。
2. 肝功能　白蛋白 30 g/L，天冬氨酸氨基转移酶 22 U/L，碱性磷酸酶 50 U/L。
3. 肾功能　肌酐 100 μmol/L。
4. 泌尿系 CT　右肾中部肿瘤，最大直径约 7.5 cm。

（四）初步诊断

右肾肿瘤。

三、临床决策与分析

根据患者病史、临床症状、CTU 影像学等证据判断，肾肿瘤诊断成立。

随着现代外科微创技术的不断发展，腹腔镜在泌尿外科疾病中得到迅速推广和普及，几乎所有的泌尿外科手术均能在腹腔镜下开展。与开放手术相比，腹腔镜手术具有切口小、组织损伤小、出血少、全身反应轻及机体恢复快等优点，因而深受现代泌尿外科医师和广大患者的喜爱。但腹腔镜手术也存在操作复杂、学习曲线长等不足。随着腹腔镜技术应用的增多，相关并发症值得关注。

泌尿外科腹腔镜手术肠道损伤大多数为电凝伤。电凝性损伤指电热损伤引起的空腔脏器组织发生凝固性坏死、脱落和延迟性穿孔。此类损伤的自然病程特点是术后患者有一短暂的平稳恢复期（3～5天），常能下床活动和进食，继之突然出现典型的腹膜炎症状。

四、治疗过程

1．手术情况

（1）患者全身麻醉，取左侧卧位。

（2）建立右侧腹膜后腔，三点法置入 3 个腹腔镜套管。

（3）打开肾周筋膜，脂肪囊外游离右肾，术中见肿瘤腹侧与腹膜粘连，充分游离后于下极游离出输尿管，结扎切断。

（4）于右肾背侧游离出肾动静脉，予以 Hem-o-lok 结扎后切断，完全游离右肾并切除部分腹膜后取出，检查创面无明显出血，留置伤口引流管后逐层关闭切口。

2．术后情况及预后　患者经术前准备后在全身麻醉下行腹腔镜经后腹腔右肾根治性切除术，术程顺利，术野彻底止血后，留置腹膜后引流管，手术结束。术后给予禁食、补液、抗炎、止血等处理，24 小时引流出 100 mL 暗红色液体，引流管固定通畅，伤口敷料无渗出。术后第 2 天患者未排气，诉腹部及伤口处胀痛，无恶心呕吐，伤口处可见较多血性渗出，予以伤口换药及退管。术后第 3 天，患者肛门未排气，腹部及伤口处胀痛较前减轻，伤口引流管引流出少量黄褐色液体，行急诊腹部 CT 示"腹腔镜右肾切除术后"改变，十二指肠降部、水平部交界处瘘口形成。术区渗出性病变：感染？气腹，少量积液（病例 12 图 1）。初步诊断为腹腔镜下右肾切除术后十二指肠瘘。

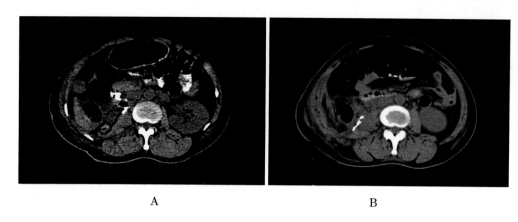

病例 12 图 1　急诊腹部 CT

A. 腹窗右肾阙如呈术后改变，十二指肠降段见对比剂外漏；B. 软组织窗示术区少量渗出，右侧腹壁水肿并少量积气。

诊断明确后请普外科会诊，予以留置胃管及空肠管行十二指肠减压。查腹膜后引流液淀粉酶阴性，治疗方面予以加强抗感染、补液、抑酸、生长抑素、纠正水电解质失衡、补充足够能量及蛋白、肠外营养等对症支持治疗。动态复查腹部及腹膜后彩超，查看腹膜后情况。待腹膜后引流管无明显引流物后完善消化道造影检查，消化道造影示十二指肠未见明显外溢及瘘管征象后拔除胃管，嘱患者饮水后腹膜后引流物未见增多，继而嘱患者试行全流质饮食，患者无腹痛及引流管内无引流物，证实十二指肠瘘口已愈合，保守治疗 10 天后痊愈出院。

五、经验与体会

（一）哪些情况容易发生右侧后腹腔镜手术十二指肠损伤？

十二指肠损伤多发生在右肾或右肾上腺切除分离过程中，右肾肿瘤体积较大、临床分期较晚甚至侵犯壁腹膜、右肾区既往手术史、结核肾、邻近右肾区较大的嗜铬细胞瘤或腹膜后肿瘤是发生十二指肠损伤的高危因素。

（二）术中预防右侧后腹腔镜手术十二指肠损伤的注意事项有哪些？

对于肿瘤性病变，在保证根治原则的前提下，可采用钝锐结合的方式分离。如瘤体靠近肠管，建议采用冷剪刀紧贴瘤体分离，出血处双极电凝止血，避免直接采用电钩或超声刀等热损伤器械分离。由于创面渗血造成手术视野欠佳时避免过多电凝止血，可用吸引器辅助超声刀精准止血。若术中发现患肾与十二指肠关系密切，或明确存在十二指肠损伤，应根据具体情况行一期修复或十二指肠造口等。

（三）术后非手术处理十二指肠电凝性损伤的注意事项有哪些？

由于解剖生理上的特点，十二指肠受到损伤后常见的并发症有再出血、十二指肠瘘、腹膜后间隙感染、急性胰腺炎、腹腔及膈下感染等。一旦出现并发症，处理较困难。

1. 控制感染　目前感染是导致肠外瘘患者死亡的主要原因，占死亡患者80%～90%，因此控制感染是治愈十二指肠瘘患者的关键。感染的控制主要在于建立通畅的引流，将高酶、高腐蚀性的十二指肠液引出体外，使弥漫性瘘变变为可控制的局限性外瘘。只要发现十二指肠瘘，不论是否确诊均应立即予以留置胃管、胃十二指肠减压引流，并保持腹腔引流管通畅使其能有效地通畅引流，待无引流液流出时才可逐渐退管直至拔除。此外还应联合运用抗生素加强全身抗感染治疗。当感染得到有效引流时则无须持久给予抗生素，以免产生耐药性致双重感染。本例患者经上述综合抗感染治疗后感染控制良好，为十二指肠瘘口的愈合奠定了基础。

2. 营养支持　术后并发十二指肠瘘的患者需充足的营养来促进组织的愈合、维持机体的免疫力，而此类患者均需长时间的禁食让组织有足够的修复时间。术后患者营养不良、低蛋白血症会严重影响组织的愈合力，并使免疫力下降，感染难以控制。合理的营养支持便成为十二指肠瘘治疗成功的关键。过去采用长时间全胃肠外营养（total parenteral nutrition，TPN）支持（有报道平均十二指肠损伤后TPN支持16.4天）影响小肠消化功能恢复，并导致小肠黏膜屏障功能退化，易出现肠道菌群失调，使机体潜在风险增加，并发症增多。而早期启动肠内营养可激活肠道神经内分泌系统，促进肠蠕动后黏膜生长，维持肠壁局部免疫系统及细胞功能，从而维持机体的免疫功能。故早期运用肠内营养显得尤为重要，本例患者在肠道功能恢复后立即开始经鼻胃空肠管行肠内营养，并逐渐减少肠外营养液输入，最终肠内营养取代肠外营养，由此使本例患者肠外营养时间缩短至7天以内，极大地缩短了十二指肠瘘愈合时间，效果显著。

3. 瘘流量控制　肠瘘发生后，由于大量肠液的丢失会引起水、电解质与酸碱紊乱和循环衰竭；肠液的丢失使胃肠道的吸收、消化功能严重下降导致营养不良；肠液外漏污染腹腔致严重腹腔感染与全身感染。因此在十二指肠瘘早期，在肠道引流通畅的同时，最大限度地抑制肠液的分泌，减少肠液的丢失与减轻腹腔感染成为治疗的关键。近年来随着生长抑素在十二指肠瘘中的应用，患者病死率明显下降。有试验表明加用生长抑素可使胃肠液分泌减少50%～70%，这对减轻十二指

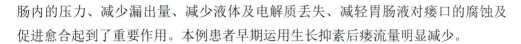

肠内的压力、减少漏出量、减少液体及电解质丢失、减轻胃肠液对瘘口的腐蚀及促进愈合起到了重要作用。本例患者早期运用生长抑素后瘘流量明显减少。

六、患教建议

十二指肠瘘患者病情复杂，检查治疗的措施多及卧床时间长，患者及家属容易对治疗产生顾虑，缺乏信心。医护人员应满足患者的情感寄托及心理需求，帮助患者建立康复的信心，取得合作，满足患者了解自身疾病及有关知识的需要，尤其是此类疾病的转归与预后，继而稳定患者及家属的心理状况。

七、专家点评

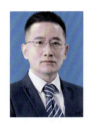

祖雄兵，主任医师，教授，博士研究生导师，湖南省人民医院副院长，国家临床重点专科学科带头人，中南大学男科研究所所长，中国医师协会泌尿外科医师分会常务委员，中国老年医学学会泌尿外科分会常务委员。

腹腔镜经腹膜后肾切除，创伤小、痛苦少、恢复快是其优点，对于腹腔镜经腹膜后肾切除致十二指肠损伤实属少见。本例十二指肠损伤的可能原因是：①通电后误将作用电极接触肠管；②肠管与接触作用电极的金属器械接触；③电极的绝缘层破损；④电凝时的电火花灼伤；⑤高频电流在密闭体腔内的"趋肤"效应，在电流的回路中引起组织损伤。因此，在腹腔镜手术中使用电凝器时必须遵照其使用细则与要求，操作必须认真与细致。术后一旦出现大量引流液时要考虑到胃肠道损伤的可能，及时做出诊断和处理。本病例十二指肠损伤较轻，发现及时，经保守治疗痊愈。

（祖雄兵　湖南省人民医院）

参考文献

[1] 吴阶平，裘法祖．黄家驷外科学 [M]．第 6 版．北京：人民卫生出版社，1999，960.
[2] 舒志军，黎介寿．严重腹部创伤患者的全胃肠外营养支持 [J]．中华外科杂志，1995，33（5）：279-281.

[3] 罗洪. 胃肠术后早期肠内营养支持对肠功能恢复的临床观察 [J]. 实用护理杂志, 2001, 17(5): 38-39.

[4] Bowling TE. Does disorder of gastrointestinal motility affect food intake in the post-surgical patient [J]? Proc Nutr Soc, 1994, 53 (1): 151-157.

[5] 李国伟, 罗斌, 王文治. 腹部术后早期肠内营养支持的临床研究 [J]. 临床外科杂志, 1997, 5 (3): 125-127.

[6] 黎介寿. 展望肠外瘘的治疗 [J]. 中国实用外科杂志, 1999, 19 (4): 195.

病例 13　肾细胞癌骨转移的诊断与处理

一、导读

35% ～ 40% 的转移性肾癌合并骨转移。肾癌患者出现骨转移常预示预后不良，平均生存时间仅为 12 ～ 28 个月。肾癌骨转移多为溶骨性改变，容易引起疼痛、病理性骨折、脊髓压迫和高钙血症等骨相关事件（skeletal-related events, SREs）严重影响患者的生活质量和预后。一旦发生 SREs，预期生存时间则仅为 10 个月。晚期肾癌骨转移的处理是临床治疗中的难点。近年来，抗血管生成靶向药物、双膦酸盐和局部治疗的综合应用，取得了较好的治疗效果。

二、病例介绍

（一）病史介绍

患者男性，55 岁。

主诉：右肾癌根治术及 L_2 椎体切除术后 2 个月，骶骨坐骨疼痛 1 个月余。

现病史：患者于 2019 年 3 月外院行 CT 检查示右肾门肿块影，大小约 4.2 cm×5.9 cm×4.3 cm，考虑肾癌可能性大；腰椎 MRI 示 L_2 椎体肿物并压缩性骨折，考虑 L_2 椎体转移。行机器人辅助腹腔镜右肾根治性切除术，术后病理示右肾透明细胞癌 2 级，Ki-67 20%。后行 DSA 下腰椎动脉造影及分支栓塞术、腰椎肿瘤切除 + 骨水泥填充 + 椎管减压内固定术。术后病理示椎体骨组织内见转移癌，符合肾透明细胞癌骨转移，肿瘤大小约 1.7 cm×1.2 cm×1.0 cm。1 个月余前无明显诱因出现骶部疼痛，理疗不能缓解，现为进一步治疗来诊。

既往史：高血压病史 20 年，血压最高 160/100 mmHg，规律口服氨氯地平，血压控制可。

（二）体格检查

KPS 评分 80 分，步行入院。腹部可见腹腔镜手术后陈旧性瘢痕、腰背部可见沿脊柱术后陈旧性瘢痕，长约 20 cm，愈合好。骶骨和右侧坐骨压痛（+），叩击痛（+），视觉模拟评分（visual analogue scale, VAS）5 分。下肢肌力、肌张力正常，生理反射存在，病理征未引出。

（三）辅助检查

1. 血常规　红细胞计数 $4.73 \times 10^{12}/L$，血红蛋白 $136\,g/L$，血小板计数 $249 \times 10^9/L$，中性粒细胞计数 $5.1 \times 10^9/L$。

2. 生化常规　白蛋白 $48.2\,g/L$，丙氨酸氨基转移酶 $12.3\,U/L$，天冬氨酸氨基转移酶 $11.5\,U/L$，血氯 $104.0\,mmol/L$，血钠 $141.2\,mmol/L$，血钙 $2.39\,mmol/L$。

3. 全身前列腺特异性膜抗原（prostate specific membrane antigen, PSMA）PET-CT　右肾透明细胞癌术后 L_2 转移瘤术后，术区未见明确复发征象，右侧骶骨及坐骨病灶代谢活跃，不排除转移可能。骶骨右分及右侧坐骨病灶代谢活跃，考虑转移。余未见转移征象（病例 13 图 1）。

4. 腰椎＋骨盆 MRI 平扫＋增强　右肾癌腰椎转移瘤切除术后，L_2 椎体切除术后改变，$T_{12} \sim L_4$ 椎体内固定术后改变。$S_{2 \sim 3}$ 骶骨右侧分见软组织肿物，最大层面约 $29\,mm \times 23\,mm$，侵犯邻近骶管及骶孔。右侧坐骨骨质破坏并软组织肿物，最大层面约 $31\,mm \times 32\,mm$，内侧骨皮质中断，邻近右侧闭孔内肌稍受压（病例 13 图 2）。

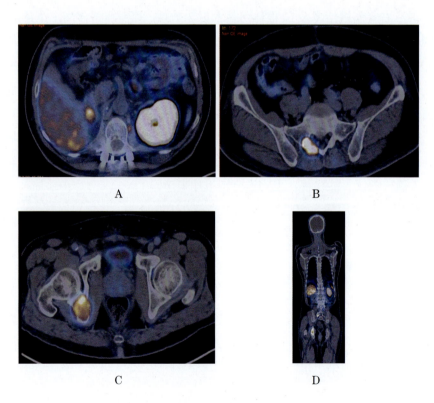

病例 13 图 1　放疗前 PET-CT

A. 右侧骶骨及坐骨病灶代谢活跃；B. 骶骨右侧分病灶；C. 右侧坐骨病灶；D. 全身冠状位。

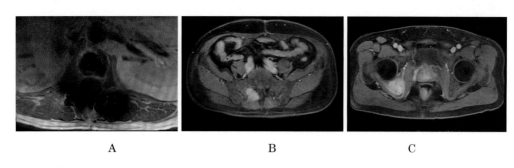

A　　　　　　　　　B　　　　　　　　　C

病例 13 图 2　放疗前 MRI

　　A. L_2 椎体切除术后改变；B. 骶骨右侧分软组织灶；C. 右侧坐骨软组织灶。

（四）初步诊断

　　右肾透明细胞癌根治术并 L_2 椎体切除术后骶骨坐骨转移（IMDC 中危风险组）。

三、临床决策与分析

　　患者在右肾透明细胞癌根治术并 L_2 椎体切除术后，出现骶骨和右侧坐骨两处转移，属于寡转移灶。因存在骶骨和右侧坐骨转移处疼痛、影响生活质量，所以在系统治疗的基础上，针对两处寡转移灶进行积极有效的局部治疗，以期达到减轻疼痛、改善生活质量、延长生命的目的。鉴于腰椎转移瘤毗邻脊髓，手术难以达到足够的安全边界，术后行 PSMA PET-CT 显示术区附近左侧腰大肌深面结节代谢活跃，推荐术后辅助放疗以最大限度降低复发概率。

　　肾癌骨转移一线治疗可选用 TKI，包括舒尼替尼和培唑帕尼等。鉴于患者术后较短时间出现新发骨转移灶，也可以采用阿昔替尼联合免疫治疗的方案。因伊班膦酸钠可降低 SREs 发生率和延缓 SREs 发生时间，推荐用于治疗肾癌骨转移。

　　患者在局部治疗的选择上，优先选择创伤较小、无须中断系统治疗的放射治疗。放射治疗首选立体定向放疗（stereotactic-body radiotherapy，SBRT）技术，以期达到长久的局部控制。放疗后如存在较高骨折风险，酌情采用骨水泥加固或者手术固定。

四、治疗过程

　　1. 放疗情况　患者于 2019 年 7 月 4 日行右侧坐骨转移灶放疗，采用 SBRT 技术，DT 40 ～ 45 Gy/5 F（病例 13 图 3）；2019 年 7 月 5 日至 2019 年 7 月 17 日行骶骨转移灶放疗，采用 SBRT 技术，DT 40 ～ 45 Gy/5 F（病例 13 图 4）；2019 年 7 月 18 日至 2019 年 7 月 24 日行腰椎术后辅助放疗，采用 SBRT 技术，DT 25 ～ 35 Gy/5 F（病例 13 图 5）。放疗结束时疼痛已减轻，VAS 3 分，无须止痛药。2019 年 7 月 5 日开始舒尼替尼和双膦酸盐治疗。过程顺利，放疗过程中未发生急性不良反应。

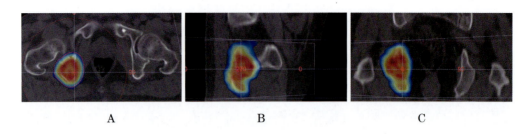

病例 13 图 3　右侧坐骨转移灶 SBRT 剂量分布图

A. 轴位；B. 矢状位；C. 冠状位。

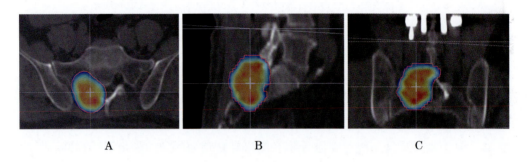

病例 13 图 4　骶骨右侧分转移灶 SBRT 剂量分布图

A. 轴位；B. 矢状位；C. 冠状位。

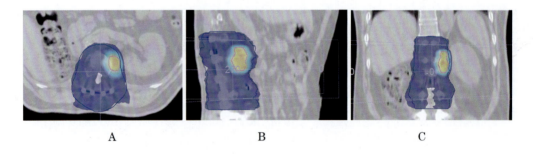

病例 13 图 5　L_2 椎体切除术后辅助放疗剂量分布图

A. 轴位；B. 矢状位；C. 冠状位。

2. 随访及预后

（1）放疗后 2 个月，患者骶骨疼痛较前进一步减轻，VAS 1 分，右侧坐骨已无疼痛；但因自觉身体虚弱、食欲缺乏、牙龈肿痛，自行停用舒尼替尼。

（2）放疗后 3 个月，在国外复查 CT 肿瘤情况稳定，患者要求改用阿昔替尼＋帕博利珠单抗方案。

（3）放疗后半年余，返院复查，自觉良好；腰椎 MRI 平扫＋增强示 L_2 椎体术后缺失，增强扫描未见明显异常强化灶。胸腹盆腔 CT 平扫＋增强示右肾缺失，L_2 椎体术后缺失，局部未见复发；$S_{2\sim3}$ 骶骨右侧、右侧坐骨骨质破坏并软组织灶，增强轻度强化，最大层面分别约 3.0 cm×1.9 cm，3.8 cm×2.9 cm，软组织灶较前明显缩小；余未见转移征象（病例 13 图 6）。

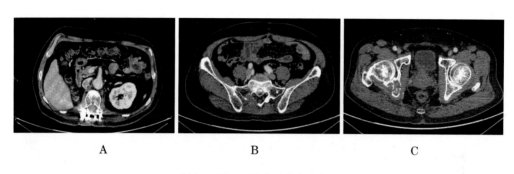

A   B   C

病例 13 图 6　放疗后半年余复查

A. 术区未见复发；B. 骶骨右侧分软组织灶明显缩小；C. 右侧坐骨软组织灶明显缩小。

五、经验与体会

肾癌骨转移的诊断主要依据患者的既往史、临床症状、体征及影像学表现，仅在临床诊断有疑问时建议行病理活检。肾癌患者如有以下表现需要怀疑骨转移：①骨痛或骨折表现；②脊髓或神经受压症状；③碱性磷酸酶升高或高钙血症。骨转移筛查和疗效评价首选 ECT 和增强 CT，早期病变或伴软组织肿块形成需行增强 MRI 检查，有条件的单位可采用 PET-CT 检查。本例患者采用 PSMA PET-CT 和 MRI 进行放疗前评估，清楚地显示病灶的大小和位置及与周围器官的关系，避免遗漏。

在肾癌骨转移患者的局部治疗选择上，需要综合以下因素：全身转移情况、体力状况评分（performance status，PS）、预期寿命、合并疾病、骨转移部位、患者对手术的耐受性、骨骼稳定性、脊髓压迫的严重程度、术后神经功能恢复的可能性等。对于脊柱不稳定的患者先行手术固定，术后 2～4 周、手术伤口愈合后补充放疗。脊柱稳定的患者需评估脊髓压迫症状，对于重度脊髓压迫的患者，优先选择手术减压；对于轻度或不伴有脊髓压迫的患者，优选放疗。本例患者年龄相对年轻、既往身体健康，考虑手术耐受性良好；术前仅发现第 2 腰椎孤立转移，转移瘤负荷不高，预期生存期较长，值得积极局部治疗；第 2 腰椎转移并压缩性骨折，存在脊柱不稳情况，优选手术治疗；术后复查发现术区附近腰大肌代谢活跃灶，辅助放疗取得了良好局部控制；对于新发右侧坐骨和骶骨转移，未合并脊髓压迫和骨骼不稳定，行 SBRT 治疗，以无创的方式获得良好的止痛和局部控制效果的同时，赢得了及时接受有效的系统治疗机会。

在放疗技术的选择方面，SBRT 在止痛效果和局部控制上都显著优于常规分割放疗。通常在 SBRT 治疗数天后骨痛开始减轻，1～4周后骨痛明显缓解，而常规放疗通常需要4周起效；SBRT 在局部控制率和控制持久性上明显优于常规分割放疗。此外，SBRT 作为一种分次剂量高、分割次数少、生物学效应高的放疗模式，与靶向治疗和免疫治疗可产生联合增效的效果。SBRT 在严格的质控条件下安全性良好，文献报道 SBRT 治疗后3度及3度以上严重不良反应发生率仅为0～7%。本例患者放疗过程顺利，止痛和局控效果满意，放疗后随访期间未发生放疗相关不良反应。

六、患教建议

对于肾癌骨转移的患者，要充分告知疾病特点和预后，治疗上需要兼顾全身治疗和局部治疗，加强骨相关事件的防治。

在全身治疗选择上，应告知患者已获得指南推荐的、具备循证医学证据的选项，结合患者的意愿、经济能力和药物可获得性等因素，在充分沟通治疗预期、可能出现的药物不良反应和治疗费用的前提下，由患者及家属做出选择。在药物使用过程中，需要嘱咐患者定期随访，评估患者治疗的疗效和耐受性，必要时进行药物调整。

在局部治疗的选择上，需要关注患者的局部症状，结合影像资料评估脊髓压迫程度和骨骼稳定性，并兼顾与全身治疗的配合。告知患者首选项和备选项，与患者和家属充分沟通手术和放疗的治疗预期、可能出现的不良反应和治疗费用等。

七、专家点评

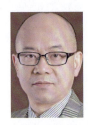

周芳坚，主任医师，教授，博士研究生导师，原中山大学肿瘤防治中心泌尿科主任，中山大学肿瘤防治中心前列腺癌单病种首席专家。中国抗癌协会泌尿男生殖系肿瘤专业委员会副主任委员，广东省抗癌协会泌尿男生殖系肿瘤专业委员会主任委员，广东省医学会泌尿外科学分会常务委员。

晚期肾癌出现骨转移临床并不少见。肾癌骨转移为溶骨性，一方面引起骨痛；另一方面骨转移可致骨折、加重疼痛或致截瘫（脊柱转移），严重影响患者生活质量和生存时间。因此对骨转移灶的局部治疗有重要的临床意义。

常规放疗对骨转移所致疼痛有较好的暂时性止痛效果，只要有可能，外科手术常作为首要推荐，一些非承重骨寡转移灶如能完全切除则患者生活质量可获明显改善，甚至生存时间也获得延长。但大多数情况下骨转移及周围软组织灶很难完全切除，只能暂时改善骨稳定性和症状，对局部病灶控制和生存时间并无获益。

在抗血管生成治疗的 TKI 时代，特别是近年 PD-1/PD-L1 信号通路抑制剂用于临床，大大改善了转移性肾癌患者生存率。在此基础上，对肾癌转移病灶（包括骨转移）应用新的 SBRT 技术进行放疗，即使是多发转移（包括骨转移和脑转移），也可有计划地分批分次放疗，均能获满意的局部控制率，并能明显延长患者生存时间，经我院肾癌多学科团队应用 TKI 联合免疫和放疗的晚期转移性肾癌（包括骨转移）患者 5 年生存率已超过 50%，而单纯药物治疗的转移肾癌患者的中位生存时间仅为 26～30 个月。

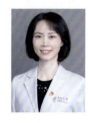

何立儒，主任医师，中山大学肿瘤防治中心泌尿肿瘤放疗主诊教授，博士研究生导师，美国 *M.D.Anderson* 癌症中心访问学者。中国临床肿瘤学会尿路上皮癌专家委员会常务委员，国家肿瘤质控中心前列腺癌和肾癌质控专家委员会委员，广东省女医师协会放射肿瘤学分会常务委员。

传统观念认为肾细胞癌是具有放射抗性的肿瘤，对常规放疗不敏感。近年来随着放疗技术的提高，SBRT 这种单次剂量大、生物学效应高的精准放疗模式，在晚期肾癌治疗中逐渐显示出优势。

国外文献报道，SBRT 治疗肾癌原发灶、转移灶的局部控制率可达到 90% 以上；安全性良好，3～4 级严重不良反应发生率低（0～7%）。对于肾癌合并骨转移的患者，单纯系统药物疗效通常较差，美国国立综合癌症网络（National Comprehensive Cancer Network，NCCN）指南推荐 SBRT 治疗以改善症状，并通过加强局部控制可望延长患者生存期。当然，对于合并严重脊髓压迫或者骨折的患者，仍然需要骨外科治疗。

SBRT 具有无创优势，较其他局部治疗方式能更好地与系统药物治疗配合。SBRT 治疗期间，靶向治疗和免疫治疗不需要减量或停药，避免了暂停系统治疗可能发生肿瘤进展的风险。此外，SBRT 与靶向治疗和免疫治疗还有协同作用，多项临床研究数据已显示出联合治疗将进一步延长晚期肾癌患者生存的趋势。

（麦丽欣　何立儒　周芳坚　中山大学肿瘤防治中心）

参考文献

[1]Taunk NK, Spratt DE, Bilsky M, et al. Spine radiosurgery in the management of renal cell carcinoma metastases[J]. J Natl Compr Canc Netw, 2015, 13 (6): 801-809.

[2]Sohn S, Chung CK, Sohn MJ, et al. Stereotactic radiosurgery compared with external radiation therapy as a primary treatment in spine metastasis from renal cell carcinoma: a multicenter, matched-pair study[J]. J Neurooncol, 2014, 119: 121-128.

[3]Durante M, Reppingen N, Held KD. Immunologically augmented cancer treatment using modern radiotherapy[J]. Trends Mol Med, 2013, 19 (9): 565-582.

[4]Wersall PJ, Blomgren H, Pisa P, et al. Regression of non-irradiated metastases after extracranial stereotactic radiotherapy in metastatic renal cell carcinoma[J]. Acta Oncol, 2006, 45 (4): 493-497.

[5]Gert DM, Vincent K, Bernard E, et al. Radiotherapy for renal-cell carcinoma[J]. Lancet Oncol, 2014, 15 (4): e170-e177.

病例 14　肾错构瘤的诊断与处理

一、导读

肾错构瘤是最常见的肾脏良性肿瘤，由于其内含脂肪组织，超声、CT 和 MRI 通常能诊断错构瘤。对于乏脂肪型错构瘤，影像学诊断较困难。由于错构瘤通常缓慢生长，主动监测是最常见的管理策略。由于错构瘤内出血的风险随着直径的增大而增加，通常对直径 > 4 cm 的错构瘤选择外科干预。

二、病历简介

（一）病史介绍

患者女性，34 岁。

主诉：检查发现右肾肿瘤 1 个月余。

现病史：患者自述于 1 个月余前在当地医院检查发现右肾肿瘤，无血尿、尿频、尿急、尿痛等不适症状，遂来诊，门诊行 CT 检查提示右肾错构瘤（血管平滑肌脂肪瘤）可能性大。门诊拟"右肾肿瘤"收入我科。

既往史：平素健康，否认高血压、冠心病、糖尿病病史。否认肝炎、结核或其他传染病病史。否认外伤史、手术史、输血史。否认药物、食物过敏史。

（二）体格检查

意识清楚，体温 36.5℃，颜面部及双下肢无水肿，腰部无隆起，双肾未触及，双侧输尿管走行区无压痛，双肾区无叩痛，膀胱区无隆起、无压痛，未触及包块，外生殖器发育正常。

（三）辅助检查

1. 血常规　白细胞计数 4.6×10^9/L，中性粒细胞百分比 65%，血红蛋白 131 g/L，血小板 112×10^9/L。

2. 尿常规　白细胞（−），红细胞（−），脓细胞（−）。

3. 肾功能　尿素氮 6.2 mmol/L，肌酐 32 μmol/L，尿酸 325 μmol/L。

4. 肝功能　总胆红素 17 μmol/L，直接胆红素 10 μmol/L，间接胆红素 7 μmol/L，丙氨酸氨基转移酶 25 U/L，天冬氨酸氨基转移酶 35 U/L，白蛋白 40 g/L。

5. 右肾超声　右肾增大，于右肾窦中部探及一稍强回声团，大小约 4.7 cm×2.6 cm，边界清楚，形态欠规则，内回声欠均匀，局部肾盂肾盏受压，未见分离。CDFI：团块内部未见血流信号，周边可见少许点棒状血流信号（病例 14 图 1）。

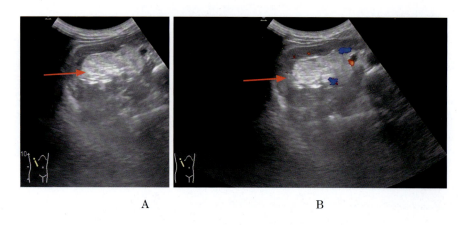

A   B

病例 14 图 1　右肾肿瘤超声图像

A. 二维超声示右肾窦中部稍强回声团块；B. 彩色多普勒超声示病灶周边少许血流信号，内部无血流信号。

6. 肾脏 CT　右肾中部见大小约 4.5 cm×2.2 cm×2.4 cm 极低密度肿块，边界清晰，其内密度不均匀，以脂肪密度为主，CT 值 -52 HU，内可见少许絮状实性成分，增强扫描实性成分明显强化，脂肪密度区未见强化，病灶内见少许血管显影，右侧部分肾盏及肾盂受压移位（病例 14 图 2）。

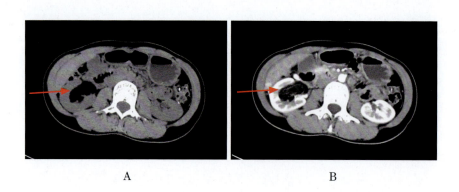

A   B

病例 14 图 2　CT 示右肾肿瘤

A. CT 平扫示右肾中部极低密度肿块，CT 值约 -52 HU，内见絮状等密度影；B. CT 增强动脉期图像示病灶内絮状强化，脂肪组织未见强化。

（四）初步诊断

右肾错构瘤。

三、临床决策与分析

1. 手术指征　患者超声和CT诊断右肾占位（大小约 4.5 cm×2.2 cm×2.4 cm），考虑右肾错构瘤，可行腹腔镜下右肾错构瘤切除术，指征明确。

2. 手术评估

（1）血常规：白细胞计数 $4.6×10^9$/L，中性粒细胞百分比 65%，血红蛋白 131 g/L，血小板 $112×10^9$/L。

（2）尿常规：白细胞（-），红细胞（-），脓细胞（-）。

（3）尿液细菌培养：未见细菌。

（4）肾功能：尿素氮 6.2 mmol/L，肌酐 32 μmol/L，尿酸 325 μmol/L。

（5）肝功能：总胆红素 17 μmol/L，直接胆红素 10 μmol/L，间接胆红素 7 μmol/L，丙氨酸氨基转移酶 25 U/L，天冬氨酸氨基转移酶 35 U/L，白蛋白 40 g/L。

（6）凝血功能：凝血酶原时间 13 秒。

（7）术前心电图：未见异常。

（8）术前胸片：未见异常。

3. 手术方案　腹腔镜下右肾错构瘤切除术。

4. 围术期的注意事项　患者术前需要完善心肺功能检查，排除明显手术禁忌证。术后密切观察患者生命体征、尿量和血常规、肾功能、凝血功能、心肌酶等变化，必要时复查心电图等检查。

四、治疗过程

1. 手术过程　行腹腔镜下右肾错构瘤切除术，术程顺利。

2. 术后情况及预后　患者在手术后第 1 天恢复肛门排气，进流质饮食，第 2 天进半流质饮食并拔除伤口引流管，无腹胀和腹痛等表现。术后第 8 天出院。术后病理示右肾错构瘤。患者出院后 6 个月、12 个月门诊复查，原右肾错构瘤区域未见肿瘤残留和复发，右肾大小、形态未见异常。

五、经验与体会

（一）如何明确错构瘤的诊断？

典型的错构瘤内含较多脂肪成分，所以在超声、CT 和 MRI 中存在典型表现，易确诊。超声提示肾脏内实质性肿块为强回声区，界限清楚，回声均匀；CT 平扫表现为圆形或类圆形、均匀的低密度或与极低密度相混杂的病灶，肿块内有 CT 值为负值的区域，CT 值通常为 -120 ～ -40 HU，增强扫描后低密度区域的 CT 值仍为负值，同时错构瘤内出血会掩盖脂肪组织的 CT 特征；MRI 对错构瘤内的脂肪成分和血管敏感，脂肪在 T_1WI 平扫上为高信号，T_2WI 平扫为中等信号，脂肪抑制序列变为低信号。

不典型的肾错构瘤，即乏脂肪的错构瘤，脂肪成分很少，需要与肾癌相鉴别。CT 薄层扫描，可以找出肿瘤内的脂肪成分，有助于明确诊断。

（二）如何选择错构瘤的治疗？

主动监测是错构瘤最常用的治疗选择，当错构瘤体积逐渐增大至直径＞ 4 cm 才选择外科干预，预防自发性破裂和严重出血导致的相关并发症。手术选择肿瘤 NSS 可以剔除错构瘤组织，同时最大限度地保留健康肾组织和残存肾功能。此例患者术前影像学检查呈错构瘤的典型表现，诊断明确，直径＞ 4 cm 且位于肾门附近，为避免继发瘤内破裂出血和导致患肾丢失，选择行 NSS。对于体积较大且患侧健康肾组织较少的错构瘤，如对侧肾功能良好，可以切除患侧肾脏。

六、患教建议

肾错构瘤是良性疾病，不具备恶性肿瘤的生物学行为，因此大多数的错构瘤可以采用主动监测的治疗方式。国内外多个指南均推荐错构瘤直径＞ 4 cm 需要外科干预，行 NSS。主动监测过程中，如出现错构瘤继发破裂出血，需紧急处理。

七、专家点评

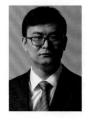

李天宇，主任医师，医学博士，博士研究生导师，就职于广西医科大学第一附属医院泌尿外科，广西医师协会泌尿外科医师分会委员，广西抗癌协会泌尿男生殖系肿瘤专业委员会常务委员。

本例是典型的肾错构瘤患者，具有典型的影像学特征。术前超声、CT 和 MRI 等影像学检查对治疗方案的制订具有十分重要的意义。

由于大多数的错构瘤生长缓慢，不合并腹痛和血尿等症状，所以对于其手术时机仍存在学术争议。目前 EAU 等指南均推荐＞ 4 cm 的错构瘤进行手术干预，其目的主要是预防错构瘤的自发性破裂出血，其依据是随着错构瘤体积增大，其破裂出血的风险随之增大。与此同时，也有研究表明＞4 cm的错构瘤同样生长缓慢，出现自发性破裂出血的比例仅为0.4%，可以首选主动监测，但对于肿瘤生长速度大于0.25 cm/年、出现肿瘤破裂出血等紧急情况就医不便的患者建议及时干预。

该患者的错构瘤大小约为4.5 cm×2.2 cm×2.4 cm，体检偶然发现，随访时间1个月。鉴于肿瘤位于肾门并延伸入肾窦，进一步增大有可能瘤体破裂出血或瘤体压迫导致上组肾盂肾盏扩张积水，采取NSS。进行及时干预，可以最大限度地保留健康肾组织。

（梁艺耀 李天宇 广西医科大学第一附属医院）

参考文献

[1]Moch H，Cubilla AL，Humphrey PA，et al.The 2016 WHO classification of tumours of the urinary system and male genital organs-part A：renal，penile，and testicular tumours[J].Eur Urol，2016，70：93.

[2]Mues AC，Palacios JM，Haramis G，et al.Contemporary experience in the management of angiomyolipoma[J].J Endourol，2010，24（11）：1883-1886.

[3]Bhatt JR，Richard PO，Kim NS，et al.Natural history of renal angiomyolipoma（AML）：most patients with large AMLs＞4 cm can be offered active surveillance as an initial management strategy[J].Eur Urol，2016，70（1）：85-90.

[4]Israel GM，Bosniak MA.How I do it:evaluating renal masses[J].Radiology,2005,236(2)：441.

病例 15　肾错构瘤破裂出血的诊断与处理

一、导读

肾错构瘤是最常见的肾脏良性肿瘤，主动监测是最常见的管理策略。持续或剧烈疼痛，反复破裂出血的错构瘤需要外科干预。体积巨大的错构瘤，容易破裂出血，导致剧烈疼痛，肾周血肿甚至低血容量性休克，需及早外科手术处理。

二、病历简介

（一）病史介绍

患者女性，38 岁。

主诉：检查发现双肾占位 5 天。

现病史：患者自述于 5 天前摔倒后出现右侧轻微腹痛，暗红色肉眼血尿，无意识障碍，遂到当地医院行相关检查，B 超提示双肾占位性病变。给予导尿等处理（具体治疗不详）。现为进一步治疗来诊，行急诊双肾 CT 平扫＋增强提示"①肝、双肾多发异常低密度灶，考虑肝、双肾多发错构瘤并右肾瘤内出血；②肝 S6 血管瘤可能性大。"急诊拟"双肾错构瘤"收入院。

既往史：平素健康。既往曾行人流手术 2 次，具体不详。

（二）体格检查

意识清楚，体温 36.8℃，颜面部未见散发、对称的红色丘疹。腹部平软，无压痛及反跳痛。腰部无隆起，右侧上腹部可触及实质性包块，质地中等，左侧未超过前正中线，下界达脐下 2 cm，活动度差。右肾区叩击痛（＋）。留置的导尿管引流尿液呈暗红色，引流通畅，未见血块。

（三）辅助检查

1. 血常规　白细胞计数 6.7×10^9/L，中性粒细胞百分比 62%，血红蛋白 144 g/L，血小板 221×10^9/L。

2. 尿常规　白细胞（－），红细胞（＋），脓细胞（－）。

3. 血生化　①肾功能：尿素氮 6.0 mmol/L，肌酐 22 μmol/L，尿酸 275 μmol/L；②肝功能：总胆红素 18 μmol/L，直接胆红素 12 μmol/L，间接胆红素 6 μmol/L，丙氨酸氨基转移酶 15 U/L，天冬氨酸氨基转移酶 19 U/L，白蛋白 41 g/L。

4. CT　①肝、双肾多发异常低密度灶，考虑肝、双肾多发错构瘤并右肾瘤内出血（病例 15 图 1）；②肝 S6 血管瘤可能性大。

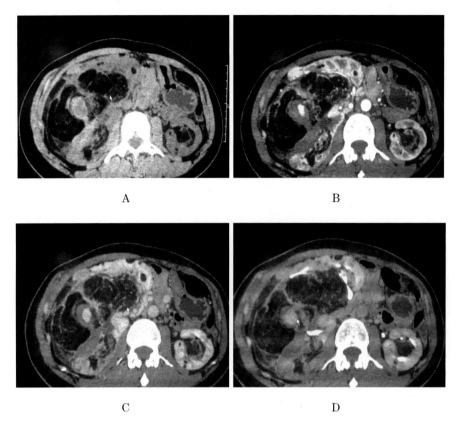

病例 15 图 1 双肾多发错构瘤并右肾瘤内出血

A. CT 平扫示右肾巨大占位，密度不均，内见大量极低密度脂肪组织及高密度出血灶；另双肾实质见多发小类圆形脂肪密度结节；B. CT 增强动脉期右肾病灶呈明显不均强化，内见斑片状血管样强化，脂肪成分及血肿未见强化；C. 增强实质期病灶强化较强减退，残余正常肾实质受压向左前方移位，两者分界清楚；D. 增强排泄期病灶实性成分强化进一步减退，脂肪成分及出血灶始终未见强化。

（四）初步诊断

1. 右肾错构瘤并破裂出血；

2. 左肾错构瘤。

三、临床决策与分析

1. **手术指征**　患者双肾 CT 考虑双肾多发错构瘤并右肾瘤内出血，诊断双肾错构瘤并右肾错构瘤破裂出血，右肾错构瘤最大径达 12 cm，有手术指征，可行右肾错构瘤切除术。

2. 手术评估

（1）血常规：白细胞计数 $6.7 \times 10^9/L$,中性粒细胞百分比 62%,血红蛋白 144 g/L,血小板 $221 \times 10^9/L$。

（2）尿常规：白细胞（-）,红细胞（+）,脓细胞（-）。

（3）血生化：①肾功能：尿素氮 6.0 mmol/L,肌酐 22 μmol/L,尿酸 275 μmol/L;②肝功能：总胆红素 18 μmol/L,直接胆红素 12 μmol/L,间接胆红素 6 μmol/L,丙氨酸氨基转移酶 15 U/L,天冬氨酸氨基转移酶 19 U/L,白蛋白 41 g/L。

（4）凝血功能：凝血酶原时间 12 秒。

（5）术前心电图：正常心电图。

（6）术前胸片：未见异常。

（7）术前双肾 CT：①右肾多发错构瘤并瘤内出血;②左肾多发错构瘤。

（8）术前肾动态显像：左肾 GFR 36.41 mL/min,右肾 GFR 3.61 mL/min。

3. 手术方案　开放右肾错构瘤切除术。

4. 围术期的注意事项　患者术前需完善心肺功能等检查,排除手术禁忌,同时患者反复出现肉眼血尿,术前复查血常规等检查,明确有无活动性出血、贫血及休克。术后密切观察生命体征、尿量和血常规、肾功能等变化,必要时复查双肾 CT 等检查。

四、治疗过程

1. 手术过程　术中清除右侧肾周血肿,游离和阻断右肾动静脉,切除右肾多个错构瘤,暴露肿瘤基底部,缝扎营养血管残端,修补集合系统破裂口,缝合肾实质切缘,松开阻断钳,检查右肾实质切缘无活动性出血。术程顺利。

2. 术后情况及手术并发症　患者在手术后第 2 天恢复肛门排气,进流质饮食,第 3 天进半流质饮食并拔除伤口引流管,无腹胀和腹痛等表现。术后卧床休息 7 天,无发热和肉眼血尿。术后第 8 天出院。

3. 预后　患者出院后 6 个月门诊复查,原右肾肿瘤区域未见新鲜出血、未见错构瘤的残留和复发,左肾错构瘤未见明显增大和破裂出血的征象。

五、经验与体会

（一）如何明确肾错构瘤合并破裂出血的诊断？

泌尿外科医师通常会认为肾实质性占位多数是恶性的,但接诊同时合并破裂出血的肾脏实质性占位则会优先考虑错构瘤,因为错构瘤具有容易自发性破裂出血的特点。由于典型的错构瘤内含较多脂肪成分，所以其在超声、CT 和 MRI 中存在典型表现：超声提示肾脏内实质性肿块为强回声区，边界清楚，回声均匀；CT 平扫表现为圆形或类圆形、均匀的低密度或与极低密度相混杂的病灶，肿块内有 CT 值为负值的区域，CT 值通常为 -120 ～ -40 HU，增强扫描后低密度区域的 CT 值仍为负值，但是在合并破裂出血的错构瘤内，瘤内出血和积聚的血肿会掩盖脂肪组织的 CT 特征，影响 CT 的诊断；MRI 对错构瘤内的脂肪成分和血管敏感，脂肪在 T_1WI 平扫上为高信号，T_2WI 平扫为中等信号，脂肪抑制序列变为低信号。此例患者属于典型的右肾错构瘤合并破裂出血，其急诊 CT 提示：①右肾大片低密度病灶，边界不清楚，CT 值 -72 HU，增强扫描后低密度区域的 CT 值仍为负值，动脉期瘤体内的血管清晰显示，破裂的肿瘤营养血管边缘毛糙及管壁周围血肿积聚，由于右肾错构瘤的瘤体巨大，脂肪成分丰富，所以瘤内积聚的血肿未掩盖错构瘤内的脂肪成分，但对右肾内错构瘤数量和分布的明确造成了影响；②左肾多处低密度病灶，边界清楚，CT 值 -52 HU，增强扫描后低密度区域的 CT 值仍为负值。由于患者双肾均存在错构瘤，远期肾功能的转归存在不确定因素，术前进行分肾功能检测，例如肾动态显像等检查，有助于手术方案的选择和术后随访的评估。

（二）如何选择肾错构瘤合并破裂出血的治疗？

错构瘤合并破裂出血的治疗通常包括保守治疗、介入治疗、手术治疗。

1. 保守治疗　对于错构瘤的瘤内破裂出血量少的患者，可以采取绝对卧床休息、导尿、预防感染等措施，等待血肿吸收。出现血尿加重、膀胱填塞时需持续膀胱冲洗保持尿管引流通畅；对于结节性硬化的错构瘤合并破裂出血的患者，尤其是双侧错构瘤的患者，已经有 RCT 研究证实使用哺乳动物雷帕霉素靶蛋白（mammalian target of rapamycin，mTOR）抑制剂依维莫司可以有效缩小此类错构瘤的体积。

2. 介入治疗　选择性动脉栓塞适用于无法耐受手术的、急性破裂出血的错构瘤患者，特别是体积巨大的错构瘤。高选择性动脉栓塞可以促使错构瘤的体积缩小，保留更多有功能的肾实质，但长期治疗的价值有限。射频消融也是一部分错构瘤合并破裂出血的选择之一。

3. 手术治疗　对于错构瘤合并破裂出血的患者，在保守治疗的过程中出现血尿加重、腰腹部包块进行性增大和血红蛋白进行性下降等情况，需要及时进行手术治疗。术前影像学检查明确错构瘤合并破裂出血的案例，选择 NSS 可以剜除肿瘤组织，缝扎肿瘤营养血管的残端，修复集合系统的破裂口和清除积聚的血肿，降低继发漏尿和感染的风险，最大限度地保留健康肾组织和残存肾功能。此例患者有摔倒的外伤史，急诊 CT 提示：①右肾错构瘤合并破裂出血；②左肾多发错构瘤。目前患者的生命体征平稳，反复的肉眼血尿并未导致患者出现血红蛋白进行性下降，无须进行高选择性动脉栓塞来控制出血，遂选择 NSS 术，切除右肾多个错构瘤，缝扎肿瘤营养血管断端和修补集合系统破裂口，清除周围的血肿，保留健康肾组织进行重建。术后卧床休息 7 天，观察尿液色泽逐渐变清，监测血红蛋白稳定在 110 ～ 120 g/L。

六、患教建议

错构瘤合并破裂出血的患者及家属对于错构瘤的理解程度参差不齐。对于长期采取主动监测的错构瘤患者，其对错构瘤及容易破裂出血的特性存在一定的了解；对于偶然发现的急症患者，则对错构瘤和突如其来的破裂出血、疼痛存在诸多的疑虑和恐慌，尤其是出现肉眼血尿和膀胱填塞的患者。

错构瘤合并破裂出血，首选 NSS 可以剜除错构瘤组织和清除血肿，同时最大限度地保留健康肾组织和避免瘤内血肿继发感染。对于错构瘤侵蚀严重、残存健康肾组织较少的患者，应将手术计划和术中探查所见告知家属，探查破裂出血的错构瘤存在切除患肾、接受 NSS 术后患肾体积萎缩及功能减退、远期肾衰竭和接受替代治疗等风险。

七、专家点评

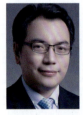

庞俊，主任医师，医学博士，博士研究生导师，中山大学附属第七医院泌尿外科主任，第一批广东省杰出青年医学人才，深圳市高层次人才，中华医学会泌尿外科学分会泌尿工程学组委员，广东省医学会泌尿外科学分会常务委员，深圳市医学会泌尿外科学分会副主任委员。

肾错构瘤即肾血管平滑肌脂肪瘤（renal angiomyolipoma，RAML），是肾脏最常见的良性肿瘤之一，女性发病率高于男性。组织学上，肾错构瘤由畸形血管、平滑肌细胞和成熟脂肪组织以不同比例组成。在皮质和髓质均可发生，缺乏完整包膜但界限清楚，单发或多发，少数可发生于双肾。散发的肾错构瘤往往为单个肿瘤，体积较小，而多发的、双侧的肾错构瘤往往肿瘤体积较大，常伴有结节性硬化症。关于散发性肾错构瘤的自然病程知之甚少，肿瘤较大可能有自发性出血的风险，但是，RAML 大小与出血风险之间的关联仍不清楚，肿瘤到底多大需要治疗尚未界定，传统的 4 cm 临界值本身也不应作为外科治疗的绝对标准。其治疗方法包括肾切除术、保留肾单位肿瘤切除术、介入栓塞、射频消融术等。有系统综述表明，在主动监测随访人群中，有2%的患者出现了自发性出血，有5%的患者进行了主动治疗。RAML患者中大约48%采取了主动监测，31%的患者采取了外科手术，17%的患者采取了介入治疗（选择性动脉栓塞）。选择性动脉栓塞似乎可以减少错构瘤的体积，但其中约30%的患者需要进行二次治疗。因此，就复发和是否需要二次手术而言，手术（尤其是保留肾单位的手术）是最有效的治疗方法。无论采用哪种治疗方式，都应把保留肾功能放在首位。值得注意的是，一部分患者往往因突发性瘤体破裂出血急诊入院，出血量通常较大，甚至造成失血性休克，如果诊治不及时可能危及患者的生命。肿瘤破裂出血与遗传因素、动脉瘤形成、妊娠、凝血功能异常、创伤、激素水平等因素有关。对于RAML出血的处理，保守治疗和介入治疗、手术均有效。保守治疗虽能短期内控制出血使病情稳定，但肿瘤未消除，后期可能再次出血，仍需干预。介入治疗因其治疗时间、住院时间、出血量、并发症发生率均较低，其作为RAML出血治疗的一线治疗方案已得到广泛认可，但是对于较大的肾错构瘤破裂出血的患者，采用动脉栓塞可能无法充分有效止血，且瘤体还在，仍有可能再次破裂出血，反而增加患者痛苦和费用。因此，对于较大肾错构瘤自发或外伤后破裂出血，如果非孤立肾且总肾功能正常，无论血流动力学是否稳定，均建议直接行外科手术，切除肿瘤，尽可能保留肾单位。比如上述病例，瘤体较大，瘤体内部已有部分出血，直接采用外科手术切除瘤体、保留肾单位的办法非常安全有效，不过这对医院的医疗水平要求也较高。

（赵雨桐 庞 俊 中山大学附属第七医院）

参考文献

[1]Moch H, Cubilla AL, Humphrey PA, et al.The 2016 WHO classification of tumours of the urinary system and male genital organs-part A: renal, penile, and testicular tumours[J].Eur Urol, 2016, 70 (1): 93-105.

[2]Bhatt JR, Richard PO, Kim NS, et al.Natural history of renal angiomyolipoma (AML): most patients with large AMLs > 4 cm can be offered active surveillance as an initial management strategy[J].Eur Urol, 2016, 70 (1): 85-90.

[3]Choueiri TK, Escudier B, Powles T, et al.Cabozantinib versus everolimus in advanced renal-cell carcinoma[J].N Engl J Med, 2015, 373: 1814.

[4]Hocquelet A, Cornelis F, Le Bras Y, et al.Long-term results of preventive embolization of renal angiomyolipomas : evaluation of predictive factors of volume decrease[J].Eur Radiol, 2014, 24 (8) : 1785-1793.

[5]Ouzaid I, Autorino R, Fatica R, et al.Active surveillance for renal angiomyolipoma : outcomes and factors predictive of delayed intervention[J].BJU Int, 2014, 114 : 412.

[6]Fernandez-Pello S, Hora M, Kuusk T, et al.Management of sporadic renal angiomyolipomas : a systematic review of available evidence to guide recommendations from the european association of urology renal cell carcinoma guidelines panel[J]. European urology oncology, 2020, 3 (1) : 57-72.

病例 16　多房囊性肾癌的诊断与处理

一、导读

囊性肾细胞癌（cystic renal cell carcinoma，cRCC）是指通过病理证实，且在影像学上呈现肾囊性或囊实性改变的肾癌，目前认为影像学上的概念，是一类疾病的统称，约占肾癌总例数的 4% ～ 15%。从病理组织学将囊性肾癌分为四种：①单房囊性肾癌；②多房囊性肾癌；③肾癌囊性坏死；④单纯性肾囊肿恶变。各型生物学特性并不相同，其中多房囊性肾癌起源于远端肾单位，进展缓慢，恶性程度低，预后良好；而肾癌囊性坏死型是由于肿瘤生长过快，血液供应相对不足，导致缺血坏死，常提示预后不良。2004 年世界卫生组织（World Health Organization，WHO）成人肾肿瘤组织学分类首次提出了多房囊性肾癌的定义，其主要病理诊断标准为：肉眼观察为肾脏多囊性有包膜的肿块，内有少量黄色实质成分，但无明显的实性结节、出血和坏死，镜下可见囊壁和纤维组织构成的间隔覆盖单层或多层肿瘤上皮细胞，细胞类型以透明细胞为主，细胞分化良好，核分级较低。在影像学上多房囊性肾癌表现为缺乏明显实性成分的具有规则较薄囊性的多房性肿块，组织病理学上表现为囊腔间隔或囊壁内有低级别（一般为核分级 1 ～ 2 级）的透明细胞，不形成明显的癌结节。

多房囊性肾癌患者多无特征性的症状和体征，可有腰背部不适、腹痛或血尿等症状，但非常少见，多数在健康体检或在诊治其他疾病时偶然发现。影像学检查可提供最直接的诊断依据。B 超检查多表现为边界清楚的多囊性肿块，彩色多普勒超声检查能够显示囊腔间隔中血流情况，提示恶性线索，更有助于诊断。因此，B 超可作为常规筛选手段，而确诊本病常依赖于 CT 检查，多表现为边界清楚的，多囊性肿块，含有浆液性、血性浆式混合性液体，CT 平扫显示肾脏囊性占位为低密度影，CT 增强扫描后间隔可轻度强化，CT 值增加 20 ～ 30 HU。

多房囊性肾癌与其他肾脏的囊性占位一样，可采用 Bosniak 分级法进行评估和处理。依据 CT 检查中囊肿的大小、囊液的密度值、有无分隔、囊肿壁及分隔的厚度和增强时有无强化、是否伴有钙化等，可将肾脏囊性占位分为 Bosniak Ⅰ、Bosniak Ⅱ、Bosniak ⅡF、Bosniak Ⅲ、Bosniak Ⅳ五型。Bosniak Ⅰ～Ⅱ类肾脏囊性占位多为良性病变，一般不需要干预或随访。但 Bosniak ⅡF 类肾脏囊性病变中恶性风险相对较高，此类囊肿需要密切随访，其中有 12% 表现为 Bosniak ⅡF 型肾囊肿的患者可进展为 Bosniak Ⅲ/Ⅳ型。Bosniak Ⅲ类肾囊肿中有约 50%

是恶性的，应积极外科手术探查处理，但由于此类肾囊肿仍有一半的良性的可能，即便是恶性，其恶性程度也不会太高，所以有研究指出针对于 Bosniak Ⅲ类肾囊肿也可以进行随访监测。而 Bosniak Ⅳ类肾囊肿恶性率达到约 90%，应该积极外科手术治疗。在临床上，绝大多数多房囊性肾癌患者的 Bosniak 分级都是Ⅲ/Ⅳ型。

多房囊性肾癌患者肿瘤的恶性度不高，无论肿瘤大小、分期、囊肿数目均可经外科手术治愈。手术方式包括根治性肾切除、保留肾单位手术。一般认为，肾癌直径≤4 cm 时，行保留肾单位手术与根治性肾切除术，患者的预后差异无统计学意义。目前推荐直径≤4 cm 的多房囊性肾癌患者接受保留肾单位手术。另外，本病预后良好，鲜有术后复发及转移的病例报告。

二、病例 1

（一）病历简介

患者男性，45 岁。

主诉：发现右肾囊实性占位半个月余。

现病史：患者自诉于半个月前体检 CT 发现右肾中下极囊性肿物，大小约 6.2 cm×4.1 cm×4.1 cm，边界清楚，其内可见分隔；增强扫描后可见囊壁及分隔明显强化，考虑恶性可能。为求手术治疗来诊。患者自发病以来，精神、食欲、睡眠尚可，二便正常。

既往史：既往体健，否认高血压、心脏病、糖尿病等内科疾病史。

体格检查：血压 115/84 mmHg，意识清楚，语利，精神尚可，无皮疹、瘢痕，心、肺查体未及明显异常，腹平软，全腹无明显压痛及反跳痛，肠鸣音正常，双侧肾区无叩痛，双侧下肢无水肿。查体双肾区无叩痛，其他无明显异常。

辅助检查：①实验室检查：血白细胞计数 $4.6×10^9$/L，血红蛋白 136 g/L，血肌酐 88 μmol/L；②肾动态显像：左肾 GFR 39.5 mL/min，右肾 GFR 29.5 mL/min；③腹部大血管彩超：双肾静脉及下腔静脉未见明显异常；④CT：左肺上叶舌段、下叶后基底段少许炎症，左侧胸膜局部增厚，纵隔少许小淋巴结影。右肾中下极囊性肿物，大小约 6.2 cm×4.1 cm×4.1 cm，边界清楚，其内可见分隔；增强扫描后可见囊壁及分隔明显强化（病例 16 图 1）。

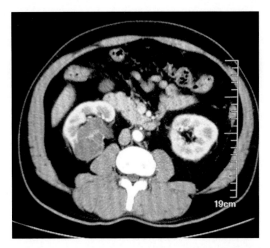

病例 16 图 1　双肾增强 CT 皮质期示右肾多房囊性占位

初步诊断：右肾多房囊性肾癌（Bosniak Ⅳ型）。

（二）临床决策与分析

根据患者病史及双肾增强 CT 等影像学等证据判断，右肾囊实性肾肿瘤诊断成立，因其囊壁较厚，囊内可见分隔并可强化，Bosniak 分类为Ⅳ型，考虑为右肾囊性肾癌，恶性可能性极大。根据 2022 年中华医学会泌尿外科学分会制定的《肾细胞癌诊疗指南》，以及 2020 年欧洲泌尿外科学会《肾细胞癌诊疗指南》，对于囊性肾癌，建议首选保留肾单位的手术。随着目前微创手术技术及器械的不断发展与成熟，本例拟行机器人辅助肾部分切除术，机器人手术操作精细，可保证完整切除肿瘤，避免囊壁破裂；另外因肿瘤位于肾脏背侧，拟选择经后腹腔镜入路完成。手术并发症包括囊壁破裂、出血、尿漏、感染、切缘阳性等，囊实性肿瘤如果完整切除，预后良好。术前需行双肾动态显像测定，以评估对侧分肾功能，行 CTA 来判断右侧肾脏动脉的分支情况。

（三）治疗过程

1. 手术过程　患者全身麻醉后，取左侧卧位，腰桥折刀升高位。在第 12 肋缘下 2 cm 腋后线相交点放入气囊，扩张后腹腔，建立气腹，置入 8 mm 机器人穿刺套管，连接机器人 2 号臂；肋缘下 2 cm 与腋前线交叉点置入另一 8 mm 机器人穿刺套管，连接机器人 1 号臂；髂嵴上"三横指"与腋中线交叉点置入 12 mm 穿刺套管，连接机器人摄像头，1 号臂与机器人摄像头穿刺点连线中点斜下方 6 cm 处，置入另一 12 mm 穿刺套管作为助手通道，气腹压力设定为 10 ～ 15 mmHg。

　　首先清理腹膜外脂肪，打开肾筋膜（Gerota 筋膜），显露肾门并找到右肾动脉，充分游离右肾，见右肾上极背侧一直径约 6.0 cm 囊性肿瘤，清除肾周脂肪组织，显露肿瘤边界。Bulldog 夹阻断肾动脉，单极剪刀距离肿瘤 0.3 cm 处剪除肿瘤，见肿瘤呈多房性囊性改变，囊壁菲薄，并紧贴集合系统；将集合系统剪破，保证囊壁完整，将囊性肾肿瘤完整切除，创面深达肾窦脂肪，见一长约 1.5 cm 的集合系统破口。4-0 可吸收薇乔线单独连续缝合关闭集合系统破口；3-0 可吸收倒刺线连续缝合创面基底部；2-0 可吸收倒刺线连续缝合肾脏实质创缘，松开 Bulldog 阻断夹，肾脏缝合处未见活动性出血，热缺血时间 20 分钟。将切除的标本完整装入标本袋内（病例 16 图 2），延长腋后线穿刺通道切口长约 5 cm，将标本完整取出，留置腹膜后引流管 1 根，逐层缝合关闭手术切口。手术时间 110 分钟，术中出血量 50 mL。具体手术操作详见手术录像（病例 16 视频 1）。

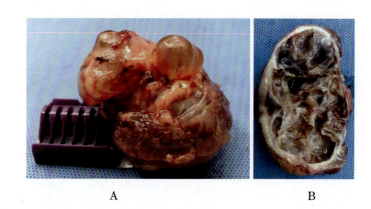

病例 16 图 2　手术标本大体观

A. 肿瘤外观；B. 肿瘤剖面观。

病例 16 视频 1

　　2. 术后情况及预后　患者术后第 2 天下床活动，第 5 天拔除腹膜后引流管出院，术后无 3 级以上并发症出现。病理结果示右肾透明细胞癌（ISUP Ⅱ级）伴囊性变，肿瘤距切缘 0.4 cm（病例 16 图 3）。患者术后随访 22 个月，未见肿瘤局部复发及远处转移。

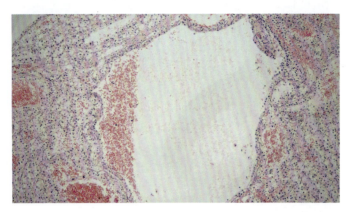

病例 16 图 3 病理示右肾透明细胞癌（ISUP Ⅱ 级）伴囊性变

三、病例 2

（一）病历简介

患者女性，49 岁。

主诉：发现左肾囊实性占位 18 天。

现病史：患者自诉于 18 天前体检 CT 发现左肾上极多房、低密度占位性病变，大小约 8.2 cm×6.5 cm×8.1 cm，其内可见分隔，不均匀强化，恶性可能。为求手术治疗来诊。患者自发病以来，精神、食欲、睡眠尚可，二便正常。

既往史：既往体健，否认高血压、心脏病、糖尿病等内科疾病史。

体格检查：血压 127/88 mmHg，神清语利，精神尚可，无皮疹、瘢痕，心、肺查体未及明显异常，腹平软，全腹无明显压痛及反跳痛，肠鸣音正常，双侧肾区无叩痛，双侧下肢无水肿。查体双肾区无叩痛，其他无明显异常。

辅助检查：①实验室检查：血白细胞计数 5.48×10⁹/L，血红蛋白 159 g/L，血肌酐 96 μmol/L；②腹部大血管彩超：双肾静脉及下腔静脉未见明显异常；③肾动态显像：左肾 GFR 16.8 mL/min，右肾 GFR 37.6 mL/min；④CT：左肾上极多房、低密度占位性病变，大小约 8.2 cm×6.5 cm×8.1 cm，其内可见分隔，不均匀强化（病例 16 图 4）。

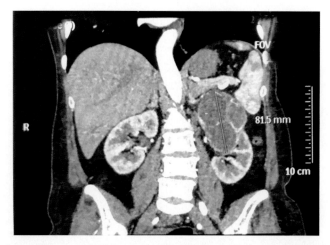

病例 16 图 4　双肾增强 CT 皮质期冠状位示左肾上极分叶状肿瘤

初步诊断：左肾多房囊性肾肿瘤（Bosniak Ⅳ型）。

（二）临床决策与分析

根据患者病史及双肾增强 CT 等影像学证据判断，左肾囊实性肾肿瘤诊断成立，因其囊壁较厚，囊内可见分隔并可强化，Bosniak 分类为Ⅳ型，考虑为左肾囊性肾癌，恶性可能性极大。据 2022 年中华医学会泌尿外科学分会制定的《肾细胞癌诊疗指南》，以及 2020 年欧洲泌尿外科学会《肾细胞癌诊疗指南》，对于囊性肾癌，建议首选保留肾单位的手术。随着目前微创手术技术及器械的不断发展与成熟，本例拟行机器人辅助肾部分切除术，机器人手术操作精细，可保证完整切除肿瘤，避免囊壁破裂；另外因肿瘤位于肾脏上极，适合选择经后腹腔镜入路完成。手术并发症包括囊壁破裂、出血、尿漏、感染、切缘阳性等，囊实性肿瘤如果完整切除，预后良好。术前需行肾动态显像测定，以评估对侧分肾功能，行双肾动脉血管造影检查（CTA）来判断左侧肾脏动脉的分支情况。

（三）治疗过程

1. 手术过程　患者全身麻醉后，取右侧卧位，腰桥折刀升高位。在第 12 肋缘下 2 cm 腋后线相交点放入气囊，扩张后腹腔，建立气腹，置入 8 mm 机器人穿刺套管，连接机器人 2 号臂；肋缘下 2 cm 与腋前线交叉点置入另一 8 mm 机器人穿刺套管，连接机器人 1 号臂；髂嵴上"三横指"与腋中线交叉点置入 12 mm 穿刺套管，连接机器人摄像头，1 号臂与机器人摄像头穿刺点连线中点斜下方 6 cm 处，置入另一 12 mm 穿刺套管作为助手通道，气腹压力设定为 10 ～ 15 mmHg。

　　首先清理腹膜外脂肪，打开 Gerota 筋膜，显露肾门并找到左肾动脉，该侧肾动脉为两支，充分游离左肾，见左肾上极一最大直径约 8.0 cm 的囊实性肿瘤，清除肾周脂肪组织，显露肿瘤边界。Bulldog 夹分别阻断两支肾动脉，单极剪刀距离肿瘤 0.3 cm 处剪除肿瘤，见肿瘤呈多房性囊性改变，囊壁菲薄，并紧贴集合系统；保证囊壁完整，将囊性肾肿瘤完整切除，创面深达肾窦脂肪；3-0 可吸收倒刺线连续缝合创面基底；2-0 可吸收倒刺线缝合肾脏实质创缘，松开 Bulldog 阻断夹，肾脏创面未见活动性出血，热缺血时间 18 分钟。将切除的标本完整装入标本袋内，延长腋后线穿刺通道切口长约 6 cm，将标本完整取出（病例 16 图 5），留置腹膜后引流管 1 根，逐层缝合关闭手术切口。手术时间 120 分钟，术中出血量 100 mL。

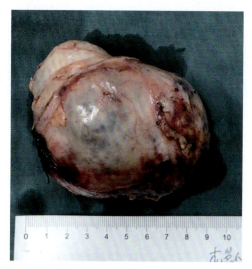

病例 16 图 5　手术标本大体观

　　2. 术后情况及预后　患者术后第 2 天下床活动，第 8 天拔除腹膜后引流管出院，术后无 3 级以上并发症出现。术后病理结果示左侧肾透明细胞性肾细胞癌（ISUP 2 级）侵及局部肾被膜，癌组织距离剥离面最近处 0.2 cm（病例 16 图 6）。患者术后随访 20 个月，未见肿瘤局部复发及远处转移。

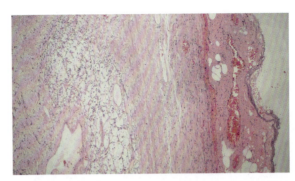

病例 16 图 6　病理示左肾透明细胞性肾细胞癌（ISUP 2 级）侵及局部肾被膜

四、经验与体会

（一）多房囊性肾癌的术前诊断

肾脏囊性疾病有很多种类型，常见的包括单纯性肾囊肿、复杂性肾囊肿、肾盂旁囊肿、多囊肾、多房囊性肾瘤、肾混合性上皮间质瘤、肾盂源性囊肿（肾盏憩室）、肾脓肿、肾结核、多房囊性肾癌、肾管状囊性癌、肾癌囊性变等。因此，在接诊患者时务必要明确诊断，可通过增强 CT、测算囊壁及囊腔内的 CT 值；彩色多普勒超声了解囊壁及囊内有无血流信号，并借助 Bosniak 分型法对肾脏囊性疾病进行准确的评估。

这里列举一些常见的肾脏囊性疾病的鉴别诊断要点：①多房囊性肾瘤：其增强 CT 表现为囊肿多突入肾窦，压迫肾盂肾盏，囊肿呈浅分叶状，分隔光滑，可轻度增厚但相对均匀，囊壁及分隔多呈轻中度强化，且多为延迟强化，多房囊性肾瘤属于良性，预后良好。而多房囊性肾癌的增强 CT 表现为囊壁及分隔可局限增厚且厚薄不均，并可见附壁结节；囊壁、分隔及附壁结节的强化方式一般与肾脏恶性肿瘤一致，即呈快进快出的强化形式；②复杂性肾囊肿：肾囊肿若存在出血、感染及钙化，可出现囊壁增厚、囊内容物密度增高，增强后可出现强化。对于此病常需要定期随访，如发现囊肿体积增大，分隔增厚且增多，多考虑恶性，需手术治疗；③多囊肾：患者多有多囊肾家族史，常合并多囊肝及胰腺囊肿等，CT 见双肾体积增大，内有多个大小不等囊性肿块，囊壁光滑、厚薄均匀，无结节或凸起组织，增强扫描囊内液体无强化。

因此在决定治疗方式之前，一定要对肾脏囊性疾病的患者进行肾脏 CT 平扫、增强及彩色多普勒超声检查，并借助 Bosniak 分型法对肾脏囊性疾病进行评估，以实现精确诊断的目的。

（二）多房囊性肾癌的手术方案选择

多房囊性肾癌一般恶性度较低，Fuhrman 分级多为 Ⅰ～Ⅱ 级，疾病进展缓慢，预后良好，早期发现并治疗，有治愈的可能，2020 年 EAU 指南建议尽可能对多房囊性肾癌患者实施肾部分切除术，对于某些难以实施肾部分切除术的病例，也可选择根治性肾切除术。可通过开放手术、腹腔镜微创手术及机器人辅助腹腔镜手术来完成。2009 年 Kutikov 等人提出了一个对预行保留肾单位手术的患者进行术前 R.E.N.A.L. 评分。根据肿瘤的最大直径（R）、肿瘤的外生／内生特性（E）、肿瘤最深处到集合系统或窦部的距离（N）、位于腹侧或背侧（A）、肿瘤相对于极线的位置（L）及肿瘤是否毗邻肾门处的肾动脉或静脉（h），将肿瘤复杂程度分为低度复杂、中度复杂和高度复杂。低度及部分中度复杂肿瘤主要行腹腔镜下肾部分切除术，评分较高的中度复杂肿瘤及高度复杂肿瘤多行开放性肾部分切除术，甚至根治性肾切除术。除此之外，在选择手术方案时还应考虑患者意愿、医疗水平及术者的临床经验与手术技巧。

另外，术中应该尽可能保证囊壁的完整性，避免造成术中肿瘤细胞的种植、播散。Pradere 等人对来自 8 个医学中心的 268 例接受开放或机器人肾部分切除术的囊性肾脏肿瘤患者的临床资料进行回顾性分析，其中 50 例（18.7%）患者术中出现囊肿破裂、囊液溢出，75% 的肾脏囊性肿瘤经病理检查确认为恶性，平均随访 32 个月，5 例（2.5%）患者出现局部复发，2% 患者出现远处转移，无腹腔及穿刺通道肿瘤复发出现，作者通过统计学分析认为囊性肾癌患者接受肾部分切除术中，出现囊肿破裂的现象比较常见，但对于患者的肿瘤学预后而言，影响意义不大。因此可见，多房囊性肾癌治疗上尽量选择保留肾单位的手术，术中力求保证囊壁的完整性，但囊壁破裂有时也在所难免，短期随访认为可能不影响预后。

（三）多房囊性肾癌机器人辅助肾部分切除术中的关键点

机器人辅助的腹腔镜手术具有 3D 视野，可放大，机器臂稳定性好、操作灵活，特别适合在狭窄的空间内完成复杂的切割及缝合操作，常用于肾脏部分切除术，具有切割精确、缝合效率高、学习曲线短、出血少、并发症发生率低等特点，熟练操控机器人的术者可轻松地实现肾部分切除术要求的"三连胜"。多房囊性肾癌的机器人辅助肾部分切除术需要注意以下几个关键点：①手术入路的选择：一般情况下优先考虑经后腹腔途径入路，以免经腹腔入路术中囊壁破裂导致肿瘤腹腔内种植的风险，特别当肿瘤位于肾脏上极、背侧、肾门后唇等部位时，优先选择经后腹腔途径入路。当肿瘤位于肾脏腹侧、肾门前唇等部位时，可考虑经腹腔途径入路；②肾动脉分支阻断完全：术前一定要给患者做肾动脉 CTA 造影，显示清楚患侧肾脏的肾动脉分支数，术中依照术前肾动脉 CTA 检查结果，将所有的肾动脉分支都游离出来，避免由于阻断肾动脉不全，导致的术中术野不清晰、术中剪破肿瘤、术中大出血等并发症；③力求保证囊壁的完整性：在游离及切除肿瘤时，一定要轻柔操作，切忌用机械手臂直接推、挡囊壁，如果无法保证操作过程中不损伤囊壁，应在游离肿瘤之前，先采用穿刺器穿刺囊壁，吸引器将囊液完整吸出，再采用 Hem-o-lok 夹闭穿刺部位的囊壁，避免后续囊壁破裂，囊液溢出所导致的肿瘤种植播散的风险；④保证肾脏缝合牢靠：切除肿瘤过程中如损伤肾脏集合系统，则需术中严密缝合，避免术后漏尿，切除创面如达肾脏髓质，则术中应行双层缝合，第一层严密缝合创面基底，第二层再缝合肾脏实质创缘；⑤尽量缩短肾脏热缺血时间：研究证实，如能将肾脏热缺血时间控制在 25 分钟以内，一般均不太会对患侧肾脏功能带来太大的负面影响。

五、患教建议

多房囊性肾癌临床相对罕见，发病原因目前尚不清楚。患者大多数无典型症状和体征，多数在健康体检或在诊治其他疾病时偶然发现。因此推荐患者定期体检，可早期发现肿瘤，及时处理。

对于实施保肾手术的多房囊性肾癌患者，虽然文献报道术后复发率低，但还是推荐患者术后 3～6 个月定期复查腹部 B 超及胸片，每年复查腹部 CT 平扫＋增强，及时了解有无肿瘤复发，及时处理。

对于实施根治性肾切除术的多房囊性肾癌患者，术后有可能导致肾脏出现慢性肾病及肾功能不全导致的心血管病，因此在推荐患者术后 3～6 个月定期复查腹部 B 超及胸片、监测肾功能、尿常规，每年复查腹部 CT 平扫＋增强的同时，要告知患者保持健康的生活方式如规律作息、适量运动、均衡饮食；避免吸烟和过度饮酒；积极治疗慢性疾病如高血压、糖尿病等。

六、专家点评

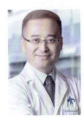

吴大鹏，医学博士，主任医师，教授，硕士研究生导师，西安交通大学第一附属医院东院副院长，中国自动化学会医学机器人专业委员会常务委员，中国抗癌协会腔镜与机器人外科分会委员，中国医师协会泌尿外科医师分会微创及机器人学组委员，陕西省性学会性医学专业委员会主任委员。

　　囊性肾癌是指影像学上呈现肾囊性或囊实性改变的肾癌，约占肾癌总例数的4%～15%。临床上以多房囊性肾癌多见，肿瘤囊性部分（囊壁和囊间隔）覆盖一层或多层肿瘤上皮细胞，多为透明细胞癌，也可见乳头状细胞癌、嫌色细胞癌、嗜酸细胞瘤等，其核分级和肿瘤分期均较低，肿瘤呈乳头状生长向囊腔突出，或为囊壁上癌，属于肾细胞癌的一个亚型。这类疾病的患者，往往并无明显的症状及临床体征，常通过B超体检时偶然发现，一般需要行肾脏CT平扫＋增强显像来明确诊断，并通过Bosniak分型法进行评估，常为Bosniak Ⅲ或Ⅳ型，但需与多房囊性肾瘤、肾癌囊性变、复杂性肾囊肿、多囊肾、肾盂源性囊肿、肾管状囊性癌等进行鉴别。这类疾病的恶性程度不高，进展缓慢，原则上对患者尽量施行保留肾单位的肾部分切除手术，可通过开放手术、腹腔镜手术或机器人辅助腹腔镜手术来完成；如果无法施行肾部分切除术，也可选择根治性肾切除术。术中一定要保证囊壁的完整性，尽量不要将囊壁弄破，降低癌细胞种植、播散的风险。随着我国达芬奇机器人手术操作系统的普及和应用，机器人手术在多房囊性肾癌肾部分切除术中的优势越来越明显，常推荐经后腹腔途径入路完成，术中注意轻柔操作，尽量不要损伤囊壁，完整切除肿瘤，实现手术切缘阴性、肾脏热缺血时间短、并发症发生率低的"三连胜"目标。

（朱国栋　吴大鹏　西安交通大学第一附属医院）

参考文献

[1]Srigley JR, Delahunt B, Eble JN, et al.The international society of urological pathology（ISUP）vancouver classification of renal neoplasia[J].Am J Surg Pathol, 2013, 37（10）: 1469-1489.

[2]Schoots IG, Zaccai K, Hunink MG, et al.Bosniak classification for complex renal cysts reevaluated: a systematic review[J].J Urol, 2017, 198（1）: 12-21.

[3]Silverman SG, Pedrosa I, Ellis JH, et al.Bosniak classification of cystic renal masses, version 2019: an update proposal and needs assessment[J].Radiology, 2019, 292（2）: 475-488.

[4]Pradere B, Peyronnet B, Delporte G, et al.Intraoperative cyst rupture during partial nephrectomy for cystic renal masses-does it increase the risk of recurrence[J].J Urol, 2018, 200（6）: 1200-1206.

病例 17 肾嫌色细胞癌的诊断与处理

一、导读

RCC 是泌尿系统的常见肿瘤，2019 年 NCCN 肾癌诊疗指南预测，2019 年美国 RCC 新发病例为 73 820 例，死亡病例为 14 770 例。ccRCC 是 RCC 的最常见病理类型，占 70%，而非肾透明细胞癌如肾嫌色细胞癌（chromophobe renal cell carcinoma，chRCC）、pRCC 等临床少见。

1985 年 Thoenes 首次报道 chRCC 之后，越来越多的病例被世界各个医学中心报道。2004 年 WHO 将 chRCC 列为肾细胞癌的病理类型之一。chRCC 患者 5 年、10 年癌症特异性生存率分别为 88%、86%，ccRCC 患者 71%、62%，chRCC 预后优于 ccRCC。chRCC 与 ccRCC 在发病原因、影像学特点、预后存在较大差异，临床上容易导致误诊。通过对本例 chRCC 的学习，希望读者能够初步掌握 chRCC 的诊断与处理。

二、病历简介

（一）病史介绍

患者女性，54 岁。

主诉：体检 B 超发现右肾占位性病变 1 个月。

现病史：患者自诉 1 个月前体检 B 超示右肾占位性病变，大小约为 5 cm。否认有右侧腰痛、腹痛、血尿、发热等症状，现为进一步治疗来诊。

既往史：否认结核及传染病史，无手术及外伤史，已婚，育 1 女孩。

（二）体格检查

双肾区无叩击痛及压痛，未触及肿物，双输尿管走行区无压痛，膀胱区无膨隆。

（三）辅助检查

1. 血常规 红细胞计数 $5.12 \times 10^{12}/L$，白细胞计数 $5.98 \times 10^9/L$，血小板 $200 \times 10^9/L$，血红蛋白 126 g/L。

2. 血生化 ①肾功能：尿素氮 3.99 mmol/L，肌酐 74.4 μmol/L；②肝功能：白蛋白 40 g/L，丙氨酸氨基转移酶 21 U/L，天冬氨酸氨基转移酶 15 U/L。

3. 尿常规无异常。

4. 胸部 X 线：双肺及心脏无异常。

5. **泌尿系彩超** 右肾内可见一实性占位病变，大小约为5.0 cm×4.0 cm×5.0 cm，内部回声不均，肿块内部及周边可见血流信号，左肾无异常，考虑右肾恶性肿瘤可能性大。

6. **肾动态显像** 左肾GRF 43.3 mL/min，右肾GRF 38.3 mL/min。

7. **腹部CT平扫＋增强** 平扫时可见右肾内实质性肿物，大小约为5.0 cm×4.0 cm×5.5 cm，增强皮质期可见右肾肿物强化明显，但低于强化的右肾皮质，实质期及分泌期肿物强化程度下降，腹膜后及腹腔未见转移灶及淋巴结（病例17图1）。

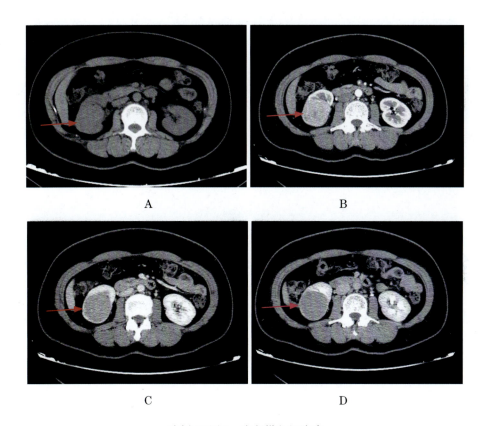

A B

C D

病例17图1 右肾嫌色细胞癌

A. CT平扫示右肾实质等密度肿物，与正常肾实质分界欠清；B. 增强皮质期可见右肾肿物强化明显，密度低于强化的右肾皮质，高于肾髓质；C. 增强实质期肿物强化程度下降；D. 增强排泄期右肾肿块强化进一步减低，呈均匀低密度，边界清楚，未突破肾包膜。

（四）初步诊断

右肾癌（嫌色细胞癌？）可能性大，临床分期 $T_{1b}N_0M_0$。

三、临床决策与分析

RCC 是泌尿外科常见肿瘤，既往就诊的 RCC 多伴有经典的肾癌三联征，如血尿、腰部疼痛、腹部肿块，提示已到晚期。近年来，随着保健意识的提高及影像学技术的进步，越来越多的偶发性 RCC 患者被早期诊断出来，本例患者就属于偶发性RCC。

影像学 CT 及 MRI 可诊断 RCC，但确诊需要病理检查。本例患者具有典型的病史和影像学检查，术前右肾癌诊断成立。

该患者皮质期强化程度低于正常肾实质，实质期和排泄期肿物强化程度持续降低，因此术前诊断考虑右侧 chRCC 或 pRCC 可能性大，而不考虑右侧 ccRCC。

根据 NCCN 肾癌诊疗指南，肾癌根治术是 T_{1b} 肾癌患者的标准治疗。但如果患者为孤立肾、肾功能不全、遗传性肾癌如双侧肾癌，也可推荐 T_{1b} 患者进行 NSS。因该患者右肾肿物为内生性，占据了右肾体积的一半，左侧肾功能良好，与患者沟通后，行腹腔镜右肾癌根治术。

术前需评估对侧分肾功能，做肾 CTA 来判断肾动脉的分支情况。

四、治疗过程

1. 手术情况

（1）手术方式：经腹腹腔镜右肾癌根治术。

（2）麻醉及体位：全身麻醉，左侧斜 60° 卧位，气腹压力 10～15 mmHg。

（3）手术步骤：在右侧脐上方 2 横指处、右侧肋缘下与右锁骨中线交叉点、右侧肋缘下与右腋前线交叉点、剑突下分别放置四枚腹腔镜套管。进入腹腔，打开结肠旁沟，在结肠和脂肪间找到右输尿管后，沿右输尿管向右肾分离，在右肾中部找到右肾静脉，进行游离后，可在右肾静脉后方找到右肾动脉，用 3 枚 Hem-o-lok 阻断右肾动脉，在远端第一枚 Hem-o-lok 处离断右肾动脉，近端保留二枚Hem-o-lok 钳夹血管；同理根据上述步骤，继续使用 Hem-o-lok 处理及离断右肾静脉。游离右肾，顺序为外侧、背侧、上极，最后离断右输尿管上段，完全切除右肾。降低气腹压至 5 mmHg，检查术野特别是右肾蒂处有无出血。最后将右肾癌置入标本袋，留置右侧腹腔引流管，取出标本、将切除右肾肿瘤送病理检查，逐层关闭切口，手术结束。

2. 术后情况　术后需要观察患者尿量及引流量，若在补液充足情况下，患者尿量减少，可考虑使用呋塞米注射液，利尿，促进尿液排出。患者第三天下床自由活动，拔除尿管，术后第五天出院时拔除引流管。

3. 术后辅助治疗及随访方案　大体标本示右肾中部大小约 5 cm×4 cm×5 cm 棕色占位性病变，包膜完整，与正常肾组织分界清楚（病例 17 图 2）。光镜下（200×）示肿瘤细胞为淡嗜酸性、核周空晕，可见纤维血管间隔，部分可见灶性钙化，肿瘤细胞未累及肾包膜，肾静脉及淋巴管，病理诊断右肾嫌色细胞癌（病例 17 图 3），病理分期为 $T_{1b}N_0M_0$。根据 2022 年 NCCN 肾癌诊疗指南，局限性肾癌术后不需要进行辅助治疗。本例患者为局限性肾癌，因此术后不推荐辅助治疗。

2022 年 NCCN 肾癌诊疗指南推荐随访方案为：每年进行病史及体格检查；血常规及生化检查包括肝、肾功能；术后第 1 年内，每 3 个月复查 B 超、MRI（推荐）或 CT（推荐），之后每年 1 次；每年进行一次胸部 X 线或 CT 检查，至少 5 年。

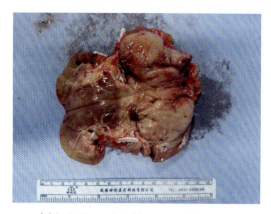

病例 17 图 2　右肾嫌色细胞癌大体标本

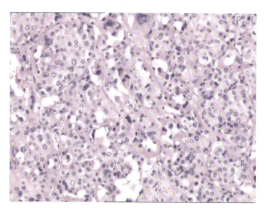

病例 17 图 3　右肾嫌色细胞癌病理检查

五、经验与体会

（一）肾嫌色细胞癌的发病原因

肾癌的病因尚未完全明确，危险因素包括遗传背景、吸烟、肥胖、高血压，特殊的职业暴露如接触致癌物、服用对乙酰氨基酚等。而基础研究证实 chRCC 的发生与 Y 染色体 1、2、6、10、13、17、21 突变有关。chRCC 发病年龄 27～86 岁，平均 60 岁，男女发病率相似。

（二）保留肾单位手术或肾癌根治术的选择

多项研究证实肾部分切除术可获得与肾癌根治术相同的控瘤效果，肾癌根治术会增加患者术后慢性肾脏疾病、心血管疾病的发生率，肾部分切除术对于保留患者肾功能、降低术后心血管事件发生率等有一定优势。对于肾癌患者，实行 NSS 可提高患者长期生存率。因此选择合适的患者进行 NSS 十分重要，根据 NCCN 指南推荐，对于 T_1 期患者，只要条件允许，都应该实施 NSS。特别是对于林岛综合征（Von Hippel—Lindau Syndrome，VHL 综合征）、双侧肾癌、孤立肾、肾功能不全患者，推荐实施 NSS。但如果肿瘤体积大，不合适保肾，还是推荐肾癌根治术。

（三）肾嫌色细胞癌影像学特征

肾嫌色细胞癌是乏血管肿瘤，因此在 CT 检查时，肿物强化程度弱于肾透明细胞癌。典型 CT 平扫示肿物密度均匀，有时可见钙化灶，增强皮质期肿物可强化，但低于正常肾皮质，实质期和排泄期肿物强化程度持续降低。肿瘤中央瘢痕及轮辐状强化被认为是肾嫌色细胞癌的重要影像学特征，但多见于肿物体积较大的患者。而典型肾透明细胞癌患者 CT 平扫肿物大多呈不均匀低密度，增强皮质期肿物强化程度明显高于或等于正常肾皮质密度，而实质期和分泌期肿物强化程度持续下降，呈典型的"快进快出"表现。

而 pRCC 也属于乏血供肿瘤，因此肿物在增强皮质期强化程度远远低于正常肾皮质，但 pRCC 患者肿物强化程度也低于肾嫌色细胞癌，在实质期和排泄期肿物呈延迟性强化，可作为鉴别要点。

本例患者皮质期强化程度低于正常肾实质，实质期和排泄期肿物强化程度持续降低，因此术前诊断考虑右侧肾嫌色细胞癌可能性大，而不考虑右侧 ccRCC。

（四）手术方式的选择

根据 NCCN 肾癌诊疗指南推荐，开放、腹腔镜、机器人辅助腹腔镜肾癌根治术都可以用于治疗肾癌。开放手术和腹腔镜手术可以获得相同的控瘤效果，但腹腔镜手术具有损伤少、恢复快、出血少、住院时间短等优点。腹腔镜手术包括后腹腔入路和经腹入路，两者在长期控瘤率、术中出血、住院时间等指标方面无统计学差异，但后者手术空间较大，利于手术操作。具体方式的选择主要看医疗中心和术者个人喜好。

六、患教建议

肾嫌色细胞癌临床少见，早期病变通过根治性手术可获得长期治愈，而晚期或转移性病变目前无特效药，研究证实无论靶向药物或免疫检查点抑制剂对其均不敏感。因此早期检查、早期诊断、早期治疗是获得最佳控瘤效果的关键。

七、专家点评

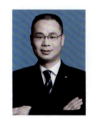

付伟金，主任医师，医学博士，硕士研究生导师，就职于广西医科大学第一附属医院泌尿外科，美国得克萨斯大学阿灵顿分校访问学者。中国医疗保健国际交流促进会泌尿健康促进分会术后快速康复学部委员，广西医师协会泌尿外科医师分会常务委员。

肾癌是泌尿系常见恶性肿瘤，占全身恶性肿瘤 2%～3%。目前大多数临床和基础研究集中于 ccRCC 的治疗，对于非透明细胞癌研究较少。而肾 chRCC 属于非透明细胞癌，临床少见。

chRCC 临床症状与 ccRCC 相似，大多数患者以偶发型 RCC 就诊。典型 chRCC 患者 CT 表现为平扫时肿物密度均匀，有时可见钙化灶，皮质期肿物可强化，但低于正常肾皮质，实质期和排泄期肿物强化程度持续降低。与 ccRCC 相比，chRCC 有着较低的病理分期和细胞分级，较低的转移性，有着更好的 CSS，提示 chRCC 患者有着更好的临床预后。性别、临床分期和病理分期、肿瘤内含有肉瘤样成分是 ccRCC 预后的危险因素。

（付伟金　广西医科大学第一附属医院）

参考文献

[1]Siegel RL,Miller KD,Jemal A.Cancer statistics,2020[J].CA Cancer J Clin,2019,70(1): 7-30.

[2]Lipworth L, Morgans AK, Edwards TL, et al.Renal cell cancer histological subtype distribution differs by race and sex[J].BJU Int, 2016, 117 (2): 260-265.

[3]Moch H, Cubilla AL, Humphrey PA, et al.The 2016 WHO classification of tumours of the urinary system and male genital organs-part A: renal, penile, and testicular tumours[J].Eur Urol, 2016, 70 (1): 93-105.

[4]Volpe A, Novara G, Antonelli A, et al.Chromophobe renal cell carcinoma (RCC): oncological outcomes and prognostic factors in a large multicentre series[J].BJU Int, 2012, 110 (1): 76-83.

病例18 Ⅰ型乳头状肾细胞癌的诊断与处理

一、导读

RCC 简称肾癌，是起源于肾小管上皮细胞的恶性肿瘤，发病率在泌尿系统肿瘤中排名第3位，仅次于前列腺癌和膀胱癌。肾癌的病因尚未完全明确，危险因素包括遗传背景、吸烟、肥胖、高血压等。

RCC 最常见的病理类型为 ccRCC，约占全部肾癌的 60% ~ 85%，其次为乳头状肾细胞癌（7% ~ 14%）和嫌色细胞癌（4% ~ 10%）。pRCC 根据组织病理学特征可分为Ⅰ型和Ⅱ型。在 pRCC 亚型中，一般Ⅰ型分级较低、预后较好；Ⅱ型常因肿瘤细胞级别高、易转移而预后较差。但总体来讲，pRCC 的预后优于 ccRCC。

二、病例1

（一）病历简介

患者女性，65 岁。

主诉：体检发现左肾占位1周。

现病史：患者自诉于1周前在当地医院体检，发现左肾下极占位，大小约 5 cm×5 cm，遂行增强 CT 检查，可见肿物轻度不均质强化，考虑左肾肿瘤可能性大。为求手术治疗来诊。患者自发病以来，精神、食欲、睡眠尚可，二便正常。

既往史：高血压病史2年，目前规律服用氨氯地平治疗，血压控制平稳。

体格检查：血压 118/86 mmHg，意识清楚，精神尚可，无皮疹、瘢痕，心、肺查体未及明显异常，腹平软，全腹无明显压痛及反跳痛，肠鸣音正常，双侧肾区无叩痛，双侧下肢无水肿。

辅助检查：①化验检查：血白细胞计数 4.9×10^9/L，血红蛋白 133 g/L，血肌酐 88 μmol/L；②全腹部 CT 平扫＋增强：左肾下极占位，大小约 5 cm×5 cm。增强扫描可见肿物轻度不均质强化，考虑肿瘤可能性大（病例18 图1）。

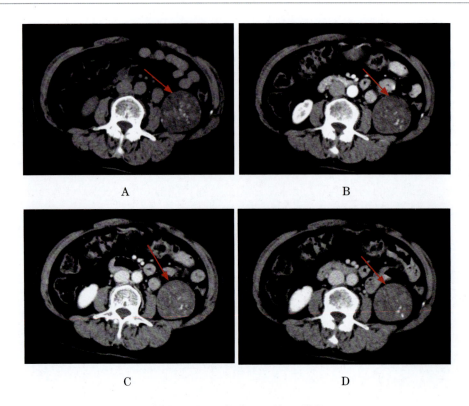

病例 18 图 1　全腹 CT 平扫 + 增强

A. 平扫提示左肾下极类圆形软组织肿块，大小约 5 cm×5 cm，边界清晰，肿块密度不均匀；B ～ D. 动脉期、静脉期、排泄期提示病灶不均匀轻度强化，表现为延迟强化，即动脉期轻度强化，静脉期略有上升，强化程度明显低于肾实质，缺乏透明细胞癌的造影剂"快进快出"典型表现。

初步诊断：①左肾占位性病变（乳头状肾细胞癌？）；②高血压。

（二）临床决策与分析

　　肾癌患者临床分为偶发型（因体检或其他疾病行影像学检查发现肾占位性病变）、临床型（出现相关症状如腰痛、血尿就诊）、转移型（以转移症状就诊，如胸痛、骨骼疼痛、锁骨淋巴结肿大等）。近年，随着保健意识的提高及影像学技术的进步，越来越多的偶发型肾癌患者被早期诊断出来。本例患者具有典型病史及影像学检查，术前肾癌诊断成立，为偶发型肾癌。CT 提示左肾肿物皮质期强化程度远远低于正常肾实质，实质期和排泄期肿物呈延迟强化，排泄期强化程度高于实质期，因此术前诊断考虑左侧 pRCC 可能性大，而不考虑 ccRCC。

　　手术方式根据肿瘤的部位、大小、临床分期、对侧肾情况、患者身体情况综合判断。本例患者选择了腹腔镜 NSS。

术前需评估双侧分肾功能，行肾 CTA 来判断肾动脉的分支情况，有利于手术时寻找肾动脉。

（三）治疗过程

1. **手术过程**　患者全身麻醉后，取右侧卧位，常规消毒铺巾，取左侧 12 肋间下竖脊肌外缘切口，切开皮肤，钝性打开腰背筋膜，手指游离腹膜后间隙。将球囊放入腹膜后间隙，充气扩张腹膜后间隙，腋中线髂嵴上 2 横指置入 10 mm 腹腔镜套管，髂前上棘腹侧置入 12 mm 套管，11 肋尖置入 5 mm 套管。置入腹腔镜，用超声刀剔除腹膜外脂肪，打开肾周筋膜，沿腰大肌表面向肾门游离，分离左肾动脉备用。充分游离左肾，于左肾下极可见一肿物，直径约 6 cm，充分游离出肿瘤边界，以 Bulldog 暂时夹闭肾动脉，钝性结合锐性切除肿瘤，双极电凝及时止血，注意分辨集合系统，完整切除肿瘤，以 3-0 倒刺线缝合髓质部分，2-0 倒刺线缝合全层皮质，撤除 Bulldog，观察创口无活动性出血。热缺血时间为 23 分钟。充分止血后，将肿物装入标本袋，取左腹部斜切口，切开皮肤肌肉各层，将肿瘤完整取出，放置引流管，逐层缝合皮肤肌肉各层，术毕。

2. **术后情况及预后**　该患者术后病理检查结果（病例 18 图 2）提示肾组织内肿瘤细胞呈乳头状增生，内衬单层上皮，细胞轻度异型性，乳头轴心内可见泡沫细胞聚集，并见灶性钙化，部分肿瘤周围区域可见纤维性包膜；未见神经侵犯，未见脉管侵犯；病理诊断示（左肾）乳头状肾细胞癌 Ⅰ 型，$pT_1N_0M_0$。

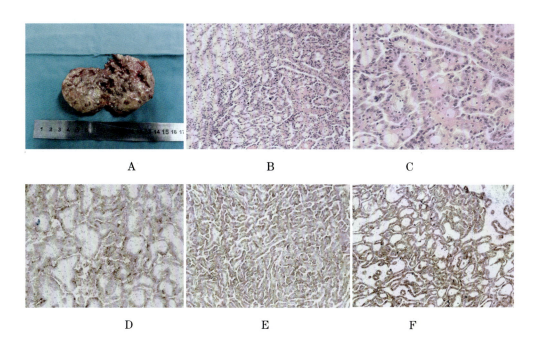

A　　　　　　　B　　　　　　　C

D　　　　　　　E　　　　　　　F

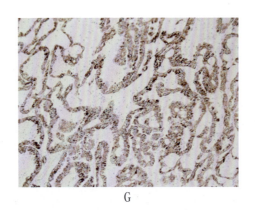

G

病例 18 图 2　术后病理检查

A. 肿物大小约 5.0 cm×5.0 cm×3.5 cm，有薄层包膜，边界清晰，切面灰黄质中；B-C. HE 染色提示肿瘤细胞呈乳头状增生，内衬单层上皮，轻度异型性，未见神经、脉管侵犯（B 100×；C 200×）；D-G. 免疫组化染色，依次为 CD10（+），CK7（+），CK（+），P504S（+）。

推荐术后 4～6 周第一次随访时进行腹部 CT 或 MRI 检查，将检查结果作为基线片，以后每次复查与此次结果对比。3 年内每 3～6 个月随访 1 次，以后每年 1 次。

三、病例 2

（一）病历简介

患者女性，60 岁。

主诉：左腰背部隐痛 3 个月。

现病史：患者自诉 3 个月前无明显诱因出现左侧腰背部隐痛，可忍受，否认有腹痛、血尿、发热等症状。患者自发病以来，精神、睡眠欠佳，二便正常。

既往史：既往体健，否认高血压、心脏病、糖尿病等内科疾病史。

体格检查：血压 115/84 mmHg，意识清楚，精神尚可，无皮疹、瘢痕，心、肺查体未及明显异常，腹平软，全腹无明显压痛及反跳痛，肠鸣音正常，双侧肾区无叩痛，双侧下肢无水肿。

辅助检查：①化验检查：血白细胞计数 $5.2×10^9$/L，血红蛋白 122 g/L，血肌酐 78 μmol/L；②全腹 CT 平扫＋增强：平扫时可见左肾内实质性肿物，大小约为 6.0 cm×4.0 cm×5.5 cm，增强皮质期可见左肾肿物轻度强化，明显低于正常左肾实质，实质期及分泌期肿物强化程度下降，腹膜后及腹腔未见转移灶及淋巴结（病例 18 图 3）。

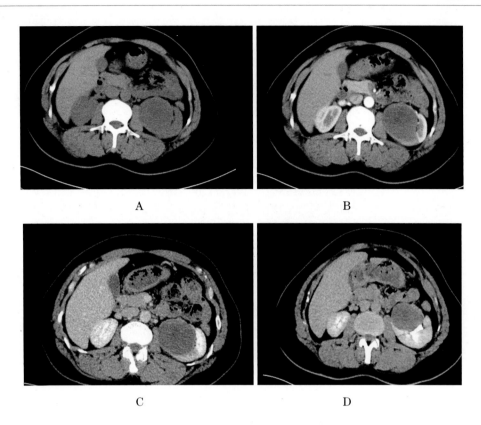

病例 18 图 3　全腹 CT 平扫 + 增强

A. CT 平扫示左肾靠近肾门处稍低密度肿块；B. 增强皮质期肿块轻度不均匀强化；C. 增强实质期肿块进一步强化；D. 增强排泄期肿块强化较前明显，但密度始终低于正常肾实质。

初步诊断：左肾癌可能性大。

（二）临床决策与分析

该患者有左侧腰部疼痛，可能与肿瘤生长、增大、牵拉肾包膜有关，属于临床型肾癌。CT 提示左肾肿物皮质期强化程度远远低于正常肾实质，实质期和排泄期肿物呈延迟强化，排泄期强化程度高于实质期，考虑左侧 pRCC 可能性大。

左肾肿物为内生性，占据了左肾体积的一半，如果行左肾肿瘤 / 部分切除，无法确保切缘阴性且术后出血或漏尿的风险增高。健侧肾功能良好，与患者沟通后，行腹腔镜左肾癌根治术。

术前需评估双侧分肾功能，行肾 CTA 判断肾动脉的分支情况，有利于手术时寻找肾动脉。

（三）治疗过程

1. 手术过程　患者全身麻醉，取右侧斜60°卧位，气腹压力10～15 mmHg。在左侧脐上方2横指处，左侧肋缘下与左锁骨中线交叉点、左锁骨中线与左腋前线交叉点、剑突下分别放置四枚腹腔镜穿刺套管。进入腹腔，打开结肠旁沟，在结肠和脂肪间找到左输尿管后，沿左输尿管向左肾分离，在左肾中部找到左肾静脉，进行游离后，可在左肾静脉后方找到左肾动脉，接着用3枚Hem-o-lok阻断左肾动脉，在远端第一枚Hem-o-lok处离断左肾动脉，近端保留二枚Hem-o-lok钳夹血管，继续使用Hem-o-lok处理及离断左肾静脉。游离左肾，最后离断左输尿管上段，完全切除左肾。将切除左肾肿物置入标本袋，留置左侧腹腔引流管，取出标本袋，将切除左肾肿物送病理检查，逐层关闭切口，手术结束。

2. 术后情况及预后　大体标本示左肾中部一6 cm×4 cm×5 cm棕黄色占位性病变，包膜完整，与正常左肾组织分界清楚（病例18图4A）。光镜下示肿瘤细胞呈乳头状结构排列，肿瘤细胞多为单层排列，细胞体积小，胞质少，核小，核仁不明显，肿瘤细胞未累及肾包膜，肾静脉及淋巴管，病理诊断左肾乳头状肾细胞癌Ⅰ型（病例18图4B），病理分期 $T_{1b}N_0M_0$。

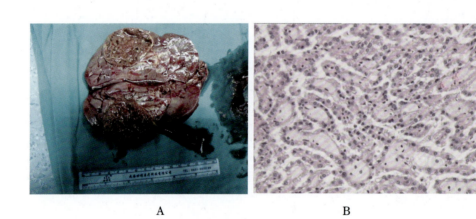

A B

病例18图4　术后病理检查

A. 大体标本；B. 病理照片。

推荐术后4～6周第一次随访时进行腹部CT或MRI检查，将检查结果作为基线片，以后每次复查与此次结果对比。3年内每3～6个月随访1次，以后每年1次。如为 $T_{3\sim4}$ 的患者，建议2年内每3个月1次，第3年每6个月1次，之后每年1次。

四、经验与体会

（一）乳头状肾细胞癌的发病原因及流行病学

肾癌的病因尚未完全明确，危险因素包括遗传背景、吸烟、肥胖、高血压、特殊的职业暴露如接触致癌物、服用对乙酰氨基酚等。pRCC 起源于肾小管上皮细胞，分为Ⅰ型和Ⅱ型，Ⅰ型与 *MET* 基因突变激活有关，而Ⅱ型与 *NRF2-ARE* 通路激活有关。pRCC 平均发病年龄为 52 ～ 66 岁，男性多于女性，性别比例约为 2 ∶ 1。

（二）乳头状肾细胞癌的病理类型及特点

根据癌细胞特点，pRCC 分为Ⅰ型和Ⅱ型，Ⅰ型肿瘤细胞胞质呈弱嗜碱性且疏松，核小，核仁不显著；Ⅱ型肿瘤细胞体积较大，胞质丰富，核大，核仁明显，嗜酸性，乳头间质常见泡沫细胞。Ⅰ型 pRCC 大多数呈外生性生长，一般边界清楚，周围有纤维性假包膜，可伴有出血及钙化，大多数为局限型肾癌，临床预后好，两例患者均属于Ⅰ型 pRCC。Ⅱ型 pRCC 临床罕见，早期容易出现转移，肿瘤体积大，呈浸润性生长，预后差。

（三）乳头状肾细胞癌的影像学特点

pRCC 是乏血供肿瘤，CT 增强时皮质期肿物表现为轻度强化，远远低于正常肾皮质，同时实质期和排泄期肿物呈延迟强化。而典型的 ccRCC 患者 CT 平扫时，肿物大多呈不均匀密度，皮质期肿物强化明显，高于或与正常肾皮质密度相等，而实质期和排泄期肿物强化程度下降明显，呈典型的"快进快出"表现。

chRCC 也是乏血供肿瘤，增强皮质期强化低于正常肾实质，而实质期和排泄期肿物强化程度持续下降。总的来说，pRCC 和 chRCC 增强皮质期肿物强化程度远远低于 ccRCC，是鉴别重点。

两例患者左肾肿物增强皮质期强化程度远远低于正常肾实质，考虑为乏血供肿瘤，而实质期和排泄期肿物呈延迟性强化，因此术前诊断考虑左侧 pRCC 可能性大，而不考虑左侧 ccRCC。

（四）乳头状肾细胞癌的鉴别诊断

诊断 pRCC 应与某些肾肿瘤进行鉴别，如肾后肾腺瘤、肾集合管癌、肾透明细胞癌等。

1. 后肾腺瘤　该瘤边界清楚，为肾实质肿瘤，镜下见肿瘤由紧密排列的小腺管或小腺泡组成，乳头轴心常有小管，间质血管稀少，瘤细胞大小较一致，免疫组化标记物 EMA、CK7、CD10 均阴性。

2. 肾集合管癌 高度恶性，肿瘤细胞由真性乳头构成，位于肾髓质，但其明显硬化的间质，病灶的边缘广泛侵犯到肾实质，上皮标记物 CK（34βE-12）阳性具有诊断意义。

3. 肾透明细胞癌 起源于肾近曲小管，肿瘤内血管网丰富，所以肿瘤易出血、坏死及囊变。CT 平扫时肿瘤大多呈不均匀低密度，肿瘤示边界不清，增强扫描皮质期肿瘤明显强化，实质期及排泄期与周围正常肾实质相比强化程度明显降低，呈典型的"快进快出"表现。

（五）保留肾单位手术或肾癌根治术

多项研究证实 NSS 可获得与肾癌根治术相同的控瘤效果，而肾癌根治术会增加患者术后慢性肾脏病、心血管疾病的发生率。肾部分切除术有利于保留患者肾功能、降低术后心血管疾病的发生，提高患者长期生存率。因此选择合适的患者进行 NSS 十分重要，根据 NCCN 指南推荐，对于 T_1 期患者，只有条件允许，都应该实施 NSS。特别是对于 VHL 综合征双侧肾癌、孤立肾、肾功能不全患者，推荐实施 NSS。但如果肿瘤体积大，不合适保肾，还是推荐实施 RCC 根治术。

（六）手术方式的选择

根据 NCCN 肾癌诊疗指南推荐，开放、腹腔镜、机器人辅助腹腔镜肾癌根治术都可以用于治疗肾癌。开放手术和腹腔镜手术可以获得相同的控瘤效果，但腹腔镜手术具有损伤少、恢复快、出血少、住院时间短等优点。腹腔镜手术包括后腹腔入路和经腹入路，两者在长期控瘤率、术中出血、住院时间等指标方面无统计学差异，但后者手术空间较大，利于手术操作。具体方式的选择主要看医疗中心和术者个人喜好。

五、患教建议

Ⅰ型乳头状肾细胞癌临床少见，预后好于Ⅱ型，早期或局限型Ⅰ型乳头状肾细胞癌患者通过根治性肾切除术可获得临床治愈。而晚期或转移性Ⅰ型乳头状肾细胞癌目前无特效药，靶向药物及免疫检查点抑制剂仅对部分患者有效。因此早期检查、早期诊断、早期治疗是获得最佳控瘤效果的关键。与患者沟通病情时，应着重强调，无论接受根治性肾切除术或保肾手术的Ⅰ型乳头状肾细胞癌患者，术后都应该定期复查，以便早期发现转移或复发病灶，及时处理，可提高长期生存率。

六、专家点评

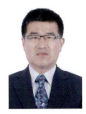

牛亦农，主任医师，教授，博士研究生导师，首都医科大学附属北京友谊医院泌尿外科主任。中国医师协会男科与性医学医师分会常务委员，中国医师协会泌尿外科医师分会委员，中华医学会泌尿外科学分会肿瘤学组委员，北京肿瘤学会泌尿肿瘤专家委员会常务委员兼副秘书长。

肾癌是泌尿系统常见肿瘤，发病率仅次于前列腺癌和膀胱癌，严重威胁人类身体健康。其中最为常见的是透明细胞癌，其次是乳头状肾细胞癌和嫌色细胞癌。近年来，随着人口老龄化、饮食方式西化和医疗筛查手段的进步，我国肾癌发病率呈逐年上升趋势。许多患者在发病早期即被诊断并获得相应的治疗，大多数早期患者能获得良好的预后。根治性肾切除术是局限性和局部晚期肾癌治疗的金标准，但对于发病初期，如 T_{1a} 期的患者，更推荐肾部分切除术进行治疗。

病例 1 患者因"体检发现左肾占位 1 周"入院。症状不明显，CT 检查发现左肾下极单发占位性病变，大小约 5 cm×5 cm，增强 CT 可见肿物轻度不均质强化，考虑肿瘤可能性大。手术采用腹腔镜肾部分切除术，选择经腹膜后入路。术后病理结果显示为 I 型乳头状肾细胞癌，$pT_1N_0M_0$。患者术后恢复良好，未出现相关并发症。

pRCC 是肾癌中第二常见的类型，根据病理结果可以分为 I 型和 II 型。pRCC I 型多为恶性程度较低的肿瘤，如能早期发现，建议积极手术，术后大多数患者预后良好。手术方式主要是 RN 和 NSS 两种，术前根据影像学检查结果评估肿瘤的大小、位置、是否有浸润、手术的复杂程度，确定相应的手术方案。对于 pRCC I 型患者，肿瘤多为外生性、边界清晰，推荐 NSS 手术，能更好地保护患者的肾功能，降低肾功能不全及与之相关心血管不良事件的风险。

肾癌对放疗、化疗不敏感，晚期肾癌的治疗更多还是寄希望于靶向药物或免疫治疗。最早用于晚期肾癌的靶向药物是索拉菲尼，后续出现舒尼替尼、培唑帕尼、阿昔替尼、卡博替尼等，这些药物可以提高患者客观缓解率，延长中位生存时间，被批准用于晚期肾透明细胞癌的一线治疗。目前免疫治疗联合靶向药物，如 PD-1 联合阿昔替尼，或者双免疫治疗如 PD-1 抑制剂联合 CTLA-4 抑制剂，都已经用于肾细胞癌的一线治疗，效果显著。对于非透明细胞癌，应当鼓励患者加入临床试验；目前关于非透明肾细胞癌的系统靶向包括舒尼替尼、卡博替尼、依维莫司等，贝伐珠单抗 + 厄洛替尼等可用于部分进展性乳头状肾细胞癌。

（魏后忆　牛亦农　首都医科大学附属北京友谊医院）

参考文献

[1]Ljungberg B，Albiges L，Abu-Ghanem Y，et al.European association of urology guidelines on renal cell carcinoma：the 2019 update[J].Eur Urol，2019，75（5）：799-810.

[2]邹雲，王一，梁博，等.乳头状肾细胞癌的临床病理分析 [J].中华泌尿外科杂志，2013,34(11)：819-822.

[3]Herts BR，Coll DM，Novick AC，et al.Enhancement characteristics of papillary renal neoplasms revealed on triphasic helical CT of the kidneys[J].AJR Am J Roentgenol，2002，178（2）：367-372.

[4]Wein AJ，Kavoussi LR，Paritn W，et al.Campbell-Walsh urology eleventh edition[M].Amsterd am：Elsevier，2016：1314-1364.

[5]Zucchi A，Novara G，Costantini E，et al.Prognostic factors in a large multi-institutional series of papillary renal cell carcinoma[J].BJU Int，2012，109（8）：1140-1146.

[6]刘赛，瓦斯里江·瓦哈甫，牛亦农，等.加速康复外科在腹腔镜泌尿外科上尿路手术中的应用效果分析 [J].首都医科大学学报，2019，40（01）：78-83.

病例 19　肾门部肿瘤的诊断与处理

一、导读

肾门部肿瘤因周围毗邻肾动静脉、肾集合系统、肾窦等诸多重要结构,在 R.E.N.A.L. 及 PADUA 等肾计量学评分中归为复杂性肾肿瘤,提示手术难度大、并发症发生率高。近年来,随着科技的进步和新设备的应用,尤其是高清及 3D 腹腔镜、达芬奇机器人的使用,使肾部分切除术向更加精准化、微创化的方向发展。如今肾部分切除术已经成为治疗局限性肾癌($T_{1\sim2}N_0M_0$)的金标准,但肾门部肿瘤的肾部分切除术仍然是具有相当挑战的高风险手术。

二、病历简介

(一)病史介绍

患者女性,33 岁。

主诉:左腰痛 1 年余。

现病史:患者 1 年前无明显诱因出现左腰部疼痛,为持续性胀痛,无放射痛。无肉眼血尿,无尿频、尿急、尿痛,尿量正常。无恶心呕吐,无畏寒发热。今为进一步治疗来诊,查 CT 提示左肾占位性病变,考虑肾癌。门诊为进一步诊治,拟"左肾肿瘤性质待查"收入院。

(二)体格检查

意识清楚,心、肺、腹查体无明显异常,双肾区未扪及肿物,无叩痛,双侧输尿管走行区无压痛,膀胱不充盈。

(三)辅助检查

1. 肾功能　肌酐 60 μmol/L。

2. 双肾 CT(病例 19 图 1)　左肾中、下部见一大小约 5.3 cm×3.0 cm×8.0 cm 肿块,边界欠清,动脉期病灶呈明显强化,程度等于肾皮质;实质期、排泄期病灶强化程度减退,呈相对低密度,检查结论:左肾占位性病变,考虑肾癌可能性大。

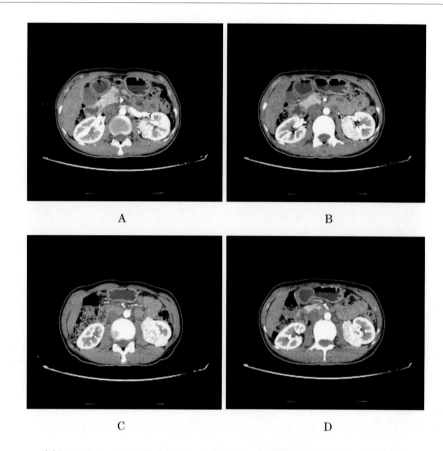

病例 19 图 1 CT 增强皮质期示左肾门中、下部明显强化肿块，边界欠清

A. 肿瘤上部层面；B. 肿瘤中上部层面；C. 肿瘤正中部层面；D. 肿瘤中下部层面。

（四）初步诊断

左肾肿瘤性质待查（肾癌？）

三、临床决策与分析

1. 手术指征 患者左肾肿瘤明确。肿瘤位于左肾肾门部，直径大小约 5.3 cm×3.0 cm×8.0 cm，有手术指征。

2. 手术方案 患者左肾肿瘤位于左肾肾门部，肿瘤体积大，肿瘤毗邻肾门重要血管结构，术前 R.E.N.A.L 评分：$3+2+3+h+2=10$ 分，PADUA 评分 13 分，均为高度复杂性肾肿瘤亚组，提示手术难度大，可以选择腹腔镜下经腹腔入路保留肾单位的肾部分切除术。

四、治疗过程

1. 手术情况

（1）患者麻醉成功后，取右侧斜 45° 卧位，常规消毒铺巾。

（2）于左侧腹直肌外侧缘脐水平做 2 cm 纵向切口，依次切开皮肤、皮下、腹直肌外侧缘前后鞘膜融合部、腹膜，开放法建立观察孔，置入腹腔镜套管，建立气腹。直视下取左侧腋前线脐下 2 cm 处穿刺 10 mm 为主操作孔，左侧腹直肌外侧缘脐上 2 cm 穿刺 5 mm 为副操作孔。

（3）用超声刀沿左侧结肠旁沟打开后腹膜，将结肠脾曲及降结肠向内侧牵拉，打开左肾脂肪囊，显露左肾。探查左肾肾门部见一大小约 5 cm×8 cm 肿瘤，左肾血管旁未见明显肿大淋巴结。用超声刀依次游离左肾腹侧、下极、外侧、上极、背侧、内侧，解剖肾门及肾窦结构（病例 19 图 2A），游离左肾静脉，检查左肾静脉有 2 个分支，其中 1 个分支供应肾门部肿瘤，将该分支用 Hem-o-lok 近端 2 枚（病例 19 图 2B）、远端 1 枚夹闭后剪断（病例 19 图 2C）。游离左肾动脉，显露各 2 级分支，游离左侧输尿管及左肾盂。

（4）用 Bulldog 血管夹阻断左肾动脉供应肿瘤的分支（病例 19 图 2D），组织剪沿肿瘤基底部将肿瘤完整切除（病例 19 图 2E），创面用 2-0 V-Loc 倒刺可吸收缝线连续锁边缝合（病例 19 图 2F），Hem-o-lok 钳夹每一出针点线尾防止缝线回缩。缝合完成后开放动脉夹，检查缝合创面无活动性出血（病例 19 图 2G），阻断时间 20 分钟。

（5）取出腹腔镜及操作件，排出腹腔内气体，扩大观察孔，将肿瘤组织完整取出，检查无活动性出血，清点器械无误，留置腹腔引流管，逐层关闭切口。

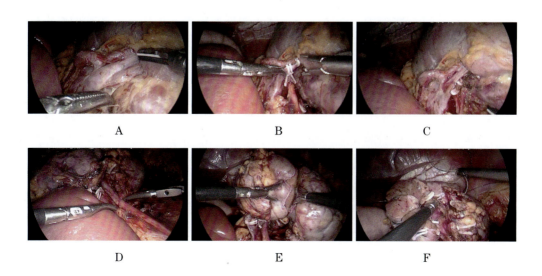

A   B   C

D   E   F

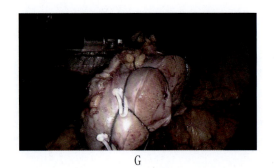

G

病例 19 图 2　关键的手术步骤

A. 解剖肾门及肾窦结构；B. 游离左肾静脉供应肿瘤的分支并用 Hem-o-lok 夹闭；C. 切断左肾静脉供应肿瘤的分支；D. 用 Bulldog 血管夹阻断左肾动脉供应肿瘤的分支；E. 冷刀沿肿瘤基底部将肿瘤完整切除；F. 用 2-0 V-Loc 倒刺可吸收缝线连续锁边缝合创面；G. 缝合结束后开放肾动脉血流，检查缝合创面无活动性出血。

2．术后情况及预后　患者术后病理示（左肾肿瘤）透明细胞癌，免疫组化结果支持上述诊断。患者术后第 3 天下床，第 5 天出院。出院后应定期随访，随访方案为：术后第 1 年内，每 3 个月复查 B 超、MRI（推荐）或 CT（推荐），之后每年 1 次；每年进行一次胸部 X 线或 CT 检查，至少连续随访 5 年。

五、经验及体会

（一）关于肾缺血再灌注损伤及肾热缺血时间的概念

肾是一个高血流灌注器官，对缺血缺氧极其敏感，肾动脉阻断后肾血流量减少及血供恢复后可能出现缺血再灌注损伤（ischemia—reperfusion injury，IRI）导致肾损伤及肾功能损害。因此，为了减少肾缺血再灌注损伤，有学者提出了热缺血时间（warm ischemia time，WIT）的概念，旨在通过减少肾热缺血范围及热缺血时间以降低术中和术后肾缺血再灌注损伤的发生率。腹腔镜下肾部分切除术与传统的开放肾部分切除术相比，具有创伤小、恢复快、住院时间短的优点，肾部分切除术的手术目标应包括切缘阴性、热缺血时间小于 30 分钟。热缺血时间的延长将导致术后肾功能的丢失，超过该时间肾功能将出现不可逆的损害。因此热缺血时间成为许多手术者腹腔镜开展肾部分切除术，尤其是复杂肾肿瘤切除、完全内生型肾肿瘤切除时的束缚。

（二）肾部分切除术中常用的肾血管处理方法

在进行肾部分切除手术时，往往需要阻断肾血流为切除肿瘤缝合创面提供尽量无血的视野。根据术中肾血管处理方法，临床上常用的肾动脉阻断技术有完全肾动脉主干阻断肾部分切除术、零缺血肾部分切除术及超选择性肾动脉分支阻断肾部分切除术。其中完全肾动脉主干阻断肾部分切除术在临床上采用较多，该方法在手术中分离出肾动脉主干后用动脉夹阻断，再切除肿瘤并缝合创面后开放肾动脉血流。此方法因为没有阻断肾静脉，保证了肾静脉回流，又能有效地控制出血。零缺血肾部分切除术在进行肾部分切除时完全不阻断肾蒂血管及其他血管分支，而采用电凝、超声刀等设备进行创面止血，从而避免肾缺血再灌注损伤。但该手术方式出血较多，且存在术后深部血管迟发性出血、尿瘘、切缘阳性增加等风险。选择性肾动脉分支阻断肾部分切除术则建立在对肾蒂血管的精准解剖之上，术前利用肾 CT 血管成像了解肾动脉及肿瘤血管的精确解剖情况，术中选择性的阻断向肾肿瘤供血的肾段动脉，甚至是更细的Ⅱ～Ⅲ级血管分支，尽量保留其他正常肾组织的血流灌注，该方法可以有效地减少和控制术中出血，同时又能缩小热缺血范围，减少肾缺血再灌注损伤。

（三）R.E.N.A.L. 评分及 PADUA 评分系统在肾部分切除术中的应用

为了预测肾部分切除手术的复杂性、围术期并发症的风险和手术预后，学者提出了以解剖学特征量化肾肿瘤复杂性的肾计量学评分，其中 R.E.N.A.L. 评分及 PADUA 评分系统较为常用。

R.E.N.A.L. 评分（病例 19 表 1）以肾肿瘤的 5 个最可重复及再现的解剖学特征指标为中心，量化了与切除相关的解剖复杂性。在该评分系统中，每个英文字母代表一个参数，从而构成首字母缩写 R.E.N.A.L. 。参数"R"为半径（以肿瘤的最大直径表示）；参数"E"为肿瘤的外生及内生特性；参数"N"为肿瘤距离肾集合系统及肾窦最近部分的距离；参数"A"为肿瘤位于腹侧（a）或背侧（p）；参数"L"为肿瘤和相对于极线的位置（病例 19 图 3）。在这 5 个组成部分中，其中有 4 个参数（R.E.N.L.）以 1 分、2 分及 3 分得分表示，第五个参数"A"是作为后缀，描述了肿瘤主要位于肾脏冠状面的腹侧（a）或背侧（p），如果不能指定肿瘤的前后位，则用（x）后缀表示；而用附加的后缀（h）表示位于肾门部的肿瘤。

病例 19 表 1　R.E.N.A.L. 评分

	1分	2分	3分
（R）半径（以肿瘤的最大直径表示）	≤4	＞4但是＜7	≥7
（E）肿瘤的外生及内生特性	≥50	＜50%	完全内生型肿瘤
（N）肿瘤距离肾集合系统及肾窦最近部分的距离	≥7	＞4但是＜7	≤4
（A）肿瘤位于腹侧（a）或背侧（p）		没有赋予分值，以后缀 a、p 或 x 的表示 如果肿瘤毗邻肾动脉或静脉，则以后缀（h）表示	
（L）肿瘤和相对于极线的位置	肿物完全位于上极线以上或下极线以下	肿物跨越极线	50% 的肿物跨过极线（a）或肿物跨过轴向肾中线（b）或肿物完全位于上下两条极线（c）之间

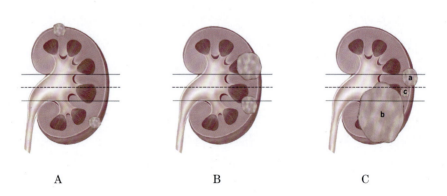

A　　　　　　　　　B　　　　　　　　　C

病例 19 图 3　R.E.N.A.L 评分中参数 "L" 的赋分

实线和虚线分别代表极线和肾中线在肾矢状面中的位置；数字 1～3 代表参数"L"赋分 1～3 分的肾肿瘤位置。

PADUA 评分则通过患者术前采用的 CT 或 MRI 等影像学检查，获得肾肿瘤的以下解剖参数：①肿瘤的纵向位置；②肿瘤的外生率；③肿瘤与肾脏边缘的关系；

④肿瘤与肾窦的关系；⑤肿瘤与肾集合系统的关系；⑥肿瘤最大直径（cm）；⑦肿瘤的前后位置。

根据评分，通常将肾肿瘤复杂度分为低度复杂性肿瘤（分值4～6分）、中度复杂性肿瘤（分值7～9分）及高度复杂性肿瘤（分值10～12分）。对于低度及中度复杂性肾肿瘤，治疗上常采用微创肾部分切除术，而高度复杂性肿瘤更常采用开放肾部分切除术或腹腔镜根治性肾切除术。研究表明，R.E.N.A.L. 评分和PADUA 评分系统都具有良好的可重复性、稳定性和一致性，可用于接受 PN 手术患者的术前风险分层，制订个体化的治疗计划，以及围术期并发症、远期肾功能恢复情况的预测。

（四）手术前准备

术前先根据 CT、MRI 增强扫描等影像学检查对肾肿瘤的复杂程度进行评分。超选择性肾动脉分支阻断肾部分切除术建立在对肾血管及肾窦间隙的精细解剖的基础之上。手术前进行 CT 肾动脉造影了解肾血管分支、副肾动脉、变异血管及肿瘤血管的详细解剖情况尤为重要。肾动脉从腹主动脉发出后，在进入肾前一般发出前外、前上、前中、前下及后共 5 支肾段动脉，供应相应的肾组织，各段动脉在肾内无交通。副肾动脉则多由肾动脉或腹主动脉发出，出现率约为 28.7%。通过增强 CT 还可以了解肿瘤与毗邻血管、肾集合系统的关系情况（病例 19 图 4）。

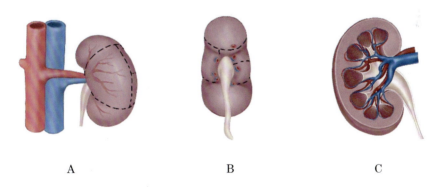

A　　　　　　　　　B　　　　　　　　　C

病例 19 图 4　显示肾血管分支及肾段的概念

六、患教建议

患者左肾肿瘤考虑肾癌可能性大，手术方式可选择微创腹腔镜下经腹腔入路保留肾单位的肾部分切除术，以期尽量保留肾单位。但因肿瘤体积大，位于左肾肾门部，与肾窦、肾血管、肾集合系统密切，术前 R. E. N. A. L. 评分及 PADUA 评分均为高度复杂性肾肿瘤亚组，手术难度大。肾脏大血管损伤及术后肾肿瘤缝合创面出血可能导致术中及术后大出血、失血性休克的可能，严重者可危及生命。必要时需行介入栓塞止血，严重者可能需行被迫肾切除术。此外还存在术后肿瘤残留及复发的可能。

七、专家点评

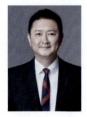

程继文，医学博士，主任医师，教授，博士研究生导师，广西医科大学第一附属医院党委委员、副院长，广西泌尿系统疾病临床医学研究中心主任，Mayo Clinic 访问学者。兼任中国医师协会泌尿外科医师分会常务委员，中国医师协会医学机器人医师分会委员，中国医师协会毕业后医学教育外科（泌尿外科方向）专业委员会委员，中国抗癌协会腔镜与机器人外科分会委员，中国老年医学学会泌尿外科分会常务委员，广西医师协会泌尿外科医师分会主任委员。

肾部分切除术近年已成为治疗局限性肾肿瘤的金标准，随着高清及 3D 腹腔镜、达芬奇手术机器人等新设备的临床应用，肾部分切除术向更微创、更精准的方向发展。随着腹腔镜手术技术的进步及对肾窦间隙解剖研究的深入，采用超选择性肾动脉分支阻断进行肾部分切除术的手术效果令人鼓舞，肿瘤大小已经不再是腹腔镜肾切除术的限制因素，除了传统的手术适应证外，复杂性肾肿瘤、肾门部肿瘤、完全内生型等复杂肾肿瘤都可以选择该手术方式。而超选择性肾动脉分支阻断肾部分切除术在这些高复杂性肾肿瘤病例中，特别显示出优势。

R. E. N. A. L. 评分、PADUA 评分系统均是建立在肾肿瘤解剖学特征基础之上，可以量化肾肿瘤复杂性及进行肾部分切除手术的复杂度，对围术期并发症及远期肾功能恢复情况的预测也具有重要作用，推荐用于拟行肾部分切除术患者的术前风险分层。

需要注意的是，超选择性肾动脉分支阻断肾部分切除术建立在对肾蒂血管的精准解剖基础上。术前需要通过 CT 增强肾血管成像详细了解肾血管分支及肿瘤血管解剖情况，术中根据掌握肾血管解剖信息寻找并分离出供应肿瘤的相应肾血管分支，并按术前制订的方案进行手术是该技术的关键。该手术对手术者的经验及手术技巧要求较高，需要在实践中不断的学习和积累。

（杨剑文　程继文　广西医科大学第一附属医院）

参考文献

[1]Jungberg BL，Albiges L，Bensalah K，et al.EAU guidelines on renal cell carcino-ma：The 2019 update[J].Eur Urol，2019，75（5）：799-810.

[2]Gill IS，Kavoussi LR，Lane BR，et al.Comparison of 1800 laparoscopic and open partial nephrectomies for single renal tumors[J].J UROL，2007，178（1）：41-46.

[3]Shao P，Qin C，Yin C，et al.Laparoscopic partial nephrectomy with segmental re-nal artery clamping：technique and clinical outcomes[J].Eur urol，2011，59（5）：849-855.

[4]Ng CK，Gill IS，Patil MB，et al.Anatomic renal artery branch microdissection to facilitate zero-ischemia partial nephrectomy[J].Eur Urol，2012，61（1）：67-74.

[5]Furukawa J，Miyake H，Tanaka K，et al.Console integrated real-time three-dimen-sional image overlay navigation for robot-assisted partial nephrectomy with se-lective arterial clamping：early single-centre experience with 17 cases[J].Int J Med Robot，2014，10（4）：385-390.

[6]Kutikov A，Uzzo RG.The R.E.N.A.L.nephrometry score：a comprehensive standardized system for quantitating renal tumor size，location and depth[J].J Urol，2009，182(3)：844-853.

[7]Ficarra V，Novara G，Secco S，et al.Preoperative aspects and dimensions used for an anatomical（PADUA）classification of renal tumours in patients who are candi-dates for nephron-sparing surgery[J].Eur Urol，2009，56（5）：786-793.

第二章 上尿路尿路上皮癌

病例 20 低危肾盂癌的诊断与保留肾脏的手术处理

一、导读

上尿路尿路上皮癌（upper tract urothelial carcinoma，UTUC）包括肾盂癌和输尿管癌。在欧美国家 UTUC 的发病率约占肾脏肿瘤的 10%，占全部尿路上皮癌的 5%～10%。中国的发病率较高，经 2018 年全国 32 家医院统计发现 UTUC 占尿路上皮癌的比例为 9.3%～29.9%，平均 17.9%，这可能与一些中药的服用有一定关系。

目前 UTUC 治疗的金标准仍然是根治性肾、输尿管全长切除＋膀胱部分切除。对于慢性肾功能不全、双侧肾脏有病变或低危 UTUC 的患者，以及有强烈保留肾脏意愿的患者，在充分评估之后可以考虑开展保留肾脏的手术治疗，但是对术者的手术技巧及患者的依从性要求较高。

通过对本病例的学习，希望能够让读者掌握肾盂癌保留肾脏手术的适应证、手术技巧和围术期管理。

二、病历简介

（一）病史介绍

患者男性，41 岁。

主诉：查体发现镜下血尿 6 个月余。

现病史：患者于 6 个月前在外院查体，尿常规显示红细胞阳性，无尿急、尿频、尿痛等症状，无发热、腰痛等不适，在当地医院进一步行腹部 CT 增强＋三维重建显示左肾盂肿瘤，约 2 cm 大小，尿查癌细胞三次均为阴性，FISH 检查结果阳性。为进一步治疗收治入院。

（二）体格检查

体格检查无特殊。

（三）辅助检查

1．化验检查　尿红细胞 640 个 /HP，尿白细胞阴性。FISH 检查结果阳性，尿查癌细胞三次均为阴性。

2．腹部 CT　左肾盂肿瘤，约 2 cm 大小。右肾及双侧输尿管、膀胱未见异常。

3．静脉肾盂造影　左肾盂充盈缺损，提示左肾盂肿瘤（病例 20 图 1）。

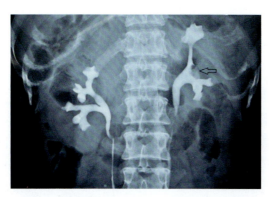

病例 20 图 1　静脉肾盂造影显示左肾盂占位（箭头所指）

（四）初步诊断

左肾盂癌（$T_1N_0M_0$）。

三、临床决策与分析

根据患者病史、FISH 阳性、CT 增强影像学等证据判断，左肾盂癌诊断成立。

患者因年轻，有保肾意愿，为进一步明确病理，行输尿管镜检＋活检，术中肾盂偏上盏可见一菜花样肿物，约 2 cm 大小，有蒂，余肾盂肾盏未见异常，活检组织病理回报尿路上皮癌（低级别）。

患者肾盂癌诊断明确，大小约 2 cm，低级别，无肾积水，双肾功能均正常。患者年轻，本人有强烈的保肾愿望，根据 2018 年《上尿路尿路上皮癌诊断与治疗中国专家共识》认为符合保肾指征，经与患者充分沟通后决定采用经皮肾镜肾盂肿瘤等离子电切术。

采用此种手术方式是考虑经皮肾镜通道大，手术视野清楚，操作空间宽敞，利于一次性彻底清楚病灶。另外术后早期留置肾造瘘管利于肾盂灌注化疗药，也利于早期通过肾造瘘通道复查肾盂肾盏情况。经皮肾镜等离子电切可以切除大块组织，再次送病理，可以根据最终的病理结果，选择下一步治疗方案。目前关于肾造瘘通道导致肿瘤种植的文献没有报道，因此经皮肾镜的操作是相对安全、有效的。

本次操作若失败易发生大出血、集合系统损伤导致肿瘤种植或延尿路系统播散等严重并发症，如近期复查发现肿瘤复发需要行根治性肾输尿管全长＋膀胱部分切除。

四、治疗过程

1. 手术情况

（1）患者全身麻醉，先取截石位留置左输尿管导管，制造人工肾积水后改俯卧位进行。

（2）穿刺肾背侧中盏，证实进入肾盂后逐级扩张至 24 F。

（3）置入等离子电切镜，观察肾盂偏上盏可见一菜花样肿物，约 2 cm 大小，有蒂，余肾盂肾盏未见异常，在距肿瘤边缘 5 mm 的正常肾盂黏膜处开始切除肿瘤，深至显露脂肪（病例 20 图 2），取出标本，止血后，留置 F 14 肾造瘘管。

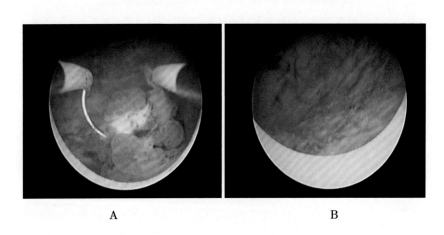

A   B

病例 20 图 2　等离子电切肿瘤术中图像

A. 等离子电切肿瘤；B. 切除后基底面。

2. 术后情况及预后　术后 6 小时，通过肾造瘘管滴注吡柔比星（30 mg ＋50 mL 葡萄糖），患者无特殊不适，术后 3 天和 7 天通过肾造瘘管滴注吡柔比星，患者无特殊不适，遂带肾造瘘管出院，后每周通过肾造瘘管滴注吡柔比星，3 个月后复查膀胱镜、输尿管镜，并通过肾造瘘检查肾盂肾盏，见原手术区域可见白色瘢痕，余肾盂肾盏未见异常，随机活检三处，病理回报均显示炎症。遂拔除肾造瘘管出院，每 3 个月复查输尿管软镜，计划 1 年后每年复查输尿管软镜，如果发现肿瘤复发，

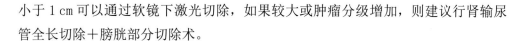

小于 1 cm 可以通过软镜下激光切除，如果较大或肿瘤分级增加，则建议行肾输尿管全长切除＋膀胱部分切除术。

五、经验与体会

（一）保留肾脏手术的适应证

总体来说 UTUC 的发病率并不高，一旦发现往往是高分级、高分期的肿瘤，有些还有淋巴结或远处转移。因此，治疗方案往往采用根治性肾、输尿管全长切除＋膀胱部分切除。

然而，随着健康体检的普及，早期 UTUC 患者的比例也在逐步增加。如果增强 CT 测量肿瘤为单发、直径＜ 2 cm、基底没有浸润肾实质属于低危范围，可以考虑保肾。此外一些解剖性或功能性孤立肾患者，如慢性肾功能不全、双侧肾脏病变及有强烈保留肾脏意愿的患者，在充分评估之后可考虑开展保留肾脏的手术。随着化疗、放疗技术的进步，一些高危患者在采用新辅助化疗或术后放化疗等的综合治疗后，保留肾脏手术的总生存率也取得较大进展。

此外，由于术后需要坚持终生随访，有面临多次手术的可能，因此患者的意愿及依从性也是选用手术治疗方案的重要参考。

（二）保留肾脏手术术式

1. 输尿管软镜＋激光切除病灶，对于直径约 1 cm 左右的肿瘤往往采用这种治疗方法，恢复快，没有切口，患者易于接受。

2. 经皮肾镜＋激光或电切手术，适用于肾盂肾盏内和上段输尿管的较大肿瘤，肿瘤切除范围更大，手术切除更加彻底，对于既往有尿流改道病史的患者，如回肠膀胱术后的上尿路肿瘤患者更具一定优势。术后是否存在造瘘通道的肿瘤种植问题，目前尚无定论。

（三）术中和术后的注意事项

1. 膀胱灌注　与根治性半尿路切除相比，保留肾脏的手术术后除膀胱灌注外，肾盂输尿管的灌注似乎更加重要，目前报道的方法不一，有插入输尿管导管滴注；有插入双"J"管，然后膀胱灌注，利用膀胱尿液反流，起到灌注输尿管肾盂作用的。多数学者采用肾造瘘的方法滴注，此方式安全、有效，且能方便肾盂肾盏的随访检查，但随着带管时间的延长，泌尿系感染，患者生活质量下降等问题需要引起重视。

2. 随访　保留肾脏的手术能否达到效果，随访占很大比重，一般多采取输尿管软镜的随访方法，随访频率多参考膀胱癌术后的随访方式，目前无统一方案。早期并发症有泌尿系感染、血尿和输尿管狭窄。长期并发症主要是肿瘤复发。

六、患教建议

保留肾脏的手术需要患者明确理解手术的意义，以及肿瘤复发转移的可能性，尤其是在肾盂、输尿管、膀胱这些尿路系统再发的可能性。因此需要患者长期坚持随诊。随诊以输尿管软镜检查为主。

七、专家点评

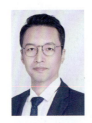

朱宏建，副主任医师，医学博士（师从郭应禄院士），硕士研究生导师，北京市健宫医院泌尿外科主任。中国武警泌尿外科学术委员会委员，北京市医学会泌尿外科学分会青年委员会委员，中国研究型医院学会泌尿外科学专业委员会委员。

外科手术是 UTUC 首选的确定性治疗手段，随着内镜技术和综合性治疗手段的发展，保留肾脏的手术越来越受到人们的重视，越来越多的研究结果显示，在选择合适患者的情况下，保留肾脏手术和根治性半尿路切除术在总生存率和肿瘤特异性生存率方面无统计学差异，因此该病例在与患者充分沟通、取得患者的充分理解后，采用经皮肾镜＋等离子电切治疗，近期随访结果看，达到了治疗目的，保护了肾脏功能，是一种安全、简便、有效的手术方式。

但是，目前对于保肾手术的研究还有一些争议，文献中对于手术方式、术后辅助治疗的方法、术后随访时间等报道不一致，还缺乏前瞻性、随机对照的多中心研究，该病例随访时间很短，还需要长期严密随诊。

（张登翔　翁　迈　朱宏建　北京市健宫医院）

参考文献

[1]Morgan R，Babjuk M，Burger M，et al.European association of urology guidelines on upper urinary tract urothelial carcinoma：2020 Update[J].European Urology，2021，79（1）：62-79.

[2]Gakis G，Schubert T，Aleozaffar M，et al.Update of the ICUD-SIU consultation on upper tract urothelial carcinoma 2016：treatment of low-risk upper tract urothelial carcinoma[J].World Journal of Urology，2016，35（3）：355-365.

病例 21　孤立肾肾盂癌的诊断与手术处理

一、导读

肾盂癌是指发源于肾盂的恶性肿瘤，90% 是尿路上皮癌，其次为鳞状细胞癌、腺癌。肾盂癌发病率不高，约占所有肾肿瘤的 10%，好发于 40～70 岁的中老年人。对于病灶局限的肾盂癌，手术是唯一可能治愈的治疗方法。经典的手术方法是切除病变侧的肾、输尿管全长及其在膀胱的开口。其他姑息治疗方案包括肿瘤局部切除术、药物灌注、化疗、放疗等。

孤立肾分为先天性孤立肾和功能性孤立肾，无论哪种情况，一旦出现肾盂癌，处理起来与正常人群有所差异。选择肾、输尿管全长切除还是内镜下处理很难抉择，前者导致尿毒症需长期血透，后者可能存在高复发及病情进展等风险，如何平衡是问题的关键。

二、病历简介

（一）病史介绍

患者男性，59 岁。

主诉：间断无痛性肉眼全程血尿 1 年半，加重 1 个月。

现病史：患者 1 年半前无明显诱因出现血尿，为肉眼全程血尿，色呈洗肉水样，偶有小血块。无尿频、尿急、尿痛，无寒战、发热、腰痛，无明显排尿困难。就诊于外院，考虑为"左肾结石"，予以排石、对症治疗，初始稍有缓解，此后血尿仍间断出现，性质基本同前。1 个月来再次出现无痛性肉眼血尿，泌尿系 CT 检查发现左侧肾盂肿瘤。现为进一步诊疗入院。

既往史：无特殊。

（二）体格检查

意识清楚，精神好，体温 36.6℃，心率 80 次 / 分，呼吸 20 次 / 分，血压 136/90 mmHg；心、肺查体未见明显异常，腹部软，无压痛及反跳痛，肾区无叩痛，输尿管走行区无压痛，双下肢无水肿。

（三）辅助检查

1. 实验室检查　血常规、血生化、血气分析未见异常，血肌酐 80 μmol/L，血红蛋白 128 g/L；尿白细胞 0～2 个 /HP，红细胞满视野 /HP；尿细胞学检查 3 次可见肿瘤细胞。FISH（+）。

2．胸片、心电图、超声心动图均未见异常。

3．泌尿系统B超　右肾萎缩。左肾盂探及低回声肿物，约2.5 cm，边界清晰，未见明显血流信号。肾门及腹膜后未见肿大淋巴结。

4．泌尿系增强CT　左肾上盏及左肾盂上半部可见一不规则软组织密度占位，大小约2.4 cm×2.9 cm，增强扫描可见强化；右肾萎缩。腹膜后未见肿大淋巴结（病例21图1）。

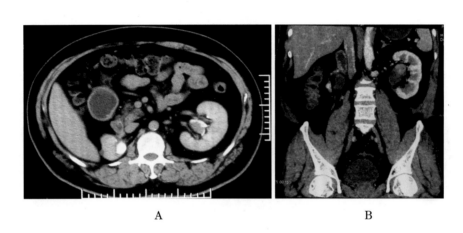

病例21图1　泌尿系增强CT

A．排泄期横断面示左侧肾盂内充盈缺损，右肾萎缩，右肾盂扩张积液；B．动脉期冠状面重建示左侧肾盂内不均匀强化软组织肿块。

（四）初步诊断

1．左肾盂癌；

2．右肾萎缩。

三、临床决策与分析

1．诊断依据　根据无痛性肉眼血尿病史，尿细胞学、FISH检查阳性及影像学检查，左侧功能性孤立肾肾盂癌诊断明确。

2．治疗方案　软性输尿管检查后行左侧经皮肾镜肾盂肿瘤电切术。

四、治疗过程

1．手术情况　患者全身麻醉，取截石位先行膀胱镜检查，膀胱内未见肿瘤，可见左侧输尿管口喷血。而后经尿道置入输尿管镜，向左输尿管口内置入导丝，在导丝引导下行左输尿管镜检查，输尿管黏膜光滑未见异常。而后向左输尿管内留置 F 5 输尿管导管,并将其与尿管固定。患者改俯卧位,重新消毒铺单。B 超可见左肾盂轻度扩张,肾盏无明显扩张。经输尿管导管逆行注入生理盐水,形成人工肾积水,而后在超声引导下于第 12 肋下穿刺中下后盏位置。成功后留置导丝,在导丝引导下逐级扩张通道至 F 22,置入操作鞘。经操作鞘置入 F 20 肾镜进行观察,可见肾盂乳头样肿瘤,直径约 3 cm,有蒂,表面可见出血。换用 5% 甘露醇冲洗液,电切电凝功率分别为 30 W,用电灼头将肿瘤分次切除直至肿瘤基底部组织,肿瘤基底直径约 1.5 cm,部分延伸至上盏。切除全部肿瘤,将肿瘤基底及周围黏膜仔细烧灼止血。检查无残留肿瘤组织后撤镜(病例 21 图 2),拔除输尿管导管,留置 F 20 肾造瘘管。手术过程顺利,术后安返病房。术后患者轻度肉眼血尿,体温正常,术后第 1 日拔除肾造瘘,术后第 2 日出院。

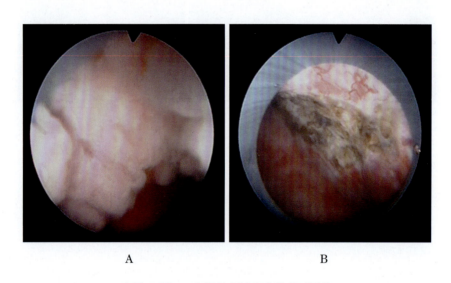

A   B

病例 21 图 2　左肾盂内肿瘤术前术后影像

A. 术前肿瘤图像;B. 术后基底面。

2. 术后情况及预后　术后患者轻度肉眼血尿,体温正常,术后第 1 日拔除肾造瘘管,术后第 2 日出院。病理结果示左肾盂乳头状尿路上皮癌,G2,乳头间质浸润,考虑为 pT$_1$ 期。术后随访 1 年,无肿瘤复发。

五、经验与体会

因病情的特殊性,对孤立肾肾盂癌的诊断与治疗,要求严格、谨慎、规范,在治疗方案的选择上,目前尚无明确、统一的治疗规范。

（一）孤立肾肾盂癌的诊断

孤立肾肾盂癌诊断过程与上尿路尿路上皮癌诊断过程基本类似。孤立肾诊断并不困难：先天性孤立肾多在因其他疾病就诊或健康体检时发现。后天性孤立肾多因某种原因一侧肾脏功能损伤，从患者病史可判断，再进一步行超声、CT等证实。

肾盂癌的主要表现为肾积水、血尿、肾盂内肿物。肾盂内肿物可以为息肉、血块、肿瘤等。息肉多发生于输尿管，患者多年轻，极少发生于肾盂，形态上呈蚯蚓状，有蒂，血尿不明显。血块同样可表现为肾盂内充盈缺损，但CT增强扫描无强化，可以鉴别。

肾盂癌的诊断难点在于如何能够早期发现病变。肿瘤较小、CT显示不佳、尿液细胞学检查阴性时诊断难度较大。尿液细胞学检查阳性率不高，目前诊断效力更高的FISH逐渐应用于临床，提高了上尿路肿瘤诊断的敏感性和特异性。对于此类患者，可在充分评估风险的前提下，进行输尿管镜检查，取病理确诊。体积较小的低危肿瘤可行钬激光肿瘤切除术或肿瘤电灼术，将检查与治疗同步完成。

（二）孤立肾肾盂癌的手术抉择

上尿路尿路上皮癌手术的一个重要的肿瘤学原则是，务必在手术过程中保持尿路的封闭性，以免出现肿瘤的种植播散。根治性肾、输尿管全长切除及膀胱袖状切除术是肾盂癌治疗的"金标准"。但在手术之前，必须明确对侧肾功能情况，以期术后患者远期肾功能可以维持生活质量。

对于孤立肾患者，情况比较特殊，如行标准的肾盂癌手术治疗，患者术后只能通过透析、肾移植等方式生存，将对生活产生巨大影响，而且透析患者免疫力降低，再发肿瘤的风险增高。故而对于低危的孤立肾肾盂癌患者多选择保守的手术方式，即内镜下切除肿瘤（经输尿管软镜、经皮肾镜）。术后进一步选择严密观察、药物灌注等综合治疗方案。

对于高分期、高级别、瘤体较大、多发、反复复发者，结合患者意愿，内镜手术及后续的化疗、放疗等综合措施，仍可以作为个体化治疗方案的选择之一。

（三）术中注意事项

术中面临"安全性"和"彻底性"的矛盾，过深的切除将导致集合系统损伤、穿孔、大出血的失控场面，得不偿失。因肾盂肾盏空间结构比较复杂，术中要注意检查各个部位，避免遗漏。如出现严重并发症或术中考虑肿瘤分期较预期差，可转成根治手术。

（四）术后注意事项

姑息的手术治疗方法可能不彻底，术后肿瘤复发可能性高达 50%，因此术后需要严密、长期随访。据文献报道，发现上尿路尿路上皮癌后 5 年内发现膀胱癌可能性为 15% ～ 75%，故术后行膀胱灌注治疗、定期膀胱镜检查和输尿管镜检查是必要的。

六、患教建议

孤立肾肾盂癌并不是不可治疗的疾病，治疗时机及治疗方式的选择，要依托于患者身体状况、治疗意愿，结合肾功能、超声、CT 等检查，充分评估治疗风险，权衡利弊，谨慎选择。患者要充分理解手术相关的风险、并发症，能够积极配合治疗及随诊。

七、专家点评

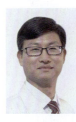

李学松，主任医师，教授，博士研究生导师，北京大学第一医院泌尿外科主任，北京大学泌尿外科医师培训学院副院长，中国医师协会泌尿外科医师分会委员兼副总干事，中华医学会泌尿外科学分会机器人学组委员兼副秘书长，中国医师协会泌尿外科医师分会修复重建学组副组长，亚洲泌尿外科机器人学会委员。

输尿管癌与肾盂癌并称为上尿路尿路上皮癌，约占尿路上皮癌的 5% ～ 10%。上尿路肌层较薄，与膀胱癌相比，癌细胞穿透肌层发展为浸润性肿瘤时间更早，预后较差，20% 左右患者初诊时已经发生转移。肾盂癌有肾实质作为 T_3 期扩散的屏障，总体预后好于输尿管癌。

根治性肾输尿管全长切除术是非转移性肾盂癌的标准手术，取得共识的一点是必须将肾、输尿管完全切除，包括输尿管膀胱壁段。因此，残留肾功能对患者尤为重要，术前需要判断患者对侧肾的情况，而对于孤立肾患者，一旦施行根治性肾输尿管切除术（radical nephroureterectomy，RNU）治疗，意味着患者彻底失去全部肾功能，后期必须依靠于透析或者肾移植维持生存，故对于此类患者，如何保留肾功能在治疗方案的规划中意义重大。

对于孤立肾患者，肿瘤切除不彻底及高复发可能性是施行保留肾单位手术的顾虑，准确的选择适应证是评估保守手术后患者预后的重要一环，对于低分级、低分期的肿瘤，保留肾单位手术可以达到肿瘤控制的效果。而对于高分级、高分期的患者，保留肾单位手术方式也在不断变化。早期采取开放方式，切除肿瘤，保留肾脏，但是暴露困难，尤其肾盏内的肿瘤，后来发展术中切开肾盂后应用前列腺电切镜、肾镜等探查肾盂肾盏。腹腔镜手术中，由于穿刺套管（Trocar）位置的限制，应用前列腺电切镜、肾镜等操作也是比较困难。并且开放手术及腹腔镜手术存在肿瘤种植的风险。输尿管硬镜操作范围有限，一般限于接近肾盂输尿管交界处或者肾上盏的肿瘤，不能观察肾盂肾盏全貌，故而目前多以输尿管软镜、肾镜进行操作。

输尿管软镜可弯曲，在不破坏集合系统完整性的前提下，能够进入肾盂及几乎所有肾盏进行检查、操作，避免集合系统以外肿瘤播散的可能性。但是对设备及技术要求比较高，操作复杂，存在引起输尿管狭窄、影响肾功能、影响输尿管及膀胱肿瘤种植的风险。同上尿路结石的治疗类似，输尿管软镜处理肾盂肿瘤时也会面临着是否需要预置输尿管支架管的困惑，目前多倾向于一期手术。

经皮肾镜下治疗使操作简单化，相比于输尿管镜手术视野良好，具有更大的操作通道，肿瘤切除更加彻底，止血方便，在处理较大肿瘤时更有优势，且可留置肾造瘘管进行肾盂内灌注化疗，对于技术熟练者操作安全，也是一种可考虑的手术方式。弊端是需要建立皮肤至肾脏的穿刺通道，可能导致肿瘤播散种植，但在目前的资料中，报道集合系统外种植转移的病例极少。

肾盂肾盏空间结构比较复杂，在有些病例中，无论用输尿管镜或经皮肾镜处理均难以达到满意效果，多镜联合逐渐成为趋势，当然这对技术及设备要求较高，多数术者认为多镜联合并不会增加手术风险，但是否增加肿瘤种植风险尚无定论。

目前已有多项针对内镜下治疗（输尿管镜＋经皮肾镜）与根治性手术的比较性研究，在总生存和肿瘤特异性生存方面两者无明显差异，但内镜下治疗的局部复发率相对较高，特别是对于高级别肿瘤的患者。因此大部分学者认为术后规范、严密的随访复查是必要的，但是是否需要输尿管软镜检查存在分歧。依据 EAU 指南，上尿路尿路上皮癌患者行保留肾单位手术，应于术后 3 个月和 6 个月复查尿脱落细胞、泌尿系 CT、膀胱和输尿管镜检。此后尿脱落细胞和泌尿系 CT 可每年复查 1 次，而膀胱和输尿管镜检仍需每 6 个月复查 1 次，要重视尿脱落细胞学检查。

（张　鹏　刘春林　陈宗仁　李学松　北京大学第一医院）

参考文献

[1]Roupet M，Babjuk M，Comperat E，et al.European association of urology guidelines on upper urinary tract urothelial carcinoma：2017 Update[J].Eur Urol，2018，73（1）：111-122.

[2] 中国医师协会泌尿外科医师分会肿瘤专业委员会，中国医师协会泌尿外科，医师分会上尿路尿路上皮癌（CUDA-UTUC）协作组.上尿路尿路上皮癌诊断与治疗中国专家共识[J].中华泌尿外科杂志，2018，39（7）：485-488.

病例 22 高危肾盂癌的诊断与根治性手术处理

一、导读

肾盂癌是常见的 UTUC，其诊断依据临床症状、尿脱落细胞学及影像学检查。根治性肾、输尿管全长切除＋膀胱袖状切除术是治疗高危 UTUC 的金标准。高危 UTUC 是指多发病灶、肿瘤＞2 cm、尿脱落细胞学及输尿管镜活检提示高级别尿路上皮癌（urothelial carcinoma，UC）、CTU 表现为侵袭性肿瘤及肾积水的患者。

二、病历简介

（一）病史介绍

患者男性，66 岁。

主诉：发现无痛性肉眼全程血尿 2 个月。

现病史：患者 2 个月前开始出现无痛性肉眼全程血尿，无发热、腰痛。增强 CT 显示左侧肾盂肿物，为求进一步诊治入院。

既往史：吸烟史 20 余年。糖尿病病史 5 年，口服二甲双胍治疗。

（二）体格检查

一般情况好，无发热。左侧腰部无明显叩痛，未触及明确肿物。

（三）辅助检查

1. 实验室检查 ①血红蛋白 140 g/L；②尿脱落细胞学（2 次）：大量尿路上皮细胞伴不同程度的异型增生，包括深染的不规则细胞核及核浆比增高。背景可见散在红细胞，缺乏炎症细胞。倾向于尿路上皮肿瘤。

2. CT 左侧肾盂内可见肿物，大小约为 4.5 cm×3.8 cm×3.5 cm，呈低度强化，累及左肾实质及左肾静脉分支，考虑左肾盂肿瘤可能性大（病例 22 图 1）。

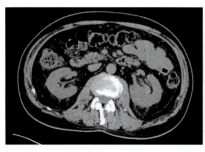
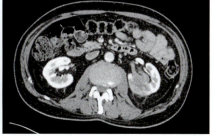

A   B

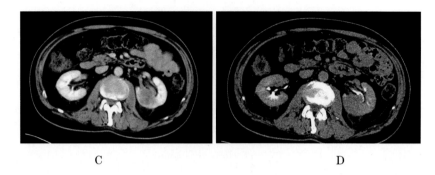

C　　　　　　　　　　　　D

病例22图1　CT平扫及增强检查

A. 平扫左肾门区见等密度软组织肿块形成，与左肾实质分界欠清；B. 动脉期左肾盂肿块呈轻度强化，边界欠清；C. 静脉期左肾盂肿块轻度强化，呈浸润性生长，侵犯左肾实质；D. 排泄期左肾盂稍扩张，内见不规则充盈缺损，病灶密度略低于正常强化的肾实质。

（四）初步诊断

左肾盂癌侵犯肾实质。

三、临床决策与分析

1. 手术指征　结合术前尿脱落细胞学及CT检查结果，左肾盂癌诊断明确，左侧根治性肾、输尿管全长切除＋膀胱袖状切除术指征明确。

2. 手术评估　患者术前除糖尿病史，长期吸烟史外，总体状况良好。ASA麻醉分级Ⅱ级。术前血红蛋白140 g/L，空腹血糖11 mmol/L。心功能：射血分数66%。胸片未见明显异常。

3. 手术方案　一体位机器人辅助腹腔镜左侧根治性肾、输尿管全长切除＋膀胱袖状切除术。

4. 术后注意事项　密切监测患者生命体征，注意腹部体征，以及患者心肺功能。

四、治疗过程

1. 手术情况　患者全身麻醉后，膀胱镜检查未见明确膀胱肿瘤。然后在一体位下行机器人辅助腹腔镜左侧根治性肾、输尿管全长切除＋膀胱袖状切除术。患者取右侧卧位，使用四臂法（一个镜头臂，三个操作臂）＋一个助手孔。手术时间240分钟，出血量50 mL。术后剖开标本见肾盂肿瘤已侵及肾实质，肾周脂肪质地硬，可能有肿瘤侵犯。

2. 术后情况及预后　术后患者无发热，术后第4天拔除引流管，术后第5天出院。术后病理显示肾盂浸润性尿路上皮癌伴鳞状分化，高级别，浸透肾实质至肾周脂肪；可见淋巴血管侵犯，并侵入肾静脉内 1.5 cm；输尿管及血管切缘未见癌累及，未见区域淋巴结。病理分期 pT_4N_x。

患者术后第 6 周开始行吉西他滨＋顺铂化疗，化疗过程中出现重度中性粒细胞减少及血小板减低，故停止化疗。与患者讨论后改为免疫检查点抑制剂（帕博丽珠单抗）治疗，3 个周期免疫治疗后患者出现免疫性肠炎及肺炎，故停止免疫治疗。

术后半年随访增强 CT 及 PET-CT 检查显示腹膜后多发淋巴结转移，行白蛋白结合紫杉醇化疗，患者耐受良好，复查 CT 显示转移淋巴结明显缩小。目前随访 18 个月，患者仍存活。

五、经验与体会

（一）肾盂癌可否行保肾治疗？

对于低危的肾盂癌可以考虑进行保肾治疗。低危患者必须同时满足：单发肿瘤，肿瘤直径＜2 cm，脱落细胞学检查为低级别，输尿管镜活检病理检查为低级别，CT 检查没有浸润性征象。对于肾功能不全或孤立肾患者，也可以考虑行保肾手术。保肾手术可采用输尿管镜或经皮肾镜切除肿瘤，术后需进行严密随访。

（二）肾盂癌的诊断需要做输尿管镜检查和组织活检吗？

软性输尿管镜可以进行活检以明确诊断，临床上确实存在极个别的肾盂良性肿瘤或肾盂淋巴瘤患者，术前的输尿管镜活检可以判断肿瘤的性质，避免过度治疗，但也会增加根治术后肿瘤在膀胱复发的风险。所以，目前指南不建议常规进行术前输尿管镜活检，只推荐对活检结果可能会影响后续治疗方案的患者，进行输尿管镜检查以明确诊断。对于临床症状、影像学和实验室检查都比较典型的患者，与患者沟通存在极低良性肿瘤风险后，可直接进行根治性手术。

（三）肾盂癌术后是否需要膀胱灌注化疗？

肾盂癌根治术后膀胱复发率为 22% ～ 47%，术后单次膀胱灌注化疗（丝裂霉素、吡柔比星）可以降低根治术后一年肿瘤膀胱复发的风险。

（四）一体位肾、输尿管全长切除＋膀胱袖状切除术的优势与经验体会

传统的根治性肾、输尿管全长切除＋膀胱袖状切除术需要术中变换体位。首先为膀胱截石位进行膀胱镜检查，并对输尿管开口用激光或电切离断其与膀胱肌层的联系。然后侧卧位进行肾、输尿管中上段切除术，术中改成平卧位再进行输尿管下段＋膀胱部分切除（膀胱袖状切除术）。腹腔镜或者机器人一体位手术可以

在患者保持侧卧位一个体位下进行，节省了手术时间，避免了术中因改变体位、搬动患者带来的风险。一个体位手术需要注意操作孔的位置，因为肾切除（输尿管中上段切除）和输尿管下段切除（膀胱部分切除）需使用不同位置的操作孔。患者头低30°，可以使小肠因重力离开膀胱操作区域。术前放置机器人套管穿刺器时应综合考虑，既避免器械之间的互相干扰，又保证操作部位在可触及范围之间。需要注意的是应在手术前进行膀胱镜检查，排除同时存在膀胱肿瘤的情况。

六、专家点评

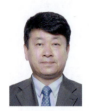

朱刚，主任医师，教授，英国伦敦大学国王学院 GKT 医学院医学哲学博士，博士研究生导师，北京和睦家医院医疗副总监、外科及泌尿外科主任。中国抗癌协会泌尿男生殖系肿瘤专业委员会副主任委员，中国初级卫生保健基金会泌尿外科专业委员会副主任委员，中华医学会泌尿外科学分会肿瘤学组委员，中国临床肿瘤学会前列腺癌专家委员会常务委员，亚洲泌尿外科机器人学会执行委员。

尽管 UTUC 只占 UC 的 5%～10%，但 60% 以上 UTUC 是浸润性癌，7% 在诊断时已有远处转移。因而 UTUC 是发病率低但恶性程度高的肿瘤。外科治疗联合放化疗、免疫抑制剂治疗的综合治疗才能取得更好的治疗效果。

外科治疗方面，随着腹腔镜和机器人手术技术的提升和普及，治疗 UTUC 的技术有了改进。一体位肾、输尿管全长切除＋膀胱袖状切除术就是其中之一。无论是腹腔镜还是机器人都可以发挥其微创优势，完成这个手术。重要的是手术过程中要保持手术器械不进入集合系统，集合系统和输尿管不破裂，以降低肿瘤播散的概率。我们一般在肾动脉控制后，就在肿瘤远心端的输尿管用 Hem-o-lok 夹控制输尿管，以降低癌细胞通过尿液播散到腹腔的风险。关于同时进行淋巴结清扫术，有许多争议。一方面 UTUC 的淋巴引流范围尚无明确定义，另外对血管周围淋巴结进行清扫也增加手术难度和术后并发症。欧洲泌尿外科学会 UTUC 指南不推荐对 T_a～T_1 UTUC 患者实施淋巴结清扫术，因为这些患者的阳性率只有 2.2%。但推荐对高危输尿管癌和肾盂癌实施腹膜后淋巴结清扫术，右侧边界为下腔静脉或腹主动脉右侧，左侧边界为腹主动脉。晚期 UTUC 患者，外科切除原发肿瘤，实施肾、输尿管全长切除＋膀胱袖状切除术，对肿瘤特异性生存和总生存还是有益的。

综合治疗方面，对局部晚期患者应用新辅助化疗比单独手术切除有更多获益。对 pT_3/T_4 和／或 pN+ 的 UTUC 患者给予术后辅助化疗联合免疫治疗，可以在总生存方面获益。

（张　凯　朱　刚　北京和睦家医院）

参考文献

[1] 中国抗癌协会泌尿男生殖系肿瘤专业委员会微创学组. 上尿路尿路上皮癌外科治疗中国专家共识 [J]. 现代泌尿外科杂志，2018，23（11）：826-829.

[2] 王鑫，高平生，朱刚，等. 完全腹腔镜下肾、输尿管及膀胱袖状切除术治疗上尿路肿瘤的临床研究 [J]. 中华泌尿外科杂志，2015，36（3）：196-199，716.

[3] Seisen T，Kranow R，Bellmunt J，et al. Effectiveness of adjuvant chemotherapy after radical nephroureterectomy for locally advanced and/or positive regional lymph node upper tract urothelial carcinoma[J]. European Urology Supplements，2017，16（3）：e2006-e2008.

病例 23　上尿路尿路上皮癌合并肿大淋巴结的手术处理

一、导读

淋巴结转移是预测 UTUC 患者预后不良的重要因素。文献报道，30% ～ 40% 的 UTUC 患者存在淋巴结转移。目前依据 CT 判断淋巴结转移的灵敏度和特异度不高，因此临床上仍根据患者危险度分级决定是否进行淋巴结清扫。对于 CT 提示合并肿大淋巴结的患者原则上均建议进行淋巴结清扫。

通过本病例的学习，希望能够让读者掌握 UTUC 患者进行淋巴结清扫的手术指征、切除范围及进行淋巴结清扫的临床意义。

二、病历简介

（一）病史介绍

患者男性，58 岁。

主诉：间断无痛性肉眼全程血尿 1 个月。

现病史：患者 1 个月前无明显诱因出现无痛性全程茶色血尿，无血块，无尿频、尿痛等症状，无排尿困难。就诊当地医院行 B 超检查提示左肾积水、左侧输尿管上端扩张。CT 提示左侧输尿管上段占位，继发上方输尿管及肾盂扩张，考虑尿路上皮癌（T_3）可能大，门诊以"左侧输尿管肿瘤"收入院。患者自发病以来一般情况尚可，体重较前无明显变化。

既往史：无特殊。

（二）体格检查

生命体征平稳，心、肺、腹查体无特殊，双侧肋脊角无压痛、叩痛，输尿管走行区无压痛，耻骨上未及膀胱充盈，压痛（-）。

（三）辅助检查

1. 化验检查　白细胞计数 $6.50×10^9$/L，中性粒细胞百分比 57.0%，血红蛋白 124 g/L，肌酐 120 μmol/ L。

2. 泌尿系增强 CT（病例 23 图 1）　左侧输尿管上段管壁增厚，最大厚度约 0.6 cm，局部管腔狭窄，多期增强扫描可见强化，平扫及增强各期 CT 值约 35 HU、67 HU、82 HU、98 HU，累及长度约 2.1 cm，边界不清，周围脂肪间隙模糊。左侧肾盏、肾盂扩张积水，左肾灌注明显减低。左肾门水平腹膜后可见数枚淋巴结，较大者短径约 0.6 cm。考虑左侧输尿管上段占位，输尿管肿瘤（T_3）可能大，继发左肾积水，左肾灌注减低，左肾门水平腹膜后多发淋巴结，性质待定。

3．术前膀胱镜　膀胱尿道黏膜未见明显异常。

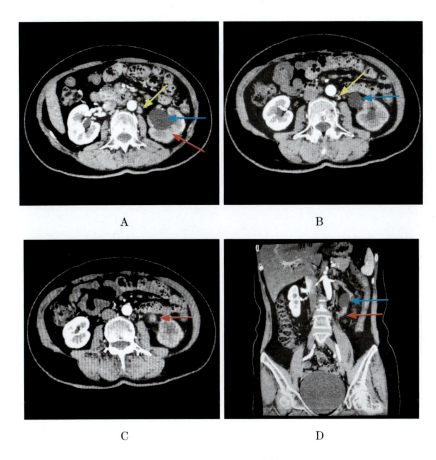

A　　　　　　　　　　　　B

C　　　　　　　　　　　　D

病例 23 图 1　泌尿系增强 CT

左侧输尿管肿瘤术前增强 CT 动脉期；红色箭头示输尿管肿瘤，黄色箭头示腹膜后肿大淋巴结，蓝色箭头示肿瘤上方输尿管肾盂扩张积水。

A．肾门层面示左肾实质强化较右肾减低，左肾盂扩张积液，腹主动脉旁见强化淋巴结显影；B．左肾下极层面见另一强化淋巴结，左侧输尿管上段扩张积液；C．输尿管上段见明显强化软组织肿块，相应管腔狭窄、闭塞；D．冠状面重建示左侧输尿管上段条状明显强化软组织肿块，其以上输尿管扩张积液。

（四）初步诊断

左侧输尿管肿瘤（$T_3N_1M_x$）。

三、临床决策与分析

1. 根据患者病史（无痛性肉眼全程血尿）、CT增强检查（左输尿管上段占位，增强扫描可见强化，肾门水平可疑淋巴结）等证据判断，输尿管肿瘤诊断成立。

根据欧洲泌尿外科学会UTUC指南，并发肾积水、多发病灶、肿瘤＞2cm、尿脱落细胞学发现高级别尿路上皮细胞癌、输尿管镜活检为高级别尿路上皮细胞癌、有因膀胱癌行根治性膀胱切除病史、CTU表现为侵袭性肿瘤和存在变异病理类型的为高危UTUC，其标准治疗为RNU加膀胱袖状切除。该患者属于高危患者，局部肿瘤侵犯肾实质，且CTU提示局部有肿大淋巴结，因此需要进行淋巴结清扫。一方面明确病理分期，另一方面可能改善预后。根据《上尿路尿路上皮癌外科治疗中国专家共识》，左侧肾盂肿瘤腹膜后淋巴结清扫范围为：肾门水平至腹主动脉分叉，内侧为腹主动脉右侧、下腔静脉左侧的血管间沟淋巴结。

2. 此患者术前肌酐稍高，由于手术创伤大，应警惕术后肾功能不全等并发症的出现。

3. 目前肾盂癌根治性手术，G_1级患者5年存活率约为75%，G_2级为55%，G_3级为27%；鳞状上皮癌和腺癌预后不良。淋巴结阳性的患者，即使行区域淋巴结清扫，多数患者术后仍然出现远处转移。手术后应积极随访，定期行胸腹部CT和膀胱镜检查，有利于早期发现肾盂癌术后局部复发、再发膀胱癌和远处转移的可能。

四、治疗过程

1. 手术情况　手术采用全身麻醉、60°斜卧位、经腹腹腔镜手术。常规消毒铺巾，取左侧锁骨中线肋缘下0.5cm小切口，切开腹壁各层，置入气腹针，气腹压14mmHg。于脐上做1cm小切口穿刺12mm套管引入腹腔镜，监视下分别于腋前线肋缘下、左侧反麦氏点取1cm小切口，置入2个12mm套管；脐与耻骨联合之间置入10mm套管。分离降结肠肠管粘连，在肾下极水平游离结肠，并从结肠旁沟向上游离至脾结肠韧带处，将结肠翻至内侧。在肾下极水平游离显露输尿管及性腺血管，将输尿管挑起，沿输尿管及性腺血管向肾蒂游离。显露肾动静脉主干，分别用Hem-o-lok处理，切断，近端保留2夹。肾静脉分支用钛夹处理。游离肾上极，保留肾上腺，在肾周筋膜外游离肾脏背侧。游离输尿管至末端膨大处，直至输尿管末端。向外上牵拉时出现一锥形帐篷样结构，采用定制Bulldog钳钳夹输尿管末端，于Bulldog钳近端Hem-o-lok钳夹输尿管，沿Bulldog钳的上缘及Hem-o-lok间切断输尿管及膀胱袖状组织。可吸收缝线双层缝合膀胱壁切口，撤除Bulldog钳。清扫左侧肾门淋巴结、腹主动脉旁及腹主动脉、下腔静脉血管间沟淋巴结（病例 23 图 2），单独留取病理。下腹正中切口切开约 6 cm，将肾脏装入标本袋后自切口取出。冲洗伤口，止血无误，留置引流管，缝合各切口，术毕。

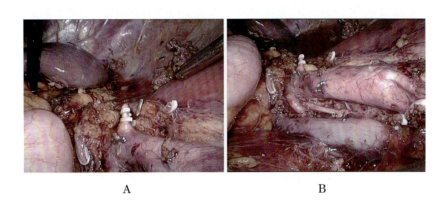

A   B

病例 23 图 2　腹腔镜下腹膜后淋巴结清扫

A. 清扫中；B. 清扫完。

2. 术后情况及预后　术后第 5 天拔除引流管，术后第 7 天出院。术后病理示输尿管浸润性尿路上皮癌，G_2（高级别尿路上皮癌），肿瘤大小约 4 cm×3 cm×3 cm，浸润管壁全层，但未突破，pT_2，手术断端净，另送腹主动脉旁淋巴结 0/2，血管间沟淋巴结 0/5 均未见癌。

五、经验与体会

（一）上尿路尿路上皮癌患者 RNU 中是否应进行淋巴结清扫？

RNU 仍然是 UTUC 治疗的金标准，是否进行淋巴结清扫则始终存在争议。淋巴结清扫能够明确肿瘤分期，且不显著增加手术时间及并发症，但各项研究对于淋巴结清扫能否改善预后有较大分歧。有研究显示，T_1 期患者中仅 2.2% 淋巴结阳性，而 pT_2 ～ T_4 患者中淋巴结阳性率高达 16%，因此目前各指南均推荐对肌层浸润性 UTUC 患者行淋巴结清扫术。对于部分 CTU 难以分辨是否存在肌层浸润的患者，可以根据临床特点进行危险度分级，对高危患者进行肾盂淋巴结清扫（合并肾积水、肿瘤＞2 cm、尿脱落细胞学高级别、输尿管镜活检高级别、多发病灶、因膀胱癌行根治性膀胱切除病史、变异的病理类型、CTU 提示有肌层浸润）。对于 CTU 提示存在局部肿大淋巴结的患者，原则上均建议进行淋巴结清扫。

本例患者为侵袭性肿瘤，属于高危患者，且 CTU 提示可疑淋巴结转移，因此术中进行淋巴结清扫，一方面可明确肿瘤分期，另一方面能够改善患者预后。

（二）上尿路尿路上皮癌患者进行淋巴结清扫的范围是什么？

上尿路尿路上皮癌淋巴结转移的区域与原发肿瘤位置相关。对于淋巴结清扫范围，目前一般认为对于肾盂及输尿管中上 1/3 的肿瘤，清扫同侧肾门淋巴结、腹主动脉旁淋巴结或腔静脉旁淋巴结，以及腹主动脉右侧、下腔静脉左侧的血管间沟淋巴结。对于输尿管下段肿瘤则考虑清扫同侧盆腔淋巴结（髂总、髂内、髂外、闭孔淋巴结）。

本例患者为左输尿管肿瘤，术前 CTU 提示肾门水平腹膜后可疑淋巴结，因此术中行肾门淋巴结、腹主动脉旁淋巴结、血管间沟淋巴结清扫。

六、患教建议

目前在根治性肾、输尿管全长切除术中是否进行淋巴结清扫仍存在争议，CTU提示区域淋巴结肿大的患者进行淋巴结清扫可能能够改善预后。术后病理发现淋巴结转移提示预后不良，可能需要进行辅助化疗。上尿路尿路上皮癌患者术后需定期复查，根据危险分级不同选择输尿管镜、尿细胞学、CT 等检查。

七、专家点评

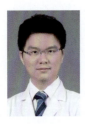

方冬，副主任医师，副教授，医学博士，就职于北京大学第一医院泌尿外科 / 男科中心，日本富山大学访问学者，吴阶平医学基金会生殖医学青年专家委员会委员，北京中西医结合学会男科专业委员会青年委员。

对于淋巴结清扫的适应证目前已经基本得到了公认。淋巴结清扫适宜在区域淋巴结转移风险较高的患者中开展，而淋巴结转移风险与肿瘤分期密切相关，有报道发现 T_1 期淋巴结转移风险不到 1%，而 T_2、T_3 期的转移风险上升为 7% ~ 10%。因此高分期（≥ T_2）患者是较为适合的人群，推荐可以考虑对局部进展期患者开展淋巴结清扫。

对于 UTUC 的化疗方案主要借鉴膀胱癌的相关研究。进展期 UTUC 即便通过手术达到了根治性切除，其术后复发转移的风险仍然较高，很难单纯依托手术本身达到显著延长生存期的目的。完整切除上尿路尿路上皮癌后给予辅助化疗可以改善无病生存率、总生存期与生存率等预后指标。中国很多 UTUC 患者的起病与服用马兜铃酸相关中草药所致的马兜铃酸肾病有关，患者在术前就已经出现肾功能不全，而在进行 RNU 后肾功能将进一步下降。对于估算的肾小球滤过率（eGFR）允许化疗的高危患者，可以考虑基于顺铂的化疗，肾功能不全时考虑紫杉醇或吉西他滨。

相较术后化疗，虽然新辅助化疗不是上尿路恶性肿瘤的标准治疗，但在局部晚期尿路上皮癌的治疗中具有重要作用。本例患者接受了新辅助化疗，其另一目的在于为患者赢得手术机会或降低手术难度，甚至期望降低术前肿瘤分期。需要指出的是，化疗对生存率的改善可能仅限于基于铂类的方案。

（尹　路　李新飞　熊盛炜　方　冬　北京大学第一医院）

参考文献

[1] 方冬,李学松.《上尿路尿路上皮癌诊断与治疗中国专家共识》解读 [J]. 西部医学,2019,(7)：990-993.

[2] 叶云林. 上尿路尿路上皮癌外科治疗中国专家共识 [J]. 现代泌尿外科杂志, 2018, 23 (11)：27-30.

[3] Fajkovic H, Chromecki T, Cha EK, et al. Prognostic value of extranodal extension and other lymph node parameters in patients with upper tract urothelial carcinoma[J]. Journal of Urology, 2011, 8 (3)：215.

病例 24 双侧上尿路尿路上皮癌的冷冻消融处理

一、导读

上尿路尿路上皮癌约占所有尿路上皮癌的 5%～10%，以往认为根治性肾、输尿管全长切除＋膀胱袖状切除是治疗上尿路尿路上皮癌的金标准。但对于双侧上尿路尿路上皮癌、合并孤立肾、健侧肾功能不全、一般情况较差的患者，如采取根治性肾、输尿管全长切除，手术风险高，术后患者生活质量、经济负担受较大影响。而采取保肾治疗方式，如何减少手术并发症，减少肿瘤复发风险，则是对于手术医师的临床决策、手术操作的全面考验。通过对本病例的学习，希望能够让读者掌握双侧上尿路尿路上皮癌的诊断与应对策略。

二、病历简介

（一）病史介绍

患者男性，69 岁。

主诉：间歇性无痛性肉眼全程血尿 1 个月。

现病史：患者 1 个月前无明显诱因出现无痛性肉眼全程血尿，无尿频、尿急，无腰痛、腰酸等不适症状。现为进一步治疗来诊，行增强 CTU 提示双肾、输尿管近段积水，左侧明显。右侧输尿管中下段多发占位，中段占位约 0.9 cm，下段占位约 1.2 cm；左侧输尿管下段占位约 2.6 cm，考虑恶性肿瘤可能。

既往史：既往曾行双侧髋关节置换，因冠心病外院行冠脉支架置入术，长期服用阿司匹林，合并有高血压。

（二）体格检查

意识清楚，精神尚可，腹部软，无压痛及反跳痛，双肾区无叩击痛，双下肢无水肿。

（三）辅助检查

1. 肾功能　肌酐 100 μmol/L，尿素 4.17 mmol/L。

2. 增强 CTU　双肾、输尿管近段积水，左侧明显。右侧输尿管中下段多发占位，中段占位约 0.9 cm，下段占位约 1.2 cm；左侧输尿管下段占位约 2.6 cm，考虑恶性肿瘤可能。

3. 肾动态显像　左侧 GFR 33.50 mL/min，右侧 GFR 32.32 mL/min。

（四）初步诊断

1. 双侧输尿管多发占位，恶性肿瘤可能；

2. 高血压；

3. 冠脉支架置入术后。

三、临床决策与分析

以往认为根治性肾、输尿管全长切除＋膀胱袖状切除是治疗上尿路尿路上皮癌的金标准。随着近年内镜技术的发展及研究的进展，内镜下肿瘤消融切除等保肾治疗方式在治疗低危上尿路尿路上皮肿瘤预后与根治性手术无明显差异。

但目前应用内镜手术治疗上尿路尿路上皮肿瘤尚存在一些不足：为了避免穿孔，内镜下切除深度有限，因此有肿瘤残留可能；术后有复发进展的风险；国内未得到普遍应用。

冷冻治疗作为微创治疗手段之一，当应用于膀胱、食管等空腔脏器时，通过控制冷冻温度及时间，可在保持器官管壁结构完整的同时使肿瘤细胞坏死凋亡，避免肿瘤残余的潜在可能。对于本例患者，由于患者为双侧输尿管肿瘤，如采取RNU，患者切除双侧肾脏后需长期行肾脏替代治疗，这对于患者生活质量及经济压力影响较大，且患者有高血压及冠心病病史，长期服用抗血小板药物，采取RNU出现围术期合并症风险较大。经过与患方的沟通，决定采取输尿管镜下肿瘤冷冻消融治疗，在杀灭肿瘤、减少复发风险的同时，可以减少围术期并发症风险，并保留患者双侧肾脏。

四、治疗过程

1. 手术情况

（1）患者于全身麻醉、截石位下进行，输尿管镜进镜，见双侧输尿管开口正常。右侧输尿管口置入导丝后，进镜，分别于右输尿管中下段、下段各见一菜花样肿瘤，大小约1 cm、1.2 cm。输尿管镜下取肿瘤多点活检后，以钬激光Ho：YAG 2.0 J/15 Hz沿肿瘤基底部切除肿瘤，暴露管腔（病例24图1）。

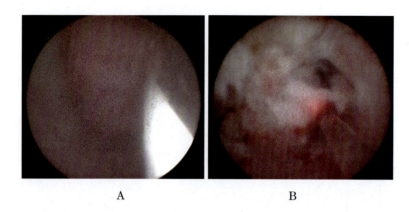

病例 24 图 1　钛激光切除部分肿瘤暴露输尿管管腔

A. 冷冻消融前，输尿管镜下暴露肿瘤；B. 以钛激光切除部分肿瘤以暴露输尿管管腔。

（2）沿输尿管镜操作鞘内置入冷冻治疗导管，接触肿瘤基底部，冷冻 2 轮，每轮 2 分钟。每轮冷冻后待冰球完全融化再进行下一轮冷冻。冷冻后创面无穿孔、出血（病例 24 图 2）。直视下留置 F 4.7 双"J"管。

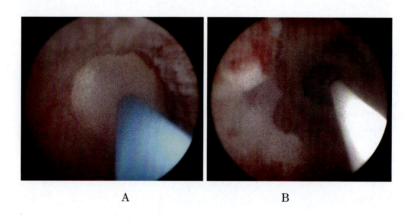

病例 24 图 2　冷冻治疗输尿管肿瘤基底部

A. 输尿管镜下冷冻消融肿瘤基底部，可见冰球形成；B. 冷冻后输尿管腔情况。

（3）左侧输尿管进镜后见左侧输尿管下段一菜花样占位，大小约 2.5 cm，取多点活检后，同上一步骤处理左侧输尿管占位。直视下留置 F 4.7 双"J"管。

2. 术后情况及预后　患者术后无腰痛、腹痛等不适症状，尿色清，术后 3 天拔除导尿管，术后 7 日予出院，术后 1 个月拔除双"J"管。术后病理提示输尿管尿路上皮乳头状癌，低级别。术后 6 个月复查 CTU 增强，未见明显占位（病例 24

图 3）。复查输尿管镜见左侧输尿管无肿瘤复发，管腔无明显狭窄，右侧输尿管原肿瘤消融部位无复发，中上段见一新发肿瘤，约 0.5 cm，予输尿管镜下激光消融切除（病例 24 图 4）。术后 12 个月再次复查输尿管镜，未见肿瘤复发。

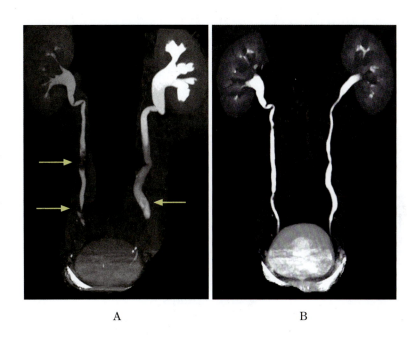

病例 24 图 3　术后 6 个月复查 CTU 增强

A. 冷冻消融术前增强 CTU（黄色箭头所指为占位）；B. 冷冻消融术后 6 个月复查增强 CTU。

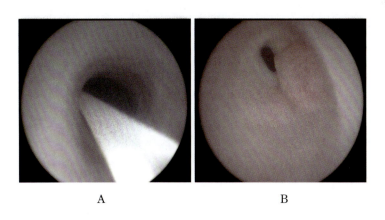

病例 24 图 4　术后 6 个月输尿管镜复查

A. 原肿瘤冷冻后管腔无狭窄；B. 右侧输尿管中上段新发病灶，予以切除。

五、经验与体会

（一）目前临床指南对于低危及高危上尿路尿路上皮癌分别采用哪种治疗方式？

目前，对于低危上尿路尿路上皮癌（单发、肿瘤低级别、肿瘤＜2 cm、影像学检查未见肿瘤周围浸润），EAU 指南推荐可行保肾治疗方式（如输尿管镜或经皮肾镜下切除、输尿管节段切除），目前国内对于保留肾单位的手术治疗方式并未普遍应用。而对于高危上尿路尿路上皮癌（多发、肿瘤高级别、肿瘤≥2 cm、合并肾积水、肿瘤周围浸润），指南推荐行根治性肾、输尿管全长切除＋膀胱袖状切除术。但对于一些特殊病例，如双侧上尿路尿路上皮癌、合并孤立肾、健侧肾功能不全、一般情况较差的患者，因术后患者需长期行肾脏替代治疗或围术期风险高，在肿瘤可切除的前提下，可考虑行保肾治疗。

（二）术中及术后的注意事项是什么？

手术应规范操作，冷冻冰球形成后及复温过程中冰球未完全融化时避免移动导管是减少穿孔并发症的关键。冷冻消融的空腔脏器由于愈合后纤维组织增生，有管腔狭窄可能，需留置双"J"管预防术后狭窄。

保肾治疗方式术后肿瘤复发风险较高，术后需定期复查输尿管镜及膀胱镜，如出现肿瘤复发，需及时再次行手术治疗切除。

（三）为何选择冷冻消融治疗该例上尿路尿路上皮癌？

该例患者为双侧上尿路尿路上皮癌，同时肿瘤为多发，直径＞2 cm，有行根治性肾输尿管切除指征，但术后需长期行肾脏替代治疗或肾移植，对于患者生活质量及经济负担都有较大影响，同时患者既往有冠心病行冠脉支架置入病史，行根治性切除手术发生围术期并发症风险较大。通过与患方的仔细沟通后，选择了保肾治疗方式。

目前国内外内镜手术治疗上尿路尿路上皮癌多使用激光消融，术后有肿瘤残余复发的风险，其可能的原因有：常规内镜下对上尿路肿瘤的切除，由于考虑到输尿管管壁较薄，为了避免穿孔，需控制切除深度。而冷冻消融有效冷冻温度范围可达输尿管管壁外，同时保持管壁结构完整，故可减少肿瘤残余的可能。

六、患教建议

对于本例患者，由于肿瘤直径＞2 cm，且多发占位，属于高危的上尿路尿路上皮癌。传统手术方法要完整切除肾脏及全长输尿管，手术时间长、创伤大、并发症较多。患者为 69 岁老年男性，既往有冠心病病史，患者本人及家属都有较强烈的保肾意愿，且不论是否可以耐受双侧根治性切除手术，若切除了双侧肾脏，患者术后需长期行肾脏替代治疗（血液透析／腹膜透析），对治疗后患者的生活质量、生存期都有较大影响。针对这位患者的情况，本团队采用了新型原创的治疗理念，在输尿管镜下利用冷冻消融的方法，杀灭局部的肿瘤，保留了患者的肾脏。

然而手术治疗只是第一步，后续还需要密切的随访复查。对于新发的肿瘤，需及早发现并予以治疗，如果有转移、进展，还需系统的化疗、免疫治疗。

七、专家点评

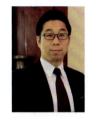

姜昊文，主任医师，教授，博士研究生导师，复旦大学附属华山医院泌尿外科主任。中华医学会泌尿外科学分会常务委员兼泌尿工程学组副组长，中国性学会泌尿外科分会候任主任委员，中国医学装备协会泌尿外科分会常务委员，中国抗癌协会泌尿男生殖系肿瘤专业委员会常务委员，中国医师协会泌尿外科医师分会修复重建学组委员，上海市医学会泌尿外科分会委员。

本例患者虽为高危型上尿路尿路上皮癌，但综合考虑年龄、一般情况、肿瘤为双侧多发、患者的意愿及经济水平，结合国内外对于保留肾单位手术的新理念及新技术手段，采用了最适合患者的治疗方式。在临床决策过程中综合考虑了患者的客观病情、患者意愿及社会文化背景，真正做到了精准治疗。

对于上尿路尿路上皮癌，如有双侧并发、合并孤立肾、对侧肾功能不全、一般情况差无法耐受根治性切除手术者，不可生硬地照搬以往的经验。根据目前国内外指南，对于这类特殊病例，可以考虑保肾手术，术后需考虑肿瘤复发的风险，因此术前需与患方充分沟通。针对现有治疗方法的不足，不断做出创新，也是外科诊疗水平不断进步的基石。

（姜昊文　复旦大学附属华山医院）

参考文献

[1]Seisen T, Peyronnet B, Dominguez-Escrigj L, et al.Oncologic outcomes of kidney-sparing surgery versus radical nephroureterectomy for upper tract urothelial carcinoma：a systematic review by the EAU non-muscle invasive bladder cancer guidelines panel[J].European Urology, 2016, 70（6）：1052-1068.

[2]Grasso M, Fishman AI, Cohen J, et al.Ureteroscopic and extirpative treatment of upper urinary tract urothelial carcinoma：a 15-year comprehensive review of 160 consecutive patients[J].Bju International, 2012, 110（11）：1618-1626.

[3] 方冬，李学松.上尿路尿路上皮癌诊断与治疗中国专家共识[J].中华泌尿外科杂志，2018，39（7）：485-488.

[4]Dumot JA, Li J JV, Fallk GW, et al.An open-label, prospective trial of cryospray ablation for Barrett's esophagus high-grade dysplasia and early esophageal cancer in high-risk patients[J].Gastrointestinal Endoscopy, 2009, 70（4）：635-644.

病例 25 输尿管癌的诊断与处理

一、导读

上尿路尿路上皮癌约占所有尿路上皮癌的 5% ~ 10%。根治性肾、输尿管全长切除术（包含同侧输尿管开口处的膀胱袖套状切除）是治疗高危 UTUC 的标准术式。1991 年，Clayman 等学者首先报道了腹腔镜根治性肾、输尿管全长切除术。随后，这种腹腔镜根治性肾切除联合下腹部小切口开放膀胱袖套状切除的术式越来越受到青睐。近 10 年来，也有学者开始尝试完全腹腔镜下实施 RNU 和膀胱袖套状切除术，减少了术中搬动患者体位以及再次消毒铺单的步骤，并进一步减小手术创伤。但是最新的循证医学研究表明，采用腹腔镜技术完成膀胱袖套状切除是 UTUC 患者术后预后不良的独立危险因素。其内在原因包括膀胱袖套状切除不够充分和膀胱内尿液外渗导致肿瘤种植等。根据腹腔镜根治性肾输尿管全长切除术的局部解剖和 CO_2 气腹流体动力学特点，国内学者创建了一种有助于同时实现充分袖套状切除和避免尿液外渗的方法，即完全后腹腔镜技术经膀胱外途径规范化直视下（pure retroperitoneoscopic extravesical standardized seeable, P.R.E.S.S.）膀胱袖套状切除术。

P.R.E.S.S. 技术的命名包含两层含义：① 5 个英文单词体现了手术操作的特点和肿瘤学安全性的要求，即完全后腹腔镜技术、膀胱外途径袖切、规范化直视下确保袖切充分及避免尿液外渗；②"PRESS（压力）"体现该技术的理论基础，即利用各筋膜间隙的压力差从而获得较好的手术显露。

二、病历简介

（一）病史介绍

患者女性，75 岁。

主诉：无痛性肉眼血尿 11 天。

现病史：患者因无痛性肉眼血尿 11 天来诊，无尿频、尿急、尿痛，无腰痛、发热等症状，外院影像学检查发现左输尿管占位，在外院全身麻醉下行输尿管镜检查＋活检＋双"J"管置入，病理学结果提示浸润性尿路上皮癌，为进一步诊治收治入院。BMI 26.5，ECOG 评分 1 分，Charlson 全身合并症评分（Age-weighted）2 分，ASA 麻醉分级 Ⅱ 级。

既往史：无腹盆腔手术史。

（二）体格检查

生命体征平稳。腹平软，无明显压痛及反跳痛，未及腹部肿块。双肾区无叩击痛，双侧输尿管走行区无压痛，未触及肿物。膀胱区无隆起，无压痛，叩诊浊音。外生殖器未见异常。

（三）辅助检查

1. 实验室检查　外院尿脱落细胞学检查找到肿瘤细胞，倾向尿路上皮癌；入院查血常规：白细胞计数 5.8×10^9/L，中性粒细胞百分比 66.7%，血红蛋白 111 g/L，血小板 135×10^9/L；血肌酐 84 μmol/L；尿常规：白细胞 33.6 个 /μl，红细胞 390 个 /μl。

2. 影像学检查　外院 CTU 检查示左输尿管中下段实性占位，大小约 3.0 cm×1.8 cm×1.7 cm（病例 25 图 1），伴左肾积水。

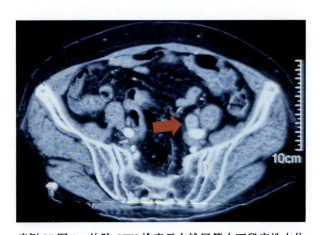

病例 25 图 1　外院 CTU 检查示左输尿管中下段实性占位

三、临床决策与分析

患者为老年女性，因"无痛性肉眼血尿"在外院行泌尿系 CTU、尿脱落细胞学及输尿管镜活检等检查，病理学评估明确诊断为局限性左输尿管浸润性尿路上皮癌，按照 2020 年版 EAU 指南危险分层属于高危 UTUC，其首选治疗方案为根治性肾、输尿管全长切除术。

1. 诊断　根据患者典型的临床表现、辅助检查和病理学结果，该患者左输尿管癌、左肾积水诊断明确。

2. 治疗 该患者为局限性输尿管癌，术前影像学检查局部未见明显肿大淋巴结，手术治疗为首选的治疗方式，输尿管癌的手术治疗包括根治性手术和腔内保肾手术，但患者肿瘤负荷较大，呈浸润性生长，应采取根治性手术。此外，该患者术前检查明确提示脱落细胞学阳性，同时已采取了输尿管镜活检术，循证医学研究表明该操作会增加术后膀胱内肿瘤复发的风险。因此，如何避免术中尿液外渗导致肿瘤种植及降低术后膀胱内复发风险是治疗该患者时需重点关注的问题。此外，淋巴结清扫在 UTUC 根治术中的作用越来越受到重视，尽管在输尿管癌患者预后中的作用尚未完全明确，但对于浸润性生长、肿瘤负荷较大的患者，淋巴结转移风险也会相应增高。基于以上考虑，对该患者拟实施全程后腹腔镜下输尿管癌根治术＋P.R.E.S.S. 技术膀胱袖套状切除术＋盆腔淋巴结清扫术，并在术前 1 小时进行膀胱灌注化疗。

3. 术后注意事项 严密监测生命体征变化和感染指标，术后 24 小时内进行 1 次膀胱灌注化疗以降低术后膀胱内肿瘤复发的风险。

四、治疗过程（病例 25 视频 1）

1. 手术情况 患者取健侧 90°、腰部抬高体位（病例 25 图 2），留置 F 16 双腔导尿管。行肾切除术时，套管布局和术者站位与标准后腹腔镜根治性肾切除术完全一致（病例 25 图 3），在髂脊上 2～3 cm 处取 2 cm 皮肤切口，置入自制手套气囊，扩张并建立后腹腔操作空间，在髂脊上放置镜头孔、腋后线 12 肋下及腋前线肋缘下 2 cm 处分别放置一枚 12 mm 套管。彻底清除腹膜外脂肪至髂窝，切开肾周筋膜，沿腰大肌表面分离寻及左肾动脉根部，充分游离后予以 Hem-o-lok 夹闭并离断（近心端 2 枚，远心端 1 枚），同法处理左肾静脉，向上分离保留同侧肾上腺组织，完整切除左肾及肾周脂肪囊，将输尿管尽可能向远端分离。

病例 25 视频 1

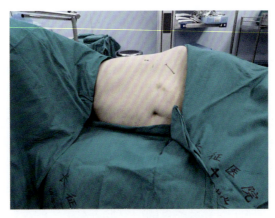

病例 25 图 2　患者手术体位

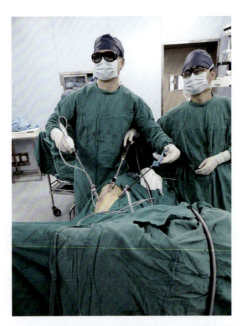

病例 25 图 3　手术第一阶段（肾切除术）时术者与助手的站位

行远端输尿管分离及膀胱袖套状切除时，需先在下腹部 Gibson 切口线上增加 5 mm 及 12 mm 操作套管各一枚，将镜头放置在原左腋前线肋缘下操作孔的位置，主刀站于患者腹侧，扶镜者位于患者头侧（病例 25 图 4）。提起输尿管，分离显露脐动脉索，Hem-o-lok 夹闭后离断，扩大盆腔侧方腹膜外间隙。超声刀沿输尿管向远端分离，离断子宫圆韧带及子宫动脉，以获得更大的操作空间。继续向远端分离至膀胱壁段，用超声刀电凝离断紧贴输尿管的膀胱上动脉。适当清除膀胱外脂肪，提起输尿管见末端呈帐篷样隆起时，在帐篷样隆起前上方的膀胱壁切开进入膀胱腔，待 CO_2 充盈尿袋及气性膀胱腔建立后（此时导尿管气囊清晰可见），直视下充分切除输尿管开口及周围部分膀胱壁。以 3-0 V-Lok 5/8 弧倒刺线黏膜对黏膜缝合关闭膀胱切口。超声刀仔细清扫腹主动脉分叉处至左侧髂外动脉的淋巴结。放置肾窝及盆腔引流各 1 根。取 4 ~ 5 cm 的 Gibson 切口可取出标本。具体手术操作详见病例 25 视频 1。

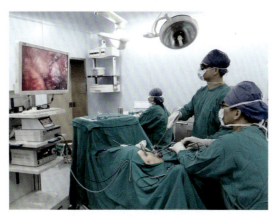

病例 25 图 4　手术第二阶段（远端输尿管及膀胱袖切）时术者与助手的站位

2. 术后情况及预后　手术顺利，手术时间 230 分钟，术中出血 400 mL，未输血。术后第 1 天予以膀胱内灌注化疗 1 次。患者术后恢复良好，无术后并发症，术后第 1 天恢复肠道功能。于术后第 3 天及第 4 天分别拔除肾窝及盆腔引流管，第 5 天出院，尿管留置 10 天。术后病理学检查提示左输尿管高级别浸润性尿路上皮癌，清扫淋巴结共 14 枚，均未见癌转移，pT_2N_0，切缘均为阴性。出院后继续予以膀胱内灌注化疗，每月 1 次，共 8 次。术后 3 个月复查膀胱镜示左侧未见输尿管开口，愈合良好，未见肿瘤复发。胸腹部 CT、泌尿系超声、尿细胞学检查均未见复发转移征象。

五、经验与体会

腹腔镜根治性肾、输尿管全长切除手术是泌尿外科为数不多的多象限手术，需要先后完成根治性肾切除术和远端输尿管及膀胱袖套状切除术。第一部分的腹腔镜根治性肾切除术已经成为泌尿外科非常成熟的术式，但第二部分中，涉及膀胱袖套状切除的方法多样。上述病例尿脱落细胞学检查找到尿路上皮癌细胞，术中尿液播散肿瘤种植风险大。此外，患者在当地已行输尿管镜活检并留置了双"J"

管，若行输尿管癌根治术前拔除双"J"管，可能进一步增加肿瘤脱落的风险，若行开放手术，因双"J"管的影响无法行闭合式膀胱袖套状切除，因此，对于该病例，采用全程后腹腔镜下输尿管癌根治术＋P.R.E.S.S. 技术膀胱袖套状切除术是合理的治疗选择。

该技术的关键点在于 P.R.E.S.S. 技术膀胱袖套状切除术的套管布局及 CO_2 气腹流体动力学特征。在完成肾切除术后，在下腹部 Gibson 切口线上增加 5 mm 及 12 mm 操作套管各一枚，这一步骤是容易损伤腹膜的环节，需要仔细推开前腹膜的壁层。另外，盆侧腹膜外间隙的建立是手术成功的关键。对于女性患者，脐动脉索和子宫圆韧带是重要的解剖标志，仔细分离并夹闭离断有利于扩大盆侧腹膜外间隙（病例 25 图 5）。当切开膀胱后，CO_2 将膀胱充盈，因腹腔内为低压，膀胱腔处于扩张状态。即使短时间内有对侧肾脏分泌的少量尿液，因膀胱腔有一定的空间而且患者处于侧卧位，尿液位于扩张的膀胱腔底部，可以避免尿液外渗。扩张的膀胱腔确保直视下充分地进行袖套状切除，同时可以从容地进行黏膜对黏膜的确切吻合。在腹膜外确切的关闭膀胱袖口，有助于降低术后即刻膀胱灌注发生化疗药物外渗及相关并发症的风险。

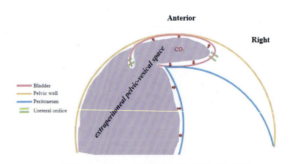

病例 25 图 5　盆侧腹膜外间隙模式图

六、患教建议

UTUC 是泌尿系统肿瘤中恶性程度较高、预后较差的一类疾病，术前明确诊断和危险分层是制订合理治疗方案的关键。术前影像学检查和尿液标志物（包括尿脱落细胞学检查）是无创诊断的重要手段，但诊断"金标准"仍然依赖于输尿管镜活组织病理学检查。循证医学研究表明术前输尿管镜活检会增加术后膀胱内肿瘤复发的风险。因此，需在术前充分告知行输尿管镜检查的利弊，以及即使做了输尿管镜，仍然存在取材困难、组织过少无法进行病理学评估的情况。

七、专家点评

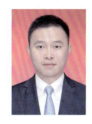

　　吴震杰，医学博士，副主任医师，副教授，就职于海军军医大学第一附属医院泌尿外科，上海市泌尿外科质量控制督导委员会专家组成员，亚洲男科学会青年委员。

　　该例为高危局限性 UTUC 患者，一般情况较好，术前肾功能正常，对侧肾脏无合并疾病，术前诊断明确，根治性肾、输尿管全长切除术是首选的治疗方案。作者采用了经典的后腹腔镜根治性肾切除术，并创新性应用 P.R.E.S.S. 技术进行膀胱袖套状切除，实现了充分袖切、避免尿液外渗及确切缝合膀胱切口的目标，同时进行了标准盆腔淋巴结清扫，患者恢复快，疗效确切。

　　根治性肾、输尿管全长切除术中膀胱袖套状切除一直是学界的热点话题，目前仍无标准的最佳术式，按照不同入路，可以分为膀胱外途径和膀胱内途径；按照膀胱腔是否可见，可以分为直视下切除和闭合式切除；按照切除方式不同，可以分为标准切除、夹闭、脱套、抽剥等。P.R.E.S.S. 技术属于膀胱外直视途径，能够实现充分袖切、避免尿液外渗及确切缝合膀胱切口，有较好的临床应用前景，但该技术需严格把握手术适应证。

　　对于 UTUC 患者的治疗，应结合患者的一般情况、肾功能水平、肿瘤分级分期及患者预期目标，可以考虑综合应用化疗、免疫、根治性手术或腔内局部治疗等多种手段。

（吴震杰　海军军医大学第一附属医院）

参考文献

[1]Rv C, Lr K, Rs F, et al.Laparoscopic nephroureterectomy：initial clinical case report[J].Journal of Iaparoendoscopic Surgery, 1991, 1（6）：343-349.

[2]Peyronnet B, Seisen T, Domingtez-Escrig JL, et al.Oncological outcomes of laparoscopic nephroureterectomy versus open radical nephroureterectomy for upper tract urothelial carcinoma：an european association of urology guidelines systematic review[J].European Urology Focus, 2019, 5（2）：205-223.

病例 26　不典型肾脏尿路上皮癌的诊断与处理

一、导读

上尿路尿路上皮癌指起源于上尿路上皮，累及肾盂至远端输尿管的恶性肿瘤。UTUC 发病高峰年龄为 70 ～ 90 岁，男性发病率高于女性，危险因素包括 Balkan 肾病、遗传、吸烟、接触芳香胺等。

UTUC 早期最常见的症状为血尿，在 56% ～ 98% 的患者中出现，表现为间歇无痛性肉眼全程血尿或镜下血尿。20% ～ 40% 的患者出现腰痛，多表现为钝痛，主要是由于梗阻和肾盂积水扩张所致，当血块掉落时，也可表现为急性肾绞痛。部分患者就诊时已出现晚期症状，例如腰部或腹部肿块、厌食、体重下降、盗汗、乏力、骨痛，以及肾功能不全症状，如呕吐、食欲缺乏、水肿、高血压等。少数患者就诊时无任何症状，仅通过影像学检查偶然发现。常用的检查方法包括影像学检查 [CT、MRI、静脉尿路造影（intravenous urography，IVU）等]、内镜检查及病理活检、尿液细胞学及 FISH 等检查。典型的肾脏尿路上皮癌为集合系统内肿物，向肾盂肾盏内突出，表现为造影剂充盈缺损，细胞学和 FISH 可为阳性。

RNU 是治疗该疾病的金标准。对于低危患者及高危患者合并孤立肾、肾功能严重受损或双侧 UTUC 的情况，谨慎选择保留肾脏的输尿管节段切除术和内镜下治疗。

UTUC 整体预后较差，肿瘤的分期和分级是主要影响因素。T_a 和 T_{is} 的 5 年生存率为 100%，T_1 为 91.7%，T_2 为 72.6%，T_3 为 40.5%，T_4 患者的中位存活时间仅为 6 个月。UTUC 患者有膀胱复发的风险，有报道称 RNU 术后 29% 的患者会出现膀胱内复发，中位时间为 22.2 个月，管腔内肿瘤细胞播散种植是其重要机制之一。

二、病历简介

（一）病史介绍

患者男性，50 岁。

主诉：右腰部疼痛伴血尿 2 周，发现右肾肿物 1 周。

现病史：患者入院 2 周前晨起后无明显诱因出现右腰部疼痛，无放射痛，伴酸胀感，持续半小时左右，稍活动后疼痛消失。当日下午发现肉眼血尿，偶有不规则血凝块，不伴尿频、尿急、尿痛，无发热、排尿困难。于当地医院就诊，查尿常规示尿红细胞升高，给予消炎、止血治疗后血尿症状消失。泌尿系增强 CT 及MRI 示右肾肿物。为进一步治疗来诊，门诊以"右肾肿物"收入院。患者自发病以来，精神尚可，饮食、睡眠正常，小便如前述，大便正常，近期体重无明显改变。

既往史：腰椎间盘突出症 24 年，保守治疗。银屑病 20 余年，未规律治疗。否认肝炎、疟疾、结核病史，否认高血压、糖尿病、冠心病、脑血管病等慢性病史，否认外伤、手术、输血史。

（二）体格检查

意识清楚，体温 36.5℃，脉搏 80 次 / 分，呼吸 17 次 / 分，血压 125/78 mmHg。心、肺听诊无明显异常。腰腹部未见异常包块。输尿管走行区压痛阴性，双侧肋脊角、膀胱区无压痛，未触及双肾。肾区叩击痛阴性。双肾区未闻及血管杂音。直肠指诊无明显异常。

（三）辅助检查

1. 实验室检查　①血常规无明显异常；②尿常规示白细胞 16.6 个 / μL、红细胞 158.8 个 / μL；③生化检测：血钠 143 mmol/L，肌酐 74.6 μmol/L，白蛋白 46.6 g/L，肝肾功能无明显异常；④尿细胞形态学分析：尿红细胞满视野，正常形态；⑤尿脱落细胞学检查：见少量退变的核异型细胞。

2. 影像学检查

（1）泌尿系统 CT 平扫＋增强（病例 26 图 1）：右肾中下外侧缘类圆形低强化区，边缘欠清，直径约 2.1 cm，强化不均匀，考虑小肾癌可能性大。腹膜后未见肿大淋巴结。

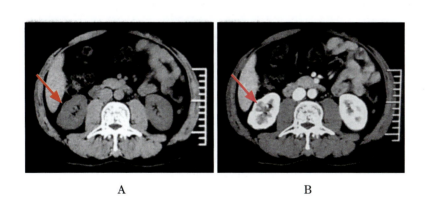

A　　　　　　　　　　　　B

病例 26 图 1　泌尿系 CT 平扫 + 增强

A. CT 平扫提示右肾中下外侧缘形态轻度改变；B. 增强 CT 提示右肾外侧缘类圆形不均匀低强化区，强化程度低于肾实质，外侧正常皮质变薄。

（2）肾脏 MRI 平扫＋增强（病例 26 图 2）：右肾中下外侧缘见一类圆形 T_1WI

脂肪抑制序列稍低信号，T_2WI 脂肪抑制序列稍高／低信号，在 DWI 序列上呈高信号，边界不清晰，增强检查呈不均匀强化，相对肾实质强化程度稍低，大小约 2.1 cm×1.3 cm×1.6 cm。

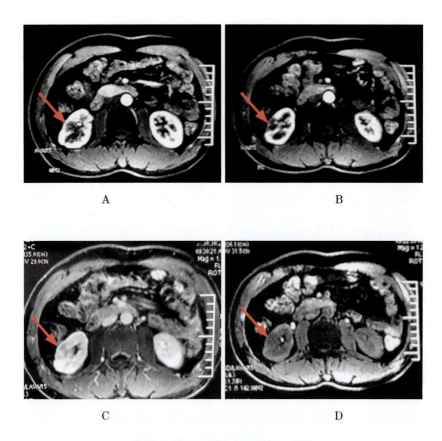

病例 26 图 2　肾脏 MRI 平扫＋增强

A、B. 动脉期提示右肾中下外侧缘可见类圆形肿物，呈不均匀强化，强化程度相对肾实质弱；C. 静脉期可见肿物呈现延迟强化；D. 排泄期可见低信号区，皮质变薄。

（3）PET-CT 检查（病例 26 图 3）：右肾中下外侧缘稍低密度组织结节伴放射性摄取增高，进行 PET-CT 扫描时的最大标准摄取值（SUVmax）5.2，考虑为恶性病变可能性大。体内其他部位未见异常放射性浓聚。

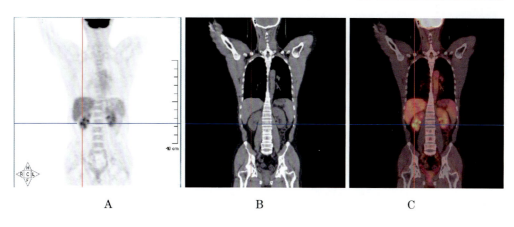

| A | B | C |

病例 26 图 3 PET-CT 检查

（4）逆行尿路造影（病例 26 图 4）：未见明显充盈缺损。

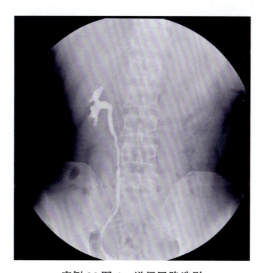

病例 26 图 4 逆行尿路造影

（四）初步诊断

1. 右肾肿物；

2. 右肾囊肿；

3. 银屑病；

4. 腰椎间盘突出。

三、临床决策与分析

1. **手术指征** 根据患者症状、体征及辅助检查，诊断为右肾肿物及血尿待查。CT、MRI、PET-CT 提示肿物恶性可能性大。患者一般状况良好，手术指征明确，无明显手术禁忌证。

2. **手术检查及评估**

（1）血常规、肝肾功能、凝血功能未见明显异常。

（2）胸部正位片及心电图未见明显异常。

（3）心脏彩超：无明显异常。

（4）肺功能：上气道阻力增高，其余无明显异常。对各重要脏器的检查评估提示无手术禁忌，可以手术。

3. **手术方案** 腹腔镜下右肾肿物部分切除术，备右肾根治性切除术。

4. **术后注意事项** 术后 ERAS 管理流程：①术后无须去枕卧位，清醒即拔除硬膜外麻醉；②术后镇痛避免使用阿片类药物，VAS＞4 分可使用非甾体类药物；③术后补液量 1500～2000 mL（保证尿量 1000 mL/d）；④术后 4 小时缓慢坐起，嘱患者咀嚼口香糖（3 次／日，30 分／次，至术后排气）；6 小时开始饮水（50 mL/h），若无不适，则术后第一天晨起给予流食，午餐改为普食；⑤正常下地活动后摘除抗血栓梯度压力带及尿管；⑥术后 24 小时根据深静脉血栓风险因素的评估量表（Autar）评分给予低分子肝素抗凝 1 U/10 kg，1 次／日；⑦密切监测引流液的颜色及量，＜20 mL/d 即可拔除。

四、治疗过程

1. **手术情况** 患者全身麻醉成功后，取左侧卧位，抬高腰桥，常规消毒铺巾。取第 12 肋下竖脊肌外缘切口，切开皮肤及腰背筋膜，扩张腹膜后间隙，腋中线髂嵴上 2 横指置入 10 mm Trocar，髂前上棘腹侧置入 12 mm Trocar，第 11 肋尖置入 5 mm Trocar。置入腹腔镜，以 Thunderbeat 打开 Gerota 筋膜，于腰大肌表面向肾门方向游离，分离肾动脉，准备暂时夹闭。游离肾脏中下极，于偏腹侧以介入超声确定肿瘤边界，表现为低回声，但界限不清。以 Bulldog 钳暂时夹闭肾动脉，以剪刀切除怀疑肿物，3-0 和 2-0 双层缝合肾皮质，松开 Bulldog 钳，切口无活动性出血，热缺血时间为 21 分钟。以标本袋取出肿物，剖开见剖面呈现白色质硬物质，边界不清楚，送术中冰冻切片快速病理检查，结果回报恶性肿物，不排除尿路上皮癌及其他少见类型肿瘤，跟家属充分沟通后，决定行肾输尿管全长切除术。

夹闭输尿管近端，以 Hem-o-lok 分别夹闭肾动脉与深静脉近端和远端，切断肾动脉与肾静脉，于 Gerota 筋膜外完整分离肾脏，向远侧游离输尿管至盆段。检查肾窝无活动性出血，缝合皮肤切口。改平卧位，取右下腹腹直肌外缘斜切口，逐层切开，分离右侧腹膜外盆腔间隙，找到输尿管，将已游离切除的肾脏和上段输尿管移出切口。继续向远端游离输尿管，直至膀胱壁内侧段，切除末段输尿管及部分膀胱壁，缝合膀胱切口。详细止血，查无活动性出血，清点器械纱布无误，穿刺孔置入引流管，皮肤固定，逐层缝合腹部肌肉各层，皮内缝合，术毕。

2. 术后情况及预后　患者恢复良好，术后无发热，未出现明显并发症。引流管及尿管均已拔除，可自行排尿，尿量及颜色正常，大便正常。伤口愈合良好，无明显渗出。患者术后恢复良好，于第 7 天顺利出院。出院后规律复查，于术后 1 年余出现腹膜后淋巴结转移，接受姑息性放疗等综合治疗。

病理检查结果（病例 26 图 5）：肾盂黏膜上皮异型增生并癌变，浸润性生长。肿瘤未累及肾窦脂肪和肾周脂肪，间质纤维组织增生，伴多量淋巴细胞、浆细胞浸润，未见明确神经侵犯。输尿管断端、血管断端均净，输尿管黏膜上皮细胞未见明显异型性。其余肾间质内可见少量淋巴细胞浸润，部分肾小管内可见管型。

病理诊断：（右肾）浸润性尿路上皮癌，浸润至肾实质，$pT_3N_0M_0$。

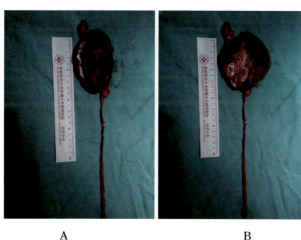

A　　　　　　　　　　B

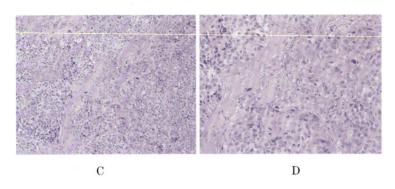

C   D

病例 26 图 5 手术标本及病理检查结果

A. 肾及输尿管全长标本,肾脏肿物已于术中剜除,剖面为质韧灰黄组织;B. 沿肾门对侧剖开患肾,肾皮髓质分界清,肾盂黏膜光滑,集合系统可见范围内未见肿瘤;C、D. 尿路上皮癌,肿瘤细胞异型性明显,呈巢团状排列,胞核呈空泡状,核仁明显,核分裂象多见(C 100×;D 200×)。

五、经验与体会

(一)精准诊断及术前关键准备

UTUC 的诊断依靠症状、体征及辅助检查。肾盂浸润性尿路上皮癌的 CT、MRI 表现不典型,易与肾实质肿瘤或炎症性质肿物混淆,需仔细鉴别。对于诊断不明确的肿瘤应行输尿管镜检查,穿刺活检明确肿瘤性质。术前尿细胞学检查敏感性不高,结合 FISH 可以一定程度上提高尿液检查的敏感性。

CT 检查鉴别要点:①肾实质浸润型尿路上皮癌的生长多以肾盂肾盏为中心呈向心性生长,向周围浸润,生长过程中肾实质包绕在其周围,如果造成梗阻会导致肾盂肾盏积水,患肾体积增大,但肾脏轮廓变化不大;而肾癌多偏心性生长,导致患肾轮廓改变,肿瘤位于外侧缘或者上下极时肾脏外形变化更为明显,肿瘤的最大径线位于肾实质,集合系统可能挤压变形,但极少形成肾盂肾盏充盈缺损。②肾盂癌平扫 CT 值在 30 ~ 40 HU,增强后也小于 100 HU;肾癌血供丰富,增强后 CT 值常大于 100 HU;肾脏炎性病变可表现为软组织密度占位,平扫略高密度,增强后各期均无明显强化,形成脓肿或坏死时会呈局限性囊性占位,其内密度稍混杂,增强后脓肿壁呈环状强化,内部的坏死区无明显强化。③肾癌为富血供肿瘤,强化后表现为"快进快出",即肿瘤在动脉期明显强化,高于或等于正常肾皮质,静脉期强化明显下降,排泄期强化程度持续减低。肾盂肿瘤则没有动脉期明显强化的特点,反而在静脉期增强较明显,密度趋于均匀。

MRI 检查鉴别要点：①大部分肾盂癌呈乳头状或菜花状生长，表现为肾盂内实质性占位，信号呈 T_1WI 低信号、T_2WI 高信号；浸润型肾盂癌向周围肾实质浸润性生长，且易发生缺血坏死、囊变、出血，信号常不均匀，表现为 T_1WI 混杂低信号、T_2WI 混杂高信号，其 DWI 信号高于肾癌。②肾盂癌为乏血供肿瘤，在增强灌注成像上动脉期增强扫描时强化不明显，与相邻的正常强化的肾实质相比呈相对的低信号，多呈轻 - 中度延迟强化，且肾盂癌的表观扩散系数低于肾癌。肾癌为富血供肿瘤，增强灌注成像与 CT 增强表现类似。

围术期遵循 ERAS 管理流程，术前准备主要包括：①入院后对患者宣教 ERAS 流程、评估并改善患者一般状况；②完善实验室及影像学检查，评估肿物的性质、大小、浸润程度、有无转移，了解肿物的位置、肾脏血管分支、周围毗邻脏器，确定手术方案；③术前 6 小时禁食不禁水，术前 2 小时饮用 5% 葡萄糖溶液 350 mL 后禁饮，不常规放置鼻胃管，术前可放置硬膜外麻醉；④ Autar 评分中高风险患者（≥ 11 分）术前 12 小时应用低分子肝素抗凝，术前 15 分钟应用抗血栓梯度压力带，预防深静脉血栓；⑤术前 0.5 小时预防性使用抗生素。

（二）手术方式的选择

RNU 是治疗 UTUC 的金标准，切除范围为整个肾脏、输尿管全长加膀胱袖状切除，以及腹膜后淋巴结清扫。目前腹腔镜下 RNU 已广泛应用，与开放 RNU 相比在肿瘤控制方面效果相当。根据入路的不同可以分为经腹入路和经腹膜后入路，我国泌尿外科医师多采用后者。传统的手术方式采用侧卧位经腹膜后入路行常规腹腔镜根治性肾切除术并游离输尿管至盆段，改平卧位，取下腹腹直肌外侧斜切口，继续游离远端输尿管并进行膀胱袖状切除。

肾实质浸润型尿路上皮癌多为高级别，临床病情进展迅速，易发生广泛浸润及转移，预后差。由于缺乏特征性的症状和影像学表现，临床诊断困难，对于术前诊断不明确的疑似患者，应积极行手术探查，根据术中情况和术中冰冻切片快速病理检查结果决定手术方案，必要时应果断选择 RNU。

（三）术中操作关键要点

腹腔镜肾部分切除术：①术中应紧贴腰大肌前缘游离至肾门，分离肾动脉，夹闭肾动脉主干，避免遗漏肾动脉分支和可能存在的副肾动脉；②对于内生性肿瘤，术前通过影像学检查确定肿瘤的位置，术中可通过介入超声进行定位，明确其大小、深度、边界，以及与集合系统的关系；③阻断肾动脉血流后，为减少肾脏热缺血时间，需尽可能快地将肿瘤切除下来，但在此过程中务必保证肿瘤包膜完整，切缘干净；

④肿瘤切除后需确切缝合创面，当有集合系统破损时需要先行严密缝合，避免术后尿漏；较深的创面进行髓质和皮质双层缝合，可以更加安全有效地止血；若缝合张力大，可使用 Hem-o-lok 间断夹线进行减张。

腹腔镜 RNU：①游离输尿管盆段时需仔细谨慎，避免损伤髂血管及其分支如膀胱上动脉，女性患者还需避开子宫动脉；②腹膜后及盆腔淋巴结清扫可改善生存获益；③尿路上皮癌可发生种植转移，术中应严格遵循无瘤原则，尽可能封闭性地处理肾脏及输尿管，例如于 Gerota 筋膜外完整地分离肾脏、注意保护集合系统的完整性、在肿瘤下方夹闭输尿管及夹闭输尿管末端等。

术中 ERAS 管理流程：结合硬膜外麻醉，减少全身麻醉药用量，便于快速苏醒；使用短效或中效麻醉药物，减少阿片类镇痛药物的使用；注意患者保温（温毯、暖风机等）；目标导向液体治疗，控制出入量零平衡；若手术时间超过 3 小时，可重复使用 1 次预防性抗生素；关闭切口前进行局部浸润麻醉（罗哌卡因与生理盐水 1∶1 配制）。

（四）术后全程随访要点

随访的内容包括患者的病史、症状、体格检查、尿细胞学检查、膀胱镜、静脉尿路造影、逆行造影或泌尿系 CT、MRI 检查、输尿管镜检查。分期和分级较高的患者还需监测泌尿系统以外的部位如肝脏、肺脏、骨骼的情况，根据患者复发和转移的风险程度进行肝功能、碱性磷酸酶的检查，并酌情考虑 CT、MRI 和骨扫描检查。推荐的时间节点为术后 1 年内每 3 个月随访 1 次，术后 2～3 年内每 6 个月 1 次，之后每年 1 次。另外，与接受 RNU 治疗的患者相比，保肾治疗患者的随访需要更严格、频率更高。

六、患教建议

UTUC 指起源于上尿路上皮，累及肾盂至远端输尿管的恶性肿瘤。UTUC 发病高峰年龄为 70～90 岁，男性发病率高于女性，危险因素包括遗传、吸烟、接触致癌化学物质等。因此推荐患者戒烟，减少接触致癌化学物质，有遗传家族史的患者早期和定期筛查，早期发现肿瘤，早期治疗。

UTUC 早期最常见的症状为血尿，表现为间歇无痛性肉眼全程血尿或镜下血尿，部分患者有腰痛，对于出现不明血尿的患者，推荐及时就诊，排除有无泌尿系肿瘤，特别是 UTUC 肿瘤。

根治性肾输尿管切除术＋膀胱袖套样切除术是治疗 UTUC 的标准治疗方案。医生会根据患者的危险分级（低危及高危）、身体状况、临床分期及肾功能，对患者选择根治疗性切除术或输尿管部分切除术、肾盂或肾盏肿瘤激光切除术（保肾手术）。

因为UTUC患者术后容易复发及转移，因此无论是实施保肾手术或是根治性切除术，术后都要定期复查，及时处理复发和转移病灶。而UTUC患者术后容易发生膀胱癌，建议术后行膀胱灌注，减少膀胱肿瘤复发概率。

而对于手术无法切除干净、晚期或转移UTUC患者，医生会根据患者的病情，选择化疗、免疫检查点抑制剂治疗或抗体药物耦联治疗，达到控制肿瘤进展，延长患者生存期的目的。

七、专家点评

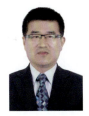

牛亦农，主任医师，教授，博士研究生导师，首都医科大学附属北京友谊医院泌尿外科主任。中国医师协会男科与性医学医师分会常务委员，中国医师协会泌尿外科医师分会委员，中华医学会泌尿外科学分会肿瘤学组委员，北京肿瘤学会泌尿肿瘤专家委员会常务委员兼副秘书长。

UTUC是一种较为少见的恶性肿瘤，只占尿路上皮癌的5%左右。肿瘤的分期和分级直接影响预后，美国SEER（surveillance, epidemiology, and end results）数据库资料显示，原位癌5年生存率为95.1%，局限性癌88.9%，区域淋巴结转移62.6%，远处转移16.5%。UTUC早期最常见的症状为血尿和腰痛。治疗方法首选根治性肾输尿管切除术。

本例患者以血尿和腰痛为主要症状就诊，尿脱落细胞学检查可见少量核异型细胞，经CT、MRI、PET-CT检查显示位于肾实质内的大小约2.1 cm×1.3 cm×1.6 cm肿物，恶性可能性大，其影像学表现既不是典型的富血供肾癌，也不是典型的突入集合系统的尿路上皮癌，跟炎性肿物鉴别起来也有一定难度，必要时可行内镜检查协助明确疾病性质。

治疗上首先选择了腹膜后入路腹腔镜肾部分切除术，计划术中进行快速病理检查进一步确定肿物性质。术中使用介入超声确定肿瘤的位置、大小、深度、边界，明确其与集合系统的关系，确保切缘干净。快速病理检查结果为恶性，不排除尿路上皮癌或其他少见类型肾肿瘤可能。为保障治疗效果，施行RNU，术中保证肾脏和输尿管的完整性，避免肿瘤性细胞外溢造成种植转移。最终病理结果显示为肾盂浸润性尿路上皮癌，浸润至肾实质，$pT_3N_0M_0$。

肾实质浸润型尿路上皮癌更加少见，影像学表现不典型，容易与肾细胞癌、肾脏炎性病变相混淆，需要联合多种检查明确诊断。此类型的肿瘤通常分级较高，建议积极行根治性手术治疗。性质不明确时，可先行内镜检查，穿刺活检或肾部分切除，明确肿物性质，但存在尿路上皮癌播散种植的风险。作者于 2017 年 8 月份接诊过另外一例肾实质浸润型尿路上皮癌患者，值得注意的是以上两例患者均有腰痛和肉眼血尿，此例患者影像学资料及手术标本如病例 26 图 6、病例 26 图 7。

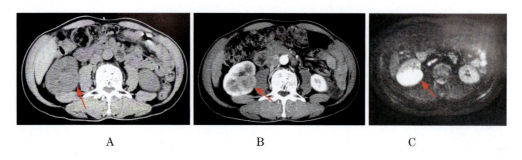

A   B   C

病例 26 图 6　泌尿系 CT 及 MRI 检查

A. CT 平扫提示右肾下极内侧轮廓略有变化；B. 增强 CT 动脉期提示右肾下极内侧团块状软组织密度影，肿块大小约 2.7 cm×3.6 cm×3.1 cm，与周围组织边界不清，肾皮质浸润，呈不均匀低强化；C. MRI 提示 DWI 弥散受限，呈现高信号。

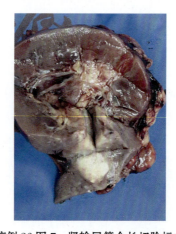

病例 26 图 7　肾输尿管全长切除标本

剖开肾脏，可见下极直径约 3 cm 肿物，剖面呈灰白色，与周围组织界限尚清，侵犯皮质及下极集合系统。术后病理诊断为肾盂浸润性高级别尿路上皮癌，侵及肾实质，肾门处血管、神经断端未见癌，淋巴可见转移（1/1），肾周脂肪组织未见癌。

UTUC 的治疗还包括膀胱灌注治疗、放疗、以铂类为基础的辅助化疗或新辅助化疗、PD-1/PD-L1 免疫检查点抑制剂等免疫治疗，获得了很好的初期治疗效果。

现代治疗方式趋向于以手术治疗为主的多模式综合治疗，尽可能改善患者生存，提高生活质量。

（魏后忆　牛亦农　首都医科大学附属北京友谊医院）

参考文献

[1] 中国医师协会泌尿外科医师分会肿瘤专业委员会，中国医师协会泌尿外科医师分会上尿路尿路上皮癌协作组．上尿路尿路上皮癌诊断与治疗中国专家共识 [J]．中华泌尿外科杂志，2018，39（7）：485-488.

[2] Rouprrt M，Babjuk M，Comperat E，et al.European association of urology guidelines on upper urinary tract urothelial carcinoma:2017 Update[J].Eur Urol,2018,73（1）：111-122.

[3] 刘赛，瓦斯里江·瓦哈甫，牛亦农，等．加速康复外科在腹腔镜泌尿外科上尿路手术中的应用效果分析 [J]．首都医科大学学报，2019，40（01）：78-83.

[4] Wein AJ，Kavoussi LR，Partin AW，et al.Campbell-Walsh urology eleventh edition[M].Amsterdam：elsevier，2016：1300-1402.

[5] Lughezzani G，Burger M，Margulis V，et al.Prognostic factors in upper urinary tract urothelial carcinomas：a comprehensive review of the current literature[J].Eur Urol，2012，62（1）：100-114.

病例27　膀胱镜检及活检术的技术要点

一、导读

膀胱癌的发病率位于男性实体肿瘤的第6位，早期诊断、早期治疗对膀胱癌的预后有重要的意义。目前，膀胱镜检并对可疑组织取活检行病理检查是膀胱癌确诊的金标准。通过本病例的学习，希望能够让读者掌握膀胱镜检及活检术的技术要点。

二、病历简介

（一）病史介绍

患者男性，45岁。

主诉：无痛性肉眼全程血尿3周。

现病史：患者于3周前无明显诱因出现无痛性肉眼全程血尿，尿色淡红，似洗肉水样。尿中偶见血块，血块为片状，无腐肉样物。血尿间歇发生，多于晨起时出现，大量饮水、稀释尿液后血尿曾一度消失。近日血尿反复出现，较前频繁。患者自发病以来，无畏寒发热，体重无改变。

既往史：既往体健，否认重大疾病史及手术史。

（二）体格检查

意识清楚，双肾区无隆起，双肾肋下未触及，双肾区无叩痛，各输尿管点未触及包块，无压痛；膀胱区空虚，无压痛。

（三）辅助检查

1. 实验室检查　尿潜血（3+），3次尿液脱落细胞学检查均未找到肿瘤细胞。

2. 影像学检查　泌尿系CT平扫＋增强扫描提示膀胱右侧壁局部占位性病变，性质待查，不除外膀胱癌可能。

（四）初步诊断

血尿待查。

三、临床决策与分析

患者因反复无痛性肉眼血尿入院，泌尿系 CT 提示膀胱内占位性病变，为进一步明确血尿原因，需对患者行膀胱镜检查。患者无全身出血性疾病、尿道狭窄、膀胱容量过小、炎症急性期等膀胱镜检查禁忌证。

四、治疗过程

（一）硬性膀胱镜检查

1. 术前准备

（1）完善心、肺、脑等器官功能评估。

（2）膀胱镜检查可采取表面麻醉、鞍区麻醉、骶管麻醉、全身麻醉等方式。采取表面麻醉方式时，操作过程会给患者带来一定程度的痛苦。而鞍区麻醉、骶管麻醉、全身麻醉可减轻患者痛苦，提高就医体验，但也有相关麻醉风险及医疗费用的增加，均需详细将麻醉及操作风险告知患者及患者家属，并签署知情同意书。

2. 操作过程

（1）体位：截石位（病例 27 图 1）。

（2）消毒：常用的消毒剂包括碘伏或 3% 醋酸氯己定。消毒步骤为：以消毒钳夹持浸湿消毒剂的纱布将脐以下腹壁皮肤按从上到下、由内往外的顺序消毒。继而从一侧大腿中上 1/3 处向大腿根部从前向后半环绕式消毒大腿内侧皮肤（病例 27 图 2）。依同法消毒对侧大腿内侧皮肤。然后消毒阴茎、阴囊。左手持纱布裹挟阴茎并将阴茎头暴露，以尿道外口为中心环绕式消毒阴茎头至冠状沟。最后消毒肛门周围皮肤及肛门。消毒两遍后覆盖无菌手术单（病例 27 图 3）。

（3）进镜：在插入膀胱镜鞘前，将含有麻醉剂的润滑凝胶缓慢注入尿道并用手指压迫尿道远端 5 分钟，以达到麻醉目的。可采取直视下进镜或"盲进"。直视下进镜是一种比较安全的方法，适合初学者，具体过程：术者左手中指和无名指夹持阴茎并将阴茎拉直，与腹壁成直角以克服尿道耻骨前弯。左手示指和拇指拨开尿道外口（病例 27 图 4），右手持带有闭孔器的镜鞘经尿道外口插入尿道内（病例 27 图 5），再把 0° 镜通过镜桥跟镜鞘连接在一起（病例 27 图 6，病例 27 图 7），然后打开鞘体上的冲水阀门，在冲洗液灌入尿道的同时边观察边向膀胱方向进镜，进入膀胱后再更换为 30° 或 70° 观察镜。盲进为左手继续拉直阴茎，右手握持带有闭孔器的镜鞘插入尿道内。并使其前端紧贴于尿道背侧黏膜，至尿道球部后将阴茎和镜鞘末端下压使鞘体与地面平行以克服尿道耻骨下弯，镜鞘即可自行"滑"入膀胱。

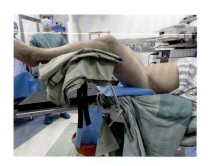

病例 27 图 1　截石位

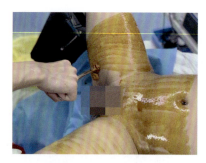

病例 27 图 2　消毒范围

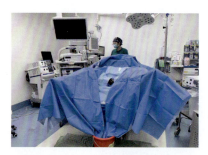

病例 27 图 3　铺无菌手术巾

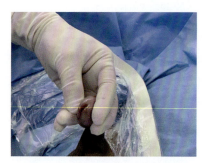

病例 27 图 4　阴茎头的握持手法

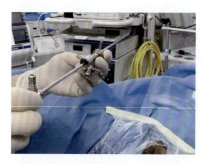

病例 27 图 5　提起阴茎，插入内镜

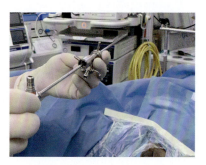

病例 27 图 6　观察镜穿过镜桥

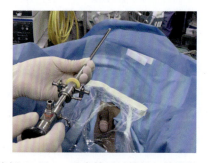

病例 27 图 7　观察镜通过镜桥与镜鞘相连

（4）观察：通常将膀胱分为 6 个区域，分别是底部三角区、后壁、左侧壁、右侧壁、前壁、顶部（病例 27 图 8）。膀胱镜检从 30° 镜开始，先检查膀胱底部三角区（病例 27 图 9），对输尿管口的数量、位置、结构、喷尿情况进行记录（病例 27 图 10，病例 27 图 11），然后检查膀胱的其余部分有无结石、小梁、异物、憩室、黏膜改变和肿瘤。膀胱的侧壁、前壁和顶部的观察是通过旋转膀胱镜，同时保持摄像头的方向不变来实现的。检查三角区后按顺时针方向依次检查后壁、右侧壁、顶部（病例 27 图 12）、前壁、左侧壁、膀胱颈（病例 27 图 13）。

检查过程中要注意不要一直向膀胱灌注冲洗液，避免膀胱过度充盈。膀胱过度充盈除了会使患者痛苦、烦躁，影响操作，同时当膀胱过度充盈时，前壁和顶部距离观察镜过远导致这两处膀胱黏膜不易看清，此时可停止向膀胱灌注并放出膀胱内灌注液，同时可用左手轻压膀胱区，缩短顶部、前壁黏膜观察镜的距离以利观察。

该患者膀胱镜所示：正常膀胱黏膜呈粉红色。三角区黏膜由于丰富的血管而颜色略深。膀胱右侧壁可见若干菜花样肿物突出，带蒂，面积约 3 cm×2 cm，局部可见活动性出血（病例 27 图 14）。肿物距离右侧输尿管口约 4 cm。双侧输尿管口呈沟穴状，约每 20 秒喷尿 1 次，未见喷血。

经膀胱镜工作通道置入活检钳，将活检钳伸出超过膀胱镜前端 2～3 cm，并通过膀胱镜上的调节器调节活检钳的角度，对准肿瘤张开活检钳，夹紧肿瘤后将活检钳迅速用力向外拉。张开活检钳即可看到取出的小块肿瘤组织，取出组织共 3 块送检病理。将膀胱内液体释放后换成 0° 镜退镜，边退镜边观察尿道是否存在病变。

将膀胱内液体释放后退镜。

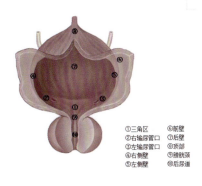

①三角区　　⑥前壁
②右输尿管口　⑦后壁
③左输尿管口　⑧顶部
④右侧壁　　　⑨膀胱颈
⑤左侧壁　　　⑩后尿道

病例 27 图 8　膀胱分区图

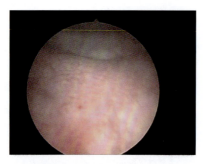

病例 27 图 9　三角区

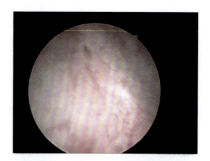

病例 27 图 10　左输尿管口

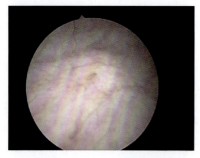

病例 27 图 11　右输尿管口

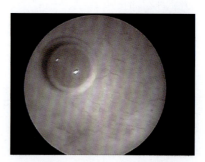

病例 27 图 12　顶部气泡

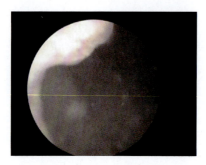

病例 27 图 13　膀胱颈

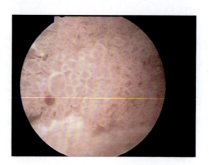

病例 27 图 14　膀胱肿瘤

（二）软性膀胱镜检查

软性膀胱镜相对于硬性膀胱镜来说有以下优点：①软镜管径小，镜身柔软，插入时对尿道的刺激小，明显减轻了患者的痛苦；②由于软镜镜身柔软可弯曲，在对膀胱黏膜进行检查时不存在死角；③同时检查尿道和膀胱时不需要更换观察镜；④检查时由于软镜的可弯曲性，对患者体位的要求不高，尤其适合因各种原因导致体位不便者。

进行软性膀胱镜检时，术前准备、术野的消毒步骤同硬性膀胱镜。

1. 进镜　男性患者，左手提起患者阴茎，左手拇指、示指辅助软性膀胱镜前端插入尿道（病例27图15）。右手执镜，拇指控制调节操纵杆（病例27图16），在灌注的水流辅助及视频监视下边观察尿道边进镜，直视下进入膀胱。根据需要转动镜体和调节插入深度对膀胱进行检查或操作。

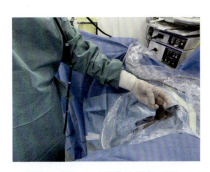　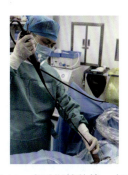

病例27图15　阴茎的握持手法　　　病例27图16　右手握持软镜，左手辅助进镜

2. 一般在进镜至尿道时先观察尿道内的情况。进镜至膀胱后可按以下顺序观察膀胱黏膜：三角区→膀胱底部→右侧壁→顶部→前壁→左侧壁→回头看膀胱颈部及尿道内口。如需对疑似病变取活检或进行输尿管逆行插管时，可由助手将相应器械插入软镜工作通道，继而完成操作。也可以把相应器械在进镜前置入软性膀胱镜内，器械的头端暂不露出。待进镜至膀胱后视需要伸出镜外进行操作。

（三）术后情况及预后

术后患者出现尿道轻微疼痛伴轻微血尿，给予患者增加尿量、稀释尿液后疼痛逐渐减轻、血尿消失。病理回报提示膀胱尿路上皮癌。之后给予患者行"经尿道膀胱肿瘤汽化电切术"，术后4天拔除尿管。

五、经验与体会

（一）没有图像或视野不清晰的可能原因及处理方法有哪些？

1. 原因　①显示器未打开或视频线未正确接入；②光源线未正确连接或处于待机状态；③操作前未调节好白平衡；④黏膜损伤出血或明显的乳糜尿等。

2. 处理方法　①更换光源线；②更换膀胱镜；③更换摄像头、视频线；④排空膀胱，然后边灌注边观察，如仍不清晰，可反复多次进行前述步骤。

（二）镜检时无灌注液引出或引出不畅的处理方法有哪些？

处理方法：①检查冲洗管和冲洗袋及镜鞘之间是否正确连接、是否打折扭曲；②保持冲洗袋和膀胱镜连接起来的冲洗管或膀胱镜上的水流开关（节流阀）处于开放状态；③检查液体流出通道是否被血块、预备安置的输尿管支架管、异物钳等器械或其他物质堵住；④确保冲洗液悬挂足够高；⑤检查冲洗液是否用尽。

（三）尿道外口狭窄无法进镜的处理方法有哪些？

处理方法：①可先以膀胱镜的闭孔器圆钝、光滑的前端对尿道外口进行扩张，继而再选用尺寸稍微大一些的扩张器。通常将尿道外口扩张到比所使用的膀胱镜大 1～2 F 即可；②如前述步骤未能解决问题可给予患者行尿道外口切开术。可将闭孔器或尿道扩张器插入舟状窝，紧张尿道外口腹侧（此时由于插入舟状窝的闭孔器或尿道扩张器的支撑会更加有利于尿道外口的切开），用一尖刀自近端向远端切开腹侧尿道外口约 0.5 cm 或按需要切开，两侧切缘可用 0～1# 可吸收性缝合线（微乔线）分别做"8"字缝合。

（四）尿道狭窄无法进镜的处理方法有哪些？

处理方法：①可选用前端比较圆钝的尿道扩张器尝试对尿道进行扩张，但仍然有可能导致尿道的损伤。因此，如果条件允许，在导丝的导引下用筋膜扩张器进行扩张会更加安全；②选用尺寸更小的膀胱镜；③选用输尿管镜；④条件许可，可考虑行尿道内切开术。

（五）出现尿道假道时如何找到"正道"？

方法：①可先将一导丝经"正道"向膀胱方向插入。用 F 4 输尿管导管套入导丝，沿导丝进入膀胱，退出导丝，然后经 F 4 输尿管导管抽吸尿液，如抽出尿液证明在膀胱内。将导丝再次插入输尿管导管，然后退出输尿管导管。最后用带导丝导引的扩张器扩张尿道。同样的，也可以将导丝从硬性输尿管镜工作通道穿过，经输尿管镜直视下沿导丝进镜至膀胱来确认导丝留置于膀胱内，继而用带导丝导引的扩张器扩张尿道；②经上述步骤证实导丝确实放入膀胱但不能保证安全地对尿道进行扩张，可经导丝导引，插入合适的尿管后中止操作，10～14 天尿道损伤愈合后重复上述操作；③必要时可行耻骨上膀胱穿刺造瘘术，暂时尿流改道。

（六）镜检时阴茎勃起的处理方法有哪些？

处理方法：①减小对阴茎刺激的动作，缩小刺激范围；②加深麻醉；③7 号针头行肾上腺素海绵体内注射：1 mL 肾上腺素在生理盐水中稀释至 100 ～ 500 μg/mL 浓度，每 3 ～ 5 分钟注射一次；④如果具备软性膀胱镜相关设备可选用软性膀胱镜。

（七）输尿管口难以辨认的处理方法有哪些？

处理方法：①以输尿管间嵴作为主要的解剖标志并以其为指引，系统检查膀胱黏膜；②静脉注射亚甲蓝或利尿剂并在疑似输尿管口的区域耐心等待，仔细观察输尿管喷尿；③使用 70°观察镜，尤其是前列腺中叶肥大的患者；④经皮肾造瘘术并经肾造瘘口顺行行输尿管支架置入术有助于识别输尿管开口。

（八）软性膀胱镜检查的定位方法有哪些？

1. 由于软性膀胱镜可转向不同的方向，初学者对定位、定向会存在一定的困扰，需要一个学习和适应的过程。此时一定要认清膀胱前壁的气泡和三角区的两个输尿管口作为定位、定向的标志。

2. 软性膀胱镜观察远处的膀胱黏膜病变时物像是缩小的，贴近时观察物像是增大的，三角区的病变常被放大来描述，而远处的病变则反之。为了取得相对准确的病变大小的数值，可以尝试用输尿管导管上的刻度进行测量。

3. 由于空气和水的密度不一样，因此光线在两者中的折射率也不一样。在软性膀胱镜观察膀胱顶部的时候要识别气泡。初学者可能会因光线的折射误以为那是病变或由于气泡的存在未能对气泡覆盖范围内的黏膜仔细检查而遗漏真正的病变。此时，可用手在耻骨联合上缘处按压下腹部，气泡会飘向别处。

4. 检查时间不宜过久，灌注液不能只进不出。时间过长或膀胱压力过大均可导致黏膜充血或出血，从而影响检查效果。对明确的病变集中精力观察，对正常黏膜的检查迅速地跳过，节约时间。

六、患教建议

1. 由于膀胱镜检查属于一种有创伤的操作，且检查时患者必须将敏感部位暴露，这必然会对患者的心理造成巨大压力，导致其情绪激动、紧张，甚至拒绝继续检查，从而在医师对患者进行膀胱镜检查时产生了不利影响，因此我们在术前应与患者充分沟通，使患者顺利完成手术检查。

2. 首先向患者讲解膀胱镜检查对疾病诊断的意义，同时倾听、了解患者的顾虑，对患者的顾虑有目的性地进行讲解，向患者展示一些相关的照片或视频并详细介绍膀胱镜检查的过程，以及告诉患者应该怎样配合医师进行检查，使患者对手术有一个较详细的了解。打消患者的顾虑、减轻患者的心理压力，配合医师顺利完成检查。

七、专家点评

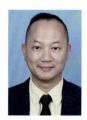

黄海鹏，副主任医师，硕士研究生导师，就职于广西医科大学第二附属医院泌尿外科。广西医师协会泌尿外科医师分会中青年委员会副主任委员，广西抗癌协会泌尿男生殖系肿瘤专业委员会肾癌学组副组长。

膀胱镜检及活检术是青年泌尿外科医师必须熟练掌握的基本技能。目前比较常见的膀胱镜包括软性膀胱镜和硬性膀胱镜，而随着科技的日新月异这些膀胱镜将来会被更加先进的技术所取代。

（黄海鹏　广西医科大学第二附属医院）

参考文献

[1] Jorgensen KR, Jensen JB. Human papillomavirus and urinary bladder cancer revisited[J]. APMIS : acta pathologica, microbiologica, 2020, 128 (2) : 72-79.

[2] Ge P, Wang ZC, Yu X, et al. Sensitivity of initial biopsy or transurethral resection of bladder tumor (s) for detecting histological variants on radical cystectomy[J]. BMC urology, 2015, 15 : 46.

[3] Pastuazak A, Zdrojowy R, Poletajew S, et al. Technical developments in transurethral resection of bladder tumours[J]. Contemporary oncology (Poznan, Poland), 2019, 23 : 195-201.

[4] Roberto MR, Emilia F, Montse AF, et al. Influence of systematic antibiotic prophylaxis and/or cystoscope cleaning/disinfecting method on urinary culture becoming positive after outpatient flexible cystoscopy[J]. Archivos espanoles de urologia, 2019, 72 (6) : 554-559.

[5] 张旭辉，章雷，梁学志，等. 阴茎海绵体内注射多巴胺治疗经尿道内镜术中阴茎勃起35例分析 [J]. 中国药物与临床，2015, 6 : 841-842.

病例 28 非肌层浸润性膀胱尿路上皮癌二次电切的技术要点与经验体会

一、导读

经尿道膀胱肿瘤诊断性电切术（transurethral resection of bladder tumor，TURBT）是非肌层浸润性膀胱癌（non-muscle invasive bladder cancer，NMIBC）的重要诊断及治疗方法，其主要目的是切除肉眼可见的全部肿瘤，并对术后标本进行病理分析，获得肿瘤的组织来源、分级与分期信息。如果对 Ta/HG 和 T_1 期肿瘤患者行二次电切，部分会在首次电切灶发现肿瘤残余，另外有部分患者升级了肿瘤病理分期。因此二次电切不仅可以切除残余肿瘤，提高卡介苗（bacillus calmette guerin，BCG）灌注疗效，还可以及时纠正低估的肿瘤分期，提供肿瘤预后信息。对于首次电切未及肌层的患者，二次电切可能提高无复发生存率、无进展生存率和总体生存率。通过对本病例的学习，希望读者能够把握二次电切的指征，领会二次电切的意义，并分享我们进行二次电切的经验。

二、病历简介

（一）病史介绍

患者女性，53 岁。

主诉：TURBT 术后 1 个月。

现病史：患者于 1 个月前因"无痛性肉眼全程血尿伴血块 6 天"就诊，CT 提示膀胱左后壁占位，有膀胱癌的可能。膀胱镜检可见膀胱左侧壁大小约 3.0 cm×2.5 cm 菜花样带蒂肿物，表面有黄色坏死样钙化物附着（病例 28 图 1）。完善术前准备后行 TURBT 术，术中即刻灌注表柔比星 50 mg，术后恢复良好出院。术后病理报告：①膀胱肿瘤碎组织符合乳头状高级别浸润性尿路上皮癌；②瘤旁组织未见癌；③肿瘤基底可见纤维组织，肌肉组织。患者为求二次电切再次就诊。

既往史：无特殊。

（二）体格检查

意识及精神尚可，生命体征平稳，专科查体无特殊。

（三）辅助检查

1. 实验室检查　血常规、肝肾功能、电解质、输血前四项无异常，循环肿瘤细胞总数 3；尿常规浊度：非常浑浊；隐血（3+）；镜检红细胞（4+）；亚硝酸盐（1+）。

2. 膀胱镜检查　膀胱左侧壁距输尿管开口约 1 cm 处可见一大小约 2 cm×2 cm 瘢痕区，膀胱左侧壁黏膜血管纹理明显增粗，余膀胱各壁未见明显肿物（病例 28 图 2）。

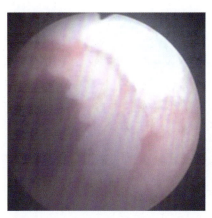 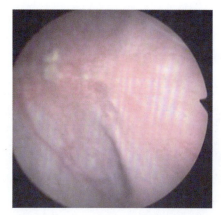

病例 28 图 1　首次电切前膀胱镜检所见　　　病例 28 图 2　二次电切前膀胱镜检所见

（四）初步诊断

1. 膀胱恶性肿瘤史（$T_1N_0M_0$，高危组）；

2. 膀胱癌电切术后；

3. 膀胱瘢痕。

三、临床决策与分析

1. 诊断是否准确　膀胱黏膜层包括黏膜上皮与黏膜固有层。按照 2022 版 EAU 指南膀胱肿瘤 TNM 分期，位于黏膜上皮的非浸润性的乳头状肿瘤为 T_a 期，浸润黏膜固有层的乳头状肿瘤为 T_1 期，扁平状局限于黏膜层的高级别肿瘤为原位癌（carcinoma in situ，CIS），Ta、T1、CIS 统称为 NMIBC。又因为是 3 cm 大小的 T_1 期高级别尿路上皮癌，所以根据 2022 版 EAU 指南关于膀胱癌危险度分组，属于高危组 NMIBC，故诊断明确。

2. 临床决策　近年来有多篇大样本流行病学调查结果表明，对于 NMIBC 二次电切有较高的肿瘤残余率及 T 分期升级率，另外，国内外有多项研究对比了二次电切与非二次电切方案，结果表明二次电切可能提高 NMIBC 患者无复发生存率、无进展生存率和总体生存率，但在获益群体上，不同研究还存在差异。目前仍缺乏针对不同 NMIBC 亚组的大样本前瞻性随机对照试验，以充分评估二次电切的适应人群及临床疗效。2022 版 EAU 指南推荐对如下人群行二次电切：①首次电切不彻底；②除 T_aG_1/LG、CIS 外，首次电切术后标本无肌肉组织；③T_1 期肿瘤。所以该患者有二次电切适应证。鉴于二次电切可能使患者生存获益，且患者及家属充分知情同意，可对患者行二次电切。

3. 围术期风险　和首次电切一样，二次电切同样术中可能因闭孔神经反射造成膀胱穿孔、灼伤正常膀胱壁组织，或术中发现肿瘤残余。术后可能出现血尿、尿路刺激症状，甚至术后病理报告 T 分期升级，影响下一步治疗决策。另外 NMIBC 电切术后肿瘤易复发，长期预后不佳。

4. 重要术前准备　术前应准备化疗药物，若无明显禁忌，术后应即刻膀胱灌注。

四、治疗过程

1. 手术情况

（1）手术过程：手术在全身麻醉、膀胱截石位下进行，进镜后可见膀胱左侧壁距输尿管开口约 1 cm 处可见大小约 2 cm×2 cm 瘢痕区，膀胱左侧壁黏膜血管纹理明显增粗，余膀胱各壁未见明显肿物，于第一次电切瘢痕区扩大切除范围，深至肌层，电切后创面及血管纹理明显增粗处予充分电凝，将电切的肿物碎屑于镜鞘冲出膀胱，确认电切创面无活动性渗血及无肿物残留后，退镜，留置三腔导尿管，即刻膀胱灌注化疗，并保留 30 分钟。

（2）技术要点：电切过程中膀胱内应保持低压状态，膀胱液体量一般保持在 150～200 mL 为宜，膀胱过多的充盈会使膀胱壁变薄，增加电切穿孔的风险。膀胱侧壁肿瘤灶的电切应先观察到其与输尿管口的位置关系，必要时虽然可以切除部分输尿管壁内段，但不应超过其总长度约 1/3。另外，在侧壁电切需提防诱发闭孔神经反射，误切穿膀胱壁，为了避免此种情况，可于术前在超声引导下行闭孔神经阻滞。电切的部位包括：对原电切瘢痕灶做扩大切除，原肿瘤基底部位、原肿瘤周围黏膜、其他的可疑肿瘤部位，必要时还应做随机活检，术中应特别注意切除至肌层，而不是仅仅电灼。电灼形成的碳化层一方面保护了肿瘤的根部，使患者术后肿瘤复发，另一方面刺激了残余的肿瘤，使其恶性程度增高，可能加快转移。

2. 术后情况及预后　患者术后病理报告为：①瘢痕灶碎组织：镜下见黏膜慢

性炎伴溃疡，小灶增生移行上皮，轻 - 中度非典型增生，并见异物巨细胞反应；②原肿瘤周围黏膜：切片未见癌；③肿瘤基底组织：膀胱肌壁组织，切片未见癌，有异物巨细胞反应。

后续治疗随访：患者二次电切为 pT_0，术后恢复良好出院，术后第 2 周开始诱导＋维持膀胱灌注卡介苗 120 mg，术后 3 个月及术后 6 个月分别复查膀胱镜均未见肿瘤复发，目前患者仍定期随访中。

五、经验与体会

（一）二次电切的技术要点有哪些？

二次电切和首次 TURBT 的技术要点有相通之处。采用 120 W 电切功率，100 W 电凝功率。对于切除范围，常规切至膀胱肌层，切缘至距瘤蒂约 2 cm 正常膀胱黏膜组织，并常规将全部切除组织送病检，术中应特别注意切除至肌层，特别留意有无他处新发肿瘤及首次电切所留下的手术瘢痕及炎性水肿区域，必要时还应做随机活检。对于二次电切的时机，目前尚不统一。有文献报道，两次电切间隔最短时间为术后即刻，而最长时间可达术后 3 个月。其原因在于：首次 TURBT 术后间隔时间过长会影响后期灌注化疗，而间隔时间过短，膀胱内黏膜炎性水肿等反应易与肿瘤病变混淆而影响术者判断，因此，大多数报道及指南均推荐术后 2 ～ 6 周进行二次电切。

（二）所有 pT_1 患者都需要二次电切吗？可以选择性避免吗？

目前 2022 版 EAU 指南推荐对 pT_1 患者行二次电切，因为就生物学特性而言，T_1 和 T_a 虽然都是 NMIBC，但黏膜固有层含有丰富的血管和淋巴，故 T_1 期膀胱癌更容易发生肿瘤的扩散与转移。但近两年来有几项研究探讨了对有选择性的 pT_1 患者不做二次电切的可能性。如 Ayati 等人研究结果表明肿瘤 > 3 cm，首次电切无肌层组织是二次电切肿瘤残余的独立危险因素，首次电切无肌层组织是 T 分期升级的独立危险因素；首次电切有肌层、应用 en-bloc 技术是二次电切 pT_0 的有利因素，而合并 CIS 是不利因素。

（三）二次电切后应何去何从？

1. 二次电切为 pT_0　建议患者规律膀胱灌注卡介苗及复查膀胱镜。

2. 二次电切为 pT_1　由于 T_1 期肿瘤的高复发及进展率,它的治疗方案比较棘手,此类患者是立即行膀胱全切还是暂行膀胱灌注卡介苗目前尚存在争议。对于此类患者的预后研究备受重视。

3. 二次电切为 pT_2　说明首次电切误判了肿瘤 T 分期，应推荐在 3 个月内行膀胱全切术。

4. 二次电切为 CIS　多项研究已经表明 CIS 具有较差的预后，如果是合并 CIS，则建议限期行膀胱全切术；若是孤立 CIS，是否立即行膀胱全切尚有争议。

六、患教建议

告知患者 NMIBC 容易复发，可能要多次电切，多次膀胱灌注治疗，要引起患者足够的重视，要让患者明白，能否获得最好的治疗效果，不仅需要医师的临床决策，还需要患者的努力配合。要指导患者在治疗期间要戒烟限酒，保持良好的生活习惯。

七、专家点评

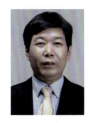

王荫槐，主任医师，教授，博士研究生导师，中南大学湘雅二医院泌尿外科主任，湖南省微创泌尿外科临床医学研究中心主任，中华医学会泌尿外科学分会委员，湖南省医学会泌尿外科学分会副主任委员。

二次电切具有手术安全性好、操作简单、住院时间短等优点，能发现并及时清除首次电切术后残留的癌组织，能获得更精准的病理分期，并可能延长 NMIBC 患者的无复发生存率、无进展生存率和总体生存率，因此值得在临床上推广使用。对于有二次电切指征的 NMIBC 患者，强烈建议于首次电切术后 2～6 周左右常规行经尿道膀胱肿瘤二次电切。并且膀胱肿瘤电切标本要求有平滑肌组织，以便于准确评估肿瘤病理分期。在本病例中，患者首次电切后的诊断为单发、不伴有 CIS、肿瘤直径约 3 cm 的高级别 NMIBC，根据最新的研究结果，是否要行二次电切需结合患者意愿综合考虑，此外，患者二次电切结果 pT_0，是否要长期灌注卡介苗，也需要结合患者本人意愿考虑，防止过度治疗。相信随着多中心、大样本的前瞻临床研究进一步完善，我们能够获得 NMIBC 更精准的治疗方案。

（程　旭　王荫槐　中南大学湘雅二医院）

参考文献

[1]Cumberbatch MGK，Foerster B，Catto JWF，et al.Repeat transurethral resection in non-muscle-invasive bladder cancer:a systematic review[J].Eur Urol, 2018, 73（6）: 925-933.

[2]Gontero P，Sylvester R，Pisano F，et al.The impact of retransurethral resection on clinical outcomes in a large multicentre cohort of patients with T1 high-grade/Grade 3 bladder cancer treated with Bacille Calmette-Guérin[J].BJU Int, 2016, 118（1）: 44-52.

[3]Ayati M，Amini E，Shahrokhi DR，et al.Second transurethral resection of bladder tumor:is it necessary in all T_1 and/or High-grade tumors[J]？Urol J,2019,16（2）: 152-156.

[4]Czech AK，Gronosta JK，Frydrych J，et al.Identification of potential prognostic factors for absence of residual disease in the second resection of T1 bladder cancer[J].Cent European J Urol, 2019, 72（3）: 252-257.

[5]Soria F，D'Andrea D，Moschini M，et al.Predictive factors of the absence of residual disease at repeated transurethral resection of the bladder.Is there a possibility to avoid it in well-selected patients[J]？Urol Oncol, 2019, 38（3）: 77.e1-77.e7.

病例 29　低危非肌层浸润性膀胱癌的诊断与处理

一、导读

膀胱癌是我国泌尿系统最常见的恶性肿瘤。NMIBC 在所有初次诊断的膀胱癌中占比约 80%，TURBT 联合膀胱内灌注是治疗 NMIBC 的金标准，但肿瘤复发及进展的风险则与其危险分组存在密切关系。低危 NMIBC 推荐仅做 TURBT 及化学药物即刻膀胱内灌注治疗，效果良好，肿瘤复发率低。

二、病历简介

（一）病史介绍

患者男性，65 岁。

主诉：无痛性肉眼全程血尿 6 天。

现病史：患者自诉 6 天前起反复解无痛性血尿，全程呈洗肉水样，无尿频、尿急、尿痛，无排尿困难，无腰胀、腰痛等症状。为求进一步治疗来诊。患者自发病以来一般情况可，体重较前无明显变化。

既往史：无特殊。

个人史：吸烟 30 年，2 包 / 日；否认长期接触化工类物品。

（二）体格检查

意识清楚，体温 37.1℃，脉搏 80 次 / 分，呼吸 20 次 / 分，血压 136/75 mmHg，未触及肿大淋巴结。心、肺、腹部未见异常。双侧腰部无肿胀，双侧肾区无压痛及叩击痛，双肾下极未触及，双侧输尿管走行区无压痛；膀胱空虚，未触及包块，耻骨上区无压痛。

（三）辅助检查

1. 实验室检查　①血常规：白细胞计数 6.56×10^9/L，中性粒细胞百分比 62.7%，红细胞计数 4.39×10^{12}/L，血红蛋白 136 g/L，血小板计数 131×10^9/L；②尿常规：红细胞（2+）；③肾功能：尿素氮 4.2 mmol/L，肌酐 71.9 μmol/L。

2. 影像学检查

（1）泌尿系超声：膀胱右后侧壁稍强回声占位，大小约 2.4 cm×1.4 cm，CDFI：占位内探及点状血流信号（病例 29 图 1）。

（2）泌尿系CT：膀胱右后壁占位病变约2.0 cm×1.5 cm，增强扫描呈明显强化改变（病例29图2）。

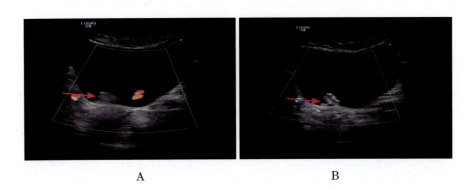

病例29图1　超声示膀胱右侧壁占位

A. 膀胱右侧壁探及一低回声占位，大小约为2.4 cm×1.4 cm；B. CDFI：占位内探及点状血流信号。

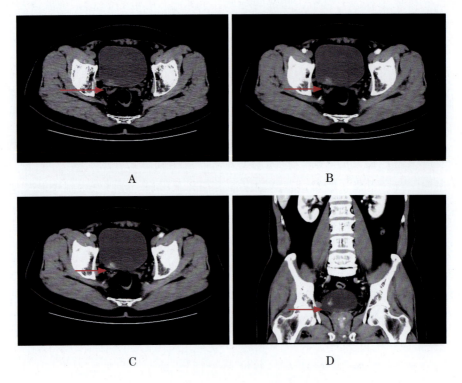

病例29图2　CT示膀胱右侧壁占位，增强扫描呈明显强化改变

A. CT平扫；B. CT动脉期；C. 静脉期；D. 静脉期冠状面。

（3）膀胱镜检查：膀胱右侧壁可见一菜花样肿物，带蒂，直径约 2.0 cm（病例 29 图 3）；双侧输尿管口呈裂隙状，尿流清；膀胱颈及后尿道未见肿瘤侵犯。钳取肿物送病理学检查。活检病理报告：低级别尿路上皮癌（病例 29 图 4）。

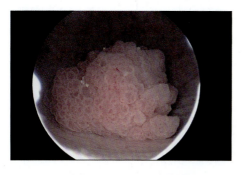

病例 29 图 3 膀胱镜检查

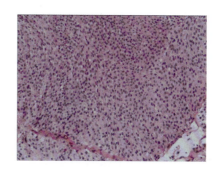

病例 29 图 4 活检病理

（四）初步诊断

膀胱癌 $T_xN_0M_0$（NMIBC？）。

三、临床决策与分析

患者初次诊断膀胱癌，结合影像学及膀胱镜检查、活检病理所见考虑为 NMIBC，根据 EAU 和 CAU 膀胱癌指南，选择 TURBT 为完善病理学诊断及治疗的方法。该患者瘤灶呈单发、有蒂，直径不超过 2 cm，TURBT 中推荐采用整块切除肿瘤方式。如无膀胱穿孔及出血禁忌证，TURBT 后推荐化学药物即刻膀胱内灌注治疗。根据 TURBT 后肿瘤的危险分组决定后续膀胱内灌注治疗及随访方案。

手术评估：血常规、肝肾功能、凝血功能正常，术前心肺功能可耐受手术。

治疗方案：经尿道膀胱肿瘤切除术（TURBT）+膀胱内灌注治疗。

围术期的注意事项：术中控制切除范围及深度，避免肿瘤残留及膀胱穿孔；切除肿瘤后彻底止血；如无膀胱穿孔，术后可行化学药物即刻膀胱灌注治疗；术后持续膀胱冲洗至尿液澄清，避免膀胱内出血形成血肿。

四、治疗过程

（一）TURBT 及即刻膀胱内灌注治疗

采用单极 TURBT。患者全身麻醉，取膀胱截石位，电切镜下持续膀胱灌洗并将膀胱容量控制在 150 ~ 200 mL，借助灌洗水流暴露肿瘤蒂部，沿肿瘤蒂部周围

1 cm 环形切开膀胱黏膜层直至逼尿肌深层，以切割及钝性剥离的方式将肿瘤连同其周围部分黏膜、基底肌层整块切除。Ellik 冲洗瓶将肿瘤标本完整取出（较大的标本可通过电切环协助或特制取物器取出）并送病理检查。彻底止血。留置三腔冲洗导尿管，予 5% 葡萄糖注射液 50 mL ＋盐酸吡柔比星 50 mg 行即刻膀胱内灌注治疗并保留 30 分钟。

（二）术后情况及预后

术后持续膀胱冲洗 12 小时，引流清亮；术后第 3 天拔除导尿管出院。病理学诊断为膀胱低级别尿路上皮癌。送检（膀胱肿瘤）标本基底部可见平滑肌，癌细胞未侵及黏膜固有层及肌层。术后诊断为膀胱癌 $pT_aN_0M_0$（T_aG_1 低危组）。

患者肿瘤为单发、原发，T_aG_1 期（低级别），直径＜ 3 cm，符合低危 NMIBC 定义，按 EAU 及 CAU 指南推荐，TURBT ＋化学药物即刻膀胱内灌注为完整治疗方案，不需再做膀胱内灌注治疗。术后第 3 个月、12 个月、24 个月行膀胱镜检查，术后第 12 个月行全尿路 CT 扫描，随访 2 年未发现肿瘤复发。

五、经验与体会

（一）可能为低危 NMIBC 的患者在行 TURBT 时有何策略？

NMIBC 需要 TURBT 获得病理分期、分级才能进行危险分组。但临床实践中，单个、有蒂、小体积的膀胱肿瘤施行 TURBT 的操作难度相对较小。推荐对直径≤ 2 cm 瘤灶尽可能采用整块切除术，直径＞ 2 cm 瘤灶可采用经典分块方式切除。膀胱肿瘤整块切除术应从肿瘤基底周围 1 cm 的黏膜开始环切至深肌层，将肿瘤连同其周围及深部的外观正常组织完整切除。好处在于：①保留肿瘤完整性，更加近乎肿瘤外科治疗的"无瘤原则"，有更低的扩散和种植转移风险；②标本可以获得清晰的组织学层次，可分辨肿瘤、黏膜固有层、肌层，利于肿瘤分期的准确判定。采用单极、双极、铥激光或者钬激光进行膀胱肿瘤整块切除都是可行的，96% ～ 100% 的外生性肿瘤病例可以提供包含逼尿肌的高质量切除标本。需要注意的是，直径＞ 2 cm 的肿瘤通常不能通过尿道完整取出，而需进一步分解处理或采用经典 TURBT 方式。

（二）低危 NMIBC 患者适用何种膀胱内灌注治疗方案？

TURBT 后单次即刻的化学药物膀胱内灌注治疗已被证实具有破坏循环肿瘤细胞的作用，并通过化学消融的方式杀灭手术创面可能残留的肿瘤细胞和视野外的微小瘤灶。与单纯 TURBT 相比，化学药物即刻膀胱内灌注治疗可显著降低肿瘤复发率。

对低危 NMIBC 患者，TURBT 联合化学药物即刻膀胱内灌注治疗是标准和完整的治疗方法，其预后好、复发率低，不推荐即刻灌注后再进行化学药物或卡介苗灌注治疗。

（三）低危 NMIBC 该如何进行随访？

所有的 NMIBC 患者行 TURBT 后第 3 个月均应行首次膀胱镜检查。低危患者如首次膀胱镜检查阴性，推荐第 12 个月行第 2 次膀胱镜检查，此后每年 1 次直到第 5 年，若无复发随访 5 年后可以终止膀胱镜检查。低危患者术后第 1 年推荐进行上尿路及腹部、盆腔的基线影像学检查。

六、患教建议

作为泌尿外科医师，在与膀胱癌患者及其家属沟通时应表达医者的同情及聆听态度，以获得患者及家属信任；尽量采用通俗易懂的语言、尽可能少使用专业术语，以便患者及家属能准确接收信息；在提供治疗方案时，注意解答患者及家属的关注所在。对 NMIBC 患者及其家属需要特别说明肿瘤未侵犯膀胱肌层对治疗方式的决定意义。

七、专家点评

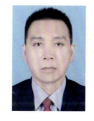

李化升，主任医师，右江民族医学院硕士研究生导师，玉林市红十字会医院泌尿外科副主任兼二区主任。广西医师协会泌尿外科医师分会常务委员，广西医学会泌尿外科学分会结石学组委员，玉林市医学会泌尿外科学分会常务委员。

膀胱癌是我国泌尿系统最常见的恶性肿瘤，最常见的症状是血尿，早期体征不明显，主要依靠超声和 CT、膀胱镜检查及肿瘤活检来确诊。该病例临床表现典型，诊断过程规范，手术指征明确，手术操作规范，膀胱灌注得当，作者行文条理清晰，论点有理有据。对于 NMIBC 的诊治有以下经验，供作者及广大青年泌尿外科医师共同参考：①膀胱镜检查是诊断膀胱癌的最可靠方法，而对 Ta、T_1 期膀胱癌确诊、分级、分期需手术切除进行病理检查；②肿瘤直径 ≤2 cm 建议尽可能进行整块切除术，>2 cm 应按照分块切除的 TURBT 方法进行；③低危 NMIBC 应按照 EAU 及 CAU 指南进行治疗及随诊，TURBT 联合化学药物即刻灌注即为完整的治疗方案，避免过度的膀胱内灌注治疗及侵入性膀胱镜检查。

（罗书锋　李化升　玉林市红十字会医院）

参考文献

[1]Engilbertsson H, Aaltonen KE, Steinarr B, et al.Transurethral bladder resection can cause seeding of cancer cells into the bloodstream[J].The Journal of Urology, 2015, 193（1）：53-57.

[2]Kramer MW, Rassweiler JJ, Klein J, et al.En bloc resection of urothelium carcinoma of the bladder（EBRUC）：a european multicenter study to compare safety, efficacy, and outcome of laser and electrical en bloc transurethral resection of bladder tumor[J].World journal of urology, 2015, 33（12）：1937-1943.

[3]Hurle R, Lazzeri M, Colombo P, et al.“En Bloc” resection of nonmuscle invasive bladder cancer：a prospective single-center study[J].Urology, 2016, 90：126-130.

[4]Migliari R, Buffard A, Ghabin H.Thulium laser endoscopic en bloc enucleation of nonmuscle-invasive bladder cancer[J].Journal of endourology, 2015, 29（11）：1258-1262.

[5]Sylvester RJ, Oosterlinck W, Holmang S, et al.Systematic review and individual patient data meta-analysis of randomized trials comparing a single immediate instillation of chemotherapy after transurethral resection with transurethral resection alone in patients with stage pTa-pT1 urothelial carcinoma of the bladder：which patients benefit from the instillation[J]? European urology,2016,69(2)：231-244.

[6]Sylvester RJ, Oosterlinck W, Van Der Meijden APM.A single immediate postoperative instillation of chemotherapy decreases the risk of recurrence in patients with stage Ta T1 bladder cancer：a meta-analysis of published results of randomized clinical trials[J].The Journal of urology, 2004, 171（6 Part 1）：2186-2190.

[7]Abern MR, Owusu RA, Anderson MR, et al.Perioperative intravesical chemotherapy in non-muscle-invasive bladder cancer：a systematic review and meta-analysis[J]. Journal of the National Comprehensive Cancer Network, 2013, 11（4）：477-484.

[8]Soukup V, Babjuk M, Bellmunt J, et al.Follow-up after surgical treatment of bladder cancer:a critical analysis of the literature[J].European urology,2012,62（2）：290-302.

[9] 黄健，王建业，孔垂泽，等.2022版中国泌尿外科和男科疾病诊断治疗指南 [M]. 北京：科学出版社，2022.

病例 30 中危非肌层浸润性膀胱癌的诊断与处理

一、导读

膀胱癌是泌尿系统最常见的恶性肿瘤之一，其中 75%～85% 为 NMIBC。根据复发风险及预后的不同，NMIBC 可以为低危、中危、高危 3 组。中危 NMIBC 的手术及膀胱内灌注治疗是 NMIBC 治疗中最具代表性和指导意义的方案。

二、病历简介

（一）病史介绍

患者男性，42 岁。

主诉：反复肉眼血尿 3 天。

现病史：患者自诉反复排血尿 3 天，呈淡红色或鲜红色，无血块排出，无尿频、尿急、尿痛，无排尿困难，无腰胀、腰痛等症状。

既往史：无特殊。

个人史：吸烟 10 年，1 包 / 日；否认长期接触化工类物品。

（二）体格检查

意识清楚，体温 36.5℃，脉搏 68 次 / 分，呼吸 20 次 / 分，血压 120/70 mmHg，未触及肿大淋巴结。心、肺、腹部未见异常。双侧肾区无压痛及叩击痛，双侧输尿管走行区无压痛；膀胱空虚，耻骨上区无压痛，未触及包块。

（三）辅助检查

1. 实验室检查

（1）血常规：白细胞计数 $5.85×10^9/L$，中性粒细胞百分比 60.5%，血红蛋白 100 g/L。

（2）尿常规：红细胞（4+）。

（3）肾功能：尿素氮 7.4 mmol/L，肌酐 85.6 μmol/L。

2. 影像学检查

（1）泌尿系统超声：膀胱实质性占位病变，大小约 3.3 cm×2.8 cm（病例 30 图 1）。

（2）泌尿系统 CT：膀胱右后侧壁软组织占位，大小约 3.5 cm×3.0 cm，增强扫描呈明显强化改变（病例 30 图 2）。

（3）静脉肾盂造影（intravenous pyelography，IVP）：膀胱腔右侧可见充盈

缺损（病例30图3）。

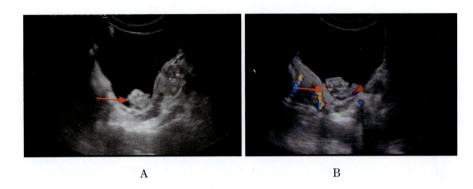

A   B

病例30图1　超声示膀胱实质性占位病变

A. 膀胱内探及一强回声占位，大小约3.3 cm×2.8 cm，形态欠规则；B. CDFI：占位内探及点状血流信号。

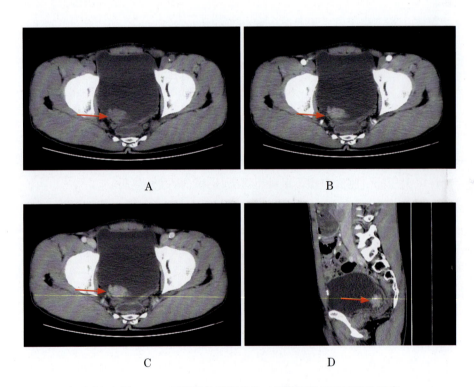

A   B

C   D

病例30图2　CT示膀胱软组织占位，增强扫描呈明显强化改变

A. 平扫；B. 动脉期；C. 静脉期；D. 静脉期矢状面。

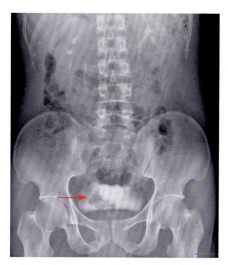

病例 30 图 3 IVP 示膀胱腔右侧可见充盈缺损

（4）膀胱镜检查：膀胱右侧壁见带蒂菜花样肿物 2 个，大小分别约为 3.5 cm×3.0 cm×2.0 cm、0.5 cm×0.5 cm×0.3 cm（病例 30 图 4）；肿物距右输尿管口最近距离约 2 cm，双侧输尿管口呈裂隙状，未见血性尿流出；膀胱颈及后尿道未见肿瘤侵犯。钳取肿物送病理学检查。活检病理报告：低级别尿路上皮癌（病例 30 图 5）。

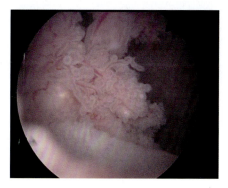

病例 30 图 4 膀胱镜检查

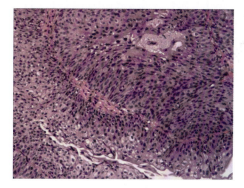

病例 30 图 5 活检病理

（四）初步诊断

膀胱癌 $T_XN_0M_0$（NMIBC？）。

三、临床决策与分析

患者初次诊断膀胱癌，结合影像学及膀胱镜检查、活检病理所见考虑为NMIBC，根据 EAU 和 CAU 膀胱癌指南，推荐 TURBT 作为进一步明确病理学诊断及治疗的方法。该患者瘤灶呈多发、最大直径＞2 cm，TURBT 中推荐采用先小后大，分块切除大体积肿瘤的策略。如无膀胱穿孔及出血禁忌证，TURBT 后推荐化学药物即刻膀胱内灌注治疗。根据 TURBT 后肿瘤的危险分组决定后续膀胱内灌注治疗及随访方案。

手术评估：血常规、肝肾功能、出凝血功能正常；心肺功能评估能耐受麻醉及手术。

治疗方案：URBT ＋膀胱内灌注治疗。

围术期注意事项：术中保持适度的膀胱灌注容量，控制切除范围及深度，避免肿瘤残留及膀胱穿孔；切除肿瘤后彻底止血；即刻膀胱内灌注治疗；术后持续膀胱冲洗至尿液澄清，避免膀胱内出血形成血肿。

四、治疗过程

（一）TURBT 和即刻膀胱内灌注治疗

1. TURBT　采用双极等离子电切。患者全身麻醉，取膀胱截石位，以 0.9% 氯化钠溶液做持续膀胱冲洗及引流，膀胱容量控制在 150～200 mL。首先处理膀胱右侧壁较小瘤灶，以整块切除法将其连同周围 1 cm 的黏膜及基底部浅层逼尿肌整体切除；然后处理较大瘤灶：以电切环先将肿瘤自外周、顶部向基底的蒂部呈分块切除，继续将肿瘤蒂部及其周围约 1 cm 组织向深面切除达膀胱壁深肌层，彻底止血，留置三腔冲洗导尿管。将整块小瘤灶和大瘤灶的瘤体、蒂部及底部肌层组织分别送病理学检查。

2. 即刻膀胱内灌注治疗　术后留置导尿管成功，即刻予 5% 葡萄糖注射液50 mL ＋盐酸吡柔比星 50 mg 行膀胱内灌注保留 30 分钟，后开放导尿管并行膀胱内冲洗。

（二）术后情况及预后

持续膀胱内冲洗 12 小时，无膀胱内出血。术后第 3 天拔除导尿管出院。术后病理示膀胱低级别尿路上皮癌，肿瘤未侵犯黏膜固有层，未侵犯肌层。术后诊断为膀胱癌 $pT_aN_0M_0$（T_aG_1 中危组）。

膀胱内灌注治疗方案：5% 葡萄糖注射液 50 mL ＋盐酸吡柔比星 50 mg，膀胱内灌注保留 30 分钟；诱导灌注：术后 1 周始，每周 1 次连续 8 周；维持灌注：早期灌注结束后每月 1 次连续 10 个月。膀胱内灌注治疗流程如下。

1. 灌注前准备

（1）患者准备：①排除灌注禁忌证及相关药物过敏史；②告知患者并征得知情同意；③确认患者灌注前 2 小时内未大量饮水、输液及应用利尿剂，嘱排空尿液。

（2）核对医嘱。

（3）用物准备：治疗车、一次性导尿包（内置一次性镊子、消毒棉球、无菌液状石蜡棉球、无菌弯盘、F 12 导尿管）、一次 50 mL 注射器、消毒用碘伏、一次性防水垫、一次性防护服（防水服）、医疗垃圾桶。

（4）灌注环境：安静、清洁，必要时屏风遮挡。

（5）清点和检查药品，配置灌注化疗药物（5% 葡萄糖注射液 50 mL ＋盐酸吡柔比星 50 mg），注意职业防护。

2. 膀胱灌注操作流程（病例 30 图 6）

（1）患者平卧于治疗床上、导尿体位，铺防水垫。

（2）治疗师做好职业防护，洗手，戴无菌手套。

（3）以碘伏消毒患者外生殖器及会阴周围消毒 2 遍。

（4）无操作下插入尿管排空膀胱内尿液。

（5）将化疗药物缓慢注入膀胱，再注入 5 ～ 10 mL 空气使导尿管内药物全部注入膀胱。

（6）药物灌入膀胱后导尿管可夹闭保留 30 分钟或即刻拔除。

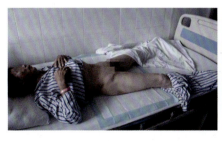
A

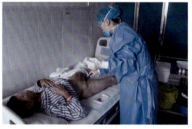
B

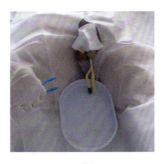
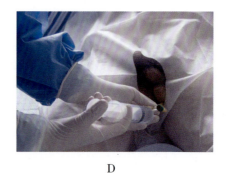

C   D

病例 30 图 6　膀胱灌注操作流程

A. 膀胱内灌注治疗体位；B. 消毒；C. 排空尿液；D. 膀胱内灌注药物。

（7）嘱患者膀胱内药物保留时间内间断变换体位，如仰卧位、左侧卧位、右侧卧位、俯卧位（病例 30 图 7）。

（8）膀胱内药物保留时间满后即予排空膀胱内药物并拔除导尿管，未保留导尿管则嘱患者排空膀胱。

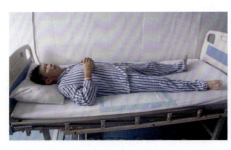
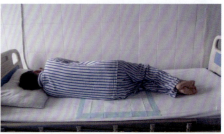

A   B

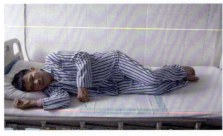
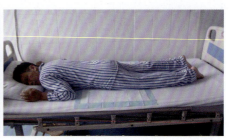

C   D

病例 30 图 7　药物保留期间的体位

A. 仰卧；B. 左侧卧；C. 右侧卧；D. 俯卧。

3．膀胱灌注治疗的注意事项

（1）严格无菌操作，防止医源性感染。

（2）如灌注过程中患者在出现明显疼痛或不能耐受则停止本次灌注治疗。

（3）按医疗垃圾处理规定遗弃操作用物及化疗药品。

（4）鼓励患者在治疗后的 24 小时内多饮水，避免饮用茶水、咖啡、可乐等刺激性饮料及饮酒。

（5）术后第 3 个月、6 个月、9 个月、12 个月、18 个月、24 个月行膀胱镜检查，术后第 12 个月行全尿路 CT 扫描，随访 2 年未见肿瘤复发。

五、经验与体会

（一）TURBT 的注意事项有哪些？

膀胱癌患者镜行 TURBT 前应常规进行影像学及膀胱镜检查，以明确手术指征并指导麻醉方式的选择。对于膀胱侧壁肿瘤推荐选择气管插管全身麻醉，以降低闭孔神经反射所致的膀胱穿孔及出血风险，亦可选择腰麻联合闭孔神经阻滞麻醉。接受 TURBT 的患者应取膀胱截石位，确保小腿所有受力处及腘窝均衬以软垫，避免皮肤压伤、腓总神经损伤及深静脉血栓形成。

小体积肿瘤（直径≤ 2 cm）推荐采用整块切除术式，以降低肿瘤播散风险，同时可以获得包含逼尿肌的高质量标本，有利于获得更准确的病理学分期、分级。大体积肿瘤推荐采用经典分块切除的 TURBT 术式，以避免标本不能经尿道取出。

（二）中危 NMIBC 患者行膀胱内灌注治疗的依据和方案是什么？

中高危 NMIBC 患者复发风险更大，即刻膀胱内灌注治疗后应继续行化学药物早期（术后 4～8 周，每周 1 次）及维持（每月 1 次，维持 6～10 个月）膀胱内灌注治疗。中危 NMIBC 是 BCG 膀胱内灌注治疗的相对适应证，但需要结合患者个体的复发进展风险和 BCG 治疗的不良反应。

（三）中危 NMIBC 患者如何进行随访？

中危 NMIBC 患者，术后 10 年仍出现肿瘤复发并不罕见，因此建议终生随访。EAU 指南建议，中危患者术后第 3 个月推荐行膀胱镜检查及尿细胞学检查，若为阴性，则术后 5 年每 3～6 个月行 1 次膀胱镜及尿细胞学检查，后改为每年行 1 次膀胱镜及尿细胞学检查。CAU 指南推荐中危患者随访方案介于低危和高危患者之间，依据患者个体预后因素和一般情况决定。前 2 年内，推荐于术后第 3 个月行首次膀胱镜检查及尿细胞学检查；后应于第 6 个月、9 个月、12 个月、18 个月、24 个月行膀胱镜检查及尿细胞学检查，第 3～5 年应每年行 1 次膀胱镜检查及尿细胞学检查；第 1 年内应完成对上尿路影像学和腹部、盆腔的基线影像学检查。

六、患教建议

对 NMIBC 患者及家属需要特别说明肿瘤未侵犯膀胱肌层对治疗方式的决定意义，建议术后终生随访。化学药物膀胱内灌注治疗最主要的并发症为化学性膀胱炎，表现为尿频、尿急、尿痛及血尿，严重者可导致患者生活质量显著下降、痛苦不堪，甚至中断治疗。膀胱内灌注治疗前进行充分告知患者可能出现的相关不适症状，引导患者做好足够的心理准备有利于治疗顺利进行。

七、专家点评

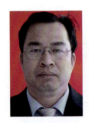

郑业辉，副主任医师，玉林市红十字会医院泌尿外科主任。广西抗癌协会泌尿男生殖系肿瘤专业委员会副主任委员，广西医师协会泌尿外科医师分会常务委员，广西医学会泌尿外科学分会委员，玉林市医学会泌尿外科学分会副主任委员。

TURBT 联合膀胱内灌注治疗是治疗 NMIBC 的金标准，而中危 NMIBC 的治疗方案最具代表性和指导意义。本文结合典型病例就 NMIBC 全程治疗的诸多步骤与细节做了详尽说明，对临床实践具有指导作用；文中 NMIBC 的 TURBT 技巧、膀胱内灌注治疗流程及随访等内容对泌尿外科规范化培训医师等初学者的指导意义尤为突出。作者行文条理清晰，论点有理有据。对于这类病例有以下经验，供青年泌尿外科医师参考：TURBT 术前膀胱镜检查非常重要，是决定治疗方案的前提；选择合适麻醉方式及合理运用手术技巧可以降低 TURBT 的肿瘤残留率并减少并发症的发生。膀胱内灌注治疗可以显著降低 NMIBC 的复发风险，目前使用的灌注制剂主要有化学药物及卡介苗，膀胱内灌注治疗应严格遵照指南规定的适应证及操作流程进行。

（罗书锋　郑业辉　玉林市红十字会医院）

参考文献

[1]Babjuk M, Bohle A, Burger M, et al. EAU guidelines on non-muscle-invasive urothelial carcinoma of the bladder: update 2016[J]. European urology, 2017, 71 (3): 447-461.

[2]Chang SS, Boorjian SA, Chou R, et al. Diagnosis and treatment of non-muscle invasive bladder cancer: AUA/SUO guideline[J]. The Journal of urology, 2016, 196 (4): 1021-1029.

[3]Sylvester RJ, Oosterlinck W, Holmang S, et al. Systematic review and individual patient data meta-analysis of randomized trials comparing a single immediate instillation of chemotherapy after transurethral resection with transurethral resection alone in patients with stage pT_a-pT_1 urothelial carcinoma of the bladder: which patients benefit from the instillation[J]? European urology, 2016, 69 (2): 231-244.

[4]Sylvester RJ, Oosterlinck W, Van Der Meijden APM. A single immediate postoperative instillation of chemotherapy decreases the risk of recurrence in patients with stage Ta T1 bladder cancer: a meta-analysis of published results of randomized clinical trials[J]. The Journal of urology, 2004, 171 (6 Part 1): 2186-2190.

[5]中国研究型医院学会泌尿外科学专业委员会，中国医疗保健国际交流促进会泌尿健康促进分会，中国医疗保健国际交流促进会循证医学分会，等. 中国非肌层浸润性膀胱癌治疗与监测循证临床实践指南（2018年标准版）[J]. 现代泌尿外科杂志, 2019, 24 (7): 516-542.

[6]中国肿瘤医院泌尿肿瘤协作组. 非肌层浸润性膀胱癌膀胱灌注治疗专家共识 [J]. 中华肿瘤杂志, 2019, 41 (1): 42-45.

病例 31　高危非肌层浸润性膀胱癌的诊断与处理

一、导读

高危非肌层浸润性膀胱癌是 NMIBC 治疗的主要难点之一，其复发率和进展率远高于低、中危 NMIBC。对于不同高危 NMIBC 患者，早期诊断、个体化治疗并加强随访对改善患者预后具有十分重要的意义。

二、病历简介

（一）病史介绍

患者男性，62 岁。

主诉：反复排血尿半个月。

现病史：患者自诉入院前半个月起反复排肉眼血尿，全程呈洗肉水样、终末尿较浓，无血块排出，无尿急、尿痛，无排尿困难。

既往史：无特殊。

个人史：否认吸烟史；否认长期接触化工类物品。

（二）体格检查

意识清楚，体温 36.5℃，脉搏 68 次 / 分，呼吸 20 次 / 分，血压 140/86 mmHg，未触及肿大淋巴结。心、肺、腹部大致正常。双侧肾区无压痛及叩击痛，双侧输尿管走行区无压痛；膀胱空虚，耻骨上区无压痛，未触及包块。

（三）辅助检查

1. 实验室检查

（1）血常规：白细胞计数 $8.92×10^9/L$，中性粒细胞百分比 65%，血红蛋白 112 g/L。

（2）尿常规：红细胞（4+）。

2. 影像学检查

（1）泌尿系超声：膀胱左后壁低回声占位，范围约 3.3 cm×2.3 cm（病例 31 图 1）。

（2）IVP：膀胱腔左侧充盈缺损约为 3.42 cm×2.58 cm（病例 31 图 2）。

（3）泌尿系 CT：膀胱左侧壁增厚，膀胱左侧壁软组织占位，大小约 3.4 cm×2.5 cm，增强扫描呈不均匀强化，考虑膀胱癌（病例 31 图 3）。

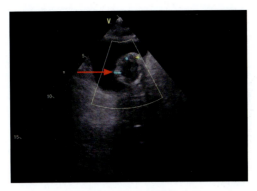
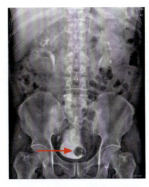

病例 31 图 1　超声示膀胱占位　　　　病例 31 图 2　IVP 示膀胱左侧充盈缺损

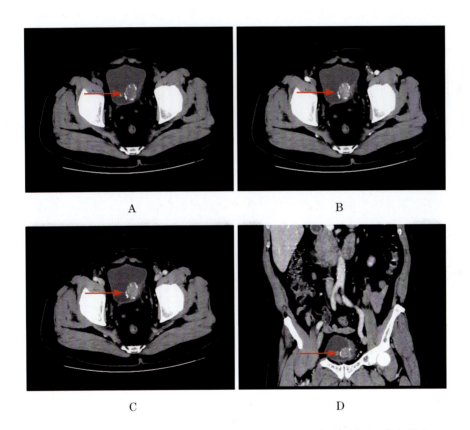

病例 31 图 3　泌尿系 CT 示膀胱左侧壁占位伴钙化，增强扫描呈不均匀强化

A. 平扫；B. 动脉期；C. 静脉期；D. 静脉期冠状面。

（4）膀胱镜：膀胱容量正常，黏膜无充血、水肿，未见结石、憩室；膀胱左侧壁形态不规则肿物、局部呈菜花样，肿物有蒂，直径约 3.5 cm，表面可见坏死组织。

双侧输尿管口、膀胱颈、后尿道未见肿瘤侵犯（病例31图4）。钳取肿物数点送病理学检查。活检病理报告：高级别尿路上皮癌（病例31图5）。

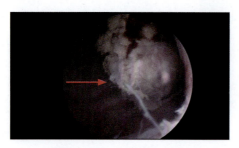
病例31图4 膀胱镜检查

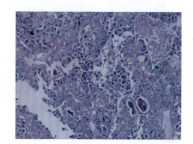
病例31图5 病理活检

（四）初步诊断

膀胱癌 $T_xN_0M_0$（NMIBC 高危组？）。

三、临床决策与分析

患者初次诊断膀胱癌，肿物单发，＞3 cm，有蒂，活检病理提示高级别尿路上皮癌，可疑高危 NMIBC；根据 EAU 和 CAU 膀胱癌指南，推荐 TURBT 作为进一步明确病理学分期及治疗的方法。该患者活检呈高级别肿瘤（G_3），术后分组如明确高危 NMIBC，推荐首次 TURBT 后 2 周进行二次 TURBT，二次 TURBT 后 2 周开始 BCG 膀胱内灌注治疗。高危 NMIBC 推荐按指南进行终生随访。如术后病理证实肌层浸润性膀胱癌，推荐行根治性膀胱切除术。

手术评估：血常规、肝肾功能、出凝血功能正常；心肺功能评估能耐受麻醉及手术。

治疗方案：患者初次诊断膀胱癌，根据膀胱镜检查预计 TURBT 能切除所见的肿瘤，拟行 TURBT ＋膀胱内灌注治疗。

围术期的注意事项：术中保持适度的膀胱灌注容量，控制切除范围及深度，避免肿瘤残留及膀胱穿孔；切除肿瘤后彻底止血；术后予盐酸吡柔比星 50 mg 行即刻膀胱内灌注治疗。术后持续膀胱至尿液澄清，避免膀胱内出血形成血肿。按尿路细菌谱选择抗生素预防感染。

四、治疗过程

1. TURBT 和即刻膀胱内灌注治疗

（1）TURBT：采用单极电切。患者全身麻醉，取膀胱截石位。持续冲洗及引流，膀胱灌注容量控制在 $150 \sim 200\,mL$，以电切袢将膀胱左侧壁肿瘤自外周、顶部向基底的蒂部呈分块切除，再将肿瘤蒂部及其周围约 $1\,cm$ 组织向深面切除达膀胱壁深肌层。彻底止血。留置三腔冲洗导尿管。

（2）即刻膀胱内灌注治疗：术后留置导尿管成功，即刻予 5% 葡萄糖注射液 $50\,mL$ + 盐酸吡柔比星 $50\,mg$ 行膀胱内灌注保留 30 分钟，后开放导尿管并行膀胱内冲洗。

2．术后情况及预后 持续膀胱冲洗 12 小时，无膀胱内出血。患者术后当天出现膀胱痉挛，给予间苯三酚治疗后缓解。术后第 3 天拔除导尿管出院。术后病理：膀胱高级别尿路上皮癌，肿瘤未侵犯黏膜固有层及肌层。术后诊断为膀胱癌 $pT_aN_0M_0$（T_aG_3 高危组）。

首次 TURBT 满 2 周后进行二次 TURBT，原手术创面组织病理未见癌细胞。

该患者术后诊断为高危 NMIBC（T_aG_3），根据 EAU 及 CAU 指南，首选 BCG 做膀胱内灌注治疗。按国内《非肌层浸润性膀胱癌膀胱灌注治疗专家共识（2022 版）》推荐，灌注处方为：生理盐水 $50\,mL$ + BCG $120\,mg$，膀胱内灌注保留 2 小时。

诱导灌注：二次 TURBT 后满 2 周起，每周 1 次，共 6 次。

维持灌注：诱导灌注结束后每 2 周 1 次，共 3 次；之后每月 1 次，共 10 次，BCG 灌注时间为 1 年。

术后第 3 个月、6 个月、9 个月、12 个月行膀胱镜检查，第 12 个月行全尿路 CT 扫描，未见肿瘤复发。术后 1 年失访。术后第 21 个月因膀胱癌多瘤灶性复发（T_1G_3）行腹腔镜下根治性膀胱切除＋回肠通道术。

五、经验与体会

（一）高危 NMIBC 患者治疗方案的选择

根据 EAU 和 CAU 指南，首次 TURBT 后诊断高危 NMIBC 患者应行 BCG 膀胱内灌注治疗，对于 pT_1 及 G_3 的肿瘤应行二次 TURBT，极高危 NMIBC 及 BCG 灌注失败患者推荐行根治性膀胱切除术。

1．TURBT 高危 NMIBC 患者行单次 TURBT 往往难以彻底切除肿瘤。首次 TURBT 为 pT_1 期肿瘤的患者，肿瘤残留率高达 51%，短期内行二次电切可以有效降低肿瘤复发率和进展率，还能进一步提高病理学诊断的准确性。如患者首次 TURBT 存在下述情况之一则推荐行二次 TURBT：①未充分切除肿瘤；②所取标本中未见肌层组织；③高级别肿瘤；④ pT_1 期肿瘤。二次 TURBT 建议在首次 TURBT 后 $2 \sim 6$ 周进行。

2. 膀胱内灌注治疗　BCG 可以有效降低高危 NMIBC 的复发率并能减少其进展，EAU 和 CAU 指南推荐高危 NMIBC 患者首选 BCG 进行膀胱内灌注治疗。因 TURBT 术后膀胱存在开放创面，故 BCG 不适用于即刻膀胱内灌注治疗。BCG 灌注的最佳疗程及剂量目前尚存争议，国内专家共识推荐：生理盐水 50 mL ＋ BCG　120 mg，膀胱内灌注并保留 2 小时，术后 2 周起每周 1 次连续共 6 次，后每 2 周 1 次，连续 3 次，再改为每月 1 次，连续 10 次，全程灌注时间为 1 年。BCG 膀胱内灌注治疗的不良反应高于化学药物，常见不良反应有发热、血尿、膀胱刺激征、过敏反应等。不具备 BCG 治疗条件的高危 NMIBC 患者仍需维持化学药物膀胱内灌注治疗。

BCG 膀胱内灌注的相对禁忌证为免疫功能不全（免疫抑制、HIV 感染）；绝对禁忌证为：①膀胱腔内手术 2 周内；②肉眼血尿；③有创导尿术后；④尿路感染症状患者。另外，活动性肺结核患者也是 BCG 膀胱内灌注治疗的绝对禁忌证。

3. 根治性膀胱切除术　高危 NMIBC 患者行 BCG 治疗失败推荐行根治性膀胱切除术，但 BCG 治疗中或治疗后患者的低级别复发不应认为是 BCG 治疗失败。对有指征患者推荐早期行根治性膀胱切除术以避免因治疗不当或延误而导致不良预后。

（二）高危 NMIBC 患者的随访

EAU 及 CAU 指南均推荐高危 NMIBC 患者需终生随访。最近，国内有 NMIBC 监测指南推荐：高危 NMIBC 随诊应同时行膀胱镜及尿细胞学检查，前 2 年推荐每 3 个月 1 次，第 3、4 年每半年 1 次，第 5 年起每年 1 次；同时，第 1 年内应完成上尿路影像学和腹部、盆腔的基线影像学检查。对于随访中复发的肿瘤推荐按照指南进行治疗。

六、患教建议

医患沟通应遵循诚信、平等、同情、保密、患者整体性及医患共同参与等原则，良好的医患沟通能让患者更积极面对疾病。高危 NMIBC 的患者有更高的肿瘤复发及进展风险，并且采用 BCG 进行膀胱内灌注治疗可能导致更严重的膀胱刺激症状，导致患者有巨大心理压力并且生活质量显著下降。和高危 NMIBC 的患者沟通交流，应重视患者的情绪，保证交流环境的私密性，采用通俗易懂的语言，向患者告知病情后应予给其吸收时间，并表达医者的同情心及聆听态度；注意回复患者及家属的关注所在，引导患者做好足够的心理准备有利手术、膀胱内灌注及后续治疗的顺利进行。应当告知患者术后加强随访，对 BCG 治疗失败患者建议积极行根治性膀胱全切除术。

七、专家点评

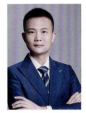

张庆云，医学博士，副主任医师，硕士研究生导师，广西医科大学附属肿瘤医院泌尿外科主任。中华医学会泌尿外科学分会青年委员会肿瘤学组委员，中国抗癌协会泌尿男生殖系肿瘤专业委员会前列腺癌学组委员，广西医师协会泌尿外科分会中青年委员会副主任委员，广西抗癌协会泌尿男生殖系肿瘤专业委员会肾癌学组组长。

高危 NMIBC 的恶性程度明显高于中低危组，更容易出现复发和转移，因此在采取 TURBT ＋膀胱灌注的保留膀胱的综合治疗基础上，术后的密切规范复查随访尤为重要。膀胱镜检查是复查的金标准，术后前 2 年每 3 个月进行 1 次，第 3 年开始每 6 个月 1 次，第 5 年开始每年 1 次直至终生。随访发现肿瘤进展，反复复发，多发及时行根治性膀胱切除术是明智的选择。本病例病史及临床症状典型，相关辅助检查完善，首次治疗采取了经尿道膀胱肿瘤电切以及长达 1 年的 BCG 膀胱灌注规范治疗，术后每 3 个月复查膀胱镜，可惜坚持了 1 年后患者未能遵医嘱继续每 3 个月回院复诊，最终肿瘤复发进展而采取腹腔镜下根治性膀胱全切除＋回肠通道术治疗。病例典型，诊疗依据充分，治疗方案规范，全文条理清晰，有利于规范培养年轻医师临床思维，值得学习。

（罗书锋　张庆云　广西医科大学附属肿瘤医院）

参考文献

[1]Kamat AM, Hahan NM, Efstahiou JA, et al.Bladder cancer[J].The Lancet, 2016, 388（10061）：2796-2810.

[2]Babjuk M, Bohle A, Burger M, et al.EAU guidelines on non-muscle-invasive urothelial carcinoma of the bladder：update 2016[J].European urology, 2017, 71（3）：447-461.

[3] 那彦群. 中国泌尿外科疾病诊断治疗指南手册 [M]. 北京：人民卫生出版社，2014.

[4] 黄健，刘皓. 非肌层浸润性膀胱癌的诊治现状与对策 [J]. 中华泌尿外科杂志，2019，40（7）：481-484.

[5] 中国肿瘤医院泌尿肿瘤协作组. 非肌层浸润性膀胱癌膀胱灌注治疗专家共识 [J]. 中华肿瘤杂志，2019，41（1）：42-45.

[6] 于浩，林天歆，李响，等．卡介苗预防中、高危非肌层浸润性膀胱癌术后复发的有效性、安全性随机、对照、多中心临床试验中期报告［J］．中华泌尿外科杂志，2019，40（7）：485-491．

[7] 中国研究型医院学会泌尿外科学专业委员会，中国医疗保健国际交流促进会泌尿健康促进分会，中国医疗保健国际交流促进会循证医学分会，等．中国非肌层浸润性膀胱癌治疗与监测循证临床实践指南（2018 年标准版）［J］．现代泌尿外科杂志，2019，24（7）：516-542．

病例 32 膀胱尿路上皮癌的新辅助化疗与手术处理

一、导读

膀胱癌是最常见的泌尿系统恶性肿瘤，在全身常见恶性肿瘤中排名前 10 名。其在我国占泌尿系统恶性肿瘤发病率第一位，在西方国家的发病率仅次于前列腺癌的泌尿系统恶性肿瘤。膀胱癌复发率高，部分患者（肌层浸润性膀胱癌、多发的表浅浸润性膀胱癌、多发或复发的原位癌等均为全膀胱切除手术指征）需行全膀胱切除手术。文献证实，肌层浸润性膀胱癌患者术前新辅助化疗能够提高 5%～7% 的 5 年生存率，对于部分患者（10%～20%）新辅助化疗行全膀胱切除术后可达病理无肿瘤残留（pT_0），这批患者能获得最大获益。膀胱癌新辅助化疗已经成为肌层浸润性膀胱癌治疗 1 类推荐治疗方案，已成为国外肌层浸润性膀胱癌术前常规治疗。

虽然肌层浸润性膀胱癌患者术前新辅助化疗已经成为西方国家常规的治疗方案，但因在国内开展较晚，现阶段全国各中心新辅助化疗的应用情况尚不乐观。据不完全统计全国各中心新辅助化疗的使用率不足 3%，且对于新辅助化疗适应证的掌握及化疗方案的掌握仍存在不足。

通过对本病例的学习，希望让读者能够了解肌层浸润性膀胱癌新辅助化疗的治疗意义，在适应证的选择及肌层浸润性膀胱癌的综合治疗方面得到提高。

二、病历简介

（一）病史介绍

患者男性，64 岁。

主诉：间断无痛性肉眼全程血尿 2 个月余。

现病史：患者于 2 个月余前无明显诱因出现无痛性肉眼全程血尿，呈鲜红色，无血块，无腰酸、腰痛，无腹痛，无发热，无尿频、尿急、尿痛等症状。近 2 个月来症状反复。门诊查泌尿系统超声提示"膀胱多发占位性病变，最大位于左侧壁，大小约 3.0 cm×1.5 cm"。MRI 检查提示膀胱多发占位性病变，最大位于左侧壁，厚约 1.2 cm，累及范围约 3.1 cm，肿瘤侵犯深肌层。盆腔未见明确肿大淋巴结。患者为求进一步诊治入院。

既往史：无特殊。

（二）体格检查

生命体征平稳，心、肺未见明显异常。专科查体示腹平坦，全腹触诊未及明确肿块。下腹无压痛，未及明显肿物，双侧输尿管压痛点无明显压痛，双侧肾区无叩击痛，双侧肋脊点、肋腰点无叩击痛。肛门指诊：前列腺Ⅱ度肿大，中央沟变浅，前列腺表面光滑未及明确肿物，余检查未见明显异常。

（三）辅助检查

膀胱增强MRI：膀胱多发占位性病变，最大位于左侧壁，厚约1.2 cm，累及范围约3.1 cm，肿瘤侵犯深肌层。盆腔未见明确肿大淋巴结（病例32图1）。

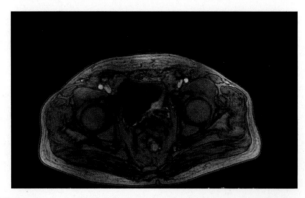

病例32图1　膀胱增强MRI：T_1WI脂肪抑制增强示膀胱左侧壁不均匀增厚并明显强化，呈菜花样改变

（四）初步诊断

膀胱癌 $cT_{2b}N_xM_x$。

三、临床决策与分析

结合患者病史、超声、MRI检查，考虑诊断膀胱癌侵犯深肌层，临床分期 $cT_{2b}N_xM_x$。根据NCCN及EAU指南，患者应进行诊断性TURBT明确病理分型、分期，指导下一步治疗方案。

治疗决策：根据指南推荐，如诊断明确，推荐新辅助化疗后行根治性全膀胱切除手术治疗。故根据目前情况，拟先行诊断性电切手术明确诊断及分期。

四、治疗过程

患者于全身麻醉下行诊断性经尿道膀胱肿瘤电切术，术中见膀胱内多发占位，最大位于膀胱右侧壁，直径大小约4 cm，基底较宽，肿瘤乳头状外生，并根部多发小肿瘤聚集成簇。术中电切肿瘤及基底肌层组织送检。术后病理提示膀胱高级别浸润性尿路上皮癌，肿瘤侵犯膀胱肌层组织。

根据术后病理，患者病理分期为 $pT_{2b}N_xM_x$，G_3。根据指南推荐，拟对患者进行新辅助全身化疗，方案为：吉西他滨＋顺铂改良方案（吉西他滨 1 g/m² d1、d8 ＋ 顺铂 70 mg/m² d2），随后行根治性全膀胱切除手术。

患者于病理回报后开始术前新辅助化疗，化疗方案如上，共 3 周期化疗。化疗期间评估肿瘤逐渐缩小。化疗期间于第 1 周期化疗后出现Ⅲ度粒细胞减低及血小板减低，后续周期给予聚乙二醇重组粒细胞刺激因子预防升白细胞治疗及重组人血小板生成素预防升血小板治疗，后续化疗血象情况稳定。

患者化疗结束后评估盆腔 MRI，提示膀胱癌化疗后，膀胱黏膜略粗糙，未见明显外突占位性病变，与化疗前相比，膀胱左侧壁病灶明显缩小（病例 32 图 2）。化疗结束后如期行腹腔镜下根治性全膀胱切除＋盆腔淋巴结清扫＋回肠导管术。术后病理示膀胱高级别浸润性尿路上皮癌化疗后，局部未见明确肿瘤残留。盆腔淋巴结未见转移（0/21）。

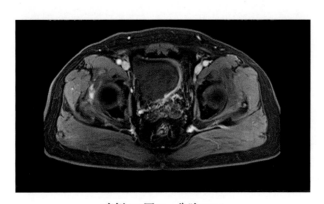

病例 32 图 2　盆腔 MRI

T_1WI 脂肪抑制增强扫描示膀胱左侧壁增厚并强化，与化疗前相比，膀胱左侧壁病灶明显缩小。

五、经验与体会

（一）什么样的患者适宜行术前新辅助化疗？

浸润性尿路上皮癌术前新辅助化疗的推荐等级逐年升高，根据最新的 NCCN 及 EAU 指南推荐，高级别浸润性尿路上皮癌患者临床分期 $cT_2 \sim _4N_0M_0$ 适宜行根治性全膀胱切除的患者均为新辅助化疗的指征，但随着膀胱癌病理分型及分子分型的细化，部分非纯尿路上皮癌患者及特殊分子分型膀胱尿路上皮癌患者新辅助化疗效果可能较差（详见下文），在临床应用中需谨慎。

身体条件方面，KPS 评分 80 分以上，GFR ＞ 60 mL/min，血液检查提示中性粒细胞及血小板正常或轻度异常（Ⅰ度骨髓抑制以内）的患者均可接受新辅助化疗。但需注意，因膀胱癌新辅助化疗的化疗方案（GC：吉西他滨＋顺铂方案或 ddMVAC：剂量密集型甲氨蝶呤＋长春新碱＋多柔比星＋顺铂方案）骨髓抑制相对较重，故化疗前中性粒细胞及血小板水平较低的患者，化疗期间需更加密切观察中性粒细胞及血小板的变化趋势，以免造成危险。

（二）哪些指标是新辅助化疗禁忌？

浸润性尿路上皮癌新辅助化疗均为以铂类为基础的化疗方案，包括 GC/ 改良 GC 方案及 ddMVAC 方案。因铂类药物化疗特别是顺铂存在肾脏毒性，故顺铂为基础的化疗要求 GFR ＞ 60 mL/min，对于肾功能异常的患者，如无法在短时间内改善肾功能，无法进行以顺铂为基础的新辅助化疗。而对于无法进行以顺铂为基础的化疗的患者，目前指南推荐直接行手术治疗，其他化疗方案推荐等级较有限。此外，对于 KPS 评分＜ 80 分的患者以及Ⅱ度及以上中性粒细胞及血小板减低的患者，新辅助化疗均不适宜。需要注意的是，年龄并不是新辅助化疗的禁忌，但高龄患者（≥ 75 岁）骨髓储备较差，出现中性粒细胞缺乏、血小板减低及其他化疗后并发症的发生风险大大升高，临床中对于高龄患者新辅助化疗需谨慎，需详细评估患者身体情况、相关风险及获益，综合考虑。

（三）如何处理化疗后骨髓抑制及如何掌握剂量调整和化疗终止时间？

浸润性尿路上皮癌患者新辅助化疗方案为以顺铂为基础的方案，标准方案为 GC（吉西他滨 d1、d8、d15 ＋顺铂 d2）/ 改良 GC 方案（吉西他滨 d1、d8 ＋顺铂 d2）及 MVAC（甲氨蝶呤＋长春新碱＋多柔比星＋顺铂）方案。其中 MVAC 方案因化疗后毒性反应较大，目前应用较少，指南中推荐以剂量密集型 MVAC 方案（ddMVAC）方案作为替代。目前临床中，以改良 GC 方案应用最为广泛，但部分研究证实，ddMVAC 方案相比 GC 方案，在有效率、降期率、完全缓解率甚至在总生存率上均存在优势，且毒副反应可控，故也作为标准的新辅助化疗方案推荐。

临床中化疗药物不良反应常见的主要有呕吐、骨髓抑制，较少见的药物不良反应包括肝功能损伤、外周神经毒性、肾脏毒性反应等。其中骨髓抑制包括中性粒细胞减低及血小板减低。

中性粒细胞为常见的化疗不良反应，其中含顺铂方案为中危致发热性中性粒细胞缺乏的化疗方案，除化疗后密切随访血象情况外，根据中性粒细胞缺乏症治疗指南推荐，高龄患者（＞65 岁）可预防应用长效升白针（聚乙二醇重组粒细胞生长因子）预防性升白治疗，可降低中性粒细胞减低，特别是发热性中性粒细胞减低的发生率。

血小板减低是 GC 方案常见的药物毒性反应，其发生率在 27% 左右，对于已知出现血小板减低的患者，除常规 IL-2 治疗外，可预防应用重组人血小板生成素预防升血小板治疗，需要注意的是，IL-2 一般不作为预防应用升血小板治疗的措施。

化疗后呕吐为顺铂最常见的不良反应，其发生直接影响患者化疗期间的生活质量及患者对化疗的接受程度。除常规静脉注射止吐药物（$5-HT_3$ 受体抑制剂）外，可联合使用口服长效止吐药物（NK-1 受体抑制剂如阿瑞匹坦）联合糖皮质激素、镇静药物（劳拉西泮）以 H_2 受体抑制剂 / 质子泵抑制剂联合止吐治疗，能大大减少患者呕吐不良反应的发生。

在临床中，如出现Ⅲ度以上药物不良反应，经预防性治疗及支持治疗反应持续或加重，可考虑药物减量，如出现反复Ⅲ度以上不良反应，特别是Ⅳ度中性粒细胞减低或Ⅳ度血小板减低，应考虑终止新辅助化疗，待不良反应恢复可考虑手术。在化疗期间还需密切观察患者的肾功能情况，如出现 GFR ＜ 60 mL/min 需及时终止化疗。

（四）化疗后 cT_0 患者如何处理？

浸润性尿路上皮癌新辅助化疗对于部分患者可达到术前完全缓解（即术前 $cT_0N_0M_0$），其中 GC 方案完全缓解率据统计在 20% ～ 24.5%，ddMVAC 方案的完全缓解率最高可达 41.3%，目前对于 cT_0 患者，术前 cT_0 并非为绝对的 T_0，部分 cT_0 患者术后仍有肿瘤残留，且存在术后局部肿瘤无残留而存在淋巴结转移（即 $pT_0N_1M_0$），故指南推荐 cT_0 患者仍以根治性全膀胱切除及盆腔淋巴结清扫作为首选。但指南中亦指出，对于部分保留膀胱意愿特别强烈的局限性肿瘤的 T_2 期患者，新辅助化疗后膀胱部分切除术，辅助术后放疗也可以作为选择，但病例选择需慎重，否则会造成局部加速进展，甚至快速出现远处转移，延误最佳治疗时间。

（五）新辅助化疗是否增加围术期并发症的发生风险？

新辅助化疗是否增加围术期并发症的发生风险是许多临床医师及患者迫切想了解的问题。国外文献证实，新辅助化疗后行根治性全膀胱切除术术后并发症发生风险（包括出血、感染、胃肠道并发症等）与未经新辅助化疗的患者相比并无明显统计学差别，不影响尿路改道方式的选择。国内数据亦是如此。天津肿瘤医院对于 98 例接受新辅助化疗的患者及 148 例未经新辅助化疗的膀胱癌患者进行统计学分析，结果证实两组相比在围术期出血、输血、术后切口及肠道并发症方面并无明确统计学差别。因此，新辅助化疗在管理得当的情况下并不增加围术期并发症的发生风险。

（六）化疗后是否还需行术后辅助化疗及放疗？

对新辅助化疗后的患者，如术后病理为 T_3 期以上或淋巴结阳性，术后需辅助放疗，如术前未行新辅助化疗则可行术后辅助化疗。除此之外不需术后追加化疗。

六、患教建议

浸润性尿路上皮癌新辅助化疗是膀胱癌重要的治疗手段，其意义不仅是控制局部肿瘤，为手术提供方便，更重要的是能够大大提高患者的生存期。除了部分患者能够降期、降低手术风险及并发症发生风险意外，还能够验证化疗方案的有效性，避免术后化疗因靶病灶的缺失无法评估。同时对于未知的转移灶也可能存在一定作用。这些是在化疗前患者教育的过程中需要向患者提及的。患者及家属了解获益，对于新辅助化疗的接受度也会大大提高。此外，患者对新辅助化疗的抵触的重要原因还包括对于化疗不良反应的担忧，通过对上文的理解，我们可以看到，随着医学的进步，对化疗过程管理逐渐精细化，新药物的不断更新，化疗反应可以大大降低，患者的舒适程度大大提高，这也能够提高患者的信心，有助于医师更好地完成新辅助化疗的全过程。

我们也要看到，新辅助化疗如管理不得当反而会延误病情，故临床中需要更加精细化的管理，加上科学的评估化疗效果，才能达到最佳的新辅助化疗疗效。

七、专家点评

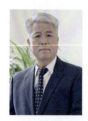

姚欣，主任医师，教授，天津市肿瘤医院泌尿外科主任。中国抗癌协会泌尿男生殖系肿瘤专业委员会候任主任委员，中国临床肿瘤学会肾癌专家委员会候任主任委员，中国临床肿瘤学会尿路上皮癌专家委员会副主任委员，中华医学会泌尿外科学分会委员，中国抗癌协会尿路上皮癌指南编写组组长，中华医学会肾癌指南编写组副组长，天津市抗癌协会泌尿男生殖系肿瘤专业委员会主任委员。

膀胱癌是最常见的泌尿系统恶性肿瘤，其发病率逐年升高。尿路上皮癌术后复发率较高，多数患者都会进展为浸润性的尿路上皮癌，从而需要进行全膀胱切除手术。大量文献证实，肌层浸润性尿路上皮癌术前新辅助化疗能够有效提高患者的 5 年生存率，从而提高患者存活率，同时并不增加围术期并发症的发生风险。

其在指南中已经作为一类证据推荐。但在国内膀胱癌术前新辅助化疗的开展工作令人遗憾，许多中心并未开展此项治疗技术，同时部分中心还存在一些问题比如适应证掌握不清晰、治疗终止时间不明确，疗效评估欠缺、新辅助化疗期间的不良反应及并发症管理较混乱等。天津市肿瘤医院的经验，在选择合适的患者，进行合适的方案化疗，同时进行相关分层，加强疗效评估，结合优质的手术技术，才能给肌层浸润性尿路上皮癌患者提供最佳的治疗。

（张振庭　姚　欣　天津市肿瘤医院）

参考文献

[1]Siegel RL, Miller KD, Jemal A.Cancer statistics, 2018[J].Ca A Cancer Journal for Clinicians, 2018, 68 (1): 7.

[2]Sánchez-Ortiz RF, Ricardo, Huang WC, et al.An interval longer than 12 weeks between the diagnosis of muscle invasion and cystectomy is associated with worse outcome in bladder carcinoma[J]. Journal of Urology, 2003, 169 (1): 110-115.

[3]Plimack ER, Hoffman-Censits JH, Viterbo R, et al.Accelerated methotrexate, vinblastine, doxorubicin, and cisplatin is safe, effective, and efficient neoadjuvant treatment for muscle-invasive bladder cancer: results of a multicenter phase II study with molecular correlates of response and toxicity[J]. Journal of Clinical Oncology, 2014, 32 (18): 1895-1901.

[4]Grossman HB, Natale RB, Tangen CM, et al.Neoadjuvant chemotherapy plus cystectomy compared with cystectomy alone for locally advanced bladder cancer[J].New England Journal of Medicine, 2003, 349 (9): 859-866.

病例 33 保留男性性功能膀胱癌根治术的诊治体会

一、导读

根治性膀胱切除＋淋巴结清扫术是治疗肌层浸润性膀胱癌的标准术式，能够有效提高浸润性膀胱癌生存率，减少局部复发和远处转移。在一位经验丰富的外科医师手中，保留性神经的根治性膀胱切除术是可行和安全的，它可以最大限度地维持患者的勃起功能和控尿功能。

二、病历简介

（一）病史介绍

患者男性，55 岁。

主诉：膀胱癌术后 3 年余，再发肉眼血尿半年。

现病史：患者 2014 年无诱因出现肉眼血尿，伴血块，于外院行经尿道膀胱肿瘤电切术，术后病理提示膀胱尿路上皮癌（未见具体报告），半年前再次出现肉眼血尿，伴腰痛，现为进一步治疗来诊。

既往史：既往体健，无高血压、心脏病、糖尿病病史。吸烟 30 余年，20 支／日。已婚已育。否认食物、药物过敏史。

（二）体格检查

无特殊阳性体征。

（三）辅助检查

1. 实验室检查 血常规、生化常规、凝血功能等检查无明显异常。

2. 影像学检查 CT 提示膀胱腔内见多个结节状及团块状软组织灶向腔内突出，最大者约 3.3 cm×5.7 cm，增强后明显强化（病例 33 图 1）。

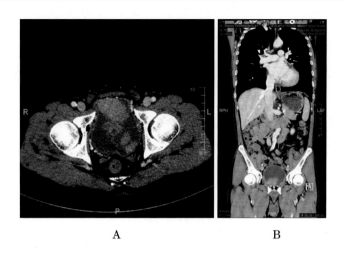

病例33图1　CT示膀胱多发肿瘤

A. CT增强动脉期示膀胱腔内多发肿块及结节，边界清楚；B. CT增强静脉期冠状位重建显示，膀胱三角区内可见轻度均匀强化肿块，向腔内突出。

（四）初步诊断

膀胱尿路上皮癌 $T_2N_0M_0$。

三、临床决策与分析

入院后先行膀胱镜检，镜检示膀胱内顶壁及三角区见多发菜花状肿物，予以取少量组织送病理活检，病理示高级别浸润性尿路上皮癌。

1. 手术评估　心脏超声示射血分数63%，心脏结构及运动未见异常，心功能正常。肺功能示大致正常。

2. 手术方案　腹腔镜下根治性膀胱切除＋回肠原位新膀胱术。考虑患者较年轻，对生活质量和术后性功能有一定要求，术前查前列腺特异性抗原（Prostate specific antigen,PSA)正常，不考虑合并前列腺癌，决定在手术中保留神经血管束。

3. 术前准备　术前1天嘱患者进流食，下午2时开始口服复方聚乙二醇电解质散3袋。会阴部及下腹部备皮。

四、治疗过程

1. 手术情况

（1）麻醉及体位：麻醉采用气管插管全身麻醉。患者取头低脚高20°～30° Trendelenburg体位（病例33图2）。监视器置于患者两下肢之间。术者立于患者左侧，一助手立于患者右侧,持镜助手立于患者头侧。手术区消毒铺巾后,置入尿管。

（2）手术步骤：在腹部正中线脐上 1 cm（A 点）处切开约 1.2 cm 小切口，逐层分离皮肤，皮下脂肪、白膜、腹膜，进入腹腔，导入气腹，观察腹腔及肠系膜组织。直视下于脐下两横指双侧腹直肌旁（B、C 点）分别置入 12 mm Trocar，双侧髂前上棘内侧 2 cm 处 D、E 点置入 5 mm Trocar。于 A 点置入观察镜，B 点、C 点、D 点、E 点置入操作器械（病例 33 图 2）。

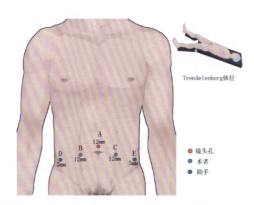

病例 33 图 2　Trendelenburg 及 Trocar 摆放示意图

切开后腹膜，分离双侧输尿管中下段直至进入膀胱处。行标准淋巴结清扫术，清除双侧闭孔区域淋巴结，和髂外动脉／静脉、髂内动脉／静脉旁淋巴结。分离膀胱两侧，直达盆底筋膜，切断结扎输精管、脐尿管动脉、膀胱动静脉。切开膀胱直肠返折处腹膜，直视下沿精囊和前列腺后方，紧贴前列腺游离与直肠之间的间隙。前列腺侧韧带用剪刀结合 Hem-o-lok 切断。分离膀胱前方，沿前列腺包膜游离至尿道。缝扎阴茎背深静脉复合体，近前列腺尖部切断尿道（病例 33 图 3），前列腺尿道残端用 Hem-o-lok 夹闭，避免尿外渗。观察盆腔创面，出血点给予缝扎。

松解粘连肠管，距回盲部约 15 cm 取长约 40 cm 的回肠，回肠断端行端端吻合术以恢复肠管的连续性，关闭肠系膜裂孔。所取肠管沿对系膜缘切开，去管道化，"W"形缝合成片；继续缝合至仅留 1/3 的肠代新膀胱前壁，将双侧输尿管自后方引入新膀胱，输尿管内留置 F 7 输尿管单"J"管，双侧输尿管采用半乳头法直接插入新膀胱。插 F 20 尿管；用 2 根 5/8 弧形的滑线，从新膀胱最低点与尿道做连续缝合，两支单"J"管穿出腹壁引出接袋。冲洗新膀胱，未见明显渗漏及异常物质流出。盆腔置引流管一根，分层缝合关闭切口结束手术。术程顺利，手术时间 240 分钟，出血量约 100 mL。术中保留两侧神经血管束（病例 33 图 4）及前列腺尖部尿道。体外做好的回肠新膀胱与尿道吻合（病例 33 图 5）。

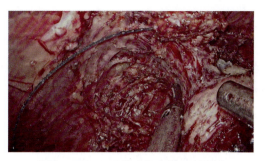

病例33图3　近前列腺尖部切断尿道

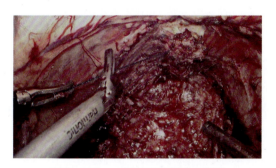

病例33图4　保留两侧神经血管束

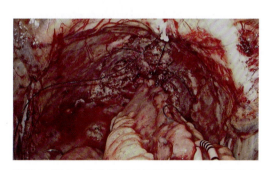

病例33图5　体外做好的回肠新膀胱与尿道吻合

2. 术后情况及预后　术后第1天，拔除胃管，使用促胃肠蠕动药物如新斯的明肌内注射，督促患者早期下床。每天新膀胱生理盐水冲洗2次。术后第3天，患者恢复通气，开始进食流质。

术后1周患者出院。术后2周开始盆底肌肉功能恢复训练，早、中、晚练习，每组30次提肛,收缩肛门后停留3秒。术后1个月拔除导尿管,指导患者排尿训练。拔除尿管后，患者日间控尿正常，夜间部分控尿，需1～2片成人尿片，经功能训练3个月后夜间控尿正常。术后4个月患者勃起功能恢复。

五、经验与体会

1. 术前准备要点　与患者及家属详细沟通病情、手术方式和风险，详细了解患者术前的阴茎勃起功能和性生活状态，采用国际勃起功能评分表（IIEF-5）评估。另外极少数患者会因为小肠系膜过短无法行新膀胱尿道吻合，只能术中改为回肠导管术。

2. 术中保留性功能要点　手术体位头低脚高，避免肠管干扰操作；在输尿管鞘外游离，防止破坏输尿管血液循环。保留神经血管束时尽量采用冷刀及吸收夹，避免热灼伤。术前 PSA 正常，不考虑合并前列腺癌的患者，处理前列腺尖部可保留少许前列腺尖部包膜，便于吻合并且尿控可能更好。

3. 术后物理治疗要点　术后定期评估患者的勃起功能，必要时可给予 PDE-5 抑制剂，真空负压勃起装置协助恢复性功能。原位新膀胱患者术后的依从性非常关键，规律的排尿训练和功能锻炼对尿控的恢复至关重要。理想的新膀胱应该无排尿后残余尿，达到良好的控尿水平，无尿路感染及上尿路梗阻及积水，无代谢紊乱。

六、患教建议

开展保留男性性功能的膀胱癌根治术，要结合膀胱肿瘤分期、患者术前性功能状态等因素。局部晚期或转移的膀胱癌，需要谨慎评估，不建议为了保留性功能而导致肿瘤切缘阳性。部分膀胱尿路上皮癌可能累及前列腺，这是保留性功能的膀胱癌根治术在肿瘤控制方面的局限性，术前需要详细和患方沟通。此外，即使术前 PSA 水平正常，术后前列腺标本中也存在检出前列腺癌的可能。

术后性功能的恢复受多种因素影响，必要时需要男科专家团队进行后续指导和治疗；但仍然存在术后性功能障碍的可能性，术前需与患方沟通。

七、专家点评

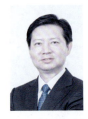

刘卓炜，主任医师，教授，博士研究生导师，中山大学肿瘤防治中心副院长。中国抗癌协会肿瘤多学科诊疗专业委员会副主任委员，亚洲泌尿外科机器人学会临床研究委员会委员，中国肿瘤临床学会尿路上皮癌专家委员会常务委员，中国抗癌协会肿瘤科普防治专业委员会早诊早治协作组副组长，广东省医学会泌尿外科学分会副主任委员，广东省抗癌协会泌尿男生殖系肿瘤专业委员会候任主任委员，广东省临床医学学会副会长。

膀胱癌根治术中，保留男性性功能的重要措施和手段就是保留神经血管束（neurovascular bundle，NVB）。神经血管束是指盆腔神经丛发出支配膀胱、输尿管、精囊、前列腺、直肠、尿道和阴茎海绵体的神经纤维，沿直肠壁下行至前列腺包膜后外侧，与供应膀胱和前列腺的膀胱下动、静脉的血管分支汇合组成神经血管束。神经血管束主要分布于前列腺和尿道后外侧，手术中贴近前列腺包膜进行分离，能够最大可能保留神经血管束，从而达到保留性功能的目的。

术后男性性功能的恢复，受多因素影响。可考虑术后 1 个月尽早口服 PDE-5 抑制剂，真空负压勃起装置治疗，多种方式联合治疗等。

保留神经血管束，也有利于原位新膀胱控尿功能的恢复。原位新膀胱术已经成为一个成熟的尿流改道术式，但其面临的一个棘手的并发症就是 50% 的患者可能术后出现夜间尿失禁。尿道外横纹肌纤维括约肌在保持膀胱切除术后原位重建患者可控性方面的重要性已经明确；除保留横纹肌纤维括约肌及其神经支配外，保留海绵体的自主神经支配（盆腔神经及下腹下丛）能够改善或实现尿道膜部的神经支配，从而增强原位新膀胱术术后患者排尿可控性。有研究表明，相比于未保留性神经，保留性神经的手术能够提高 65 岁以下患者排尿的可控性；同时对 65 岁以上患者的尿控也有帮助。

新膀胱术后短期内排尿反射和应用腹压排尿没有很好协调，新膀胱容量较小，残余尿较多，可有尿频和尿失禁，一般 3～6 个月后能够恢复。但是术后也可能出现间歇性和反复尿失禁，排尿不干净，新膀胱积存大量尿液，需要导尿处理；有部分患者因为排尿不尽，导致身体出现代谢紊乱、代谢性酸中毒、新膀胱结石等。还有少数人可能会出现肾和输尿管扩张积水，影响肾功能。因此手术后需要终生定期随访。

（李向东　刘卓炜　中山大学肿瘤防治中心）

参考文献

[1] 周芳坚, 韩辉. 泌尿生殖系肿瘤外科手术图谱 [M]. 北京：人民卫生出版社, 2012.

[2] Huang J, Lin T, Liu H, et al. Laparoscopic radical cystectomy with orthotopic ileal neobladder for bladder cancer：oncologic results of 171 cases with a median 3-year follow-up[J]. Eur Urol, 2010, 58 (3)：442-449.

[3] Hou GL, Li YH, Zhang ZL, et al. A modified technique for neourethral anastomosis in orthotopic neobladder reconstruction[J]. Urology, 2009, 74 (5)：1145-1149.

[4]Madersbacher S，Möhrle K，Burkhard F，et al.Long-term voiding pattern of patients with ileal orthotopic bladder substitutes[J].J Urol，2002，167（5）：2052-2057.

[5]Anderson CB，Morgan TM，Kappa S，et al.Ureteroenteric anastomotic strictures after radical cystectomy-does operative approach matter[J] ？ J Urol，2013，189（2）：541-547.

病例 34 女性根治性膀胱切除和原位新膀胱重建术的诊治体会

一、导读

根治性膀胱全切是治疗肌层侵袭膀胱癌的标准手术方法，膀胱切除后需要尿流改道，尿流改道的常见手术方式分为输尿管皮肤造口术、回肠流出道皮肤造口术、异位可控储尿囊术和原位新膀胱重建术。其中原位新膀胱重建术最大限度恢复泌尿系统解剖，最终达到接近于生理性的排尿和储尿，因而更易为患者接受。由于该手术复杂，耗时长，围术期并发症的发生，术后的功能恢复训练，以及远期相关并发症的发生对术者和患者而言都面临较大的挑战。

女性膀胱尿路上皮癌的发生率是男性的 1/4。由于女性膀胱与尿道的解剖关系与男性相差较大，因而在世界范围内女性膀胱癌切除后进行原位新膀胱重建术的病例远低于男性患者。

通过对本病例的学习，希望能够让读者掌握女性肌层侵袭性膀胱癌的诊治原则及回肠原位新膀胱重建术的适应证，并发症和术后管理。

二、病历简介

（一）病史介绍

患者女性，65 岁。

主诉：确诊膀胱癌 3 个月余，化疗 3 个月余。

现病史：患者于 3 个月前因无痛性肉眼血尿在当地医院行超声检查提示膀胱占位性病变，无尿频、尿急、尿痛等尿路刺激症状。在我院门诊行膀胱镜检查提示膀胱后壁有一基底较宽的菜花样新生物。活检病理提示低级别尿路上皮肿瘤。行胸腹部 CT 提示膀胱后壁有一大小约 $1.5\,cm\times3.0\,cm\times6.0\,cm$ 占位性病变，其他脏器未见异常（病例 34 图 1）。

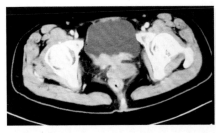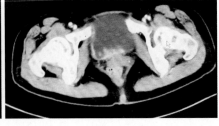

病例 34 图 1　膀胱癌新辅助化疗前后影像对比

A. 膀胱癌新辅助化疗前；B. 膀胱癌新辅助化疗后。

既往史：高血压病史 10 年，2 型糖尿病病史 7 年，药物控制病情稳定。

（二）体格检查

意识清楚，一般状况良好，系统查体未见异常。专科查体：双侧肾区对称，局部皮肤无异常，双侧脊肋点无压痛，双肾区无叩痛，双输尿管走行区无压痛。膀胱区无膨隆、无压痛，双合诊未见明显异常。外生殖器发育无异常，尿道外口未见血性或脓性分泌物。

（三）辅助检查

血常规、大便常规、凝血功能、肝肾功能均正常；尿常规示红细胞（2+）/HP。

（四）初步诊断

1. 膀胱尿路上皮癌（$cT_3N_0M_0$）；
2. 高血压；
3. 糖尿病（2 型）。

三、临床决策与分析

据中华医学会制定的《膀胱癌诊断治疗指南（2019 版）》，该患者为肌层侵袭性膀胱尿路上皮癌，临床分期具体定义为 $cT_3N_0M_0$，需要行根治性膀胱全切手术和盆腔淋巴结清扫术。适应证明确。虽然患者有高血压和糖尿病史，但用药物控制血压和血糖平稳，无手术禁忌证。术中常规行尿道切缘冰冻病理，以确定是否做全尿道切除。

由于尿路上皮癌对于含铂类的化疗方案较为敏感，循证医学证据表明新辅助化疗能获得显著的生存优势，因而国际上的指南（EAU、NCCN、AUA）均推荐肌层侵袭膀胱尿路上皮癌进行新辅助化疗。多数患者由于认知的原因，认为诊断明确应尽快手术。因而在中国真正执行新辅助治疗方案的比例偏低。此外对于新辅助化疗患者中有部分不敏感的患者，有肿瘤进展的风险。需要在化疗期间进行影像学监测。上述情况须与患者及家属充分沟通。

由于膀胱全切术后需要进行尿流改道，常见的尿流改道方式为回肠流出道术、异位可控储尿囊术、原位新膀胱重建术和输尿管皮肤造口术。输尿管皮肤造口术手术简单，但生活质量差，适用于生存期较短的患者或不能耐受手术的患者，回肠流出道术手术成熟，因需要皮肤造口，部分患者难以接受。异位储尿囊手术复杂，并发症多，多数中心逐渐放弃该手术方式。原位新膀胱重建术恢复了患者原有的解剖，患者能维持相对正常的储尿和排尿功能，是目前较为理想的尿流改道方式，为多数患者接受。但手术过程复杂，对术者要求较高。不同医疗中心根据各自的经验选用不同部位的肠道进行新膀胱重建，而回肠新膀胱重建在世界范围内被广泛应用。

随着外科器械和技术的加速发展，根治性膀胱全切术原位新膀胱重建也经历了开放 - 腹腔镜 - 机器人辅助腹腔镜的技术发展历程。机器人手术因其 3D 放大视野和机器臂器械的灵活性更适合于深部盆腔和重建手术。

综合上述术前讨论并与患者及家属进行充分沟通后，患者选择接受顺铂和吉西他滨（GC）联合的新辅助化疗方案，化疗结束后进行机器人辅助的根治性膀胱全切和全腹腔内原位回肠新膀胱术。

由于根治性膀胱全切和尿流改道术围术期的 ERAS 的安全性和优点已被循证医学所证实。因此该患者术前准备采用 ERAS 流程。

四、治疗过程

1. 手术情况（病例 34 图 2，病例 34 视频 1）

（1）手术于全身麻醉、平卧位下进行。

（2）标准淋巴结清扫：标准的盆腔淋巴结清扫术范围的外界是清除到生殖股神经内的淋巴脂肪组织，近端到髂内动脉和髂外动脉的分叉处，远端到髂外动静脉的盆腔起始处，内侧清除膀胱侧壁包括髂内动静脉内侧和闭孔淋巴脂肪组织，深部（底部）到盆底肌。

（3）根治性膀胱全切：女性附件、子宫、部分阴道前壁。术中尿道切缘冰冻病理提示阴性（未见肿瘤病变）。标本通过阴道取出。缝合关闭阴道残端。

（4）全腹腔内行回肠"W"形新膀胱重建（Hautmann 术式）。

（5）双侧输尿管与新膀胱进行吻合。

（6）留置双侧输尿管支架管（单"J"管）外引流,盆腔引流管和双腔气囊尿管。

（7）手术时长 260 分钟,出血量 200 mL。

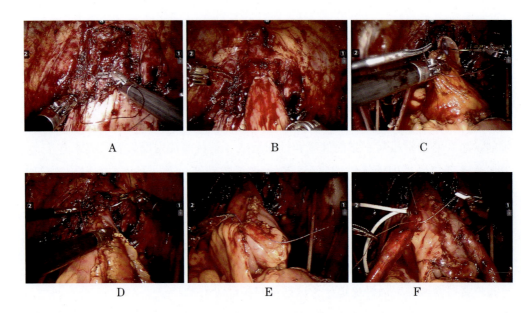

病例 34 图 2　全腹腔内"W"形新膀胱重建步骤

A. 将直肠子宫折返处的全层腹膜覆盖阴道残端缝合；B. 距离回盲部 15 cm 截取 40 cm 回肠用于重建新膀胱,在远端 10 cm 处对系膜缘做一 1 cm 切口与尿道进行连续吻合；C. 对系膜缘剖开回肠,进行后壁重建；D. 从尿道吻合处重建前壁；E. 完成新膀胱重建；F. 输尿管与新膀胱进行端侧吻合。

病例 34 视频 1

2. 术后情况及预后

（1）患者术后第 1 天下床活动,第 2 天肠道恢复排气,在恢复正常饮食前给予静脉营养。维持电解质平衡和预防性使用抗生素。

（2）患者术后 10 ～ 12 天拔除输尿管支架管，2 周拔除尿管出院。术后 20 天门诊拔除盆腔引流管，指导患者进行盆底肌训练。

（3）病理诊断：膀胱浸润性高级别尿路上皮癌，癌组织侵及浆膜层。尿道切缘未见癌组织。子宫及附件未见癌组织侵犯。左盆腔淋巴结 6 枚，左骶前 1 枚，右盆腔淋巴结 7 枚，右骶前 3 枚，均未见阳性（0/17）。病理分期为 $pT_3N_0M_0$。

（4）术后随访：术后第 1 年每 3 个月随访 1 次，包括实验室检查（血尿常规、电解质、肝肾功能）、影像学检查（胸部 CT、CTU）、排尿功能问卷、尿动力学检查（术后 3 个月、6 个月、1 年）。实验室检查未见异常。胸部 CT 和 CTU 均未见异常（病例 34 图 3）。术后 3 个月日间完全控尿，夜间满意尿控（偶有遗尿，不超过 1 块尿垫）。尿动力学：最大尿流率 10 mL/s，平均尿流率 4 mL/s；膀胱最大容量 184 mL，残余尿 10 mL。术后 1 年日间夜间完全尿控。尿动力学：最大尿流率 12 mL/s，平均尿流率 6 mL/s；膀胱最大容量 249 mL，残余尿 0 mL。目前无肿瘤生存 2 年。

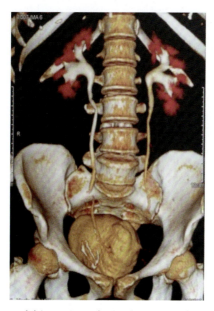

病例 34 图 3　术后 2 年 CTU 影像

五、经验与体会

（一）肌层浸润性尿路上皮癌能进行保膀胱治疗吗？

随着适形和调强等放疗技术的不断进步，利用多学科治疗策略进行保留膀胱的治疗取得了很大进展。由于膀胱切除后进行尿流改道，不仅影响了排尿功能而且也不同程度影响了患者的性功能从而影响了患者的生活质量。所以保膀胱治疗为患者提供了新的选择。保膀胱治疗（trimodality therapy，TMT）应包括最大限度经尿道切除肿瘤，局部放射治疗和系统化学治疗。由于早期选择该方案是一些不能耐受手术或有手术禁忌证的患者和一部分不愿意切除膀胱的患者。虽然队列研究的结果和部分 Meta 分析提示与接受膀胱全切的患者有同样的肿瘤学结局。但仍然缺乏随机对照的高级别循证医学证据。由于膀胱癌存在着较高的肿瘤异质性，仍然存在着 30% 左右对于 TMT 不敏感的患者最终接受了挽救性膀胱切除术。此外在 TMT 治疗患者的分层分析中 T_2 患者的预后显著优于 $T_{3\sim4}$ 的患者。因此到目前为止各大指南仍然将根治性膀胱全切作为肌层侵袭性的标准治疗，而 TMT 可以作为一种治疗选择。随着精准医学的进展和更多药物治疗的出现（如分子靶向药物和免疫治疗药物），通过膀胱癌药物敏感性的分子分型来预测对于药物的敏感疗效，对于个体化的 TMT 进行指导，将有可能使越来越多的患者从该治疗策略中获益。

针对本患者，由于患者较年轻，无手术禁忌证，且临床分期为 $cT_3N_0M_0$，选择根治性膀胱全切和原位新膀胱重建术是符合治疗规范的。

（二）原位新膀胱重建的原则是什么？

原位新膀胱重建的目的是恢复解剖学排尿功能（满意的储尿和排尿功能）。其原则是肠道去管化，足够的容量和低压。在满足储尿功能的基础上保护上尿路的功能。根据流体力学原则，在取同样长度的肠管下，肠道去管化双折叠形成的球形容器容量最大，压力最低。因为压力与球形容器的直径成反比。因而在维持足够容量（直径）的情况下，可以使膀胱内压达到最低。足够的容量和低压既能恢复良好的储尿功能又能较好地保护上尿路。

（三）女性原位新膀胱重建术后有哪些特殊的并发症？

除了与男性患者一样与手术相关的并发症外。女性可发生新膀胱阴道瘘（6% ～ 11%）。远期并发症中，女性排尿功能障碍有别于男性患者的是存在着高比例（30% ～ 60%）的排空障碍。其原因可能与多种因素（解剖、神经等因素）有关。由于女性患者切除膀胱和子宫后，盆底缺少支撑，有证据排尿时易发生新膀胱阴道疝。另一因素是由于女性骨盆宽大，缺少子宫支撑后新膀胱与尿道已形成异常角度，在排尿时不易形成漏斗状。此外神经的破坏可导致排尿时括约肌协同失调。

（四）术中、术后的注意事项有哪些？

女性原位膀胱重建应注意以下几点：①尿道的保留与男性不同，男性以前列腺尖部为解剖标志，要区分女性尿道和膀胱颈，需要反复牵拉气囊尿管，有助于确定尿道与膀胱颈交界。恰当完整保留后尿道对于尿控至关重要，位置太高又易残留膀胱影响肿瘤治疗安全性；②尿道切缘与阴道切缘至少相距 1 cm 以上，减少新膀胱阴道瘘的发生；③阴道残端要吻合严密，用直肠子宫返折处的浆膜覆盖阴道残端，吻合至尿道切缘平面，一方面为了预防并减少新膀胱阴道瘘的发生，另一方面可以对于盆底具有加固重建作用以减少排空障碍发生的可能。

术后尽早下床活动，尽早进食，维持良好的营养状态和正氮平衡。保持引流管的通畅，输尿管支架管进行外引流而新膀胱处于无尿的非充盈状态，有利于新膀胱愈合。术后第 3 天开始每天定期用生理盐水低压冲洗新膀胱，保证肠黏液有效排出。

六、患教建议

手术痊愈后新膀胱的功能训练和管理及随访对于功能康复和肿瘤控制具有重要作用。①医护指导盆底肌肉训练以尽快获得尿控，腹压排尿使新膀胱最大限度排空（通过手册）；②定期随访（问卷和尿动力学及影像学）；③对于尿控功能未达到预期的患者，通过排尿日记的数据调整康复方案。

七、专家点评

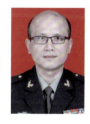

陈志文，主任医师，教授，博士研究生导师，陆军军医大学西南医院全军泌尿外科研究所副所长，泌尿外科副主任，泌尿肿瘤专业负责人。中华医学会泌尿外科学分会肿瘤学组委员，全军泌尿外科专业委员会委员。

本病例膀胱癌肌层浸润性女性患者，临床分期为 $cT_3N_0M_0$，术前对于患者肿瘤分期的评估决定了治疗策略。膀胱镜活检是定性诊断，临床分期依赖于全身和局部的影像学检查。尤其是区分非肌层和肌层浸润性肿瘤，除非影像学（CT、MRI）检查能明确分期，诊断性电切在很多患者中是必要的。对于本患者由于增强 CT 明显提示可能侵及浆膜层，故未行诊断性电切。该患者先进行 GC 方案的新辅助化疗 3 个周期，再进行根治性膀胱全切符合当今膀胱肌层浸润尿路上皮癌的治疗规范，该方案能最大限度保证肿瘤治疗疗效。通过密切随访目前患者已无肿瘤生存 2 年。

女性原位膀胱重建后新膀胱排尿功能障碍的特点是排空障碍发生率高，其原因已在前面做了简要的分析，目前比较确定的因素之一是解剖的改变。因而近年来，国内外有报道保留子宫的根治性膀胱全切术后进行原位新膀胱重建，明显减少排空障碍的发生。但在肿瘤学和功能上需要长期的观察，仍然缺乏较好的对照研究。需要强调的是保留子宫只能在严格选择的患者中进行。在膀胱三角区和后壁的肿瘤，或者局部超过 T_3 期的肿瘤，因为需要考虑肿瘤治疗安全性，不应选择保留子宫的根治性膀胱全切术。

为了最大限度获得满意的尿控，术后患教和长期管理在原位新膀胱患者的功能康复中占有重要地位。术前需要让患者明白重建的新膀胱不是自然膀胱，因而会面临诸多问题，需要医患合作，正视问题，建立信心。定期随访的尿控数据为医师提供依据个体化指导患者的康复训练，最大限度获得满意的尿控，避免并发症的发生。

（陈志文　陆军军医大学西南医院）

参考文献

[1]Grossman HB, Natale RB, Tangen CM, et al.Neoadjuvant chemotherapy plus cystectomy compared with cystectomy alone for locally advanced bladder cancer[J].N Engl J Med, 2003, 349：859-866.

[2]Lin T, Li K, Liu H, et al.Enhanced recovery after surgery for radical cystectomy with ileal urinary diversion：a multi-institutional, randomized, controlled trial from the Chinese bladder cancer consortium[J].World J Urol, 2018, 36：41-50.

[3]Zhou X, Zheng J, He P, et al.Refinement surgical technique, and perioperative and functional outcomes in patients with robotic intracorporeal Hautmann orthotopic neobladder[J].Urology, 2020, 138：45-51.

[4]Bartsch G, Daneshmand S, Skinner EC, et al.Urinary functional outcomes in female neobladder patients[J].Word J Urol, 2014, 32：221-228.

病例 35　男性根治性膀胱切除和原位新膀胱重建术的诊治体会

一、导读

根治性膀胱切除联合盆腔淋巴结清扫术是目前肌层浸润性膀胱癌和高危非肌层浸润性膀胱癌的有效治疗方法。膀胱是储尿与排尿器官，全膀胱切除术后尿流改道方式与术后生活质量密切相关，是治疗过程中的重要环节。

标准的男性根治性膀胱切除范围包括膀胱及周围脂肪、输尿管远端、前列腺、精囊。保功能的手术可为有需求的病例保留性功能或生育功能，并改善新膀胱术后的控尿功能。男性保留性功能的手术主要包括保留（部分或全部）前列腺、保留前列腺包膜、保留神经血管束及保留精囊输精管和神经血管束。保功能手术应该在经过严格选择、充分知情、对性功能要求高的年轻病例中进行。保留性功能的手术应以保证肿瘤根治效果为前提，术后需接受严密随访，患者的长期转归仍有待进一步证实。

目前常用的尿流改道方式主要有原位新膀胱术、回肠通道术、输尿管皮肤造口术。原位新膀胱重建术目的是使全膀胱切除术后患者最大限度地恢复生理状态下储尿和排尿功能，这不仅需要外科医师娴熟的手术技巧，患者对新膀胱排尿机制有足够的认知能力并积极配合也同样重要。

对于原位新膀胱重建手术而言，这是一项耗时且复杂的手术，具体的重建方式各家报道不一，且术后并发症发生率较高，即使是经验丰富的大型医疗机构，总体并发症发生率达到 64%，因此，原位新膀胱重建术患者的选择、围术期患者的管理、术后患者的宣教及功能锻炼显得尤为重要。我们就以上问题结合病例进行讨论。

随着腹腔镜技术的日臻成熟，以及腹腔镜器械的改进，微创手术已经逐渐成为根治性膀胱切除术的主要方法。基于机器人在腔内缝合方面的优势，近年机器人辅助腹腔镜根治性膀胱切除和原位新膀胱手术在国内一些大型医疗中心也开展越来越多。目前的循证医学证据显示，腹腔镜与机器人手术与开放手术有类似的肿瘤学效果，且具有出血量少、术后疼痛较轻、恢复较快的优点。

二、病历简介

(一)病史介绍

患者男性，62 岁。

主诉：无痛性肉眼全程血尿 1 个月余。

现病史：患者自诉 1 个月前无明显诱因出现肉眼全程血尿，偶伴血块。无腰痛、腹痛，无尿频、尿急、尿痛，无畏寒、发热，自行口服左氧氟沙星抗感染治疗后血尿消失。3 天前再次出现肉眼血尿伴排尿困难，到当地医院就诊，行泌尿系彩超检查提示膀胱多发占位，考虑膀胱癌可能性大。患者为求进一步治疗来诊，门诊以"膀胱癌"收住院。患者自发病以来，精神、食欲尚可，大便正常，体重无明显变化。

既往史：既往体健，否认高血压、糖尿病、心脏病病史。吸烟 20 余年，10 支／日。已婚已育。否认食物、药物过敏史。

(二)体格检查

意识清楚，一般情况良好，系统查体无特殊阳性体征。专科检查：双肾区对称，局部皮肤无异常，双侧脊肋点无压痛，双侧肾区无叩痛，双侧输尿管走行区无压痛。膀胱区无膨隆，无压痛，未触及明显肿物。外生殖器发育正常，尿道外口未见异常分泌物。

(三)辅助检查

1. 实验室检查　尿常规提示红细胞（3+）、血常规、肝肾功能、凝血功能、心血管功能等检查无明显异常。

2. 影像学检查　CT 提示膀胱右侧壁及后壁肿块，较大层面大小约 4.3 cm×5.1 cm×6.0 cm，增强后明显不均匀强化，盆腔未见明显肿大淋巴结（病例 35 图 1）。胸腹部 CT 和全身骨扫描均未发现远处转移。

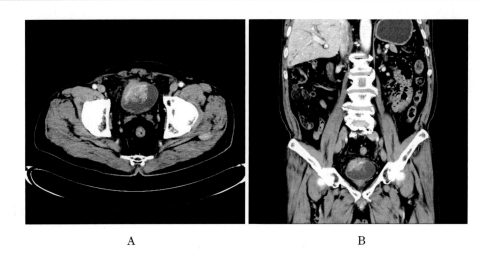

病例35 图1 膀胱肿瘤增强CT扫描影像

A. 横切面。动脉期膀胱腔内可见多发肿块，边界不清，增强呈不均匀强化表现，膀胱壁变形明显，考虑侵犯肌层并突破膀胱壁；B. 冠状面。静脉期冠状位重建示膀胱右侧壁及后壁肿块灶，较大层面大小约 4.3 cm×5.1 cm×6.0 cm。

（四）初步诊断

膀胱癌（$cT_3N_0M_0$）。

三、临床决策与分析

患者因"无痛性肉眼全程血尿"入院，影像学证实膀胱内多发实性肿物，诊断考虑膀胱癌可能性大，入院后行膀胱镜检查＋经尿道膀胱肿瘤电切活检，镜下见膀胱右侧壁及后壁多发菜花状肿物，宽基底，行电切活检，深达肌层。膀胱颈、前列腺部尿道及前尿道均未见肿瘤。术后病理示高级别浸润性尿路上皮癌，可见肿瘤侵犯膀胱肌层组织。

该患者诊断肌层浸润性膀胱癌明确，临床分期 $cT_3bN_0M_0$，根据《膀胱癌诊疗指南（2022年版）》，有行新辅助化疗联合根治性膀胱切除和盆腔淋巴结清扫手术指征。

膀胱全切术后需要行尿流改道，常见的尿流改道方式有原位新膀胱术、回肠通道术、输尿管皮肤造口术。原位新膀胱术患者可恢复自主排尿，术后不需要佩戴储尿袋，是目前较为理想的尿流改道方式。回肠通道术手术成熟，相关术后并发症发生率较低，但术后需要终生佩戴储尿袋，对生活质量有一定的影响。输尿管皮肤造口术手术简单，围术期风险低但远期造口狭窄、回缩、泌尿系感染等并发症发生率较高，适用于高龄或不能耐受复杂手术的患者。

原位新膀胱的构建应该遵循的原则：低充盈压；容量适中；新膀胱输尿管吻合应该避免狭窄，减少反流。通过肠道的去管化和折叠缝合，使之接近球体，可使新膀胱容量增加并降低充盈压力，符合生理和几何原理。

选择行原位新膀胱手术的病例应该满足以下条件：①尿道完整无损和外括约肌功能良好；②术中尿道切缘肿瘤阴性；③肾脏功能良好可保证电解质平衡及废物排泄；④肠道无明显病变；⑤对新膀胱排尿机制具有足够的认知能力也是必不可少的，并要求在必要的情况下能够进行自我导尿。

本例患者对术后生活质量要求较高，对新膀胱排尿机制有足够的认知能力，术前评估患者无明显手术禁忌证，尿流改道方式首选原位回肠新膀胱术。先行新辅助化疗后，积极术前准备，根据医院现有条件，限期行腹腔镜根治性膀胱切除、双侧盆腔淋巴结清扫、原位回肠新膀胱术。

四、治疗过程

1. 手术过程

（1）患者气管插管全身麻醉成功后，取头低脚高 20°～30° Trendelenburg 体位（病例 35 图 2）。双下肢分开 60° 便于术中必要时直肠指诊，腹腔镜监视器位于患者双下肢之间。常规消毒铺巾后留置导尿管。

（2）首先于正中线脐上 1 cm 处放置一个 10 mm Trocar 作为腹腔镜进镜口，导入气腹后直视下在脐下两横指处的两侧腹直肌外侧缘分别放置两个 10 mm Trocar，两侧髂前上棘内上方两横指处再放置两个 5 mm Trocar，使得这些 Trocar 呈扇形分布（病例 35 图 2）。主刀医师位于患者的左侧，通过左边的两个操作通道进行手术。第一助手在患者的右侧，通过右边的两个操作通道进行手术。扶镜手位于手术床头侧。

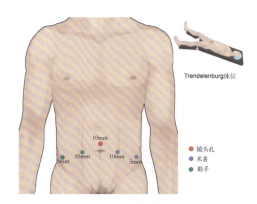

病例 35 图 2　Trendelenburg 及腹腔镜手术 Trocar 摆放示意图

（3）进行标准的盆腔淋巴结清扫术：外侧至生殖股神经，近端至髂总血管分叉处，远端到旋髂静脉和 Cloquet 淋巴结，内侧至髂内血管，同时清除闭孔淋巴脂肪组织。

（4）根治性膀胱切除术：切除范围包括膀胱及周围脂肪组织、前列腺、精囊、两侧输尿管远端。术中尿道切缘送快速冰冻病理提示未见肿瘤。

（5）以"W"形回肠新膀胱为例，具体的手术操作步骤为：①将末段回肠经套管提出切口外，在距离回盲部 15 ～ 20 cm 的近端隔离约 40 cm 回肠段。将回肠两断端用安尔碘清洗后做端端吻合，采用全层连续缝合＋浆肌层内翻缝合方法，恢复肠道连续性，缝合肠系膜缺口后还纳腹腔；②将隔离的回肠段用安尔碘冲洗干净后，于对系膜缘处用电刀纵向切开肠壁，将去管化后的回肠"W"形折叠，连续缝合形成贮尿囊；③应用 4-0 可吸收线吻合输尿管和新膀胱；④缝合贮尿囊前壁，于贮尿囊最低处用电刀切开直径约 1.0 cm 开口做尿道吻合口。

（6）左右盆腔留置引流管各一根，分层缝合关闭切口结束手术。

2．术后情况及预后

（1）术后第 1 天督促患者下床活动，少量喝水，补足每天所需水、电解质及能量，预防性应用抗生素。同时足三里电针、穴位注射等物理疗法促进胃肠功能恢复。第 3 天肠道恢复排气，肠鸣音活跃，嘱患者开始进流质饮食，逐渐过渡到正常饮食。

（2）第 4 ～ 6 天患者未诉特殊不适，盆腔引流减少后予拔除。术后第 7 天拔除双侧输尿管单"J"管，行新膀胱尿道造影，确认新膀胱尿道吻合口愈合良好，拔除尿管后出院。术后病理诊断为（膀胱）高级别浸润性尿路上皮癌。肿瘤弥漫浸润型生长，浸润至膀胱壁肌层＜ 1/2，有脉管内癌栓及神经侵犯。前列腺及尿道断端未见癌累及。双侧输尿管、尿道断端、双侧精囊腺及输精管切缘均阴性。周围膀胱黏膜慢性炎。（左侧盆腔淋巴结）15 枚、（右侧盆腔淋巴结）11 枚，均为淋巴结慢性炎，未见转移癌。病理分期为 $ypT_{2a}N_0M_0$。

（3）术后 3 周门诊复查，指导患者进行提肛锻炼。

（4）术后 1 个月随访：患者日间约 2 小时排尿 1 次，尿线粗，控尿可，夜间若不能定时排尿有尿失禁现象，需要垫尿片。

五、经验与体会

（一）根治性膀胱切除术的手术适应证有哪些？

$T_{2 \sim 4a}N_{0 \sim x}M_0$ 的肌层浸润性膀胱癌、高危非肌层浸润性膀胱癌 T_1G_3（高级别）肿瘤、卡介苗治疗无效的膀胱原位癌、反复复发的非肌层浸润性膀胱癌、经尿道膀胱肿瘤电切和膀胱灌注治疗无法控制的广泛乳头状病变及膀胱腺癌鳞癌等非尿路上皮癌，除有严重合并症不耐受手术者外均推荐行根治性膀胱切除术。

（二）什么样的患者适合行保功能的根治性膀胱切除和原位新膀胱术？

理论上膀胱癌行根治性膀胱切除的患者都应该考虑原位新膀胱的可能，但也有一定的条件限制，因为大多数新膀胱相关并发症的发生都与错误的患者选择有关。原位新膀胱重建的前提条件是患者具有完整的尿道功能，男性尿道前列腺部远端或女性膀胱颈无肿瘤浸润，无合并原位癌，无明确盆腔淋巴结转移，肿瘤可根治性切除，同时既往无压力性尿失禁史。对于既往有压力性尿失禁史的患者但又具有强烈回肠新膀胱意愿，在没有其他禁忌证的前提下，这些患者可以选择置入人工尿道括约肌。此外，患者身体的灵活程度和对新膀胱排尿机制具有足够的认知能力也是必可不少的，并要求在必要的情况下能够进行自我导尿。肾功能不全是手术的绝对禁忌证。肾小球滤过率 50 mL/min 通常被认为是一个阈值，低于此阈值时不应考虑原位新膀胱重建。新膀胱对氨的吸收增加可导致这些患者发生高氯血症代谢性酸中毒。同样，肝功能障碍可能导致高氨血症，从而导致肝性脑病。其他禁忌证包括炎症性肠病，特别是慢性炎症性肠病。相对禁忌证包括既往有盆腔放疗史、肠切除术史和根治性前列腺切除术病史。高龄并不是新膀胱重建的禁忌证，但对这类患者进行身体和认知技能评估非常重要。

保功能的手术可以在满足患者需求的同时，保留其性功能或生育功能，并改善新膀胱术后的控尿功能。男性保留性功能的腹腔镜右半结肠切除术（Laparoscopic-assisted right colectomy，LRC）主要包括保留（部分或全部）前列腺的 LRC、保留前列腺包膜的 LRC、保留神经血管束的 LRC 及保留精囊输精管和神经血管束的 LRC。女性保留盆腔器官的 LRC 手术包括保留神经血管束、保留阴道、保留子宫、保留卵巢等。保功能手术应该在经过严格选择、充分知情、对性功能要求高的年轻病例中进行。保留性功能的手术应以保证肿瘤根治效果为前提，术后需接受严密随访，患者的长期转归仍有待进一步证实。

除了前述的筋膜内切除法保留前列腺周围神经血管束外，通过盆底组织的加强缝合来增加尿道周围组织张力，可以加快患者术后早期的控尿功能恢复；如尿道前方的阴茎背血管复合体的前悬吊技术、膀胱直肠陷窝的腹膜与尿道后方组织的加强缝合技术等。

（三）根治性膀胱切除术的淋巴清扫范围应该如何选择？

盆腔淋巴结清扫是根治性膀胱切除手术的一个重要步骤，目前国内外指南均推荐在根治性膀胱切除的同时应该同时行盆腔淋巴结清扫。

髂内、闭孔和髂外淋巴结是膀胱癌最常见的淋巴结转移部位。淋巴结清扫是根治性膀胱切除手术的一个重要步骤。淋巴结清扫可以在膀胱切除之前实施，亦可以在膀胱切除后实施。

目前主流的淋巴结清扫术式有标准淋巴结清扫和扩大淋巴结清扫两种。标准淋巴清扫的范围是髂总血管分叉处（近端）、生殖股神经（外侧）、旋髂静脉和Cloquet淋巴结（远端）、髂内血管（后侧），包括闭孔区淋巴结。扩大淋巴结清扫在标准淋巴结清扫的基础上向上扩展至主动脉分叉处，包括髂总血管、腹主动脉远端及下腔静脉周围淋巴脂肪组织，包括骶骨前淋巴结。也有学者提出上界至肠系膜下动脉水平的超扩大淋巴清扫，但淋巴清扫的合理范围目前尚无定论。

（四）原位新膀胱的构建有哪些基本原则？

原位新膀胱术可选用包括回肠、乙状结肠、胃、盲肠等消化管道制作低压新膀胱，与尿道吻合，通过尿道外括约肌自然控制排尿，是目前最接近理想状态的膀胱重建方式。该术式最明显的优点是无外部集尿装置，维持自主排尿，对患者心理、形象及社会活动的维持有重要作用。由于末段回肠取材方便，新膀胱压力低、容量大、顺应性好，反流和逆行性感染概率小，有利于保护肾功能，故目前多采用回肠行原位新膀胱术。乙状结肠距离尿道较近，对电解质代谢的影响相对较小，术后肠粘连发生率低，但乙状结肠肠管相对回肠较短，其顺应性和张力较回肠大，更易导致憩室和恶变，使其使用受到限制。

目前已经报道的用于原位新膀胱术式主要有：Studer新膀胱、"W"形或"M"形新膀胱、全去带乙状结肠原位新膀胱等。尽管目前报道的新膀胱术式之间存在着许多不同之处，但理想的新膀胱应具有足够的容量、低压力避免尿液反流损伤肾脏、高顺应性帮助控尿、能自主排空且无尿液残留和较低的氯化氢再吸收能力。要获得这些特征，新膀胱应该是球形的，消化道的许多部分都已被尝试用做新膀胱（包括小肠、大肠甚至胃）。相比之下，回肠相对于其他部位而言要更具有优势。

（五）腹腔镜下原位新膀胱的构建应该选择体外构建还是体内构建？

原位新膀胱的构建包括体外及体内两种方式，腹腔镜下行体内新膀胱重建时操作灵活性不够，重建手术难度高，多数研究支持行体外尿流改道术。体外构建新膀胱可缩短手术时间，减轻医师疲劳程度，提高手术疗效，减少并发症，腹腔镜小切口新膀胱成形术在手术时间上与开放手术相当。完全腔镜下尿流改道的胃肠道及感染相关并发症发生率较低，腔内构建法可减少术中非显性失水，避免肠道暴露，可适当地保留远端输尿管的长度和血供，避免输尿管张力过高或者输尿管过于冗长而导致上尿路梗阻；但该方法亦存在一些不足，如对于男性患者没有真正解决标本的取出问题、肠内容物污染腹腔的问题，手术时间长、技术要求高、费用增加明显等。

（六）输尿管-新膀胱吻合应该怎么做？

输尿管-新膀胱吻合可选择直接吻合法或插入式半乳头法。研究表明，插入式半乳头法的抗反流效果更好，两种吻合方式在术后狭窄率、结石形成和急性肾盂肾炎等并发症方面无明显差异。新膀胱-尿道吻合通常采用连续缝合法，常用吻合方法有单针法和双针法。单针法先在尿道断端3点钟位置应用2-0单股可吸收线将尿道与新膀胱吻合，然后连续缝合尿道与新膀胱全层；缝合尿道后壁时可通过尿管引导辅助辨识尿道后壁。双针法则从尿道断端6点钟位置开始分别顺时针和逆时针缝合。使用倒刺线容易导致组织撕裂，建议使用可吸收单股滑线进行新膀胱-尿道吻合。

（七）作为一名住院医师如何做好术中配合？

随着微创技术的广泛应用，微创手术是住院医师外科培训中不可或缺的重要组成部分。无论是多么常规或多么复杂的手术都离不开助手的密切配合。作为一名住院医师，做好腹腔镜根治性膀胱切除＋原位回肠新膀胱术这样一个复杂手术，术中配合应包括以下几个方面：术前评估、患者体位摆放、Trocar放置位置及术中一些其他细节。

1. 术前评估　要仔细回顾患者的既往疾病史，认真仔细的查体。对于膀胱手术而言，先前有无腹部手术史是术前评估的一个重要考虑因素，因为既往有过腹部手术病史的患者腹部解剖结构会有所改变，会影响术中定位、穿刺针的位置，若存在腹腔内粘连，腹腔镜的完全可视化可能会受限制，有发生相关并发症的风险，应提前做好预案。向心性肥胖的患者腹壁和网膜脂肪明显增厚，手术暴露和操作都有一定的难度；而瘦弱的患者腹壁很薄，可能需要一定的调整，以防止内脏和血管损伤。

2. 患者体位摆放　正确的患者体位摆放是保证手术顺利进行的基本步骤。助手在患者体位摆放时必须保持警惕，防止因体位摆放带来的不必要的肢体伤害。同时需要学习和理解手术所需的各种手术设备、装置的具体功能及相应的摆放位置，术前提前做好准备。合理正确的体位摆放和手术设备摆放利于手术操作，反之会给手术增加困难。患者体位摆放如前所述，术前协助护士肩部放置肩托。若行机器人手术取明显的头低脚高膀胱截石位。

3. Trocar 放置位置　放置位置的选择不但取决于患者的身体情况及目标器官位置特征，而且与外科医师的手术操作技能和个人习惯有关。我们推荐采用 5 个 Trocar，呈扇形分布。第一助手在患者的右侧，通过右边的两个操作通道进行手术。扶镜手位于患者头部。我们建议在左边主刀医师的惯用手侧放置一个 12 mm Trocar，以便于术中缝针等器械的进出。当需要缝合或从左侧难以进入盆腔右侧进行操作时，主刀医师可以暂时使用助手上方的 Trocar。在一些骨盆狭窄或身材矮小的患者中，不能完全保持各个 Trocar 之间的距离，因此需要将它们放置得更近。在这种复杂的情况下，保证同一术者使用的两个 Trocar 间的距离很重要，但是不要为了避免冲突而减少镜头与腹直肌外侧缘两个 Trocar 之间的距离。作为一名住院医师，除了知道 Trocar 的放置位置外，穿刺针皮肤切口应精确适应 Trocar 的直径。如果皮肤切口太小，穿刺针插入困难，需要一定的暴力才能刺入，如果穿刺力度控制不当有可能出现腹腔内大血管或脏器损伤。如果皮肤切口太大，会造成 Trocar 在手术过程中脱出和气腹漏气，给手术过程带来不必要的麻烦。最后，应避免 Trocar 倾斜进入所造成的不必要伤害及 Trocar 顺应性不佳影响手术操作。

4. 机器人手术 Trocar 的摆放　1 个 10 mm 进镜 Trocar 放置在肚脐上方；两横指宽的位置，同时 3 个 8 mm 机械手臂工作 Trocar 平行的放置于肚脐两侧，左侧一个，右侧两个。助手位于患者左侧。12 mm 辅助孔 Trocar 放置在右侧下方靠外侧的位置，有利于术中新膀胱吻合。1 个 5 mm 辅助孔 Trocar 平行的放置在进镜孔左侧的位置。各 Trocar 孔之间的距离至少为四个手指宽度。

5. 通常情况下腹腔镜初学者的主要角色是扶持腹腔镜镜头。腹腔镜镜头是外科医师的眼睛，对手术的顺利进行起着至关重要的作用。在扶持腹腔镜的过程中也有一些小的技巧分享：镜头雾化可通过提前准备的热水杯加热镜头，必要时可用小方纱清理腹腔镜进镜通道，排除其内积液导致的镜头污染；器械进出 Trocar 时应注意协助术者固定 Trocar；术中禁止镜子突然的摆动或摇晃；当术中置入像缝针这样的利器时应确保该利器始终在视野中直至取出；最重要的是，始终保持显示器视野中心位于术者的操作中心，并与解剖学上正确的视野保持一致；除了作为扶镜手，住院医师通常还需要承担一些其他任务，例如帮助暴露手术视野、使用吸引器冲洗吸引等，这就要求操作者熟悉所使用器械的优点和局限性便于更好的操作器械。其次，在操作过程中操作者要时刻知道所操控器械的位置，调整方向或改变位置时动作轻柔。很多初学者在刚学习腔镜时经常找不到自己所操作器械的位置，这主要是由于对腹腔内解剖不熟造成。器械进出必须保证安全，避免盲目或暴力进出造成不必要的损伤。

（八）如何预防肠吻合口瘘？

新膀胱采用肠管进行重建，所以切断后重新吻合的肠管有发生术后吻合口瘘的风险。尽管原位新膀胱术后肠吻合口瘘的发生率不高，但一旦发生将给患者带来巨大的痛苦和经济负担，严重者甚至导致死亡。术后肠吻合口瘘的发生是一个复杂而动态的过程，有操作技术方面的原因造成（如吻合肠管时未能全层缝合、漏针、吻合器械使用不当、缝线结扎过紧或过松、针距过疏或过密等），也与多种因素和生物过程（如宿主遗传因素、肠道微生物、炎症和免疫系统）相互协同作用相关。

如何预防术后肠吻合口瘘，应该做好以下三个方面：①术前充分准备。手术前我们不仅要对患者所患疾病本身有充分的认识，对患者的全身情况也要有足够的了解。尽可能消除手术过程中增加手术风险的因素和对术后恢复不利的因素，为术后恢复创造良好条件。例如术前调整好高血糖、高血压，纠正贫血、营养不良、电解质紊乱等。同时包括必要的心理准备和适应性锻炼。在这里有必要提一下术前是否要进行肠道准备，既往认为术前口服抗生素可以减少肠道内菌群感染从而减少术后肠吻合口瘘的发生率。但目前认为，驻留在我们肠道内的微生物群，是一个庞大且复杂的生态系统，不仅包括细菌，还包括真菌和病毒，其组成和功能尚未完全明确。而且这些微生物群落的个体差异较大，其组成和功能随着所处的环境与外界刺激的变化而变化。同样，术前口服抗生素会引起肠道菌群失调，正常肠道的生物屏障受损容易引起菌群异位成为潜在的感染源从而增加了术后肠吻合口瘘发生风险；②术中严格操作。肠管良好的血液循环和整齐对合是保证术后吻合口正常愈合的关键因素。因此吻合过程中，在保证吻合口良好的血液循环和整齐对合的同时应避免吻合口张力过大，避免止血不彻底导致吻合口形成血肿，避免漏针、吻合器械使用不当、缝线结扎过紧或过松、针距过疏或过密等操作。手术准备结束时进行反复腹腔内冲洗，将腹腔内的积血、积液冲洗干净，以免成为感染源增加术后肠吻合口瘘发生风险；③加强术后精细管理。首先，医护协同加强手术后引流管的管理，保证引流通畅，鼓励患者尽早下床活动，辅助理疗促进胃肠功能恢复；其次，根据每天出入量补足热量，加强营养支持，积极术后监测以保证水电解质平衡，尽早恢复肠内营养；最后，术后合理运用抗生素。毫无疑问，炎症在肠吻合口瘘的发生、发展中起着重要作用。炎症与愈合是两个复杂而又紧密联系在一起的途径，在肠吻合口瘘发生中的机制仍有待研究。

六、患教建议

原位新膀胱重建术是一项耗时且复杂的手术，术后患者储尿和排尿功能的恢复程度，除了取决于外科医师娴熟的手术技巧，也同样需要患者对手术及术后新膀胱排尿机制有足够的认知和配合，从而达到更好的治疗效果。所以围术期的患者宣教与外科手术同样重要。

术前与患者及家属进行充分沟通，用通俗易懂的语言详细告知手术步骤及可能出现的相关并发症，必要时以简单图例说明，取得信任与配合。术后鼓励患者早期下床活动，早期下床活动可促进消化系统、呼吸系统、循环系统等多个系统的功能恢复，防止肠梗阻、肺部感染、下肢深静脉血栓形成等并发症的发生。术后新膀胱的功能训练尤为重要。新膀胱没有逼尿肌，也没有控尿的神经支配，失去了原有的生理性排尿反射，需要对新膀胱进行贮尿和排尿训练，使患者逐渐恢复对新膀胱的贮尿和排尿功能。在没有新膀胱漏尿的情况下，术后2周开始间断性夹闭导尿管，引导患者体验新膀胱贮尿感觉，夹闭导尿管时间可以逐渐延长，同时医护指导规律的盆底肌肉训练利于术后控尿。新膀胱利用腹压进行排尿，拔除导尿管后开始时采取蹲位或者坐位，必要时双手向新膀胱区的下方和后方按压协助排尿。养成按时排尿的习惯，开始时1～2小时左右一次，后续根据饮水量及控尿情况逐渐延长。强调新膀胱功能训练的重要性，同时对每天的锻炼情况、每天排尿次数、每次排尿量、有无尿失禁现象及更换了几张尿垫做详细记录。

七、专家点评

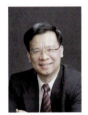

　　黄健，主任医师，教授，博士研究生导师，中山大学孙逸仙纪念医院泌尿外科主任。中华医学会泌尿外科学分会主任委员，中国医师协会医学机器人医师分会副会长，《中华泌尿外科杂志》总编辑，《中国泌尿外科和男科疾病诊断治疗指南（2022版）》主编。主要研究方向为微创泌尿外科及泌尿生殖系统肿瘤。是我国微创技术的开拓者之一，在国内首先开展并改进腹腔镜根治性膀胱切除－原位回肠新膀胱、经腹膜外入路前列腺癌根治、阴茎癌腹股沟淋巴结清扫术等新术式。率先开展包括腹腔镜膀胱根治性切除等高难度腹腔镜手术、各种单孔、3D及机器人腹腔镜手术，并在国内外推广、运用。

膀胱癌是泌尿系统最常见的恶性肿瘤，发病率逐年攀升，初诊时15%～25%的膀胱癌患者表现为肌层浸润性膀胱癌。根治性膀胱切除联合盆腔淋巴结清扫术是肌层浸润性膀胱癌的标准治疗方法，膀胱切除术后尿流改道方式与患者的生活质量密切相关，目前尿流改道方式主要有回肠通道术、原位新膀胱术、输尿管皮肤造口术。原位新膀胱术是最接近生理状态的膀胱重建方式，该术式术后可以恢复生理状态下的储尿和排尿功能，无须外部集尿装置，较容易被患者接受。目前国内、国外原位新膀胱术多采用回肠重建新膀胱，新膀胱要求接近球体、顺应性好、容量适中且低充盈压以保证良好的储尿、控尿功能，具体的重建方式各家报道不一，包括Studer新膀胱、"U"形新膀胱、"W"形或"M"形新膀胱等。除此之外，乙状结肠、胃、盲肠等也有报道用做新膀胱。随着微创手术的不断发展，近年来包括腹腔镜手术和机器人辅助下的原位新膀胱重建术不但与开放手术有着相同的肿瘤学效果，而且微创手术具有创伤小、出血少、术后恢复较快的优点，但对术者及助手要求较高。

原位新膀胱重建术是一项复杂且具有挑战性的手术，术后尿漏、肠瘘、肠梗阻、肺部感染、新膀胱贮尿和排尿功能障碍等并发症发生率较高。因此，不仅需要外科医师娴熟的手术技巧，对患者的选择、围术期管理、术后宣教和功能锻炼也同样重要。

（何　旺　黄　健　中山大学孙逸仙纪念医院）

参考文献

[1]Antoni S, Ferlay J, Soerjomatram I, et al.Bladder cancer incidence and mortality：a global overview and recent trends[J].Eur Urol, 2017, 71：96-108.

[2]Stein JP, Lieskovsky G, Cote R, et al.Radical cystectomy in the treatment of invasive bladder cancer：long-term results in 1, 054 patients[J].J Clin Oncol, 2001, 19：666-675.

[3]Flaig TW, Spiess PE, Agarwal N, et al.NCCN guidelines insights：bladder cancer, version 5.2018[J].J Natl Compr Canc Netw, 2018, 16：1041-1053.

[4]Alfred WJ, Lebret T, Comperat EM, et al.Updated 2016 EAU guidelines on muscle-invasive and metastatic bladder cancer[J].Eur Urol, 2017, 71：462-625.

病例 36　根治性膀胱切除联合回肠通道术的诊治体会

一、导读

根治性膀胱切除术是肌层浸润性膀胱癌和部分高危非肌层浸润性膀胱癌的标准治疗术式，回肠通道术是目前全膀胱切除术后应用最广泛的尿流改道方式。根治性全膀胱切除＋回肠通道术作为治疗膀胱癌的经典手术方式之一，全世界广泛应用。但仍然由于步骤繁多，且涉及多个器官，围术期并发症较多，需要临床医师时刻保持谨慎。

二、病历简介

（一）病史介绍

患者男性，64 岁。

主诉：间断血尿 1 个月。

现病史：患者因血尿 1 个月到我院行 CT 检查发现膀胱左侧壁占位，约 4 cm，可疑累及肌层。诊断性电切术中见乳头样肿瘤位于左侧壁及后壁，基底较宽，累及膀胱颈，双侧输尿管口未累及。术后病理为高级别浸润性尿路上皮癌，累及肌层。门诊以"膀胱癌"收入院。

既往史：高血压病史 10 余年，口服降压药，控制良好；无糖尿病、心脏病、传染病病史。无其他手术史，否认过敏史。

（二）体格检查

全身浅表淋巴结无明显肿大，心肺无特殊，腹部无压痛及反跳痛，未触及明显包块。膀胱区无明显压痛，无包块，直肠指检前列腺 II 度增生，表面光滑，未触及结节，指套无染血。

（三）辅助检查

1. 实验室检查　血常规、生化常规、凝血功能等无特殊，肺功能正常。

2. 影像学检查　心电图无特殊；胸腹盆 CT 提示膀胱左侧壁占位大小约 4 cm×3 cm（病例 36 图 1），膀胱壁轮廓平整，盆腔淋巴结未见明显肿大，双侧肾脏输尿管无扩张。肺部未见可疑转移灶。

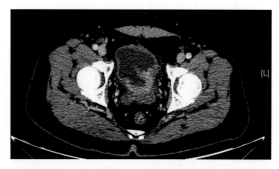

病例36图1　CT增强示膀胱后壁不均匀增厚，形成菜花样肿块向腔内凸起，增强呈明显不均匀强化

（四）初步诊断

膀胱癌（$cT_2N_0M_0$）。

三、临床决策与分析

1. 手术指征　患者诊断性电切术后，病理示高级别浸润性尿路上皮癌，累及肌层，CT见膀胱左侧壁占位，大小约 4 cm×3 cm，膀胱壁尚光整，肿瘤未见累及周围组织，盆腔淋巴结未见明显肿大，胸部及腹部未见可疑转移灶。术前诊断考虑为膀胱尿路上皮癌 $T_2N_0M_0$，有根治性膀胱全切术指征。因电切术中见肿瘤累及膀胱颈，尿道复发风险较高，同时行全尿道切除术；尿流改道方式选择回肠通道术。

2. 手术评估　患者为老年男性，平素身体健康，有高血压病史，控制良好；无糖尿病、心脏病，无其他手术史。术前检查心肺功能良好，肝肾功能无明显异常，可耐受根治性全膀胱切除＋回肠通道术。

3. 手术方案　腹腔镜根治性全膀胱切除＋全尿道切除＋回肠通道术，同时行双侧盆腔淋巴结清扫术，包括闭孔、髂内、髂外、骶前、髂总淋巴结。

4. 术后注意事项　术后应密切关注患者生命体征及引流液情况，评估是否存在术后出血、尿漏、肠瘘或淋巴漏等并发症。观察回肠通道的血流情况，保持其清洁通畅。禁食期间，维持水、电解质平衡，补充足够液体和能量。促进胃肠道功能恢复，降低肠梗阻的发生概率。避免长期卧床，预防肺部感染和下肢深静脉血栓。

四、治疗过程

1. 手术情况　患者取低截石位，便于同时暴露盆腔及会阴部。因手术时间较长，术中常规加温并监测体温。脐上约 2 cm 置入 10 mm Trocar，置入腔镜摄像头后分别于两侧置入 5 mm 和 10 mm Trocar，置入操作器械。

探查腹盆腔，未见明显肿大淋巴结，膀胱活动度好，与膀胱周围组织无明显粘连。打开后腹膜，分离左侧输尿管，沿输尿管向下分离至膀胱后方（病例 36 图 2A）。沿动脉／静脉外侧清除左侧闭孔、髂内、髂外、髂总淋巴结和骶前淋巴结（病例 36 图 2B）。分离、结扎并切断脐动脉和膀胱上动脉，游离膀胱两侧蒂至膀胱直肠陷凹（病例 36 图 2C）。同法分离右侧输尿管和清扫右侧盆腔淋巴结，打开陷凹处腹膜，沿精囊后方平面分离前列腺和直肠间隙（病例 36 图 2D），结扎切断前列腺两侧蒂，直至前列腺尖部和尿道近端，游离尿道周围组织。膀胱内灌注生理盐水 40 mL ＋表柔比星 40 mg。打开盆底筋膜，分离前列腺两侧至耻骨前列腺韧带，缝扎阴茎背深静脉丛（病例 36 图 2E），显露前列腺前方直至尿道（病例 36 图 2F）。会阴部取"人"字形切口，分离切口皮下组织及肌肉，显露尿道海绵体。沿平面分离尿道海绵体和阴茎海绵体间隙，游离尿道远端至尿道外口。向内分离暴露与尿道近端汇合，完整取出膀胱大体标本及尿道。冲洗术野，仔细止血后缝合盆底及会阴部切口，再行回肠通道术。

常规切除阑尾，距回盲部约 15 cm 取长约 12 cm 肠管作为尿流改道通道。恢复回肠连续性，导管远端缝合乳头，自右侧腹壁造口引出，与腹壁缝合固定。输尿管内留置双"J"管后分别与回肠导管行端侧吻合，双"J"管远端缝合固定在导管乳头上，导管内植入 F 24 乳胶管引流。依次关闭导管近端和肠系膜裂孔，冲洗检查术野，留置盆腔引流管。

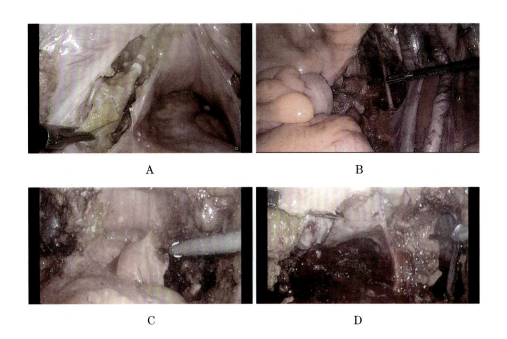

A

B

C

D

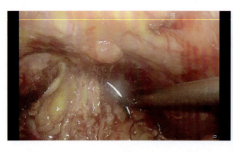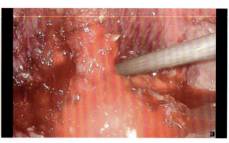

E   F

病例 36 图 2　关键手术步骤

A. 沿输尿管向下分离至膀胱后方；B. 清扫淋巴结；C. 游离膀胱直肠陷凹；D. 游离前列腺和直肠间隙；E. 缝扎前列腺背深静脉丛；F. 解剖前列腺尖部，显露尿道。

2. 术后情况及预后　术后患者恢复顺利，第 4 天排气，拔掉胃管和回肠导管支架管，开始流质饮食。术后一周拔掉会阴、盆腔引流管，第 9 天拆线出院。术后病理为 $T_{3a}N_0M_0$，肿瘤累及膀胱外脂肪组织。经多学科会诊，建议行吉西他滨＋顺铂方案的辅助化疗。

根治性全膀胱切除＋回肠通道术是肌层浸润性膀胱癌的标准治疗。$T_{1\sim2}N_0M_0$ 患者 5 年总生存率约 80%，$T_{3\sim4}N_0M_0$ 患者约 50%，淋巴结转移者约 30%。新辅助化疗和辅助化疗能有效提高患者的总生存率。除了肿瘤复发转移，回肠通道术的远期并发症也需要密切随访。上尿路梗阻、泌尿系感染、电解质紊乱、造口旁疝等均需在随访时监测评估。

五、经验与体会

根治性全膀胱切除＋回肠通道术步骤复杂，手术时间长，围术期并发症较多。术中需注意患者保温，减少出血，缝合仔细，避免吻合口瘘、肠梗阻等并发症。术后积极补充能量，预防性抗感染治疗，促进术后快速平稳恢复。围术期常见的并发症见以下几种。

1. 肠梗阻　表现为腹胀、停止排气排便。全膀胱切除＋回肠通道术后肠梗阻多为低位不完全性肠梗阻，可有少量排气排便，大多保守治疗能够成功。早期肠梗阻可能增加肠吻合口瘘的风险，严重腹胀甚至会影响其他腹腔脏器的血液循环。除了禁食、胃肠减压、抑酸、补液、促进胃肠蠕动等术后保守治疗，术前胃肠道准备时减少肠道应激也能有效缩短胃肠道恢复时间。

2. 尿漏　输尿管肠道吻合口和回肠通道残端均可能发生尿漏。临床变现为回肠通道尿液引流减少，腹盆腔引流液突然增多，早期大多无明显腹部刺激症状。

通过引流液生化检查和（或）导管造影能确诊尿漏。回肠导管相关的尿漏大多能保守治疗成功，期间要加强营养，避免组织水肿，促进吻合口愈合。保守治疗失败者，可考虑内镜下输尿管置管或肾造瘘，但操作较复杂，效果有待进一步证实。也可考虑手术修补瘘口。

3. 肠瘘　回肠吻合口瘘发病急，大多发生在术后 2～5 天，有明显腹部刺激症状，引流液有时可见浑浊液体等。一旦发现应积极剖腹探查，避免进一步恶化。直肠瘘多为术中不经意损伤所致，往往瘘口较小，大多在术后 4～8 天，肠道恢复蠕动后出现。对于漏出液局限，无明显腹腔感染症状的患者，可考虑保守治疗。否则，也应积极手术治疗。

4. 淋巴漏　大多数淋巴漏会自行好转，注意补充液体，保守治疗即刻。个别严重者需要手术治疗结扎粗大的淋巴管，还有少数患者会形成巨大淋巴囊肿压迫周围组织器官，需要穿刺引流治疗。

5. 肺不张、肺部感染　膀胱癌患者多为老年患者，术后嘱患者早期下床活动、咳嗽咳痰训练能有效降低肺不张、肺部感染的概率。

6. 回肠通道缺血、坏死　术后发现回肠导管颜色变暗需密切观察，积极处理；明确导管坏死后应积极手术治疗。术中肠系膜血供选择不当、术后严重腹胀、腹壁肥厚都是回肠通道缺血坏死的高危因素。

7. 腹腔感染　单纯腹腔感染少见，往往继发于肠瘘或尿漏。注意无菌原则，切开肠管时避免肠内容物污染术野，及时更换污染器械及大量无菌注射用水冲洗均能有效降低腹腔感染的风险。

众多并发症中以肠梗阻最为常见，而且长时间肠梗阻导致的肠管积气积液、腹胀可能影响全身多个器官功能障碍，如膈肌上抬，回肠导管血液循环障碍，肠吻合口瘘以及腹腔室隔综合征等。因此，术后肠道功能的恢复需要充分重视。

六、患教建议

尿流改道作为根治性膀胱切除的重要组成部分，并且常常与术后并发症相关。在为患者选择尿流改道方式时从患者体力状况、肿瘤分期、尿道肠道健康情况、肾功能情况、伴随疾病、心肺与认知功能等具体情况出发，与患者及家属详细讲解各种尿流改道方式的优缺点。

回肠导管术是将一段回肠作为尿流改道通道，自右侧腹壁造口引出；腹壁贴人工尿袋，收集尿液。人工尿袋可以自行定期更换；尿袋有多种型号，根据患者的具体情况选择。极少数患者术后短期内出现造口黏膜皮肤分离，有的患者出现尿源性皮炎，可以到造口门诊由专业的造口治疗师处理和治疗后续护理。

患者术后需要定期复查肿瘤情况和上尿路状态。同时保持良好的心态，在造口治疗师的指导下，选择合适的人工尿袋，适当运动，逐步恢复正常的生活、工作和社交。

七、专家点评

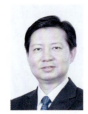

刘卓炜，主任医师，教授，博士研究生导师，中山大学肿瘤防治中心副院长。中国抗癌协会肿瘤多学科诊疗专业委员会副主任委员，亚洲泌尿外科机器人学会临床研究委员会委员，中国肿瘤临床学会尿路上皮癌专家委员会常务委员，中国抗癌协会肿瘤科普防治专业委员会早诊早治协作组副组长，广东省医学会泌尿外科学分会副主任委员，广东省抗癌协会泌尿男生殖系肿瘤专业委员会候任主任委员，广东省临床医学学会副会长。

根治性全膀胱切除＋回肠通道术是泌尿男生殖系肿瘤操作最复杂、并发症最多的手术之一。术后并发症主要在 1 ～ 2 周内发生。机器人辅助或腹腔镜膀胱癌根治术具有创伤小、出血少、恢复快的优势。对于局限型的膀胱癌患者可考虑行机器人辅助或腹腔镜膀胱癌根治术，能降低围术期的并发症。

区域淋巴结清扫术是膀胱癌根治术中的重要步骤，具有治疗和诊断的双重作用。对于 T_2 期或更早期的患者，建议采用标准淋巴结清扫，即清扫双侧闭孔、髂内、髂外动脉旁、髂外静脉旁淋巴结；对于 T_3 期以上或 N+ 患者，建议采用扩大淋巴结清扫术（标准淋巴结清扫区域＋骶前区域＋双侧髂总血管区域），或超扩大范围淋巴结清扫术（扩大淋巴结清扫区域＋腹主动脉下段至肠系膜下区域）。

对于回肠导管术后单纯尿漏的处理，本中心首选回肠通道内持续负压吸引，将负压管植入回肠通道支架管内，负压吸引出导管内尿液，避免尿液继续漏入腹腔，吻合口瘘一般负压吸引 7 ～ 10 天愈合。若保守治疗 2 天无好转，需考虑手术治疗，如肾造瘘、开放手术修补瘘口等。

根治性全膀胱切除＋回肠通道术并发症众多，大多能保守治疗成功。但小肠瘘、活动性出血等往往需要急诊手术处理；因此术后密切观察，及时发现非常关键。直肠瘘往往为术中热损伤或缝合损伤，瘘口较小且邻近肛门，如果漏出液局限且无明显腹腔感染症状，可尝试通过禁食、留置肛管、加强抗感染等保守治疗；部分直肠瘘可以通过肠镜下夹闭瘘口。

回肠导管缺血坏死是少见的并发症，发病缓慢，但需要二次手术处理，预防和处理该并发症需仔细权衡。如果导管坏死后处理不及时会导致腹腔感染且粘连严重，影响再次回肠导管手术。

　　无瘤原则在全膀胱切除术中需要时刻注意。切除膀胱前，在膀胱内行化疗药灌注，能降低尿液中存活脱落癌细胞的数量；常规离断尿道时应先夹闭尿道近端，避免尿液污染术野；取出标本后，大量注射用水冲洗术野。

　　对于 T_3 期以上的膀胱癌患者，根治手术前新辅助化疗可以提高患者的总生存率 5%～8%；如果没有接受新辅助化疗，均推荐术后辅助化疗。

（叶云林　刘卓炜　中山大学肿瘤防治中心）

参考文献

[1]Stein JP, Lieskóvsky G, Cote R, et al.Radical cystectomy in the treatment of invasive bladder cancer：long-term results in 1, 054 patients[J].J Clin Oncol, 2001, 19（3）：666-675.

[2]Shariat SF, Karakiewicz PI, Palapattu GS, et al.Outcomes of radical cystectomy for transitional cell carcinoma of the bladder：a contemporary series from the Bladder Cancer Research Consortium[J].J Urol, 2006, 176（6 Pt 1）：2414-2422.

[3]Grossman HB, Natale RB, Tangen CM, et al.Neoadjuvant chemotherapy plus cystectomy compared with cystectomy alone for locally advanced bladder cancer[J].N Engl J Med, 2003, 349（9）：859-866.

[4]Vetterlein MW, Seisen T, May M, et al.Effectiveness of adjuvant chemotherapy after radical cystectomy for locally advanced and/or pelvic lymph node-positive muscle-invasive urothelial carcinoma of the bladder：a propensity score-weighted competing risks analysis[J].Eur Urol Focus, 2018, 4（2）：252-259.

[5]Seisen T, Jamzadeh A, Leow JJ, et al.Adjuvant chemotherapy vs observation for patients with adverse pathologic features at radical cystectomy previously treated with neoadjuvant chemotherapy[J].JAMA Oncol, 2018, 4（2）：225-229.

病例37 根治性膀胱切除联合输尿管皮肤造口术的诊治体会

一、导读

根治性膀胱切除术是治疗肌层浸润性膀胱癌及高危表浅性膀胱癌的标准术式。这一术式的关键问题是尿液的引流问题，尿流改道的常见方式有输尿管皮肤造口、回肠代膀胱和原位新膀胱等。

根治性膀胱切除术加双侧输尿管皮肤造口主要适用于膀胱或邻近器官的晚期恶性肿瘤，膀胱广泛受累，容量缩小，反复出血，压迫输尿管下段引起肾积水和肾功能不全者，且患者年龄大、身体状况差、基础疾病多、预期寿命短，不能同时耐受切取肠道的大手术。输尿管皮肤造口术是输尿管断端的永久性或暂时性尿流改道，是一种相对简单、安全的术式。

二、病历简介

（一）病史介绍

患者男性，84岁。

主诉：血尿3个月余，确诊膀胱癌2个月。

现病史：患者于3个月前无明显诱因出现肉眼全程血尿，血尿间歇性出现，呈淡红色，偶伴有血凝块，无尿频、尿急、尿痛，伴有尿线变细，排尿等待，夜尿增多1～2次，在当地医院检查考虑膀胱肿瘤可能；于2个月前在我科就诊，CT提示膀胱顶后壁不规则增厚，并多发软组织影，向腔内外生长，考虑恶性肿瘤性病变可能，慢性膀胱炎，双肾小囊肿；CTU示膀胱顶后壁不规则增厚，膀胱腔内见多处不规则乳头状充盈缺损影，膀胱右侧壁见混杂密度软组织影向前内外生长。行经尿道膀胱新生物激光切除活检术；术中于膀胱右侧壁、右输尿管开口上方区域可见两憩室，其中较大憩室内见新生物。术后病检回示：①符合高级别尿路上皮癌，其中1组织中有浸润；②送检组织中见坏死，局灶见游离癌组织。

（二）体格检查

体温36.6℃，脉搏80次/分，呼吸20次/分，血压151/86 mmHg。全腹软，无反跳痛及肌紧张，未触及包块，双侧肋脊区无隆起、无红肿，无触压痛，双侧肾区无叩痛。双侧输尿管走行区无压痛，膀胱区无隆起。

（三）辅助检查

1. 实验室检查

（1）生化检验：氧分压 72.0 mmHg。白蛋白 34 g/L↓，总胆红素 22.7 μmol/L，肌酐 103 μmol/L。

（2）血常规：白细胞总数 7.49×10^9/L，血红蛋白 137.0 g/L。

（3）体液常规：白细胞 6776 个/μl↑。

2. 影像学检查　CTU 示膀胱顶后壁不规则增厚，膀胱腔内见多处不规则乳头状充盈缺损影，膀胱右侧壁见混杂密度软组织影向前内外生长（病例 37 图 1）。

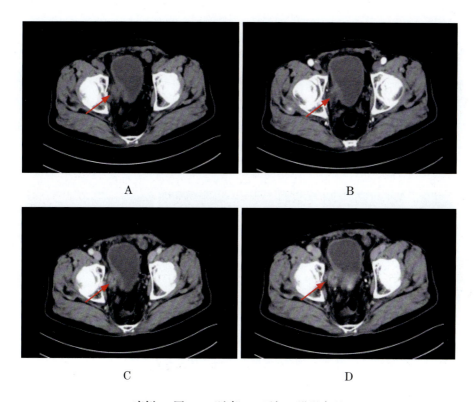

病例 37 图 1　下腹部 CT 平扫＋增强表现

A. CT 平扫见膀胱右侧壁混杂密度软组织影向前内外生长；B. 动脉期见软组织有强化；C. 静脉期软组织进一步强化；D. 延迟期见软组织仍然强化并可见膀胱内充盈缺损影。

（四）初步诊断

膀胱癌。

三、临床决策与分析

1．手术指征　患者有反复血尿病史，CTU 示膀胱右后壁不规则增厚，并多发软组织影向腔内外生长，考虑恶性肿瘤性病变可能，慢性膀胱炎，双肾小囊肿。膀胱镜检查：术中于膀胱右侧壁、右输尿管开口上方区域可见两憩室，其中较大憩室内见新生物；病理检查：①符合高级别尿路上皮癌，其中 1 组织中有浸润；②送检组织中见坏死，局灶见游离癌组织。患者术前诊断膀胱癌明确，有绝对手术指征，各项术前检查未见明显手术禁忌。

2．手术方案　腹腔镜下全膀胱切除＋双侧输尿管皮肤造口术。

四、治疗过程

1．手术情况　患者在全身麻醉下行全膀胱切除＋双侧输尿管皮肤造口术，麻醉满意后取平卧位，常规消毒铺巾，留置导尿，取头低位，于沿脐上缘弧形切开皮肤约 1 cm，依次切开皮下脂肪、腹直肌前鞘，钝性分离腹直肌，气腹针穿刺入腹腔建立 12 mmHg 气腹，并于脐髂嵴连线中外 1/3 处放置第 2、3 套管，在左右髂前上棘内侧 3 cm 处放置第 4、5 套管。经脐上切口置入腹腔镜套管，建立 12 mmHg 气腹，进入腹腔镜（病例 37 图 2）。

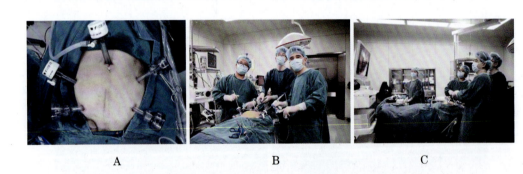

病例 37 图 2　术中 Trocar 安置及术者位置

A. 穿刺套管位置；B、C. 手术者位置。

先行盆腔淋巴结清扫，包括髂总动脉、髂内外动静脉旁、骶前及闭孔淋巴结。分离出双侧输尿管，上端到髂总血管水平，下端到膀胱壁，以 2 个 Hem-o-lok 夹夹闭下端，与 2 个 Hem-o-lok 夹之间剪断输尿管，并取输尿管残端送术中病理冰冻检查确保切缘无肿瘤。沿输精管平面分离膀胱底部并剪开狄氏筋膜，分离前列腺后表面到尖部。游离膀胱和前列腺前表面，剪开盆筋膜，游离 DVC 并以 0-2 可吸收线"8"字缝扎。以 Hem-o-lok 分次夹闭膀胱和前列腺侧韧带，超声刀切断直到前列腺尖部。反复旋转膀胱，充分游离前列腺尖部和尿道，退出导尿管，以加大 Hem-o-lok 夹夹闭尿道后切断，至此完整切下膀胱及前列腺，整体标本移入自制标本袋内，防止尿液外漏导致肿瘤细胞种植。双极电凝仔细止血或者 3-0 可吸收线缝扎活动性出血点，取脐下腹正中切口约 4～5 cm，逐层切开腹壁，完整取出膀胱及前列腺标本。留置 1 根多孔负压引流管自 4 或 5 号套管处引出并固定，自 2、3 号套管处拉出输尿管，扩大切口成为造瘘口，留置双侧 F6 单 "J" 输尿管支架管，4-0 可吸收线分层固定于腹外斜肌腱膜和腹壁皮肤（病例 37 图 3）。术中出血约 150 mL。

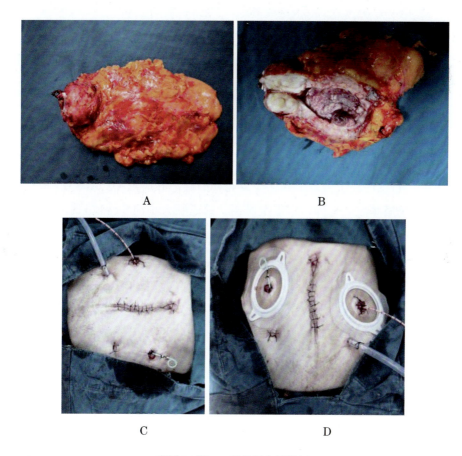

A　　　　　　　　　　B

C　　　　　　　　　　D

病例 37 图 3　手术标本及造口

A. 整体标本；B. 剖开标本；C. 输尿管皮肤造口位于 2、3 号套管孔，1 根负压引流管从 4 号套管孔引出；D. 两个造口袋底盘安置在造口处皮肤上。

2. 术后情况及预后　术后采用快速康复措施，肠外营养积极支持 1 周。术后 3～5 天拔除引流管，术后 7 天出院。术后病理报告高级别浸润性膀胱癌（病例 37 图 4）。

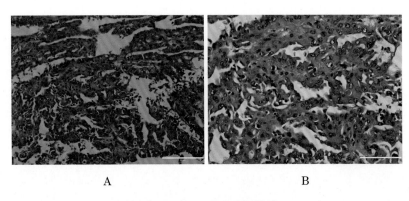

A   B

病例 37 图 4　术后病理结果

A. 肿瘤细胞呈乳头状排列，乳头相互融合；B. 肿瘤细胞排列紊乱，极向消失，细胞核大、异型明显，可见核仁。

肉眼所见：带双侧精囊腺、输精管、前列腺的膀胱一个，膀胱大小约 6 cm×5 cm×5 cm，膀胱内黏膜弥散分布多个菜花样肿块，肿块直径约 1～3 cm，肿块切面灰白灰褐色质稍软，易碎，似侵及肌层。前列腺大小约 6 cm×5 cm×4 cm，前列腺多切面见灰白灰黄色区域，直径约 5 cm。左侧精囊腺约 1.2 cm×0.9 cm×0.5 cm，左侧输精管长约 5 cm，直径约 0.3～0.4 cm。右侧精囊腺约 1.8 cm×0.7 cm×0.4 cm，右侧输精管长约 6 cm，直径约 0.2～0.5 cm。

病理诊断：（膀胱）高级别浸润性尿路上皮癌，侵及肌肉全层（A：×200；B：×400）。前列腺、左右输尿管切缘、左右输精管及精囊腺未见癌组织。淋巴结阴性（0/30）。

五、经验与体会

（一）优化穿刺套管位置及使用双极电凝的优势

对于全膀胱术后行双侧输尿管皮肤造口的患者，我们优化设置穿刺套管的位置，将 2、3 号套管分别选取左右侧脐髂嵴连线中外 1/3 处，在全膀胱切除并取出标本后，将双侧输尿管经 2、3 号套管孔拖出，稍扩大此孔将输尿管外翻缝合固定。术中将输尿管远端以 Hem-o-lok 夹夹闭，造成输尿管暂时梗阻和扩张，方便安置支架管和剖开输尿管缝合固定。减少重新切口行造口术的创伤和缩短手术时间。超声刀具有一定的血管凝闭止血功能，但是切割太快，创面会有渗血。辅助使用双极电凝，止血效果更加彻底的，可以减少术中和术后出血。尿道断端和前列腺侧韧带有时仍有出血，可以 2-0 或 3-0 可吸收线缝扎止血。

（二）根治性膀胱切除＋双侧输尿管皮肤造口术的优缺点

根治性膀胱切除术本身步骤复杂、手术时间长、术后并发症多、患者康复慢，是泌尿外科中极具挑战性的手术之一。因此尿流改道方式的不同，影响着本手术并发症的发生率、术后的生活质量和生存时间。相较于其他尿流改道术式，双侧输尿管皮肤造口具有手术时间短、出血少、住院时间短和围术期并发症发生率低等优点，但也存在造口狭窄发生率高、生活质量较差等缺点。

（三）并发症处理

在预防双侧输尿管皮肤造口狭窄方面，我们有如下体会：①造口狭窄与输尿管血供受损有关，保证输尿管良好的血供是减少输尿管造口狭窄关键，因此，在游离输尿管时，减少对输尿管表面血管的破坏，尽可能多地保留输尿管的外膜、表面血管及其脂肪组织，必要时采用带蒂大网膜包裹输尿管远端；②游离端输尿管应有足够的长度，确保没有张力，在输尿管与皮肤吻合时，应纵向切开输尿管 1 cm，将输尿管末端外翻、折叠，使输尿管末端呈乳头状突出皮肤表面约 0.5 cm；③输尿管内留置单"J"管或双"J"管，并定期更换，是防止造口回缩、狭窄的有效方式。

六、患教建议

输尿管皮肤造口是不可控的尿流改道术式。术后患者身体外形的改变、尿液的渗漏、异味、家庭负担的加重等一系列问题对患者的身心健康及生活质量产生了严重的不良影响。因此，科学合理的造口管理方案对患者显得尤为重要。

专科护士在患者术前及术后为其进行健康教育讲解，使患者掌握本疾病相关知识并给予患者心理疏导。在专科护士的基础上成立造口护理团队，制订造口护理方案，教会患者如何选择和更换造口袋及造口相关护理方法，并于患者出院后进行常规的随访。具备心理护理经验的护士给予患者精神支持与疏导，主要以定期电话随访患者及其家属，根据患者不同阶段的情况，予以恰当的心理支持及关怀，鼓励患者建立积极的心态，同时强调家属在患者的角色管理及情绪管理中的重要性。鼓励患者及家属完成造口日记，记录主要包括造口情况及自我管理执行情况，在患者来院复诊时，进行评估，及时纠正不合理的自我管理行为并对患者存在的问题进行有针对性的指导。

七、专家点评

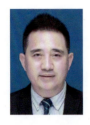

王德林，主任医师，教授，博士研究生导师，重庆医科大学附属第一医院泌尿外科主任。重庆市医师协会微无创医师分会会长，中国中医药信息学会男科分会常务理事。先后主持国家自然科学基金项目及多个省、厅级基金项目，参编《实用泌尿外科和男科学》等5部著作。

根治性膀胱切除术是泌尿外科最大型手术，手术创伤大，术后并发症多，术中选择何种尿流改道方式，密切关系着患者的康复情况及术后生活质量。输尿管皮肤造口是一种操作简单、耗时较少、对身体各系统影响最小的尿流改道手术方式。对于身体状况较差、基础疾病多、高龄（80岁以上）、不能耐受长时间手术的膀胱肿瘤患者是一种不错的选择。

输尿管皮肤造口过去容易发生狭窄，导致上尿路梗阻，造口袋质量差导致收集尿液困难。现在，双"J"管或单"J"管品种多、质量好，3～6个月定期更换支架管，可有效防治狭窄相关并发症，部分患者1～2年后，输尿管扩张、管壁增厚，据实际情况可考虑不安置支架管；造口袋质量好、价格便宜、使用方便，收集尿液好；造口护理组对患者或（和）家属进行输尿管皮肤造口的技术传授和护理咨询，最大程度提高患者生活质量。

本例患者年龄较大，肺功能较差，长时间的麻醉和手术，恐影响患者术后麻醉苏醒和肺功能恢复。因此，在和患者充分沟通的基础上，选择行根治性膀胱切除术＋双侧输尿管皮肤造口术。术后患者即刻麻醉复苏，并安返普通病房。此后对患者进行了快速康复措施，患者很快痊愈出院。出院后，我们对患者进行了规范的造口管理和随访，患者无严重并发症发生，生活质量满意。

（杨宗珂　王德林　重庆医科大学附属第一医院）

参考文献

[1]Liu Z，Meng Y，Li S，et al.Perioperative recovery in different urinary reconstruction approaches of radical cystectomy：are the advantages of laparoscopy consistent[J] ？ J Mini Acc Surg，2020：1-9.

[2]Suzki K，Hinata N，Inoue T，et al.Comparison of the perioperative and postoperative outcomes of ileal conduit and cutaneous ureterostomy：a propensity score-matched analysis[J].Urol Int，2020，104（1-2）：47-53.

[3] 韩精超，夏溟，杨飞亚，等.带蒂大网膜包裹输尿管皮肤造口术的临床应用 [J]. 中华泌尿外科杂志，2018，39（7）：505-508.

[4] 王双凤，刘会范，丁清清，等.输尿管皮肤造口患者自我管理方案的构建与实证研究 [J]. 中国实用护理杂志，2018，34（6）：417-421.

病例 38　浸润性膀胱癌行双镜（腹腔镜＋膀胱镜）联合腔内外冷冻治疗的诊治

一、导读

肌层浸润性膀胱癌患者一般需采用根治性膀胱切除术治疗，保膀胱的治疗策略一般用于身体条件不能耐受根治性膀胱切除术，或不愿接受根治性膀胱切除术的膀胱癌患者。前期临床试验已初步证明，腔内液氮冷冻消融术可有效降低肿瘤残留，降低患者围术期和术后的并发症发生率，提高患者的生活质量。本例介绍的是采用首创的腹腔镜联合膀胱电切镜冷冻消融作为保膀胱的手段治疗肌层浸润性膀胱癌患者。

二、病历简介

（一）病史介绍

患者男性，74 岁。

主诉：肉眼血尿 2 年余。

现病史：患者因出现无痛性肉眼血尿，于 2018 年 1 月 9 日行经尿道膀胱肿瘤切除术，术后病理示（膀胱）尿路上皮癌，高级别，浸润黏膜固有层，未见肌层。术后每 3 个月定期复查膀胱镜，未见明显异常。2019 年 7 月，患者用力排尿时出现肉眼血尿，行泌尿系超声提示膀胱右侧壁毛糙，隐约见大小约 10 mm×5 mm 高回声突起，内见强回声。2019 年 8 月 6 日，膀胱 CT 增强提示膀胱右侧壁结节，恶性可能大，遂行经尿道膀胱肿瘤切除术，病理示（膀胱）浸润性尿路上皮癌，高级别，浸润至肌层。2019 年 9 月 10 日，复查膀胱镜＋吡柔比星 40 mg 膀胱灌注治疗，术中见膀胱右侧壁黏膜隆起病灶，活检病理示（膀胱右侧壁基底）少量组织见大片渗出坏死，见少量异型上皮细胞，癌不能除外。2019 年 10 月 8 日，行经尿道膀胱肿瘤切除术＋经尿道膀胱肿瘤特殊治疗（冷冻消融），术中见膀胱右侧壁及右侧高壁局部黏膜隆起，表面溃疡形成伴纤维坏死渗出物附着，肿瘤病灶左缘紧靠右侧输尿管开口。自肿瘤基底部给予等离子切除，术中考虑肿瘤浸润较深，与家属沟通后行冷冻消融术，2 个部位分别冷冻 2 轮，每轮 3 分钟，手术顺利。术后病理示（膀胱）浸润性尿路上皮癌，高级别，小灶区有鳞化，浸润至肌层。2019 年 11 月 13 日，行腹腔镜联合经尿道膀胱肿瘤冷冻消融＋双侧髂血管淋巴结清扫术。病理示（膀胱）

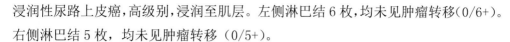

浸润性尿路上皮癌,高级别,浸润至肌层。左侧淋巴结6枚,均未见肿瘤转移(0/6+)。右侧淋巴结5枚,均未见肿瘤转移(0/5+)。

既往史:无特殊。

（二）体格检查

意识清楚,精神尚可,腹部软,无压痛及反跳痛,双下肢无水肿。

（三）辅助检查

1. 化验检查 尿常规:潜血（3+）,红细胞计数210.8个/μl,白细胞计数78.1个/μl。

2. 膀胱增强CT 膀胱右侧前壁及侧壁增厚,见突向腔内略高密度病灶,形态欠规则,CT值33HU,增强后病灶有强化,动脉期CT值43HU,静脉期CT值53HU,考虑膀胱癌可能。

3. 腹部B超 膀胱实质性肿块,MT可能。肝囊肿,慢性肝病可能。胆囊小结石可能。胰腺、脾脏、双肾未见明显异常。双侧输尿管未见明显扩张。

（四）初步诊断

1. 膀胱恶性肿瘤（$T_{2a}M_0N_0$）;
2. 高血压。

三、临床决策与分析

目前针对T_{2a}期以上肌层浸润的膀胱癌,常用的保膀胱方法主要有单纯经尿道肿瘤切除术（transurethral resection, TUR）、膀胱部分切除、TUR联合化疗或放疗等。然而,无论是何种保膀胱治疗方式,都需要对患者进行严格筛选。TUR联合化疗、放疗对患者筛选相对较为宽松,因此是目前国外研究较多的保膀胱方式,5年生存率可达50%～82%,但操作复杂,不易被患者接受,且胃肠道、泌尿系统并发症较多,多数患者不能坚持全程治疗。因此在国内尚未得到普遍应用。

冷冻治疗作为微创治疗手段之一,在尽可能保持器官完整性同时,最大限度上减灭肿瘤。由于国际上对冷冻治疗主要着眼于实体肿瘤,如前列腺癌、肝癌和肾癌等,主要采取穿刺冷冻方式。而膀胱为空腔脏器,特点是腔壁较薄,蠕动,不易插植,适合广面积接触。我们设想对于部分T_{2a}期以上肌层浸润的膀胱癌,在原有TUR治疗的基础上,通过双镜（腹腔镜＋膀胱镜）联合腔内外冷冻治疗,进一步增加了肿瘤冷冻消融的广度与深度,可以提高膀胱肿瘤切除率,从而减少复发,降低进展,达到延长生存期的目的。

四、治疗过程

1. 手术情况

（1）行腹腔镜联合经尿道膀胱肿瘤冷冻消融＋双侧髂血管淋巴结清扫术。

（2）自尿道外口置入膀胱等离子电切镜，发现右侧输尿管开口紧靠肿瘤基底，遂用环状电极切除肿瘤组织，置入冷冻消融操作鞘，使用肿瘤冷冻消融系统进行冷冻治疗，冷冻 6 轮，充分覆盖创面，每轮冷冻时间 3 分钟（病例 38 图 1）。冷冻消融过程顺利，冷冻过程中腹腔镜下推开肠管，充分暴露盆底腹膜，检查见冷冻部分膀胱外壁浆膜面冰晶形成。

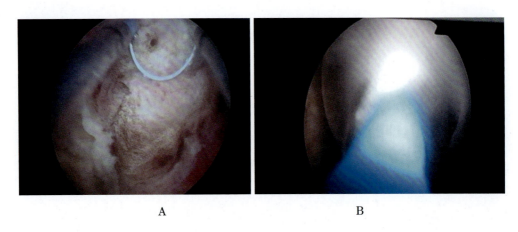

A   B

病例 38 图 1　膀胱镜下经尿道膀胱肿瘤等离子切除术 + 肿瘤冷冻消融术

A. 经尿道膀胱肿瘤等离子切除术；B. 膀胱电切镜直视下膀胱腔内肿瘤基底冷冻消融术。

（3）腹腔镜直视下置入冷冻球囊导管，配合膀胱镜定位肿瘤基底部位，将导管头端置于盆底腹膜、膀胱顶外壁及右侧外壁，使用肿瘤冷冻消融系统进行冷冻治疗，冷冻 4 轮，充分覆盖对应膀胱腔内创面的膀胱外壁浆膜面，每轮冷冻时间 3 分钟。同时在腹腔镜下观察到膀胱镜腔内冷冻范围突破膀胱外壁浆膜面（病例 38 图 2）。冷冻完成后检查膀胱壁完整，膀胱腔内、外均无活动性出血，退出电切镜。

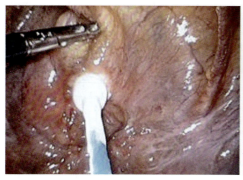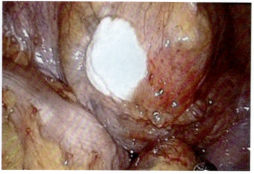

A B

病例 38 图 2 腹腔镜直视下冷冻治疗

A. 腹腔镜直视下膀胱腔外肿瘤区域冷冻消融术；B. 膀胱腔内冷冻范围突破膀胱外壁浆膜面。

（4）腹腔镜下打开双侧髂血管鞘，沿髂外动脉分离清扫双侧髂血管淋巴结（病例 38 图 3）。

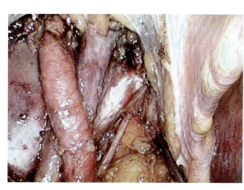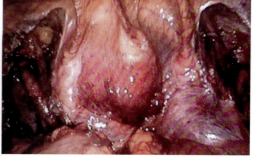

A B

病例 38 图 3 腹腔镜下双侧髂血管淋巴结清扫术

A. 腹腔镜下左侧髂血管淋巴结清扫；B. 腹腔镜下双侧髂血管淋巴结清扫。

2. 术后情况及预后　患者术后无明显不适感，予以持续膀胱冲洗 1 日拔除导尿管，密切观察患者尿色，尿色清。术后 2 日拔除腹腔引流管后，予出院。术后 3 个月复查膀胱镜未见明显肿瘤复发征象。

五、经验与体会

（一）目前临床指南对于非肌层浸润膀胱肿瘤及肌层浸润膀胱肿瘤分别采用哪种治疗方式？

膀胱癌是泌尿系统常见肿瘤。目前，对于非肌层浸润的膀胱肿瘤，指南推荐行 TUR 治疗。然而，对于部分高危的非肌层浸润膀胱癌，肿瘤残留、复发率高是影响患者预后的重要因素，术后推荐患者采用膀胱内灌注化疗或灌注卡介苗进行辅助治疗。对于肌层浸润的膀胱肿瘤，指南推荐行根治性膀胱切除术，然而，根治性膀胱切除术需利用肠道进行尿路重建，手术难度大且并发症多，常见术后并发症包括肠梗阻、回肠膀胱坏死、代谢紊乱、黏液生成增加、结石形成、慢性感染及恶性肿瘤的发生。同时手术时间长、创伤大，患者尿控功能减退或丧失，严重影响患者生活质量。这些提示，目前对膀胱癌的治疗尚有诸多不足，急需探索新的膀胱癌治疗方式。

（二）肿瘤冷冻治疗的作用机制是如何产生的？

冷冻治疗作为微创治疗手段之一，在良性病变或者局部早期肿瘤中已得到广泛应用。对组织进行冷冻将导致冷冻中心细胞破裂坏死，其步骤分为细胞外冰晶形成和细胞内冰晶形成。组织温度迅速降低后，水分开始从细胞外液中析出形成冰晶，增加了细胞外液渗透压，促使细胞内水分转移至细胞外，从而导致细胞皱缩，形成细胞内高盐环境，破坏细胞内基质成分。对于处于冷冻中心周边区的细胞，冷冻可通过促进细胞凋亡达到组织损伤。线粒体介导途径与细胞膜介导途径均在凋亡机制中起作用。

冷冻导致的血管收缩和组织缺氧也是导致损伤的重要因素。冷冻可导致血管收缩，循环停滞，复温时，微循环重新恢复，血管扩张导致组织充血水肿，从而导致血管通透性增加，血小板聚集，微血栓形成，使循环持续停滞。功能性血管数量下降可持续 24 小时，形成局部无灌注区，从而加剧细胞死亡。

复温时，细胞内小冰晶首先融合成大冰晶，称之为再结晶（recrystallization）。冰晶融化后，细胞外张力降低，水分进入损伤的细胞中，增大细胞体积，加剧细胞破裂。复温后，机体启动组织修复功能，坏死细胞释放细胞因子驱使炎症细胞浸润，数周或数月后，坏死组织逐渐被纤维胶原瘢痕替代。

除了直接形成冰晶杀伤细胞，冷冻还可造成肿瘤抗原释放、诱导局部免疫应答，从而可能为辅助化疗或免疫治疗产生协同作用。

（三）为何选择通过膀胱腔内外联合冷冻治疗肌层浸润性膀胱癌？

近年来，随着微创治疗理念的兴起，膀胱肿瘤经尿道切除已成为重要的治疗方式。对于 T_1 期高级别的肿瘤而言，采用 TUR 的方式有肿瘤残留的风险，相当部分的患者在再次 TUR 时发现原电切部位仍存在肿瘤。手术者的经验、肿瘤的部位等是造成这种结果的原因。对于浸润较深的肿瘤，TUR 可能会增加组织穿孔的风险；对于生长在侧壁的肿瘤，闭孔反射也是阻碍术者彻底电切的重要原因。因此，将 TUR 与膀胱肿瘤基底冷冻消融结合，目的是减灭残留的肿瘤，减少膀胱癌的局部复发。而且，可在部分肌层浸润的膀胱肿瘤患者中进行保膀胱的尝试，尤其是年龄较大，合并症较多，不适合接受根治性手术的患者。经尿道对膀胱肿瘤进行接触冷冻既符合膀胱脏器的特点，又契合肿瘤微创治疗的理念，在不破坏膀胱壁完整的前提下对组织产生凝固性坏死的杀伤作用。前期研究发现，在 3 分钟内的冷冻过程中，冷冻球囊产生半径 2 cm 的治疗冰球，其范围内均可达到有效的治疗温度，但距离球囊中心越远，温度越高，尤其在边缘区域其温度接近正常（可保护周围组织）。对于肌层浸润性膀胱癌，由于肿瘤恶性程度高、浸润程度深，采用双镜联合可以更有效的达到膀胱壁全层冷冻的效果，有效杀灭肿瘤，同时降低肿瘤残留。同时，腹腔镜下可同期进行髂血管淋巴结清扫，对于评估肿瘤分期、判断患者预后、决策后续治疗有极大价值。本例患者采用腹腔镜＋膀胱镜下联合腔内外冷冻膀胱肿瘤，术中未出现膀胱穿孔、肠梗阻、肠穿孔等并发症，患者仅有下腹部寒冷感，手术操作简单方便，患者术后恢复情况良好，证实该手术方式的可行性与安全性。

（四）冷冻消融治疗与既往保膀胱治疗策略相比如何？

既往常用的保膀胱治疗策略包括单纯 TURBT、TURBT 联合辅助全身化疗、TURBT 联合辅助体外放射治疗、TURBT 联合辅助同步放化疗等。其中，单纯 TURBT 由于术后肿瘤特异性死亡率高，且常有肿瘤进展、复发而被迫行根治性膀胱切除术，现已不推荐采用。TURBT 联合顺铂类药物化疗的完全缓解率约 10%，5 年生存率为 30% ～ 60%。TURBT 联合辅助同步放化疗的三联疗法是目前最常用的保膀胱治疗策略，其完全缓解率可达 60% ～ 80%，5 年总体生存率可达 45% ～ 73%，10 年总体生存率可达 29% ～ 49%，这一治疗成功的前提也是手术尽可能切除肿瘤。但仍有相当比例的患者对于联合治疗不敏感，被迫行挽救性膀胱切除术，所以该治疗方案需严格控制选择指征，要求患者具有良好的依从性，并接受密切的观察随访。对高危膀胱肿瘤（T_1 期，高级别，原位癌，多发或复发）虽然目前仍采取标准的 TURBT 的治疗方式，术后可采用灌注化疗或者卡介苗灌注治疗进行辅助治疗，仍然不能达到满意效果，其患者的肿瘤复发和肿瘤进展风险较高。相关研究报道高达53%的患者术后15年内会出现肿瘤进展，其中36%的患者以根治性膀胱切除术为最终结局。另外，对高危非肌层浸润肿瘤采取经尿道膀胱肿瘤切除的治疗方式也是一项风险较高的选择。有研究指出，即使不考虑未切取肌层标本的患者，仍有部分（2%～28%）T_1期肿瘤存在肌层浸润。然而，经尿道膀胱肿瘤切除的方式有肿瘤残留可能，研究表明，高达30%的肿瘤在首次TURBT时存在肿瘤残余。

综上，目前各类保膀胱治疗策略的基础依然是成功的局部手术，即TURBT尽可能完整切除肿瘤，减少局部肿瘤残留和复发。这也正是肿瘤冷冻消融在肌层浸润性膀胱癌治疗中可以发挥重要作用的原因。对于有淋巴结转移、远处转移的高危患者，冷冻消融治疗后采用化疗、免疫治疗等其他辅助治疗也是可行的，两者具有相辅相成的作用。

（五）哪些患者适合采用冷冻消融治疗膀胱肿瘤？

目前，膀胱腔内冷冻消融治疗的禁忌证与膀胱镜下治疗的禁忌证相同，包括严重尿道狭窄、膀胱容量极小等。对于非肌层浸润性膀胱癌患者，经尿道膀胱肿瘤切除术＋腔内冷冻消融术足以有效降低肿瘤残留。对于肌层浸润性膀胱癌患者，以目前的保膀胱治疗进展来看，如肿瘤局限于固有肌层和浆膜层未侵犯周围组织（$T_{2\sim3}$期）、无原位癌、且肿瘤数目不多（≤5个），保膀胱治疗可能具有更好的疗效，这也是采用腹腔镜＋膀胱镜联合冷冻消融治疗目前相对合适的选择标准，适当情况下也可放宽。

对于晚期膀胱癌、严重血尿的膀胱癌患者，冷冻消融也可以作为一种合适的姑息治疗方式，可有效止血并控制局部肿瘤进展。即使是高龄、恶病质、不能耐受全身麻醉的患者，也可以在局麻下安全地接受膀胱腔内冷冻消融。

对于特殊人群如孕妇、小儿，目前尚无相关应用，其安全性未知，故不推荐。

六、患教建议

针对患者关心或容易误解的问题进行通俗易懂的科普知识介绍，为同行提供参考。

（一）如何诊断膀胱癌？

肉眼血尿是膀胱癌最常见的症状，但部分患者（约5%）仅表现为镜下血尿（尿常规检查发现潜血阳性或红细胞计数增高），如果肿瘤在膀胱三角区生长也可引起尿频、尿急、尿痛等症状。血尿患者需进一步行影像学检查（CT、B超）明确诊断，膀胱癌确诊依赖于膀胱镜检查及组织活检。

（二）冷冻消融还在哪些肿瘤治疗中有所应用？

目前市场的冷冻治疗设备为进口的氩氦冷冻系统，俗称"氩氦刀"。氩氦刀采用低温探针设计，仅针对实质性器官肿瘤进行穿刺冷冻，在肝癌、前列腺癌或肾癌等治疗中已取得了一定效果。对于空腔脏器，如膀胱、胃、肠而言，其腔壁较薄且蠕动，氩氦刀的刚性探针易导致穿孔，故氩氦冷冻系统的穿刺冷冻方式并不适合。本病例我们采用的是国产新型液氮腔内冷冻消融系统。

（三）冷冻消融治疗后有哪些不良反应？

根据前期临床研究，采用 TURBT ＋肿瘤冷冻消融治疗相比单独应用 TURBT 的术后不良反应发生率无明显差异。术后短期不良反应包括血尿、尿路刺激症状等。少数患者术后有一过性腹泻，可能与冷冻过程中低温影响肠道功能有关，不过一般出院前可以恢复。前期研究表明，冷冻后膀胱肌肉收缩幅度无明显影响但收缩频率有一定降低，不过目前临床未发现患者有明显尿潴留症状。

七、专家点评

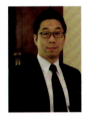

姜昊文，主任医师，教授，博士研究生导师，复旦大学附属华山医院泌尿外科副主任。中华医学会泌尿外科学分会常务委员兼泌尿工程学组副组长，中国性学会泌尿外科分会候任主任委员，中国医学装备协会泌尿外科分会常务委员，中国抗癌协会泌尿男生殖系肿瘤专业委员会常务委员，中国医师协会泌尿外科医师分会修复重建学组委员，上海市医学会泌尿外科分会委员，曾获上海医学科技奖二等奖。

本例患者是肌层浸润性膀胱癌，按诊疗常规是采用膀胱根治性切除＋尿流改道。但患者本人有非常强烈的保膀胱的意愿，愿意尝试新的治疗方法。经充分知情告知后，我们采用了腹腔镜和膀胱电切镜联合的液氮冷冻消融治疗，同时结合TURBT 和腹腔镜下标准的双侧盆腔淋巴结清扫。TURBT 结合膀胱腔内和膀胱浆膜外双面的冷冻消融，目的是最大限度地冷冻消融膀胱肿瘤所在的全层区域。术后2 周患者排尿正常，提示膀胱逼尿肌的功能恢复较好，冷冻对逼尿肌的影响较小。对该例患者将采取后续的综合治疗手段，包括辅助化疗和每 3 个月的规则随访。膀胱肿瘤的治疗选择中患者的意愿往往是被忽视，随着新的保膀胱治疗的新理念、新技术及综合治疗手段的采用，在充分知情告知的基础上，尊重患者的治疗意愿和社会文化背景，做到个体化的精准治疗。

（姜昊文　复旦大学附属华山医院）

参考文献

[1]Alfred WJ, Lebret T, Comperat EM, et al.Updated 2016 EAU guidelines on muscle-invasive and metastatic bladder cancer[J].Eur Urol, 2017, 71：462-475.

[2]Gary PJ, Fedewa SA, Shipley WU, et al.Use of potentially curative therapies for muscle-invasive bladder cancer in the United States：results from the National Cancer Data Base[J].European urology, 2013, 63（5）：823-829.

[3]Chu KF, Dupuy DE.Thermal ablation of tumours：biological mechanisms and advances in therapy[J].Nature Reviews Cancer, 2014, 14（3）：199-208.

[4]Liu S, Zhang L, Zou L, et al.The feasibility and safety of cryoablation as an adjuvant therapy with transurethral resection of bladder tumor：a pilot study[J].Cryobiology, 2016, 73（2）：257-260.

病例 39　根治性膀胱切除术中并发直肠损伤的诊断与处理

一、导读

膀胱癌是泌尿外科临床常见肿瘤，尤以老年男性多发。在我国，男性膀胱癌发病率位居全身恶性肿瘤的第 7 位、泌尿系统恶性肿瘤第 2 位。根治性膀胱切除是治疗肌层浸润性膀胱癌的主要方式。由于根治性膀胱切除手术创伤大，手术过程复杂，故手术并发症多。术中血管、肠道、神经等膀胱周围器官、组织的损伤，增加了手术和术后恢复的风险。有些手术并发症处理不当，将给患者身心带来巨大创伤，甚至危及生命，并给泌尿外科医师临床管理带来巨大压力。

根治性膀胱切除术中的直肠损伤是一种少见但极其严重的并发症。以往有研究显示，根治性膀胱切除术中直肠损伤的发生率可高达 9.6%。近 30 年来，随着对盆底解剖结构的熟练掌握、手术技术的不断精进及腹腔镜等医疗设备的更新，其发生率降为 0 ~ 3.5%。特别是部分研究中手术机器人的辅助使用，使得盆底手术直肠损伤的发生率降至 0.5% 以下。尽管其发生率已普遍降低，但直肠损伤一旦发生，常常给医患双方带来极大的困惑，由于根治性膀胱切除术中直肠损伤往往比较隐匿，术后早期临床症状不典型，处理不当常发展为直肠瘘、盆腹腔感染、感染性脓毒血症等多种严重的继发并发症，常需多次手术治疗。因此，如何避免或减少直肠损伤的发生率、如何早期发现并正确处理直肠损伤一直都受到泌尿外科医师的高度重视。

通过对本病例的学习，希望读者对根治性膀胱切除术中并发直肠损伤的原因、诊断方法、处理策略有一个系统认识。

二、病历简介

（一）病史介绍

患者男性，64 岁。

主诉：无痛性肉眼血尿 5 个月，加重伴尿频、尿急 2 个月。

现病史：患者自述 5 个月前无明显诱因出现间断性无痛肉眼血尿，多呈鲜红色，伴细小凝血块，否认发热。症状反复。2 个月前血尿症状加剧呈持续性，伴尿频、尿急。3 周前至当地医院就诊，诊断为"膀胱肿瘤"。行"经尿道膀胱肿瘤诊断性电切术"。手术记录提示膀胱多发肿瘤，术后病理检查提示"高级别尿路上皮癌"。术后症状仍持续，为求进一步检查来诊。

（二）体格检查

一般情况可，腹部无压痛及反跳痛、肌紧张，腹部未触及包块。直肠指检前列腺体积增大明显。

（三）辅助检查

1. MRI　膀胱多发占位性病变，考虑为尿路上皮肿瘤。肿瘤达膀胱肌层（$T_{2a \sim b}$），盆腔淋巴结未见肿大（病例 39 图 1）。

2. CT　膀胱多发占位性病变（病例 39 图 2）。

3. 病理学检查　膀胱高级别尿路上皮癌。

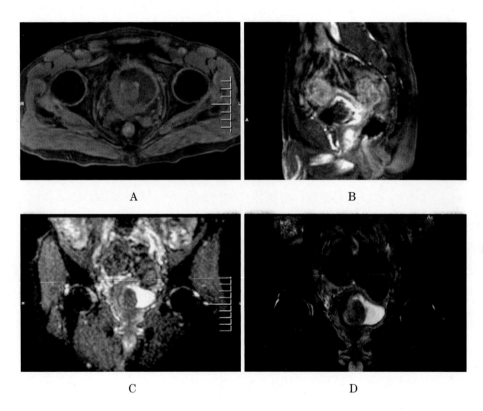

A

B

C

D

病例 39 图 1　MRI

A. T_1WI 平扫；B. T_1WI 脂肪抑制增强矢状位；C. 冠状位 ADC 图；D. T_2WI 脂肪抑制冠状位。

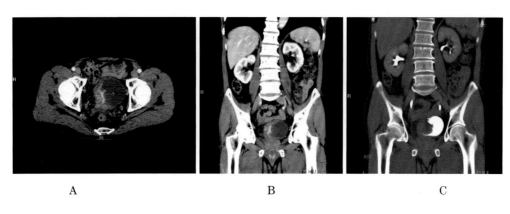

病例 39 图 2 CT

A. CT 增强动脉期横断位示膀胱右后壁增厚并不均匀强化；B. CT 增强动脉期冠状位重建示膀胱右侧壁增厚，呈不均匀强化；C. CT 增强排泄期冠状位重建示膀胱右份低密度充盈缺损。

（四）初步诊断

膀胱多发性高级别尿路上皮癌（$T_{2a \sim 2b}$）。

三、临床决策与分析

根据患者病史、MRI、膀胱镜检查、病理学检查等证据分析，膀胱癌诊断明确。

据中华医学会泌尿外科学分会制定的《中国泌尿外科和男科疾病诊断治疗指南（2022 年版）》，该患者诊断符合肌层浸润性膀胱癌。需进行根治性膀胱切除同时行盆腔淋巴结清扫术。

大量的临床研究已经证实，对于肌层浸润性膀胱癌，进行根治性膀胱切除加盆腔淋巴结清扫术是提高患者生存率、避免局部和远处转移的有效治疗方法。各大指南也将该术式定位为肌层浸润性膀胱癌治疗的"金标准"。尽管目前有部分临床中心对一般情况差，无法耐受根治性膀胱切除和对生活质量要求较高的肌层浸润性膀胱癌患者进行了以膀胱部分切除、完全经尿道膀胱肿瘤切除、放疗、化疗等多种治疗方式结合的保留膀胱的综合治疗，部分患者也取得了不错的疗效。但由于这些研究都属于回顾性研究，缺乏随机对照实验的支持，且各项研究的病例数有限，故保留膀胱的综合治疗长期疗效尚无法得到有效证实。

考虑该患者无特殊慢性病，心肺功能尚可，可以耐受较大手术，与家属充分沟通理解后，选择行腹腔镜下根治性膀胱切除、盆腔淋巴结清扫术、原位新膀胱术。

本次手术术中可能存在血管损伤、肠道损伤等并发症，若处理不恰当，术后可能出现肠瘘、尿漏、腹膜炎、盆腔脓肿、脓毒血症、感染性休克等严重并发症，甚至需多次手术治疗或危及生命。而术后并发的肠梗阻等一系列早期并发症也将极大地延缓患者术后的康复，并为其带来严重的身心及经济负担。

术前肠道准备：术前两日嘱患者半流质饮食，给予口服甲硝唑片。术前一日嘱患者进全流质饮食，并口服聚乙二醇电解质散。手术当日术前给予稀释碘伏保留灌肠。

四、治疗过程（病例 39 视频 1）

1. 手术情况　患者全身麻醉、取仰卧位进行。气腹制备后按下腹部腹腔镜手术常规放置操作套管。游离双侧输尿管并行盆腔淋巴结清扫术。游离精囊、输精管及前列腺背侧。游离膀胱侧壁，离断输尿管，处理膀胱侧血管蒂及前列腺侧血管蒂。游离膀胱前壁，显露耻骨后间隙，缝扎背深静脉复合体，离断尿道。尿流改道，回肠新膀胱术。

病例 39 视频 1

2. 术中情况及预后　术中游离精囊、输精管及前列腺背侧时，见前列腺背侧面与直肠粘连紧密，已无正常狄氏间隙结构，分离至前列腺尖部背侧时显露较为困难。用超声刀分离过程中直肠前壁渗血明显。用双极电凝精细止血。手术切除完成后，见近尿道断端处直肠前壁组织破损不完整。术中行直肠指检，指尖上抬直肠前壁后，触及直肠破口，大小约 1.5 cm×1.0 cm，形态规则，周围组织血供良好，确认直肠破裂。由于术前肠道准备良好，直肠空虚无扩张，直肠破损后未见粪便流出。

术者考虑：该患者无慢性代谢性疾病，全身营养状态良好，术前检查及术中探查均未提示直肠破损处肿瘤侵犯。直肠破口不大，周围组织血供良好。术前已进行了充分的肠道准备，直肠空虚无粪便，加上术前口服抗生素及碘伏保留灌肠，直肠破裂后术区污染不重，具备行一期修补的条件。故决定行腹腔镜下直肠破口修补。用 1000 mL 生理盐水冲洗术区后，再次仔细检查确认无其余损伤。分两层缝合修补直肠破损：用 3-0 可吸收线连续缝合关闭直肠黏膜层后，再连续缝合直肠肌层及周围组织。修补完毕后再次直肠指检确认破损修补完整。将盆腔注入盐水淹没手术修补处，自肛门置入气囊尿管注入气体观察，未见气泡溢出，证实修补处密闭性良好。留置肛管并确认肛管到达直肠破损处上方约 5 cm。取回肠制作新膀胱。手术结束前于直肠修补处留置负压引流管。

术后给予禁食，静脉应用三代头孢抗感染治疗，加强静脉营养。患者无发热等感染表现。无严重腹痛、腹胀，无腹膜炎体征。术后 3 天排便（无新鲜血便），7 天进食，进食后排便正常。术后第 7 天拔除肛管。术后尿管引流正常，术后 16 天行膀胱尿道造影确认无尿瘘后给予拔除。盆腔负压引流管自术后一直无血性及含粪便引流液引出，拔除尿管后未见漏尿，观察 2 天后给予拔除。患者术后恢复良好，于术后第 21 天出院。出院时饮食、大便均正常。无明显腹部不适。实验室检查无炎性反应、贫血、低蛋白血症。

3. 术后病理报告（病例 39 图 3）　病理诊断结果:（膀胱）高级别尿路上皮癌，肿瘤浸润膀胱壁浅肌层。pT 分期：pT_{2a}。

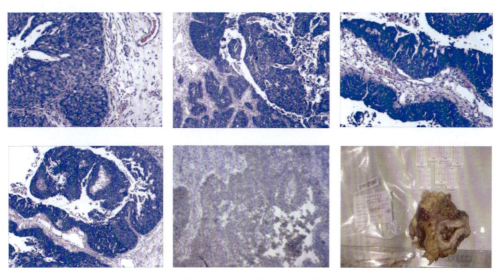

病例 39 图 3　术后病理报告

五、经验与体会

（一）术中直肠损伤的原因

根治性膀胱切除术中发生直肠损伤的主要原因包括：①手术操作者对盆底层次解剖结构不熟悉，手术熟练度欠缺，这常发生于术者学习曲线的初期；②盆腔脏器放疗史或手术史，特别是前列腺和直肠手术史导致的局部严重纤维化使得直肠损伤的概率大大增加；③肿瘤侵及膀胱周围组织、前列腺包膜、精囊、盆壁肌肉或并发前列腺癌等，致使膀胱、前列腺周围解剖层次破坏及肿瘤性血管增生。此外，也有研究提示，前列腺的体积大小可能与术中直肠损伤的概率存在相关性，然而这也还存在一定争议。

本患者术前3周有经尿道膀胱肿瘤电切手术史。如手术过程中膀胱切除深度过深，术后尿液引流不通畅，则可能存在尿液外渗至膀胱周围组织间隙，导致组织粘连，增加手术风险。前列腺增大，尤其是中叶向后方直肠方向突出的患者，给手术操作带来一定的困难。这些情况可以通过病史和术前MRI检查了解。对于存在上述危险因素的患者，在手术时机、术前肠道准备和手术方式（开放手术或腹腔镜手术）上均需要充分考虑。

（二）导致直肠损伤的术中操作

在离断尿道时，直肠与前列腺尖并未完全分离，即用剪刀盲目剪断前列腺尖，或分离直肠与前列腺尖时，未紧贴前列腺进行分离，则有可能损伤直肠前壁。对于手术过程中的直肠壁出血，盲目、长时间、大面积的应用能量器械止血也会增加术中直肠损伤的风险。

本例患者精囊、前列腺尖部与后方直肠粘连较重，加上前列腺中叶后突明显，在手术操作过程中直肠前壁渗血明显，导致手术暴露困难，视野不清。作者从本病例汲取经验后认为，术中在分离靠近直肠前壁及侧壁的前列腺尖部时，若遇有出血较多时要辨清解剖层次后再止血。如凝血效果不好，不可再盲目进行，可用小块纱布填塞压迫出血处，转而先分离前列腺周围其他组织，随后再返回来吸出残留出血和血凝块，缓慢撤离纱布暴露好视野，再用超声刀或双极电凝止血。这样做既避免了不满意的、费时的盲目止血，又能最大限度地避免损伤直肠，起到了事半功倍的效果。如腹腔镜下手术遇到粘连严重，分离、暴露困难时，可考虑中转开放手术。

（三）术中直肠损伤的诊断及治疗方式

当发生较大的直肠破损后，可见明显破口，同时伴有粪便、肠内容物流出，诊断较易。对于小的直肠破损往往容易忽略。对可能存在直肠损伤的患者，可以通过直肠指检来辅助判断。直肠指检时抬举肠壁，使肠壁皱褶展开，便于观察损伤部位。指检后观察指套，如指套有血迹，亦提示直肠损伤。对于直肠指检仍不能确定者，可采取以下方法：将患者改为头高脚低位，向盆腔注入并充满生理盐水。自肛门插入气囊尿管利用气囊固定并封堵。经气囊尿管注入气体，同时观察直肠前壁有无气泡溢出以确定损伤部位。吸净盆腔液体修补破损后可再次重复该实验以了解修补情况及有无其他损伤。

对于术中发现直肠损伤的患者需立即行一期修补。如患者无全身代谢性疾病，无贫血、低蛋白血症，肿瘤未侵犯直肠，术前肠道准备好，盆腔污染轻，直肠破损 < 2 cm，破损处组织血供、组织活性好，可考虑仅行破损修补、盆腔引流。否则，建议再加行肠道粪便转流，以保证破损肠道组织愈合。待 3 个月后检查，确认愈合无肠瘘后再行肠造口回纳。

本例患者符合上述一期修补条件，所以术中给予实行了一期修补，修补后愈合良好。这不但减少了患者的痛苦，也使其免于再次手术。

（四）术后直肠损伤的诊断及治疗方式

术中未发现而术后才发现的直肠损伤多为能量性损伤，常由于术中发生直肠前壁或侧壁出血，在解剖层次不清时反复使用能量器械止血所致。

能量器械损伤原理：术中使用超声刀或 Ligasure 盲目电凝止血。超声刀是利用超声频率发生器使金属刀头以超声频率 55.5k Hz 进行机械振荡，继而使组织内的水气化，蛋白键断裂，组织被切开或凝固。直径 3 mm 以下血管可以直接切割凝合，工作时温度 150℃。相对低于普通电刀 200 ~ 300℃的工作温度，超声刀对周围组织的损伤更轻，热损伤区域更小，其损伤范围为 1.155 ~ 1.548 mm。但超声刀头的振动有时可引起周围组织的副损伤，且作用时间越久越明显。Ligasure 属于双极电刀的一种，它输出高频电能，结合血管钳口压力，使人体组织内胶原蛋白和纤维蛋白熔解变性，血管壁融合形成透明带，产生永久性管腔闭合，其侧向 1 ~ 2 mm 均具有一定的热传导效应。当 Ligasure 使用不当，如局部凝血时间过长或组织层次不清，可造成直肠壁组织热损伤，局部蛋白凝固组织薄弱，术后坏死穿孔即出现肠瘘。

临床症状多出现在手术后 3 ~ 7 天，患者可出现腹痛加剧、腹胀，便血、会阴部坠胀感及疼痛，同时可伴有畏寒、寒战、发热等感染表现。若出现尿道直肠瘘还可能出现稀水样便，尿道有粪便流出、气尿。查体时有腹膜刺激征、肝浊音界改变、腹水征，直肠指诊指套有血迹或可触及破口，直肠前壁波动感。盆腔引流管、腹腔穿刺、诊断性腹腔灌洗可见浑浊、有粪渣及粪臭味腹水。腹部 X 线片部分可见膈下游离气体，B 超或 CT 检查可见盆腹腔积液、脓肿。碘剂灌肠造影和直肠乙状结肠镜检查可辅助明确诊断。如怀疑存在尿道直肠瘘可行逆行尿道膀胱造影明确。

术后肠瘘治疗的关键是控制感染。如患者无腹部和全身感染症状，仅表现为引流液轻度异常，可选择在保证引流通畅的情况下动态观察。如瘘口周围组织粘连使瘘口封闭，则可不需再次手术。如感染症状、体征加剧，则需立即手术治疗。由于直肠是消化道的最末端，也是细菌寄存最多的部位，处理不当可发生腹膜炎、盆腔脓肿、败血症中毒性休克等。直肠周围为疏松组织，且手术导致盆底筋膜和腹膜缺损，当粪便进入直肠周围间隙容易形成直肠周围严重感染。故处理感染仍是手术的关键，术中应彻底清除坏死组织及粪便，应用有效的抗生素及生理盐水反复冲洗。结肠造口行粪便转流，充分旷置损伤的肠管，待后期再进行回纳。对感染比较严重的患者，可于盆腔置双套管负压引流。术后选用有效广谱抗生素及抗厌氧菌药物的联合用药。

（五）术中的注意事项

避免术中直肠损伤最有效、最根本的方法是对膀胱、前列腺与直肠间平面仔细的分离和解剖。尤其是前列腺尖部尿道直肠肌的离断。每项操作都应规范、熟练，所有操作尽可能贴近膀胱和前列腺组织以远离直肠。避免在直肠及周围组织盲目、长时间使用能量器械。本例患者出现直肠损伤与组织粘连、出血、暴露困难均存在一定相关性。

（六）术后的注意事项

术后早期患者需禁食，同时加强营养支持治疗，早期可适当给予肠外营养，之后逐渐过渡为无渣肠内营养。应用广谱抗生素控制感染。术中留置肛管或术后定期肛门扩张可有利于直肠减压，利于修补创口愈合。对出现直肠损伤，并进行一期修补之后仍行尿流改道的患者，建议延长拔除尿管时间至 15 日以上。拔除尿管前先行膀胱尿道造影和直肠造影，确认无瘘口后再拔除。

六、患教建议

术前沟通时需要给患者充分解释术中并发直肠损伤的原因和风险，取得患者的理解和支持。如术中和术后发现直肠损伤，在及时采取相应处理措施的同时，加强和患者及家属的沟通。详细交代患者的饮食要求。在病情允许的情况下鼓励患者尽早活动，以利于更好的盆腔引流，促进肠道功能恢复，减少肺部感染及静脉血栓等并发症的发生。如需进行肠造口，充分的给患者及家属解释其必要性，待肠道损伤恢复后仍存在回纳可能，增强其对治疗的信心以取得最大限度的支持和配合。

七、专家点评

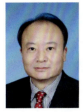

王剑松，一级主任医师，博士研究生导师，昆明医科大学第二附属医院泌尿外科主任，享受国务院政府特殊津贴专家，云南省泌尿外科研究所所长，云南省泌尿外科临床医学研究中心主任，云南省泌尿系统肿瘤工程实验室主任。中华医学会泌尿外科学分会委员，中国医师协会泌尿外科医师分会常务委员，中国抗癌协会泌尿男生殖系肿瘤专业委员会常务委员，云南省医学会泌尿外科学分会主任委员，《中华泌尿外科杂志》等多个杂志编委。先后获"全国五一劳动奖章"、云南省科技进步一等奖等多个奖项。

术者术前根据患者病史、CT、MRI综合分析，充分评估了手术过程中各种并发症的风险，并且针对性设计了处理方法。尤其充分预估了术中直肠损伤的可能性，术前给患者进行了充分的肠道准备。术中切除标本后，通过直肠指检配合腹腔镜检查的方法及时发现了直肠损伤。并根据术中肠道破损后污染轻、损伤小、组织活性好的特点，采取了一期修补。结果证实，术者在本病例的处理中思路清晰，决策恰当，有效避免了不良结果，使患者最终获得了良好的预后。

直肠损伤是根治性膀胱切除中少见但比较严重的并发症。由于解剖学和手术操作的特点，直肠损伤几乎只发生在男性患者中。放疗史、激素治疗史、感染史、既往前列腺或直肠手术史、晚期肿瘤分期等为直肠损伤的危险因素。有部分学者认为前列腺体积较大，尤其是中叶增大向后突向直肠方向也为直肠损伤的危险因素。外科医师的经验与直肠损伤的风险成反比，但这种风险从未消失。

术中清晰的解剖和良好的暴露是防止直肠损伤的基础。膀胱癌根治术中直肠损伤多发生于直肠下1/3，前列腺尖部与双侧精囊之间的"危险三角"。此类患者多存在肿瘤体积较大、临床分期较高、既往接受放疗、有盆腔手术史等危险因素。

手术分离输精管和精囊后将其提起，找到其后方狄氏间隙，紧贴前列腺后面分离狄氏间隙，一般可以避免损伤直肠。但如遇到粘连、出血，解剖、暴露困难时，切忌盲目使用能量器械长时间、大面积止血和切割。可考虑压迫止血后，先离断两侧膀胱侧韧带及前列腺侧韧带后再寻找正确解剖平面。还可以考虑先分离膀胱前间隙，离断耻骨前列腺韧带及尿道后顺行逆行结合切除膀胱。

如出现直肠损伤，术中用可吸收缝线通过两层或三层间断或者连续的缝合来闭合缺损。有研究提出，如术中及时发现并进行恰当的处理，即可预防87.5%男性直肠尿道瘘的发生。术中直肠损伤的一期修复是显著降低直肠瘘管发生形成的最重要干预措施。

有研究提出直肠壁被肿瘤浸润，经尿道手术史，直肠损伤＞2 cm和直肠粘连是修补术后发生直肠瘘的危险因素。如术中应用带血管蒂的大网膜或腹膜等健康有活性组织在尿道和消化道之间进行填充隔离是直肠损伤修复的有效措施，可进一步降低肠瘘的发生。如该患者还需要进行原位尿流改道，则更加建议进行填充。

对具有多项肠瘘高危因素及因体质过差无法耐受肠瘘并发症的患者，可考虑行临时性或永久性结肠造瘘。肠造瘘的肠管部位应首选乙状结肠，其优点是系膜长，操作简单，远端功能肠管短，管理方便，从远端造口自上而下冲洗易清洁肠道。闭瘘前可在远端造口内注入钡剂，以观察远端肠管的通畅情况及瘘口愈合情况。而且闭瘘容易，仅局部切除瘘口对端吻合即可。

对于术后出现的肠瘘，如患者瘘口小、引流畅、感染不重，可动态观察。延长拔除引流管的时间。部分患者瘘口可自行愈合而免于手术，但大部分未能自行愈合的患者，最终仍需再次手术治疗。对于术后肠瘘且感染严重的患者则建议立即行清创引流、粪便转流、瘘口修补手术等。

（李　宁　李海皓　王剑松　昆明医科大学第二附属医院）

参考文献

[1] 郑荣寿，孙可欣，张思维，等.2015年中国恶性肿瘤流行情况分析[J].中华肿瘤杂志，2019，41（1）：19-28.

[2] Kozminski M, Konnak JW, Grossman HB.Management of rectal injuries during radical cystectomy[J].J Urol, 1989, 142（5）：1204-1205.

[3] Castineiras FJ, Martinez A, Romero A, et al.Rectal injury during radical surgery of bladder and/or prostate[J].Actas Urol Esp, 1998, 22（7）：571-574.

[4] 梅骅，陈凌武，高新，等.泌尿外科手术学[M].北京：人民卫生出版社，2008，250-257.

[5] Roberts WB, Tseng K, Walsh PC, et al.Critical appraisal of management of rectal injury during radical prostatectomy[J].Urology, 2010, 76（5）：1088-1091.

病例 40 膀胱癌根治术后发热的诊断与处理

一、导读

发热是根治性膀胱切除术术后常见的并发症，总体发生率为 9% ～ 18%。根治性膀胱切除术后发热病因复杂，一旦发生，手术医师的临床水平、心理素质及医患沟通能力将受到全面考验。

发热的病因可分为感染性发热及非感染性发热。非感染性发热多为大手术后的组织损伤，大多数患者可经保守治疗痊愈。感染性发热原因复杂，部分发热诊断、处理不及时可危及患者的生命。

通过本病例的学习，希望能够提高读者掌握根治性膀胱切除术后发热的发生原因、诊断与对应策略。

二、病历简介

（一）病史介绍

患者男性，56 岁。

主诉：膀胱癌电切术后 10 年，复发 6 个月。

现病史：患者 10 年前因膀胱肿瘤行 TURBT 术，术后规律行膀胱灌注化疗。后于 2015 年、2017 年、2018 年数次因膀胱肿瘤复发行 TURBT 术，病理示高级别尿路上皮癌。患者保留膀胱意愿强烈，不接受根治性手术治疗。先后接受卡介苗、吡柔比星等方案行膀胱灌注治疗。2018 年 7 月外院复查 CT 示膀胱后壁不均匀增厚，考虑膀胱癌复发、浸润肌层。予 3 周期 GC 方案化疗，具体用药：吉西他滨 1.6 g 静脉滴注 d1、d5 ＋顺铂 40 mg 静脉滴注 d1 ～ 3。每三周重复。今为进一步治疗来诊，门诊以"膀胱癌术后复发"收入院。患者自发病以来，精神状态可，体力尚可，食欲及食量一般，睡眠情况一般，体重无明显改变。二便正常。

既往史：吸烟 20 余年，每日 15 支，未戒烟。

（二）体格检查

双侧肋脊角对称，双肾区无压痛及叩击痛，双肾肋下未触及；双侧输尿管走行区无压痛，未扪及肿块；耻骨上膀胱区域无充盈，无压痛。

（三）辅助检查

1. 膀胱镜检查　膀胱左三角区见一大小约 0.3 cm×0.3 cm 新生物，膀胱右三角区至右侧壁见范围约 4 cm×2 cm 绒毛状新生物。病理活检：膀胱右侧三角区高级别尿路上皮癌。

2. 外院泌尿系增强CT 膀胱后壁不均匀增厚，考虑膀胱癌复发、浸润肌层。

（四）初步诊断

膀胱癌（$T_2N_xM_x$）。

三、临床决策与分析

根据患者病史、TURBT术后病理、CTU影像学等证据判断，膀胱癌诊断成立。

据人民卫生出版社出版的2022版《中国泌尿外科和男科疾病诊断治疗指南》，诊断为肌层浸润性膀胱癌，手术指征符合。根治性膀胱切除术同时行盆腔淋巴结清扫术，是肌层浸润性膀胱癌的标准治疗方式，是提高浸润性膀胱癌患者生存率，避免局部复发和远处转移的有效治疗方法。

目前根治性膀胱切除术的方式可分为开放手术和腹腔镜手术两种，腹腔镜手术包括常规腹腔镜手术和机器人辅助腹腔镜手术。目前腹腔镜手术的可行性、围术期治疗效果已经得到证实，机器人辅助腹腔镜根治性膀胱切除术可以使手术更精细和迅速。

尿流改道术尚无标准治疗方案，目前有原位新膀胱术、回肠通道术、输尿管皮肤造口术等多种方法可选。尿流改道方式与术后并发症相关，尿流改道方式的选择需要根据患者的年龄、伴随疾病、预期寿命、盆腔手术及放疗史等，并结合患者的要求及术者经验慎重选择。医师术前应与患者充分沟通，告知患者尿流改道的各种手术方式及其优缺点，共同决定尿流改道方式。保护肾功能、提高患者生活质量是治疗的最终目标。

目前缺少高质量的随机对照研究分析机器人辅助腹腔镜根治性膀胱切除术和开放手术治疗肌层浸润性膀胱癌长期疗效的优劣。较为一致的观点是：与开放手术相比，机器人辅助腹腔镜手术对术者的操作技巧要求较高、手术时间较长，总体并发症、术后切缘阳性率及淋巴结清扫效果等结果与开放手术相近，但具有失血量少、术后疼痛较轻、恢复较快的特点。

此患者肌层浸润性膀胱癌诊断明确，为保持患者生活质量和自身形象，与家属充分沟通理解后，选择行机器人辅助腹腔镜下膀胱癌根治＋原位膀胱术。

根治性膀胱切除＋尿流改道术的并发症发生率是泌尿外科手术中最高的，常见术后并发症如胃肠并发症、感染、伤口相关并发症等往往以发热为首发症状。根治性膀胱切除术后患者发热需引起手术医师的足够重视。

四、治疗过程

1. 手术情况

（1）全身麻醉下行机器人辅助腹腔镜下膀胱癌根治＋原位新膀胱术。

（2）在机器人腹腔镜下检查腹盆腔，于双侧髂血管处打开腹膜找到输尿管，沿输尿管行程向上、向下打开腹膜，游离输尿管，上至髂血管分叉处，下至输尿管膀胱连接处。游离输尿管暂不切断，减少尿路梗阻的时间。随后显露膀胱直肠陷窝，横向打开腹膜，使左右腹膜切口相连，游离双侧精囊，在精囊平面打开狄氏筋膜前层，顿性分离至前列腺尖部。沿膀胱侧韧带打开至膀胱侧蒂并离断。沿膀胱两侧壁、前壁游离膀胱，离断耻骨前列腺韧带，暴露阴茎背深静脉复合体并缝扎，离断前列腺侧蒂，离断前列腺尖部，充分显露尿道。此时方才使用 Hem-o-lok 夹闭双侧输尿管及尿道远近端，离断双侧输尿管及尿道，将膀胱完整切除，将标本装入标本袋。行双侧盆腔淋巴结清扫，清扫淋巴结范围：近端到髂总血管分叉水平，远端到旋髂静脉和 Cloquet 淋巴结，外侧界是生殖股神经，内侧达膀胱。

（3）在距回盲部 20 cm 处切取 40 cm 长带系膜血供回肠一段，碘伏冲洗回肠，回肠两断端吻合器恢复肠道的连续性，关闭肠系膜裂隙。沿系膜对侧剪开回肠，并以"S"形缝合回肠形成储尿囊（Pouch），向左侧输尿管内置入 F 7 单"J"管 25 cm，并固定。3-0 可吸收线吻合到 Pouch 上；同法向右侧输尿管内置入 F 7 的单"J"管 25 cm，并固定，3-0 可吸收线吻合到 Pouch 上。尿道远端残端用 3-0 可吸收线等份缝合 6 针，并间断吻合在 Pouch 上。检查 F 22 气囊导尿管完好后，经尿道插入 F 22 三腔导尿管。气囊注水 20 mL，牵拉导尿管使 Pouch 与尿道断端密切吻合，将 6 针 3-0 可吸收线分别收紧打结。然后，将 Pouch 置于腹膜外盆腔内并关闭腹腔，右侧脐下放置橡皮引流管 1 根接引流袋，检查腹腔内无活动性出血，检查纱布及器械无误逐层关闭切口。

2. 术后情况及预后 ①患者术后给予低压回肠膀胱冲洗每天 2 次，维持水、电解质平衡，补充白蛋白，观察肠道恢复情况；②术后第 4 天排气，少量排便。鼓励患者下床活动，胃管夹闭。盆腔引流球 118 mL，盆腔引流袋 8 mL，尿量 2175 mL；③术后第 5 天体温 38.2℃，脉搏 85 次/分，血压 95/60 mmHg，血常规示白细胞 6.13×10^9/L，中性粒细胞百分比 93.2%，血红蛋白 122 g/L。给予物理降温等对症治疗。给予头孢哌酮钠舒巴坦钠＋甲硝唑抗感染；④术后第 7 天体温升高达 39.2℃，伴畏寒。血常规示白细胞 10.22×10^9/L，中性粒细胞百分比 85.8%，血红蛋白 112 g/L。请感染科会诊：留取血液细菌培养，更换抗生素为亚胺培南 500 mg、3 次/日。拔除盆腔引流袋一根；⑤术后第 8 天，体温波动在 36.8～38℃；⑥术后第9天，体温最高37℃，血压130/80 mmHg，脉搏80次／分，进流质，有排气排便。盆腔引流180 mL，尿量2500 mL。血常规示白细胞10.01×10⁹/L，中性粒细胞百分比80.3%，血红蛋白113 g/L。血生化示钾4 mmol/L，白蛋白35 g/L，肌酐87 mmol/L；⑦术后半个月进食后呕吐伴下腹痛、发热1天再次入院治疗。体温39.5℃，体重1个月减轻4 kg，大便未解，留置导尿管。急诊CT示肠梗阻，膀胱术后改变，腹腔内游离气体，盆壁皮下气肿，双侧双"J"管置入术后（病例40图1）。

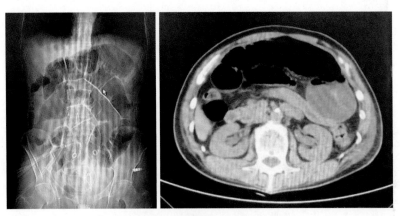

病例40图1　腹部CT平扫示肠梗阻

初步诊断为根治性膀胱切除术后肠梗阻。给予禁食水，留置小肠减压管，引流棕色液体60 mL，有排气。尿量4200 mL。行膀胱造影示膀胱周围无明显造影剂渗漏（病例40图2），患者病情平稳，予以拔除双侧留置单"J"管。

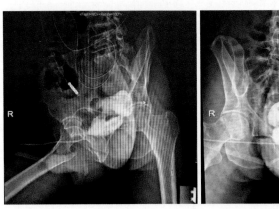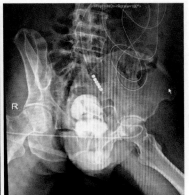

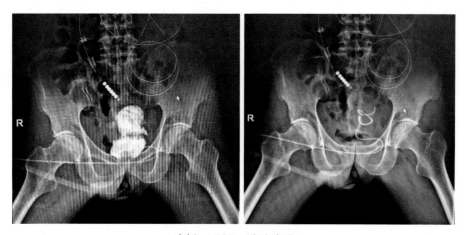

病例 40 图 2　膀胱造影

膀胱根治术后，残留膀胱充盈尚可，局部扭曲可能；膀胱周围未见明确造影剂渗漏。

术后 1 个月，患者体温正常，进流质饮食，已排气排便。尿量 2350 mL，给予口服液状石蜡促进排便，鼓励患者适当下地活动。

术后第 31 天，患者再次出现高热，体温达 39.5℃，有排气及排便，尿量 1940 mL，小肠减压管 500 mL。检查示白细胞 4.53×10^9/L，中性粒细胞百分比 71.7%，血红蛋白 122 g/L，血钠 134 mmol/L，血钾 4.3 mmol/L，白蛋白 42 g/L，肌酐 96 mmol/L。腹部 CT 检查提示膀胱癌根治术后，小肠明显扩张积气、积液，可见气液平，盆腔内积液（病例 40 图 3）。

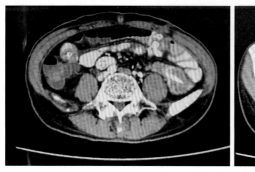
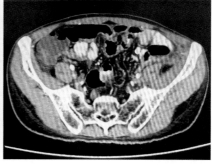

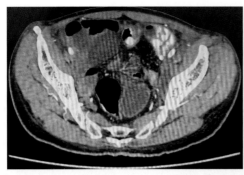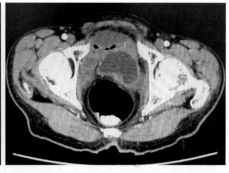

病例 40 图 3　腹部 CT

膀胱癌根治术后,下腹部小肠腔明显扩张、积气、积液,并可见多发液平,余所示肠管形态、密度未见明显异常。

进一步诊断为根治性膀胱切除术后小肠梗阻。遂行 CT 引导下盆腔积液穿刺置管引流术(病例 40 图 4),引流出黄色清凉液体约 30 mL,送常规、生化、培养,留置腹腔引流管。腹腔引流液:淀粉酶< 30 U/L,细菌无生长,乳酸脱氢酶 160 U/L,腺苷脱氨酶 4 U/L,葡萄糖 6 mmol/L,总蛋白 39 g/L,氯化物 108 mmol/L。

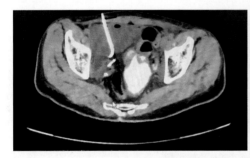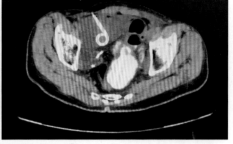

病例 40 图 4　CT 定位引导引流

选择盆腔液性病灶,选择最佳穿刺层面,并摆放体表标志物。确定穿刺点后测量进针合适的角度及深度。常规消毒、铺巾、局部麻醉后于定位点行“Q”形引流管置管引流术。

穿刺引流术后第 1 天体温正常。第 3 天进流质,排气,腹部体征阴性,尿量 2350 mL,小肠减压管 0 mL,继续液状石蜡口服,营养支持,适当活动。第 5 天排气排便,腹腔引流管引流 65 mL,给予夹闭小肠引流管。第 8 天小肠减压管夹闭 3 天,下腹部引流管引流 84 mL。无腹胀、腹痛等不适,正常排气、排便。将小肠减压管留置长度约减少 30 cm。第 10 天,拔除小肠引流管 1 天后未觉腹胀、腹痛,正常排气、排便,下腹部腹腔引流液 76 mL。(病例 40 图 5)

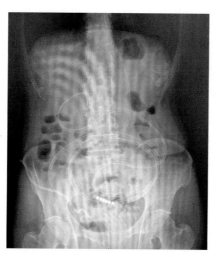

病例 40 图 5　腹部立位平片

结肠可见中量积气，多发液气平，肠管未见明显扩张及液气平。可见胃肠减压管影，盆腔可见引流管影。

五、经验与体会

（一）什么样的患者适合行根治性膀胱切除术＋原位新膀胱术？

原位新膀胱术由于患者不需要腹壁造口，保持了生活质量和自身形象，已逐渐被各大医疗中心作为根治性膀胱切除术后尿流改道的主要手术方式之一。可用于男性和女性患者。首选末段回肠去管化制作的回肠新膀胱，如 Studer 膀胱、"M"形回肠膀胱等。有报道显示去带乙状结肠新膀胱亦取得较好疗效。升结肠、盲肠、胃应用相对较少。采用原位新膀胱作为尿流改道方式应满足以下条件：①尿道完整无损和外括约肌功能良好；②术中尿道切缘肿瘤阴性；③肾脏功能良好可保证电解质平衡及废物排泄；④肠道无明显病变。术前膀胱尿道镜检查明确肿瘤侵犯尿道、膀胱多发原位癌、盆腔淋巴结转移、估计肿瘤不能根治、术后盆腔局部复发可能性大、高剂量术前放疗、复杂的尿道狭窄及生活不能自理者为原位新膀胱术的禁忌证，女性患者肿瘤侵犯膀胱颈、阴道前壁亦为手术禁忌。

（二）术后常见并发症有哪些？

Hautmann RE、Abol-Enein H 等人通过对全球 8 大医疗中心超过约 7000例尿流改道术的患者进行统计，结果显示原位尿流改道术后并发症发生率为30.0%～66.2%。较常见的早期并发症为感染相关性并发症、胃肠道相关性并发症和泌尿生殖道相关性并发症，其中肠梗阻和感染术后最常见。感染原因可能在于：①制备储尿囊的肠段寄存有大肠杆菌等条件致病菌；②术中尿路离断重建过程中尿液外漏易致感染；③术后长期留置导尿管、单"J"管及负压引流管，护理不当易致逆行性感染；④术后肠黏液堵塞尿管后尿液引流不畅易致感染；⑤术后长期卧床，缺少活动，易增加肺部感染等院内感染发生率。高龄是根治性膀胱切除术后肠梗阻的主要危险因素之一。肠梗阻发生率较高主要原因考虑如下：①术中打断肠道原有的解剖连续性后影响肠道功能；②术中肠管长时间暴露易导致黏膜充血水肿；③术后腹膜及肠道修复过程中出现纤维蛋白的沉积和降解，造成纤维素性粘连；④手术创伤较大，炎症介质的大量释放，导致肠道炎性水肿，并抑制胃肠道平滑肌收缩。

（三）术后发热应具体考虑为何种并发症？

根治性膀胱切除术后并发症的报道方法成为热点，大部分采用 Clavien 分级系统，文献报道早期并发症为具体的感染相关性并发症、胃肠道相关性并发症和泌尿生殖系统相关性并发症，以术后症状为关注点的报道较少。根治性膀胱切除术后发热病因多，脱水、尿路感染、切口感染、小肠梗阻、吻合口瘘、盆腔脓肿、结肠炎、肺炎、胆囊炎、包虫病等均会导致发热，一旦发生，手术医师应结合患者生命体征及相关辅助检查明确诊断以便针对病因进一步治疗。

六、患教建议

根治性膀胱切除术后发热病因多，一般结合患者生命体征及相关辅助检查较易明确诊断及处理，患者应积极配合手术医师进行相关检查以明确诊断，同时配合进一步治疗以达到尽早恢复的目的。

七、专家点评

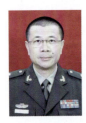

许传亮，主任医师，教授，博士研究生导师，上海交通大学医学院附属第一人民医院泌尿外科主任，全军前列腺疾病研究所所长。亚洲泌尿外科学会科学委员会副主席，中华医学会泌尿外科学分会常务委员，上海市医学会泌尿外科分会候任主任委员，全军泌尿外科专业委员会常务委员兼秘书长。《中华泌尿外科杂志》常务编委，主编《膀胱疾病漫谈》，参编《机器人泌尿外科学》《中国泌尿外科和男科疾病诊断治疗指南》等多部专著。

根治性膀胱切除术的并发症发生率是泌尿外科手术中最高的。发热是根治性膀胱切除术常见的术后并发症，病因复杂，其中以感染和肠梗阻最为常见。通过结合患者生命体征及相关辅助检查明确诊断后针对病因治疗效果好。肠梗阻等胃肠道相关并发症在膀胱全切术后早期并发症中均处于较高水平，因此研究其可能的危险因素，对于减轻患者痛苦、促进康复具有重要意义。

尿流改道术尚无标准治疗方案，目前有原位新膀胱术、回肠膀胱术、输尿管皮肤造口术等多种方法可选。无论采用何种尿流改道方式，患者术后应定期复查，了解是否存在上尿路梗阻、感染及结石情况，及时治疗以保护肾功能。接受原位新膀胱手术的患者需要更密切的随访。

根治性膀胱切除术后尿流改道患者的随访应包括手术相关并发症：输尿管狭窄或反流、储尿囊尿潴留、泌尿系感染、结石、尿失禁、相关代谢问题（如维生素 B_{12} 缺乏所致贫血和外周神经病变、水电解质、酸碱平衡紊乱）及有无肿瘤复发及转移等。

（张振声　许传亮　上海交通大学医学院附属第一人民医院）

参考文献

[1]Moschini M, Gandaglia G, Dell'Oglio P, et al.Incidence and predictors of 30-day readmission in patients treated with radical cystectomy：a single center european experience[J].Clinical Genitourinary Cancer, 2015, 14（4）：e341-e346.

[2]黄健，王建业，孔垂泽，等.中国泌尿外科和男科疾病诊断治疗指南：2022版[M].北京：科学出版社，2022.

[3]Hautmann RE, Abol-Enein H, Hafez K, et al.Urinary diversion[J].Urology, 2007, 69（1-supp-S）：0-49.

[4]Svatek RS, Fisher MB, Williams MB, et al.Age and body mass index are independent risk factors for the development of postoperative paralytic ileus after radical cystectomy[J].Urology, 2010, 76（6）：1419-1424.

[5]Krishnan N, Li B, Jacobs BL, et al.The Fate of radical cystectomy patients after hospital discharge：understanding the black box of the pre-readmission interval[J].European Urology Focus, 2016, 4（5）：711-717.

病例 41 膀胱癌根治术后腹腔内尿漏的诊断与处理

一、导读

膀胱癌根治术后，尿流改道主要有三种方式，如原位回肠新膀胱术、回肠通道术和输尿管皮肤造口术，其中以原位回肠新膀胱术生活质量最高。构建原位回肠新膀胱时，需要将截取的回肠段缝合重建为新膀胱，同时将原位回肠新膀胱分别与双侧输尿管和尿道相吻合。

原位回肠新膀胱术后，一般需要留置盆腔引流管、膀胱造瘘管和尿管。理论上讲，盆腔引流管的引流量应逐渐减少。可是，有些患者膀胱造瘘管和尿管引流量较少，盆腔引流量较多。这说明新膀胱可能未完全愈合，尿液从新膀胱内漏入腹腔。

通过对本病例的学习，希望能够让读者掌握膀胱癌根治术后腹腔内尿漏的原因、诊断与处理策略。

二、病历简介

（一）病史介绍

患者男性，58 岁。

主诉：膀胱肿瘤电切术后 8 个月，检查发现膀胱占位 2 天。

现病史：患者 8 个月前在外院行"经尿道膀胱肿瘤电切术"，术后病理示膀胱尿路上皮癌，此后于当地医院定期行膀胱灌注化疗，未行膀胱镜检。2 天前行泌尿系超声检查提示膀胱可疑占位。为行进一步治疗来诊，门诊以"膀胱肿瘤"收入院。患者自发病以来，食欲、睡眠、大小便正常，体重无减轻。

（二）体格检查

意识清楚，双肾区无压痛及叩击痛。腹软，无压痛及反跳痛。

（三）辅助检查

外院超声：膀胱可疑占位。

（四）初步诊断

膀胱肿瘤复发。

三、临床决策与分析

结合患者病史、超声检查，考虑为膀胱肿瘤复发，诊断成立。

根据膀胱肿瘤的浸润深度，可将膀胱肿瘤分为肌层浸润性膀胱癌和非肌层浸润性膀胱癌。非肌层浸润性膀胱癌是指膀胱肿瘤局限于上皮下结缔组织，且肌层未见浸润的膀胱恶性肿瘤，临床分期为 T_a、T_1、Tis。根据国际抗癌联盟（union for international cancer control，UICC）2009 年的诊断标准，临床约 75% 的患者初诊时为非肌层浸润性膀胱癌。目前，TURBT 是非肌层浸润性膀胱癌的标准治疗方式。

此患者曾行 TURBT 术，虽然定期行膀胱灌注化疗，但未复查膀胱镜。超声提示膀胱可疑占位，与患者和家属详细沟通病情及治疗方案，决定先行经尿道膀胱镜检，若肿瘤可以完全切除，则行 TURBT；若肿瘤多发，无法完全切除，则只行诊断性电切，后期再行膀胱癌根治术。

TURBT 的主要风险是围术期出血，所以电切之后要充分彻底的电凝止血，术后持续膀胱冲洗。同时，术后不但要定期膀胱灌注化疗，还要每 3 个月复查膀胱镜，观察膀胱肿瘤有无复发。

对于膀胱癌根治＋原位回肠新膀胱患者，因为牵涉到截取回肠段构建原位回肠新膀胱，我们让患者术前 3 天开始预防性口服左氧氟沙星、甲硝唑，术前晚口服复方聚乙二醇电解质散，术晨清洁灌肠。

四、治疗过程

1. 手术情况

（1）患者先行尿道膀胱镜检，可见膀胱左后壁电切瘢痕，周边见大量片状地毯样肿物，后壁及顶壁见散在地毯样肿物，左侧输尿管管口见水草样肿物，遂行经尿道膀胱肿瘤诊断性电切术，术后病理示浸润性尿路上皮癌。

（2）患者电切术后一周行机器人全腹腔镜下根治性膀胱切除和原位回肠新膀胱术。术后病理：①（膀胱）高级别浸润性尿路上皮癌，癌浸润黏膜固有层并可见脉管内癌栓，未见神经侵犯，切缘均未见特殊；②（前列腺、双侧精囊腺及输精管断端）均未见癌；③送检淋巴结未见癌（左盆腔：0/19，右盆腔：0/7）。

（3）全腹腔镜下构建原位回肠新膀胱步骤：根据肠系膜血管分布，在距回盲部约 15 cm 处分离截取大约 40 cm 的回肠，带系膜游离。用碘液反复冲洗截取肠段直至清洁。于游离肠襻前方用切割闭合器将回肠远端与回肠近端行端端吻合以恢复肠道的连续性，并封闭肠系膜缺损。于截取回肠的系膜缘对侧剖开回肠，用 0

号倒刺线全层缝合以闭合截取肠段使其成为球型新膀胱（贮尿囊），将肠段置入盆腔。将双侧输尿管断端与新膀胱吻合，留置输尿管支架管各一根于新膀胱内，于回肠新膀胱最低处剪开一小口，用 Y605 将之与尿道残端吻合，置入 F 18 双腔尿管，稍用力向外牵引。术毕用生理盐水 100 mL 注入新膀胱内，观察吻合口无漏液。留置盆腔引流管一根，逐层关闭切口。

2．术后情况及预后　术后注意新膀胱冲洗，避免黏液积聚。观察盆腔引流管引流量，待盆腔引流液＜ 50 mL/d 日时予以拔除。术前留置胃管胃肠减压，待患者排气后拔除。

术后 10 天，患者家属诉尿管不通畅，引流尿液＜ 800 mL/d。患者出现腹胀，无排气排便，考虑"肠梗阻"，予以重新留置胃管，但患者腹胀症状无明显缓解。查体示腹部膨隆，有移动性浊音。行腹部 CT 提示：腹盆腔积液（病例 41 图 1），腹膜及网膜增厚。

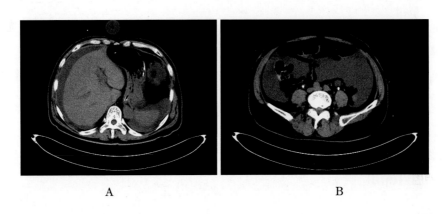

病例 41 图 1　腹部 CT 示腹盆腔积液

A．腹腔积液；B．盆腔积液。

初步诊断为膀胱癌根治术后腹腔内尿漏。鉴于患者有明显腹胀，CT 提示腹腔、盆腔积液较多，遂行超声引导下腹腔积液置管引流术。置管后引流出淡黄色积液，大于 2000 mL/d，患者诉腹胀症状明显减轻，但仍有停止排气、排便等肠梗阻症状。请胃肠外科、介入科等相关科室会诊，考虑肠梗阻可能与尿液刺激有关，建议双肾造瘘引流尿液，缓解尿液对肠道刺激。为促进回肠新膀胱愈合，减少尿液对肠道的干扰，行双肾穿刺造瘘引流。此后观察双肾造瘘管引流液较多，＞ 1000 mL/d；腹腔和尿管引流量均逐渐减少，小于 100 mL/d。

五、经验与体会

（一）膀胱癌根治术后腹腔内尿漏的原因及预防措施

膀胱癌根治术后腹腔内尿漏的原因：①缝线松弛；②吻合技术欠佳；③肠系膜血供受影响，新膀胱局部缺血坏死；④膀胱冲洗不充分，黏液积聚引起尿管和膀胱造瘘管梗阻，导致膀胱破裂。

腹腔内尿漏主要的预防措施：①采用倒刺线全层缝合，缝线不容易松弛，必要时间断包埋缝合；②注意减小吻合口张力，使吻合口无张力、血供好、不漏水；③截取回肠段时，注意观察肠系膜血管分布，务必充分保留截取回肠段的血管弓；④注意膀胱造瘘管和尿管固定良好，避免脱落，术后每 4～6 小时行膀胱造瘘管和尿管冲洗，保证引流通畅。本例患者家属未及时充分冲洗尿管，黏液堵塞尿管，导致膀胱破裂和腹腔内尿漏。所以，原位回肠新膀胱术后，医师不仅要指导家属进行膀胱冲洗，每天还要亲自冲洗 1～2 次，才能更好地保持膀胱造瘘管和尿管引流通畅。

（二）膀胱癌根治术后腹腔内尿漏的诊断

早期识别腹腔内尿漏的措施：①密切观察患者腹部体征，有无膨隆，有无压痛，有无移动性浊音；②严格记录 24 小时出入量，若补液量远多于膀胱造瘘管和尿管引流量，要考虑有无腹腔内尿漏；③行腹部彩超或 CT 检查，观察腹腔和盆腔内积液变化；④从尿管和膀胱造瘘管注入生理盐水，行腹部彩超动态观察膀胱容量变化。若有腹腔内尿漏，腹部彩超可见生理盐水自新膀胱漏入腹腔，新膀胱无法充盈。

（三）膀胱癌根治术后腹腔内尿漏的处理措施

腹腔内尿漏的主要处理措施：①超声引导下腹腔穿刺置管，充分引流盆腔积液；②双肾造瘘，充分引流尿液，减少尿液漏入腹腔；③继续定时膀胱冲洗，避免新膀胱内黏液积聚；④膀胱癌根治术后低白蛋白血症较为常见，必要时输血、输白蛋白改善患者营养状态。通过综合治疗，患者尿漏可逐渐减少，膀胱裂口可自行愈合。

由于留置了双肾造瘘引流尿液，腹腔内尿漏明显减少，待腹腔引流管无明显引流液时可拔除。术后 9 周复查腹部 CT 提示"膀胱全切术后＋回肠代膀胱术后"改变，双肾造瘘术后，双侧输尿管内可见导管影（病例 41 图 2）。拔除双侧输尿管支架管和尿管后，术后 10 周经双肾造瘘管造影，见双肾显影尚可，双侧输尿管通畅，未见狭窄及充盈缺损影。进入回肠代膀胱顺畅，显影尚可（病例 41 图 3）。

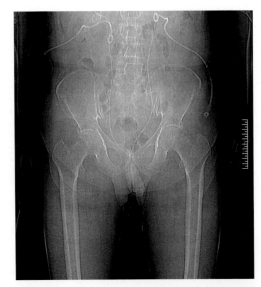

病例 41 图 2 双肾造瘘术后双侧输尿管内可见导管影

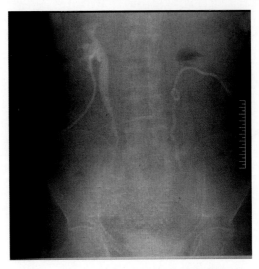

病例 41 图 3 术后 10 周经双肾造瘘管造影

六、患教建议

膀胱癌根治术后，肠道和泌尿系统并发症最为常见。构建原位新膀胱的患者，术后需要保持膀胱造瘘管和尿管固定良好，避免脱落。术后定时膀胱冲洗对保持尿管和造瘘管通畅非常重要。

七、专家点评

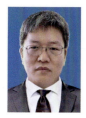

张雪培，主任医师，教授，郑州大学第一附属医院泌尿外科副主任。中华医学会泌尿外科学分会机器人学组委员，中国医师协会泌尿外科医师分会委员，中国抗癌协会泌尿男生殖系肿瘤专业委员会委员，河南省抗癌协会泌尿男生殖系肿瘤专业委员会主任委员，河南省医学会泌尿外科学分会副主任委员，中国抗癌协会人工智能与机器人学组副组长。

随着腹腔镜和达芬奇手术机器人的普及，越来越多的专家尝试全腹腔镜下原位回肠新膀胱。从理论上讲，全腹腔镜下尿流改道是可行的，但是往往需要借助许多医疗器械，患者医疗费用增加，手术时间延长，而重建和吻合效果也不尽如人意。因此，全腹腔镜下尿流改道，与传统小切口尿流改道相比并没有明显优势。

构建原位新膀胱的患者，建议同时放置膀胱造瘘管和尿管，同时固定良好，避免脱落。留置两个引流管，冲洗更加方便，可以最大限度地避免引流管堵塞。而且，务必注意冲洗频率、冲洗技巧、冲洗量和冲洗标准。

对于原位膀胱术后腹胀、腹痛、肠梗阻的患者，在常规禁食、胃肠减压、生长抑素、对症治疗效果不佳时，要考虑腹腔内尿漏和尿液刺激可能，及时复查腹部彩超或 CT，并根据 24 小时出入量，尽早判断有无腹腔内尿漏。

（朱照伟　张雪培　郑州大学第一附属医院）

参考文献

[1]Babjuk M, Burger M, Comperat EM, et al.European association of urology guide-lines on non-muscle-invasive bladder cancer（TaT1 and Carcinoma In Situ）-2019 update[J].Eur Urol, 2019, 76：639.

[2]Alfred Witjes J, Lebret T, Comperat EM, et al.Updated 2016 EAU guidelines on muscle-invasive and metastatic bladder cancer[J].Eur Urol, 2017, 71：462.

[3]Moeen AM, Safwat AS, Elderwy AA, et al.Management of neobladder complications：endoscopy comes first[J].Scand J Urol, 2017, 51：146.

[4]Xia L, Wang X, Xu T, et al.Robotic versus open radical cystectomy：an updated systematic review and meta-analysis[J].PLoS One, 2015, 10：e0121032.

病例 42 膀胱癌根治术后淋巴囊肿的诊断与处理

一、导读

盆腔淋巴结清扫术是膀胱癌根治手术治疗的重要部分，其手术范围较广（标准清扫：近端至髂总血管分叉处，外侧至生殖股神经外侧，远端至旋髂静脉和 Cloquet 淋巴结，后方至髂内血管，包括闭孔、髂内及髂外淋巴结、骶骨前淋巴结），创面大，术后易发生并发症，淋巴囊肿是术后常见的并发症之一，发生率 4.3% ～ 48%。

虽然淋巴囊肿不致命，但它可以引起下肢静脉回流障碍，增加下肢深静脉血栓的形成机会，增加肺栓塞的发生率，也可以继发感染和慢性盆腔痛，影响患者生活质量。通过对本病例的学习，总结淋巴囊肿发生的原因，如何诊断及处理。

二、病历简介

（一）病史介绍

患者男性，53 岁。

主诉：膀胱癌根治术后 8 个月，右下肢肿胀 1 个月。

现病史：患者 8 个月前因诊断"膀胱恶性肿瘤"行机器人辅助腹腔镜下膀胱癌根治术＋Bricker 膀胱＋盆腔淋巴结清扫术，术后予对症处理好转后出院。术后病理检查提示：膀胱浸润性尿路上皮癌，肿块大小约 2.5 cm×1.6 cm×1.9 cm，癌组织浸润至外膜层，神经侵犯（＋），脉管侵犯（＋），"左闭孔"淋巴结（0/11），"右闭孔"淋巴结（1/9），"左髂外"淋巴结（0/2），"右髂外"淋巴结（0/2）。出院后无明显不适。术后予以 GC 方案化疗 6 个周期。1 个月前无明显诱因出现右下肢肿胀，略感麻木，无畏寒、发热，无腹痛、腹胀，左下肢无明显肿胀，无明显行动障碍，随后当地医院行 B 超检查示右肾盂轻度积水；双肾结石、双肾囊肿。CT 检查示盆腔内右侧方囊实性肿块，与输尿管粘连不清，继发右侧输尿管积水，右侧髂动静脉受压推移变形。予以消肿、活血对症治疗后无明显好转，今为求进一步治疗来诊。门诊拟"盆腔淋巴囊肿"收治入院。

（二）体格检查

意识清楚，精神尚可，皮肤巩膜无黄染，心肺听诊无明显异常，腹平软，腹部可见陈旧性手术瘢痕，无明显压痛及反跳痛，肠鸣音正常，移动性浊音（－），双肾区无明显叩痛，输尿管走行区无压痛点，右下肢轻度肿胀，无明显活动障碍，病理征阴性。

（三）辅助检查

外院盆腔MRI：盆腔内右侧方囊实性肿块，与输尿管粘连不清继发右侧输尿管积水。右侧髂动静脉受压推移变形（病例42图1）。

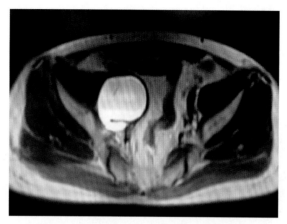

病例 42 图 1　MRI 显示盆腔右侧淋巴囊肿

（四）初步诊断

1. 盆腔淋巴囊肿；

2. 膀胱恶性肿瘤术后；

3. 右肾积水；

4. 双肾囊肿；

5. 双肾结石。

三、临床决策与分析

根据患者触诊、病史、B超、MRI等证据判断，诊断成立。

盆腔淋巴囊肿的治疗目的是排出囊液、预防囊液再生、使囊腔缩小闭合，从而解决因囊液聚积引起的疼痛、感染、压迫等症状。若再行手术治疗，需要再次麻醉，而且二次手术损伤也较大。故推荐超声引导下穿刺置管（深静脉导管）引流治疗淋巴囊肿更简便、安全、有效。

四、治疗过程

1.手术情况　保持膀胱充盈状态，患者取仰卧位，腹部用2%利多卡因进行局麻，经过超声引导进行穿刺，置入导丝，扩张器扩张皮肤，将一次性导管置入盆腔淋巴囊肿内部，并将淋巴液抽除干净，抽出 200 mL 淡黄色半透明液体（抽吸淋巴液的过程中必须要结合囊肿体积大小的变化状况来调整针尖位置，避免针尖脱出），计算淋巴液抽出的总量，并送检部分淋巴液。固定引流管，包扎。

2．术后情况及预后　患者术后第 1 天，右侧盆腔引流管引出量约 80 mL，未诉特殊不适，无畏寒、发热，无腰酸、腰痛，无尿急、尿痛。下肢水肿明显减轻，病理征阴性。第 2 天及第 3 天引流量为 70 mL、80 mL，第 4 天约 20 mL，复查 CT 提示盆腔右侧囊样灶引流术后，病灶较前明显缩小，累及右侧髂静脉及右侧输尿管，伴上方输尿管扩张积液（病例 42 图 2）。故予拔除盆腔引流管。

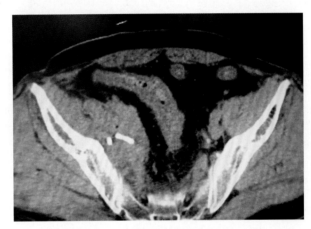

病例 42 图 2　CT 显示置管引流后囊肿消除

五、经验与体会

1．盆腔淋巴囊肿形成的原因　淋巴囊肿形成的确切机制尚不清楚，最早于 1950 年 Kobayashi 首次报道了淋巴性囊肿，认为成因是盆腔淋巴结切除后，淋巴管断端渗出的淋巴液在局部汇集形成。1964 年 Averette 通过对淋巴囊肿行淋巴管造影术验证了这一观点。

2．淋巴囊肿的诊断及临床表现　淋巴囊肿一般发生在术后 4 ～ 6 周，其临床症状主要取决于其大小和发生的部位。淋巴囊肿直径多为 2 ～ 30 cm，直径＜ 5 cm 时多无临床症状，较大的淋巴囊肿则可产生相应的压迫症状，引起肠梗阻、肾积水、下肢水肿和静脉血栓形成等。

诊断：①触诊：可触及张力较大、边界清晰和不可移动的包块，伴有轻压痛，术后 6 个月内腹部触及包块首先考虑淋巴囊肿；②B 超：盆腔或腹股沟检查可见圆形或椭圆形囊性薄壁、大小不等的无回声或液性暗区；③ CT 和 MRI：髂血管区或腹股沟区的囊状水样密度影、囊肿壁薄、内部密度均匀、边缘光滑、与周围组织分界清楚。MRI 检查结果提示为呈圆形或类圆形长 T_1、长 T_2 信号影、边界清、囊壁薄而均匀。

3. 淋巴囊肿的治疗选择

（1）观察疗法：较小的淋巴囊肿，因可能会自行吸收、消失，一般无须特殊治疗。

（2）药物治疗：中药外敷，大黄芒硝（1∶4）混合研粉，纱布袋装敷在淋巴囊肿区，具有明显效果。中成药桂枝茯苓胶囊或散结镇痛胶囊等对促进淋巴囊肿消散也具有一定作用。

（3）手术治疗

1）穿刺抽液：在超声引导下穿刺抽液简单易行，在临床中应用较为广泛。但其复发率也较高，而且反复穿刺是引起感染的高危因素。

2）硬化治疗：为了减少复发，可注射硬化剂使囊壁产生无菌性炎症反应，进而使囊壁纤维化、萎缩。硬化剂包括无水酒精、四环素、多西霉素、纤维蛋白胶等。但注入硬化剂可容易引起周围组织发生萎缩及坏死等严重的并发症。

3）淋巴囊肿切除：当上述方法无明显效果且压迫症状严重时可以考虑手术切除囊肿，手术方式包括开放性和腹腔镜两种，但是创伤大、复发率高、恢复慢。

（4）淋巴囊肿的预防

1）术后充分引流：盆腔引流在预防盆腔淋巴清扫术后淋巴囊肿形成中具有重要的预防作用，放置腹膜后引流可明显降低淋巴囊肿的发生率。

2）保持盆腔后腹膜开放：腹膜完整可减少腹腔盆腔感染和避免肠粘连。但是关闭腹膜可增加炎症、异物反应和导致缝线周围组织局部缺血，而且缝合盆腔后腹膜多留有无效腔，自下肢回流的淋巴液滞留于局部间隙中，更易导致淋巴囊肿的发生。

3）术中结扎淋巴管：在淋巴结清除术时，应尽可能结扎淋巴管，特别是较大的淋巴主干，这样可有效预防淋巴囊肿的形成。

六、患教建议

盆腔淋巴囊肿是盆腔淋巴结清扫后比较常见的一种合并症，对患者的身心危害性不大，较小的囊肿会自行吸收，只有囊肿较大有周围组织压迫或者合并有感染的才需要处理，采用超声引导下穿刺置管引流是一种较为简便、安全、有效的方法。

七、专家点评

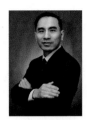

祁小龙，主任医师，浙江省人民医院泌尿外科主任。中国医学装备协会泌尿外科分会常务委员，浙江省医师协会泌尿生殖系肿瘤专业委员会副主任委员兼总干事，浙江省医师协会机器人外科专业委员会副主任委员。

盆腔淋巴囊肿是临床上多见的一种并发症，多见于盆腔淋巴结清扫术后，小的囊肿基本上都能自行吸收，若囊肿较大且合并有局部疼痛、感染或者有压迫症状则需要进一步处理。处理方法大都选择创伤性较小的超声定位下穿刺置管引流，效果良好。但需要警惕尿源性积液或者肿瘤性原因引起（囊液要送检），必要时通过尿路造影或者 PET-CT 予以明确。

（祁小龙　浙江省人民医院）

参考文献

[1] 顾永忠，张向宁. 妇科盆腔淋巴结清扫术后淋巴囊肿的防治 [J]. 中国实用妇科与产科杂志，2008，24（9）：712-714.

[2] Kobayashi T, Inoue S. Pelvic lymphocyst[J]. Clin Gynecol Obstet, 1950, 4：91-95.

[3] Hervy EA, Richard CH. Lymphangioadenography：applications in the study and management of gynecologic cancer[J]. Cancer, 1964, 17：1093-1107.

[4] 李秀芳，林丽红，高雁荣，等. 298 例盆腔淋巴结清除术后并发盆腔淋巴囊肿情况分析 [J]. 中国肿瘤临床与康复，2009，16（4）：355-357.

病例 43　膀胱癌根治术后肾积水的诊断与处理

一、导读

对于肌层浸润性和多次复发的非肌层浸润性膀胱癌，膀胱癌根治术是标准的治疗方式。在切除膀胱后，尿流改道主要有三种方式，以原位回肠新膀胱生活质量最高。构建原位回肠新膀胱时，需要将输尿管和原位回肠新膀胱相吻合，吻合技术和输尿管血供等都会影响吻合口的愈合。

有些原位回肠新膀胱患者，术后有腰痛、腰部酸胀感，完善各种检查，发现是输尿管新膀胱吻合口狭窄。对于常规的输尿管膀胱连接部狭窄，临床上多采取逆行方式处理。而对于输尿管新膀胱吻合口狭窄，往往采取顺行方式来处理。

通过对本病例的学习，希望能够让读者掌握膀胱癌根治术后肾积水的原因、诊断与处理策略。

二、病历简介

（一）病史介绍

患者男性，44 岁。

主诉：无痛性肉眼血尿 3 个月。

现病史：患者 3 个月前无明显诱因出现肉眼血尿症状，伴血块，无腰痛、腹痛等不适，就诊于当地医院，行膀胱镜检＋活检提示膀胱泌尿上皮乳头状癌，Ⅲ级。为求进一步治疗来诊，门诊以"膀胱肿瘤"收入院。患者自发病以来，意识清楚，精神尚可，食欲正常，睡眠欠佳，大便正常，有间断肉眼血尿，体重无明显减轻。

（二）体格检查

意识清楚，精神尚可。腹部软，无压痛及反跳痛。

（三）辅助检查

1. 泌尿系超声　膀胱壁实性占位，左侧壁可见范围约 23 mm×11 mm 低回声团块。

2. 泌尿系 CT　膀胱后壁及左侧壁增厚，肿瘤可能性大，左侧输尿管积液。

3. 膀胱镜检　膀胱黏膜充血，遍布绒毛状新生物，左侧后壁近颈口处可见约 3 cm×5 cm 广基底乳头状新生物，取活检送病理。

4. 膀胱镜活检病理　膀胱尿路上皮乳头状癌，Ⅲ级。

（四）初步诊断

膀胱乳头状尿路上皮癌（Ⅲ级）。

三、临床决策与分析

根据患者临床症状、泌尿系超声、泌尿系 CT、膀胱镜检和活检病理结果，膀胱癌诊断成立。

根据《膀胱癌诊断治疗指南（2022 版）》，患者膀胱内多发肿瘤，无法完全切除，活检病理分级为Ⅲ级，需行膀胱癌根治术。膀胱癌根治术的手术方式很多，包括开放手术、腹腔镜手术和机器人手术。与开放和腹腔镜手术相比，机器人手术操作更为精细，出血更少，能更好地保留血管神经束和完成前列腺部尿道的精准切割，从而更好地保留患者的尿控和性功能。患者为中年男性，膀胱颈口无肿瘤，基于肿瘤学获益和生活质量综合考虑，我们采取机器人膀胱癌根治术和原位回肠新膀胱术。

膀胱癌根治术的主要风险在于髂血管和直肠的损伤，导致围术期出血和直肠瘘等。原位回肠新膀胱需要截取 40 cm 回肠段，然后重建回肠新膀胱，术后容易出现肠道和泌尿系统并发症，如肠瘘、新膀胱瘘、输尿管新膀胱吻合口狭窄、新膀胱尿道吻合口狭窄等。

在术前完善常规检验检查，纠正贫血、低白蛋白血症等营养不良状态，必要时请心内科、神经内科、内分泌等科室专家会诊，排除手术禁忌证，将患者血压、血糖维持在合适水平。同时，术前 3 天预防性口服左氧氟沙星、甲硝唑，术前晚口服复方聚乙二醇电解质散，术晨清洁灌肠，以减少术后泌尿系和肠道感染并发症。

四、治疗过程

1. 手术情况

（1）患者行机器人根治性膀胱切除和体外原位回肠新膀胱术。术后病理回示：（膀胱）浸润性尿路上皮癌，倾向高级别，未浸润浅肌层，前列腺及切缘可疑癌累及；前、后、上、左、右切缘及双侧输精管、精囊腺、输尿管未见癌；淋巴结 27 枚未见癌转移（左盆腔：0/10，右盆腔：0/17）。

（2）体外构建原位回肠新膀胱步骤：取下腹正中切口，依次切开进入腹腔，找到末端回肠，在距回盲部约 15 cm 处分离截取约 40 cm 的回肠，带系膜游离。用碘液反复冲洗截取肠段直至清洁。于游离肠袢前方用切割闭合器将回肠远端与回肠近端行端端吻合以恢复肠道的连续性，用 1-0 丝线间断缝合加固，用 3-0 可吸收线封闭肠系膜缺损。于截取回肠的系膜缘对侧剖开回肠，用 2-0 可吸收线全层缝合以闭合截取肠段使其成为球型新膀胱（贮尿囊），将肠段置入盆腔。用 4-0 可吸收线将双侧输尿管断端与新膀胱连续吻合，并留置 DJ 管。于回肠新膀胱最低处剪开一小口，用 Y605 将之与尿道吻合，置入 18 F 双腔尿管，稍用力向外牵引。术毕用生理盐水 100 mL 注入新膀胱内，观察吻合口无漏液。干净生理盐水反复冲洗腹腔及耻骨后间隙，于耻骨后留置引流管一根。

2．术后情况及预后　患者术后 3 个月，拟行经尿道膀胱镜检拔除双侧 DJ 管，仔细寻找未见 DJ 管。考虑患者 DJ 管回缩入输尿管，遂行双侧经皮肾穿刺造瘘术，顺利拔除双侧 DJ 管。患者夹闭双肾造瘘管后，出现右侧腰痛及发热症状。行经双肾造瘘管顺行造影，可见双肾轻度积水，输尿管全程轻度扩张，双侧输尿管远端狭窄，右侧为甚，造影剂通过困难（病例 43 图 1）。

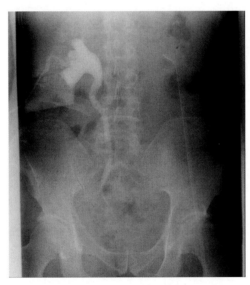

病例 43 图 1　右肾造瘘管顺行造影示右侧肾盂肾盏及输尿管中上段扩张积液

初步诊断为膀胱癌根治术后肾积水。请介入科专家会诊，术后 3 个月在局麻下行右侧输尿管造影，可见右侧输尿管末端狭窄（病例 43 图 2），遂行右侧输尿管末端狭窄扩张＋输尿管支架管置入术（病例 43 图 3），并于术后 6 个月更换右侧输尿管支架管。术后 9 个月拔除右侧输尿管支架管，复查超声示：双肾积水（中度），双侧输尿管上段扩张。夹闭右肾造瘘管后，患者无腰痛、发热症状，遂拔除右肾造瘘管。

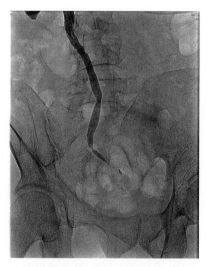

病例 43 图 2　右侧输尿管造影示输尿管下段管腔逐渐变细

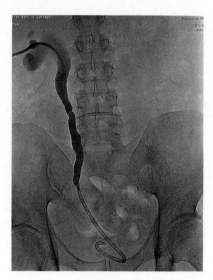

病例 43 图 3　右侧泌尿系走行区见导管留置

五、经验与体会

（一）膀胱癌根治术后肾积水的原因及预防措施

在切除膀胱后，无论是构建原位回肠新膀胱还是采用回肠通道术，都需要将双侧输尿管和肠道相吻合。膀胱癌根治术后肾积水，主要原因是输尿管回肠吻合口狭窄。输尿管回肠吻合口狭窄的可能原因为：①分离输尿管时，影响了输尿管血供；②输尿管回肠吻合口张力过大；③吻合口较小；④缝合技术欠佳，缝线过紧过密，影响吻合口血供，导致吻合口缺血坏死。

预防输尿管回肠吻合口狭窄的主要措施包括：①游离输尿管时，勿过分剥离其结缔组织外膜，注意保护输尿管血供；②尽量靠近输尿管膀胱连接部离断输尿管，保留较长的输尿管，同时游离回肠，减少输尿管回肠吻合口张力；③根据输尿管直径适当裁剪，避免输尿管回肠吻合口过小，因为吻合口狭窄比吻合口反流更难处理；④采取 4-0 可吸收线或倒刺线连续缝合 6～8 针，避免缝线过紧过密。

（二）膀胱癌根治术后肾积水的诊断

由于输尿管回肠吻合口狭窄导致输尿管、肾盂与肾盏扩张，其中潴留尿液，故称为肾积水。诊断方法主要有：①超声。简便易行且无创伤，应作为临床首选的检查方法。可明确判定增大的肾是实质性肿块还是肾积水，而且可以明确肾积水程度和肾皮质萎缩情况；②静脉尿路造影。可见肾盏肾盂扩张，肾盏杯口消失或呈囊状显影，当肾功能减退时，肾实质显影时间延长，显影不清楚或患侧肾不显影；③经肾穿刺造瘘管造影。不仅能显示扩张的肾盏、肾盂，还能显示狭窄部位；④磁共振泌尿系水成像（MR urography，MRU）。对肾积水诊断有独到之处，可代替逆行肾盂造影和肾穿刺造影；⑤CT。能清楚地显示肾积水程度和肾实质萎缩的情况，对输尿管行三维成像可以确定梗阻的部位及病因。

（三）膀胱癌根治术后肾积水的处理措施

该患者留置有肾造瘘管，我们请介入科专家会诊后，经肾造瘘管顺行扩张吻合口，然后置入输尿管支架管。对于这些患者，每 3～6 个月拔除输尿管支架管后经肾造瘘管造影，若输尿管通畅，可拔除输尿管支架管；若吻合口仍然狭窄，需要定期更换。

六、患教建议

原位回肠新膀胱患者，在术后复查时，影像学检查往往提示输尿管扩张和轻度肾积水。若患者无腰痛、发热等不适，说明输尿管是通畅的，患者不必担心，每 3～6 个月定期复查泌尿系超声，观察肾积水变化情况。若肾积水进行性加重，可以行静脉尿路造影、经肾造瘘管造影、CTU、MRU 等检查，判断有无梗阻及梗阻部位。

有些患者术后未定期复查，因肾积水缓慢进行性加重，患者无明显不适。等到患者自觉明显不适来医院就诊时，化验发现血肌酐明显升高，此时已为肾功能不全状态。所以，每个原位回肠新膀胱患者，术后在定期影像学检查的同时，还需要定期化验肝肾功能、电解质，以便发现问题及时处理。

七、专家点评

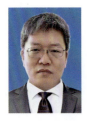 张雪培，主任医师，教授，郑州大学第一附属医院泌尿外科副主任。中华医学会泌尿外科学分会机器人学组委员，中国医师协会泌尿外科医师分会委员，中国抗癌协会泌尿男生殖系肿瘤专业委员会委员，河南省抗癌协会泌尿男生殖系肿瘤专业委员会主任委员，河南省医学会泌尿外科学分会副主任委员，中国抗癌协会人工智能与机器人学组副组长。

膀胱癌根治术后严重的肾积水，引起肾盂内压力升高，导致肾盂肾盏明显扩大和肾实质萎缩，会影响患肾功能，甚至出现肾功能不全。因此，应尽早手术解除梗阻。根据原位回肠新膀胱的构建方式，输尿管和回肠新膀胱的吻合口可能位于膀胱顶部，或者位于回肠输入袢内。所以，逆行方式处理输尿管回肠吻合口狭窄非常困难，往往是采取顺行方式来处理。

对于吻合口狭窄较轻的患者，顺行扩张并留置输尿管支架管 3～6 个月后，经肾造瘘管造影，显示输尿管比较通畅，则可拔除肾造瘘管。严重狭窄，经输尿管扩张和留置输尿管支架管效果不佳者，还可以选择开放手术，将输尿管重新吻合到回肠新膀胱。另外，若患肾积水严重，需要做肾动态＋GFR判断患者功能，若患肾功能严重受损，可以考虑行无功能肾切除术。

（朱照伟　张雪培　郑州大学第一附属医院）

参考文献

[1]Alfred WJ, Lebret T, Compérat EM, et al.Updated 2016 EAU guidelines on muscle-invasive and metastatic bladder cancer[J].Eur Urol, 2017, 71：462-475.

[2]BabjukK M, Burger M, Compérat EM, et al.European association of urology guidelines on non-muscle-invasive bladder cancer (TaT1 and Carcinoma In Situ)-2019 update[J].Eur Urol, 2019, 76：639-657.

[3]Moeea AM, Safwat AS, Elderwy AA, et al.Management of neobladder complications：endoscopy comes first[J].Scand J Urol, 2017, 51：146-151.

[4]Xia L, Wang X, Xu T, et al.Robotic versus open radical cystectomy：an updated systematic review and meta-analysis[J].PLoS One, 2015, 10：e0121032.

病例 44 膀胱癌根治术后小肠瘘的诊断与处理

一、导读

膀胱癌是起源于膀胱尿路上皮的恶性肿瘤，是我国最常见的泌尿系肿瘤之一，根治性膀胱切除术同时行盆腔淋巴结清扫术，是肌层浸润性膀胱癌的标准治疗方案，其围术期并发症可达 28% ～ 64%，其中膀胱全切回肠新膀胱术后出现回肠新膀胱瘘较为少见，我科于 2014 年 9 月至 2019 年 12 月完成达芬奇机器人辅助腹腔镜下膀胱癌根治＋原位回肠新膀胱术 95 例，术后出现回肠新膀胱瘘 1 例。通过本病例的学习，望读者能够了解膀胱小肠瘘的诊断与处理。

二、病历简介

（一）病史介绍

患者男性，63 岁。

主诉：膀胱癌根治术后 1 年余，尿有菜叶样物 3 个月余。

现病史：患者于 2018 年 5 月 28 日因"膀胱恶性肿瘤"行"达芬奇机器人辅助腹腔镜下膀胱癌根治＋原位回肠新膀胱术"，手术顺利，术后恢复良好。术后常规病理提示膀胱浸润性尿路上皮癌（巢状变异型，高级别），肿块大小约 1.7 cm×1.3 cm×1.3 cm，癌组织浸润至外膜层，神经侵犯（＋），脉管侵犯（＋）。后给予 GC 方案化疗 1 个周期，同时对症治疗，因患者出现腹痛、便秘等不适症状，化疗即停止。3 个月前患者发现尿液中时有菜叶样物（粪渣？），当时未予处置。现患者感尿中异物较前增加，并伴有低热，但无肉眼血尿，无明显腹痛、腹胀、腹泻，无恶心、呕吐等不适，为求进一步治疗来院，门诊拟"回肠膀胱瘘"收住入院。

（二）体格检查

意识清楚，精神尚可，皮肤巩膜无黄染，心肺听诊无明显异常，腹部可见陈旧性手术瘢痕，腹平软，无压痛及反跳痛，未触及包块，肠鸣音正常，移动性浊音（－），双肾区无叩痛，输尿管走行区无压痛，膀胱充盈一般，双下肢无水肿，病理征（－）。

（三）初步诊断

1. 回肠新膀胱瘘；
2. 膀胱恶性肿瘤术后。

三、临床决策与分析

根据患者病史、膀胱造影（病例 44 图 1）、膀胱镜检查等证据判断，小肠瘘诊断成立，CTU 因其无创性特点，常被首选。此患者从发现尿中有异物后保守治疗 1 个月反而加重，故考虑瘘口未能自愈，只能再行二次手术修补治疗。

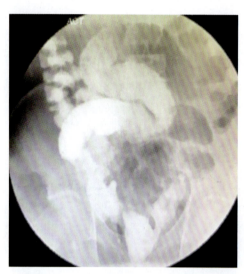

病例 44 图 1　膀胱造影显示膀胱小肠瘘

四、治疗过程

1. 手术情况

（1）麻醉成功后，取平卧位，常规消毒铺巾。于脐上缘横行切开皮肤约 1 cm，5 mm Trocar 穿刺置气腹成功后（压力 15 mmHg），进 12 mm Trocar 及腹腔镜，监视下分别于左腋前线平脐，右腋前线平脐，左锁骨中线平脐，右锁骨中线平脐置入 8 mm、8 mm、8 mm、12 mm Trocar，分别导入机器人腹腔镜手术器械。

（2）见回肠与盆底粘连致密，予锐性分离，游离右侧扩张输尿管至膀胱壁端，分离回肠与膀胱前壁粘连，于右侧输尿管根部膀胱见一约 0.8 cm 溃疡口，内见尿液流出，分离粘连处回肠，见回肠约 0.6 cm 破口，内见黄绿色液体，切除膀胱瘘口处膀胱组织及回肠瘘口处肠壁，切除右侧输尿管下段狭窄处，于右侧输尿管置入 F 7 双"J"管，缝合膀胱及回肠瘘口，吻合右输尿管于膀胱，牵拉大网膜覆盖回肠与新膀胱之间并妥善固定，再放置一块人工腹膜于盆底，盆底放置 F 20 引流管一根。

（3）缝合各个切口，手术顺利，术中出血约100 mL，患者安返术后监护室，标本送检。

2. 术后情况及预后 患者术后第1天，无明显不适，肛门未排气，腹腔引流管通畅，引出约60 mL淡血性液体，留置导尿管通畅，尿色淡血性，无明显粪渣样物，血常规复查示白细胞10.12×10^9/L↑、淋巴细胞计数1.0×10^9/L↓、血红蛋白120 g/L；继续抗感染及预防性抗凝治疗，观察腹腔引流管及尿管引流液。患者术后第2、3天引流管约60 mL、65 mL，于第2天肛门排气，腹腔引流管及尿管未见粪渣。血常规＋超敏C反应蛋白（全血）示红细胞计数3.80×10^{12}/L↓、血红蛋白112 g/L↓、血细胞比容0.340↓、血小板压积0.360%↑、超敏C反应蛋白86.9 mg/L↑；降钙素原（血清）0.08 ng/mL；生化筛查常规（血清）：总蛋白60.0 g/L↓、白蛋白32.4 g/L↓、白球比例1.17↓、钠136.7 mmol/L↓、渗透压271 mOSM/L↓、高密度脂蛋白胆固醇0.81 mmol/L↓、低密度脂蛋白胆固醇4.12 mmol/L↑；D-二聚体（血浆）：D-二聚体定量790.0 μg/L↑。患者于术后第3日晚间，出现下腹胀，盆腔引流管通畅，导尿管无明显尿液引出，查体见脐下膀胱区叩诊浊音，考虑导尿管堵塞，给予更换三腔尿道管，手工低压冲洗，通畅后，给予膀胱持续冲洗，下腹胀明显缓解，冲洗液略淡血性（考虑小血块或分泌物堵塞尿管），次日尿色清，停膀胱持续冲洗。术后1周腹腔引流管无明显引出，大便正常，无腹部体征，拔除引流管，继续观察，术后第10天，拔除导尿管，小便自解。术后3个月膀胱造影形态完好（病例44图2）。

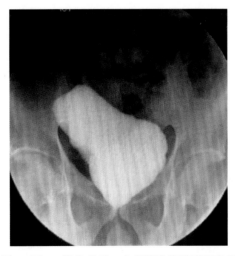

病例44图2 修补术后3个月膀胱造影示形态完好

五、经验与体会

（一）该患者发生回肠新膀胱瘘可能的原因分析

1. 选取的回肠膀胱段及其周围的回肠浆膜层在手术中损伤，手术后漏尿至盆腔继发性感染，侵蚀受损伤的回肠致组织坏死继而穿孔。

2. 新膀胱输尿管吻合口处漏尿致吻合口新膀胱及周围肠壁感染，继而加重回肠组织坏死。

3. 术中使用切割闭合器侧侧吻合所选回肠段，有少量不可吸收钉暴露于肠壁外，可能会侵蚀邻近新回肠膀胱造成穿孔。

4. 术后导尿管堵塞或其他原因需行膀胱冲洗时，注射器冲洗压力过大，造成新膀胱内压力过高穿孔。

（二）回肠膀胱瘘的诊断与治疗

根据患者自述尿液中偶见粪渣，可初步判断新膀胱与回肠有瘘口，可行新膀胱造影及膀胱镜检查，明确有无瘘口。

出现回肠膀胱瘘也可行营养支持等保守治疗观察 3 个月看其能否自行愈合，但成功率较低。如果保守治疗不成功，还需外科手术干预，为腹部二次手术，建议行达芬奇机器人辅助腹腔镜回肠新膀胱瘘修补术。

（三）手术中的注意事项

该病例因是二次手术，腹腔盆底术区组织粘连不清，纤维索条粗厚，根据术前膀胱造影及膀胱镜检查，定位瘘口位于新膀胱右侧壁输尿管口附近，利用电剪锐性和钝性结合分离新膀胱与周围组织粘连，我们认为如分离膀胱界限不清晰时，也可从髂血管附近游离输尿管至新膀胱，寻找第一次手术吻合小肠与新膀胱粘连部分。

瘘口处膀胱及回肠坏死组织需切除，该患者瘘口位于右侧输尿管与膀胱吻合口，离断右输尿管，切除坏死膀胱瘘口组织后，输尿管张力较高，将新膀胱部分翻袢吻合输尿管，放置 F7 号双"J"管，"8"字缝合回肠瘘口。

截取部分带蒂大网膜包裹住回肠侧侧吻合口，将其与新膀胱隔开可能是降低发生回肠新膀胱瘘的有效方法。

六、患教建议

膀胱癌根治＋原位回肠新膀胱手术后并发回肠新膀胱瘘是一种处理相对较麻烦的合并症，保守治疗部分有效，二次手术难度较大。故主要还是从根源上尽量预防发生，采用大网膜包裹分隔开回肠吻合口与新膀胱之间是一种值得尝试的方法。

七、专家点评

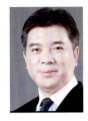

张大宏，主任医师，博士研究生导师，浙江省人民医院副院长，泌尿外科学科带头人，享受国务院政府特殊津贴。中华医学会泌尿外科学分会泌尿男科工程学组副组长，中国医师协会泌尿外科医师分会常务委员，中国医学装备协会泌尿外科分会副会长，浙江省医师协会泌尿泌尿外科医师分会会长，浙江省医学会泌尿外科学分会副主任委员，浙江省抗癌协会泌尿男生殖系肿瘤专业委员会副主任委员。

本病例是一例较为疑难复杂的病例，回肠新膀胱瘘是处理比较棘手的并发症，诊断不难，根据病史以及膀胱镜检查或膀胱造影就能明确。但手术干预比较困难，一般均需要行开放手术修补。本例中应用手术机器人系统放大倍数高、机械臂操作精细的特点再次行微创手术，先游离出回肠与新膀胱粘连部分，清晰显露瘘口，分别加以切除瘘口周围组织，再予两层关闭缝合，并且创新性的在回肠和新膀胱之间垫入大网膜和人工腹膜予以分隔开防止再瘘。对于此并发症主要还是以预防为主，采用大网膜包裹固定在回肠侧侧吻合口处，使之与新膀胱分隔开是一种值得尝试的方法。

（祁小龙　张大宏　浙江省人民医院）

参考文献

[1] 那彦群，孙光. 2022版中国泌尿外科疾病诊断治疗指南 [M]. 北京：人民卫生出版社，2009.
[2] Kostakopoulos N, Protogerou V, Skolarikos A, et al. VIP neobladder (Padovana) reconstruction following radical cystectomy for bladder cancer Complications, functional outcome and quality of life evaluation in 95 cases[J]. Ann Ital Chir, 2015, 86 (4): 362-367.
[3] 彭卫华，黎源，张中华，等. 膀胱全切回肠新膀胱术后回肠新膀胱瘘1例报告并文献复习 [J]. 江西医药，2018，053（007）：705-706，739.
[4] Epplen R, Pfister D, Heidenreich A. Intestinal neobladder fistula after radical cystectomy and orthotopic ileal neobladder[J]. Der Urologeausga, 2011, 50 (11): 1431-1434.
[5] Vito P, Gianluca G, Enrica S, et al. Entero-neovesical fistula after radical cys-

tectomy and orthotopic ileal neobladder：a report of two cases requiring surgi-cal management[J].Urologia Journal，2019，86（1）：39-42.

[6]Smith ZL，Johnson SC，Golan S，et al.Fistulous complications following radi-cal cystectomy for bladder cancer：analysis of a large modern cohort[J].J Urol，2018，199（3）：663-668.

病例 45 膀胱癌根治术后结肠瘘的诊断与处理

一、导读

根治性膀胱切除术为肌层浸润性膀胱癌的首选治疗方式，该术后并发症发生率较高，围术期死亡率达 0.3% ~ 5.7%，其中肠道损伤导致的肠瘘为术后严重并发症，给患者带来极大痛苦。

直肠损伤的原因较多，主要有：①肿瘤分期晚，局部解剖结构不清或侵犯直肠；②既往盆腔手术史或放疗史导致严重粘连；③术中分离膀胱直肠间隙时过于紧贴直肠。直肠损伤后往往通过直肠修补或横结肠造瘘进行补救，横结肠造瘘对患者的生活影响较大，部分患者无法接受，故直肠修补为直肠损伤后常见手术方式。但部分患者仍会出现肠瘘，其可能原因有：①肠道准备不充分；②术中直肠修补吻合不严密或者张力过高影响血供；③术后继发感染；④术中未能发现直肠损伤。

直肠瘘的临床表现包括：①肠内容物自引流管流出；②尿液或引流液自肛门排出；③腹腔感染的表现，包括腹痛、肠梗阻、发热等。影像学检查可发现腹腔积气，腹部增强 CT 可发现造影剂外溢等。实验室检测可发现感染指标升高、电解质紊乱和营养消耗等。

直肠瘘的处理：①重在预防，避免出现术中直肠损伤，术前应行双合诊或三合诊了解盆腔情况，术中处理膀胱直肠间隙应按解剖层面，轻柔操作；②术中应检查有无直肠损伤，如怀疑损伤应及时行直肠指诊，如明确直肠损伤应及时修补，清除伤口周边的污染组织，分两层缝合破损处，并保持引流通畅；③术后因腹膜炎体征或引流出肠内容物而发现直肠瘘，需要行横结肠造口，3 ~ 6 个月后确认直肠瘘口愈合后，关闭横结肠造口。

二、病历简介

（一）病史介绍

患者男性，82 岁。

主诉：血尿伴血凝块 3 个月余，发现膀胱占位 5 天。

现病史：患者于 3 个月前无明显诱因出现血尿伴血凝块，血尿程度较轻，可自行缓解，未进一步处理，期间血尿症状间断发作。入院前 5 天，再次出现血尿，彩超检查提示膀胱占位，行 CTU 提示膀胱癌，门诊以"膀胱癌"收治入院。

既往史:有高血压病史2年,平时血压控制好,否认心脏病、糖尿病等慢性病史,否认外伤史及手术史。

（二）体格检查

意识清楚,体温37.2℃,脉搏90次/分,呼吸18次/分,血压132/86 mmHg,心律齐,心脏听诊无明显异常,双肺呼吸音清,未闻及明显干、湿性啰音,腹平软,肠鸣音正常,全腹无压痛及反跳痛,双肾区无压痛及叩击痛,双侧输尿管走行区无压痛,耻骨上区平坦,无压痛及叩痛。

（三）辅助检查

1. 实验室检查　血常规、血气、血生化、心肌酶谱、凝血、感染性疾病指标未见明显异常。

2. 影像学检查

（1）CTU：膀胱右侧壁局部增厚,局部呈肿块状突向膀胱腔,边缘多发钙化,增强呈持续性强化,考虑肿瘤性病变,建议进一步检查。双肾多发小囊肿。前列腺多发钙化。胸腰椎退行性变,脊柱稍左侧弯。CTA：腹主动脉、腹腔干及肠系膜上动脉起始处、双侧肾动脉起始处、双侧髂总及髂内外动脉壁广泛钙化斑及混合型斑块,管径粗细不均,腹腔干及左肾动脉起始段管腔轻度狭窄。CTU：双侧肾盂肾盏及输尿管未见明显狭窄及扩张,膀胱右侧腔内不规则结节状充盈缺损（病例45图1）。

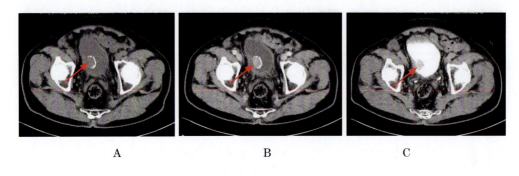

A   B   C

病例45图1　术前CT检查

A. CT平扫见膀胱右侧壁肿块伴钙化;B.增强后肿块明显强化;C.延迟期见膀胱内充盈缺损。

（2）尿液FISH检查：取患者晨尿约200 mL,送分子病理诊断中心经行尿液脱落细胞FISH检查,提示异常细胞超过阈值（病例45图2）。

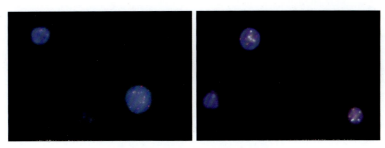

病例 45 图 2　尿液 FISH 检查

（3）膀胱镜检查：前列腺增生明显，双侧输尿管开口可见，喷尿清亮，膀胱右侧壁见一大小约 3 cm×2 cm 新生物，表面有坏死、宽蒂、无绒毛，周围见卫星病灶，受制于前列腺增生，膀胱部分侧壁未能满意看到，所见处未见明确新生物。于新生物处取活体组织两块送病理检查。病理结果：高级别浸润性尿路上皮癌伴坏死、钙化。

（四）初步诊断

膀胱癌。

三、临床决策与分析

1. 手术指征　患者诊断膀胱高级别浸润性尿路上皮癌明确，肿瘤较大，周围较多卫星灶，有膀胱全切指征，术前心肺检查未见手术禁忌。

2. 手术方案　经腹腹腔镜下全膀胱切除并尿流改道术。

四、治疗过程

1. 手术情况　建立通道后，经操作通道依次置入腹腔镜、超声刀、分离钳及吸引器，先行双侧盆腔淋巴结清扫，清扫范围为髂内、髂外和闭孔淋巴结。游离双侧输尿管，靠近膀胱离断，分离精囊腺，游离膀胱前壁，离断膀胱侧韧带，缝扎阴茎背深静脉复合体，游离前列腺侧韧带及背面，在游离前列腺背面时粘连较重，游离过程中怀疑直肠损伤，游离并离断尿道。标本装入标本袋后行直肠指诊，见直肠破口大小约 1.0 cm×1.5 cm，请胃肠外科教授上台修补。以蒸馏水冲洗创面及碘伏消毒后以 3-0 可吸收线全层缝合，直肠指诊检查缝合良好，再以浆肌层加强缝合，创面冲水后肛门注气未见气体渗透，留置肛管。再行双侧输尿管皮肤造口术，于腹膜外游离并拉出双侧输尿管，输尿管内留置 F7 输尿管支架管，分层固定于腹外斜肌腱膜和皮肤。盆腔留置两根引流管（病例 45 图 3）。术中出血约 100 mL，术后返回病房。术后病理报告如下（病例 45 图 4）。

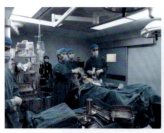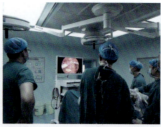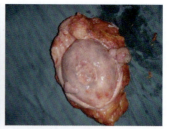

病例 45 图 3　术中情况及标本

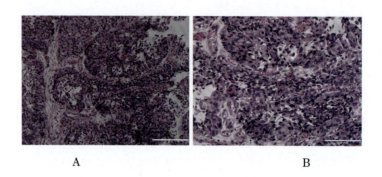

A   B

病例 45 图 4　术后病理报告

A. 肿瘤细胞呈乳头状排列，部分细胞黏附性差；B. 肿瘤细胞核增大、深染、异型明显、核分裂象多见。

肉眼所见：带部分前列腺及周围脂肪组织的已剖膀胱 1 个。膀胱大小约 6 cm×5 cm×4 cm，膀胱右侧壁见一菜花样新生物，大小约 2.8 cm×2.0 cm×2.0 cm，还可见多个体积较小的肿瘤。前列腺大小约 4.0 cm×3.5 cm×3.0 cm，左侧精囊腺大小约 2.5 cm×1.5 cm×1.2 cm，左侧输精管长约 5.0 cm，直径约 0.5 cm。右侧精囊腺大小约 2.5 cm×2.0 cm×1.2 cm，右侧输精管长约 5.5 cm，直径约 0.5 cm。脂肪组织中未扪及明确结节。病理诊断：膀胱高级别浸润性尿路上皮癌，侵及黏膜下层。双侧精囊腺及输精管切缘，双侧输尿管切缘，前列腺尿道切缘均未见癌累及。免疫组化结果显示：PSA（＋），P504S（－），CKH、p63 基底细胞（＋）。

2. 术后情况及预后　术后予以禁食 1 周，加强营养支持及两联抗生素抗感染，术后胃肠功能恢复慢，肛门排气情况因留置肛管无法判断，术后间隙性恶心呕吐，查体：全腹稍膨隆，散在压痛，无反跳痛，叩诊鼓音。1 周后恶心呕吐情况好转，复查全腹部 CT（病例 45 图 5）：膀胱未见显示，术区少量积液及引流管影，盆底散在短条状高密度影；双侧下腹壁造瘘影，并见导管影经皮穿行于输尿管走行区，其上端位于肾盂内，双肾周围脂肪间隙欠清，肾周筋膜稍增厚，前列腺及双侧精囊腺显示欠佳，盆底筋膜稍肿胀，腹膜线状增厚，以上考虑术后改变；直肠下段肠壁稍肿胀，直肠腔内置肛管在位。术后病理结果：膀胱高级别浸润性尿路上皮癌，侵及黏膜下层。双侧精囊腺及输精管切缘，双侧输尿管切缘，前列腺尿道部切缘均未见癌累及。左盆腔淋巴结 0/11，右盆腔淋巴结 0/14。

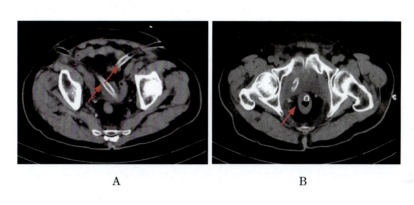

病例 45 图 5　全腹部 CT 平扫复查

A. 见两根盆腔引流管（红色箭头处）；B. 见肛管在位，直肠前壁肿胀（红色箭头处）。

患者术后 1 周开始进食半流质饮食，期间未诉特殊不适，并逐渐拔除引流管及肛管。术后 2 周时开始发热，最高体温达 38.2℃，未诉其他特殊不适，无恶心呕吐、腹痛腹胀等症状。查体见双肺呼吸音清，未闻及干、湿性啰音，心律齐，未闻及心脏杂音。腹软，无压痛、反跳痛、肌紧张。复查血常规血红蛋白 118.0 g/L，中性粒细胞百分比 77.7%，降钙素原 0.86 ng/mL。调整抗生素为泰能抗感染，患者仍间断发热，并出现腹胀腹痛及恶心呕吐，予以留置胃管、生长抑素泵入。再次复查 CT 示膀胱、前列腺及双侧精囊腺未见显示，术区少量积液、积气，盆底散在短条状高密度影，盆腔脂肪间隙稍模糊；双侧下腹壁造瘘影，并见导管影经皮穿行于输尿管走行区，其上端位于肾盂内，双肾周围脂肪间隙欠清，肾周筋膜稍增厚，腹膜线状稍增厚，符合术后改变；盆腔术区局部小肠聚集、结构紊乱，中上腹部分小肠轻度扩张伴气液平，考虑术后早期肠梗阻可能，以麻痹性肠梗阻为主；盆腔集气，直肠前壁似见裂口（病例 45 图 6）。直肠指诊：肛周无红肿、渗液，进指顺利，进指约 4 cm 处直肠前壁可扪及一大小约 1.0 cm×1.0 cm 破口，未扪及包块，退指无血染。

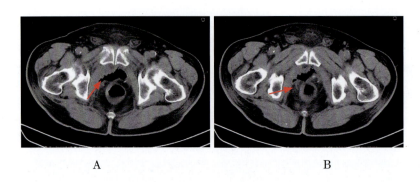

病例 45 图 6　术后 2 周复查 CT

A. 盆腔积气；B. 直肠前壁似见裂口。

考虑直肠瘘，遂急诊行横结肠造瘘，术中腹腔粘连较重，分离后提出横结肠，以 4-0 可吸收线分别浆肌层与腹膜、前鞘、皮下间断缝合固定并开放造口。予以稀碘伏低压反复冲洗肛门，直至无内容流出。手术较困难，术中出血少，术后返回病房，予以泰能加强抗感染、补充白蛋白、补液、雾化及对症支持治疗。

患者术后第 3 周顺利出院。出院后复查未见肿瘤复发，拟半年后还纳横结肠，患者及家属因患者年龄大不愿再行手术，遂保留横结肠造瘘。

五、经验与体会

1. 术前准备　本例患者拟行双侧输尿管皮肤造口，术前肠道准备没有回肠输出道或原位膀胱充分，故本例患者术中虽及时发现并修补直肠破口，但术后 2 周仍出现直肠瘘。所以对于前列腺癌根治或全膀胱切除之类手术，术前肠道准备一定要充分。同时术前直肠指诊了解直肠情况对于术中判断有极大帮助，所以主刀医师术前应行直肠指诊或双合诊。

2. 术中仔细检查直肠　避免直肠瘘重在预防，一是在术前充分评估；二是术中游离膀胱直肠间隙时应按解剖层面，避免暴力；三是对于怀疑直肠损伤的患者应仔细检查，避免遗漏至术后出现腹膜炎等表现后才诊断，容易导致严重后果；四是术前术中情况与患者家属充分沟通，征得患者家属的信任和理解。

3. 术后处理　按胃肠外科直肠手术方案进行处理，主要是禁食、抗感染及加强营养支持等。同时密切观察，本例患者术后多次进行 CT 平扫动态观察，且病情好转后又恶化，需及时观察并做出相应处理。

六、患教建议

膀胱根治术后肠瘘是严重的并发症，一旦发生，处理较为棘手，甚至给患者带来灾难性的后果。因此，对于涉及肠道的尿流改道方式或肿瘤可能侵犯肠管病例，术前沟通时务必与患者及家属强调肠瘘发生的可能性，以及肠瘘可能引发的严重后果。如术中损伤肠管而肠瘘发生风险增大时，术后应与患者及家属密切沟通，指导其协助观察引流量及性状变化、有无气体等，有利于及时发现肠瘘。如肠瘘发生已明确，不应隐瞒，应该主动告知患者和家属，使其理解病情并能积极配合后续的治疗。肠瘘发生可致病情复杂，住院时间及费用明显增加，患者及其家属的态度和配合程度对治疗效果可能有决定性的影响，积极有效的沟通宣教尤为必要。

七、专家点评

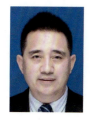

王德林，主任医师，教授，博士研究生导师，重庆医科大学附属第一医院泌尿外科主任。重庆市医师协会微无创医师分会会长，中国中医药信息学会男科分会常务理事。先后主持国家自然科学基金项目以及多个省、厅级基金项目，参编《实用泌尿外科和男科学》等 5 部著作。

膀胱肿瘤为泌尿系最常见的恶性肿瘤，在膀胱侧壁及后壁最多见，其次为三角区和顶部，其发生可为多中心。在欧美国家，膀胱肿瘤发病率在男性泌尿生殖器肿瘤中仅次于前列腺癌，居第 2 位，在国内则居首位。男性发病率为女性的 3～4 倍，年龄以 50～70 岁多见。组织类型上皮性肿瘤占 95%，其中超过 90% 为移行上皮细胞癌。临床上约 25% 为肌层浸润性膀胱癌，其余为肌层非浸润性膀胱癌。根据 EAU、AUA、NCCN 最新指南和《中国泌尿外科和男科疾病诊断治疗指南（2022 版）》，对于局限性肌层非浸润性膀胱癌，应当采取根治性膀胱切除术为主的综合性治疗，包括化疗、免疫治疗、放疗等，对于转移性肌层非浸润性膀胱癌则主要采取综合治疗。膀胱癌对含顺铂的化疗方案比较敏感，总有效率达 40%～75%，对于 $T_{2\sim4a}$ 可行根治性膀胱切除术患者，术前可行新辅助化疗，使肿瘤降期，降低手术难度和消除微转移，提高术后远期生存率。根治性膀胱切除术后肠瘘，尤其是结直肠瘘为严重并发症，必须及时诊断并精准治疗，否则后果十分危险。

本病例为 83 岁高龄膀胱癌患者，合并高血压，对术前新辅助性化疗的耐受性差，施行根治性膀胱切除术难度大、风险高。术前对患者体能状况、心脑血管、心肺功能、四肢动静脉等大血管进行系统检查和综合评估，只采用单纯根治性膀胱切除术，并且与患者家属充分沟通后取得理解和同意。手术过程比较困难，原因有两方面：①肿瘤侵犯膀胱壁全层并与直肠壁粘连；②膀胱肿瘤出血并有大量膀胱血凝块，留置尿管无法引流，膀胱充盈影响手术视野和操作。我们先做标准盆腔淋巴结清扫并分离出双侧输尿管，视野清楚、操作非常顺利，再做膀胱切除时比较困难，最后在分离膀胱底部右侧处理侧韧带时就怀疑直肠壁损伤。在切除膀胱并用标本袋装好标本后，彻底止血，用无菌水清洗盆腔，在镜下仔细检查并结合直肠指检，在直肠前壁发现大小约 1.0 cm×1.5 cm 破口，及时请非常有腹腔镜手术经验的胃肠外科专家进行 2 层缝合，修补满意并留置肛管减压。我们两年前有 1 例腹腔镜前列腺癌根治术中直肠损伤并术中一期成功修复的治疗经验，本例出现术后直肠瘘原因可能为：①术前考虑双侧输尿管皮肤造口而没有充分准备肠道；②高龄患者，直肠伤口缝合修补后愈合比较困难；③高龄患者此类手术容易感染也是重要因素。

对于肠瘘发生的时间，若为术中肠损伤而没有及时发现并修补，术后早期（一般在术后 2～3 天）就会出现肠瘘的症状表现；术中发现肠损伤并及时缝合修补，或者根治性膀胱切除术后乙状结肠代膀胱，出现结肠或直肠瘘的时间一般在术后 2 周左右。此例患者术后第一周没有异常，第二周开始出现感染发热、腹胀、引流液有粪渣和气体等表现，全腹 CT 平扫发现盆腔有局部集气，直肠指检发现瘘口而确诊。因此对于根治性膀胱切除术患者，术后一般要密切观察并积极支持治疗 2 周左右。

结肠或直肠瘘的诊断依据为：①根治性膀胱切除术、乙状结肠代膀胱史；②术中怀疑结肠或直肠损伤，尽管术中没有证实；③肠瘘相关的腹腔感染症状；④引流液出现粪渣或气体；⑤CT 平扫见术区集气；⑥直肠指检触及瘘口等。

一旦确诊结肠或直肠瘘，立即行横结肠造口术，加强漏出物引流、感染控制和营养支持。需要建立 MDT 团队，在泌尿外科手术团队持续重点密切管理基础上，还包括具有丰富经验的麻醉、影像、胃肠、重症、感染、呼吸、营养科等专家，联合解决肠瘘的诊断、麻醉选择、造口手术、感染控制、营养支持、重症救治与管理等诸多问题。任何一个环节出问题，没有及时发现和精准处理，就会导致非常严重后果，容易导致患者死亡。

手术时机：患者情况好就立即手术，患者情况差就积极对症支持治疗并争分夺秒抓住手术时机。

手术类型：根治性膀胱切除术后下腹部和盆腔一般粘连很重，上腹部一般粘连不重，通常选择横结肠造口。

麻醉的选择：可以选择全身静脉复合麻醉、持续硬膜外或者局部麻醉。此类患者多为高龄、合并疾病和体弱，难以耐受气管插管，多采用持续硬膜外或者局部麻醉。

结肠造口的目的：及时阻断粪渣或肠内容物进入腹腔，有利于感染控制。

加强引流的方法和目的：腹腔漏出物少，可以继续保持引流管通畅或者更换大孔径多孔引流管；漏出物较多，或者仍有持续漏出物，需要保持引流通畅并进行持续负压引流；目的是便于感染控制和恢复内环境平衡。

感染的控制与呼吸功能的纠正：此类患者常为多重耐药菌和复合感染、局部感染、全身感染、深部组织真菌感染、肺部严重感染并伴有呼吸功能障碍等要及时根据血液、尿液、痰液和引流液的细菌培养和药敏结果，在感染专家指导下及时调整抗生素。

营养支持的目的：包括水、电解质、能量、氨基酸、脂溶性与水溶性微量元素等的补充，尽快阻断负氮平衡、纠正低蛋白血症、维持水和电解质的平衡，及时恢复内环境稳定，也有助于感染控制和伤口愈合。

造口术后的处理：3～6个月后，患者恢复好，可以关闭横结肠造口。患者情况不佳或者患者的意愿，可以永久造口。我们12年前发生1例根治性膀胱切除术并乙状结肠新膀胱原位吻合术后肠瘘，横结肠造口术后新膀胱无法愈合，选择永久造瘘并双侧输尿管皮肤造口，长期定时更换输尿管支架管，至今情况非常好。6年前又发生1例相同手术后乙状结肠瘘，造口后6个月，关闭横结肠造口，排尿正常，至今无肿瘤复发。此例患者，高龄体弱，不愿意关闭横结肠造口，随访一切情况正常。

总之，本例患者及时确诊直肠瘘并及时采取横结肠造口、加强引流与支持、控制感染和纠正呼吸功能障碍等精准治疗，恢复良好。

（罗生军　蓝建华　王德林　重庆医科大学附属第一医院）

参考文献

[1]Kim SP，Boorjian SA，Shah ND，et al.Contemporary trends of in-hospital complica-tions and mortality for radical cystectomy[J].BJU Int，2012，110（8）：1163-1168.

[2] 诸明，徐卓群，阮钧，等．膀胱（尿道）直肠瘘5例报告并文献复习 [J]．国际泌尿系统杂志，2014，34（3）：371-374.

[3] 范钰，石明，熊子兵，等．根治性膀胱全切术围术期并发症风险因素分析 [J]．四川大学学报（医学版），2012，43（1）：99-103.

[4] 张旭．泌尿外科腹腔镜与机器人手术学 [M]．北京：人民卫生出版社，2015：145.

病例 46　膀胱癌根治术后肠梗阻的诊断与处理

一、导读

膀胱癌是泌尿系统最常见的恶性肿瘤之一，近年来其发病率在老年人中呈明显上升趋势，膀胱根治性切除＋尿流改道术是治疗肌层浸润性膀胱癌及高危非肌层浸润性膀胱癌最有效的方法。膀胱根治性切除术围术期并发症发生率达25%～64%，术后早期肠梗阻发生率为4%～19%。近年来，腹腔镜膀胱根治性切除术在国内外已经广泛开展，但腹腔镜膀胱根治性切除术后仍然有较高的并发症发生率，肠梗阻仍然为最常见的术后并发症之一。最近一项国内研究也报道肠梗阻为腹腔镜膀胱癌根治术后最常见的并发症，发生率为12.7%，其中3.2%需二次手术治疗。

在目前发表的文献中，很难清楚地定义术后肠梗阻，一些研究认为，术后肠梗阻被定义为术后6天未出现胃肠道功能恢复的证据或者手术后30天内出现恶心、呕吐、腹胀和停止排气、排便。术后肠梗阻通常出现在术后1个月内，多发于术后1～2周，又称为术后早期炎症性肠梗阻。术后肠梗阻的诊断一般主要靠患者临床体征和影像学资料。患者一般在术后1～2周出现胃肠道蠕动不良，导致其内容物及分泌物大量聚集在肠管内。其临床特点是腹痛、对称性腹胀、食欲缺乏并且伴有恶心、呕吐，停止排便、排气。查腹部立位平片显示肠管内可见大小不等的气液平面。大多数为动力性肠梗阻，是各种原因导致的肠道神经失调或平滑肌功能抑制，肠蠕动减弱或消失，但没有肠腔狭窄，这区别于粘连性肠梗阻。常见的有麻醉、手术刺激或感染等原因。而术后粘连性肠梗阻是由于腹膜损伤后纤维蛋白溶解的抑制所致。机械性肠梗阻较为少见，主要原因为粘连所致，术后1～3周最易发生，其主要原因是腹部手术的创伤或腹腔内炎症等因素而导致肠壁广泛水肿以及炎性渗出，形成一种机械性与动力性并存的粘连性肠梗阻。当机械性肠梗阻得不到及时治疗以缓解梗阻，往往进展为绞窄性肠梗阻。但其早期诊断因多种因素而延误，往往导致不良后果。

二、病历简介

（一）病史介绍

患者男性，81岁。

主诉：反复尿痛、肉眼血尿2年余。

现病史：患者自述 2 年前无明显诱因出现肉眼全程血尿，颜色呈洗肉水样，无血凝块，约 1～2 个月出现 1 次，并伴有尿痛、尿频、尿急、尿不尽，出现血尿症状时伴有夜尿增多，每晚约 7～8 次，无尿线变细，无排尿等待、排尿滴沥，无排尿困难，自行服用云南白药后，症状有所缓解。6 个月前，上述症状复发并加重，在步行时出现尿道口周围疼痛，于当地人民医院就诊，查腹部 CT 平扫＋增强示：①膀胱内结节影，膀胱癌可能（大小约 25 mm×22 mm）；②肝囊肿；③左肾多发囊肿。给予对症治疗（具体不详）后症状稍缓解，1 个月前为求进一步治疗来诊，CTU 显示膀胱占位明显增大，门诊以"膀胱癌"收治入院。

（二）体格检查

体温 36.7℃，脉搏 101 次/分，呼吸 18 次/分，血压 126/85 mmHg。膀胱区无隆起，触诊无压痛，叩诊鼓音，腹部外形正常，腹软，无压痛、反跳痛、肌紧张，双侧肾区无叩痛，双侧输尿管走行区无压痛，直肠肛门正常，外生殖器正常，留置尿管，尿液清亮。

（三）辅助检查

1. 实验室检查　血白细胞总数 7.49×10⁹/L，血红蛋白 137.0 g/L；体液白细胞 6776 个/μl↑。白蛋白 34 g/L↓，总胆红素 22.7 μmol/L，肌酐 103 μmol/L；氧分压 72.0 mmHg。

2. 影像学检查

（1）术前 CT 检查：膀胱壁见一不规则软组织肿块突向膀胱腔内，与前片比较病灶增大，大小约 6.3 cm×5.4 cm，浅分叶状，强化密度均匀一致，宽基底与壁相连。前列腺增生。肝左叶及双肾多发囊肿。CTA：腹主动脉及双侧髂动脉管壁散在钙化及软斑，左侧副肾动脉。CTU：膀胱腔内充盈缺损，余双侧肾盂肾盏及输尿管未见明显异常（病例 46 图 1）。

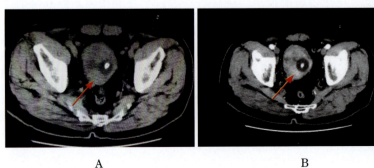

A　　　　　　　　　　　　　B

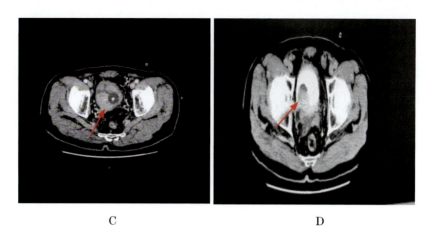

C   D

病例 46 图 1　术前 CT 检查

A. CT 平扫见膀胱内软组织块；B. 增强后见肿瘤均匀强化；C. 静脉期见肿瘤组织仍然有强化；D. 延迟期见膀胱内充盈缺损。

（2）膀胱镜检查及病理学检查：见膀胱内多发巨大肿瘤，取组织病理检查为高级别浸润性尿路上皮癌。

三、临床决策与分析

1. 手术指征　患者有反复血尿病史，CTU 示膀胱占位伴钙化，考虑肿瘤性病变，膀胱癌可能。膀胱镜检查示膀胱内多发新生物。病理检查示高级别尿路上皮癌。患者术前诊断膀胱癌明确，有绝对手术指征，各项术前检查未见明显手术禁忌。

2. 手术方案　机器人辅助腹腔镜下全膀胱切除＋双侧输尿管皮肤造口术。

四、治疗过程

1. 手术情况　患者在全身麻醉下行机器人辅助腹腔镜全膀胱切除＋双侧输尿管皮肤造口术。麻醉满意后取平卧位，常规消毒铺巾，留置导尿。取头低 30°位，于脐上缘 2 横指纵向切开皮肤约 1 cm，切开皮下脂肪、腹直肌前鞘，钝性分离腹直肌，气腹针穿刺建立 12 mmHg 气腹。拔除气腹针后插入 1 号 12 mm 一次性穿刺套管，进镜并直视下于脐髂嵴连线中外 1/3 处放置第 2、3 号机器人穿刺套管，与 1、2 号机械臂连接固定。在 2 号孔外上相距 5 cm 处，再放置 4 号套管，在 3 号套管内上方相距 5 cm 处安置 5 号套管，供助手使用（病例 46 图 2）。

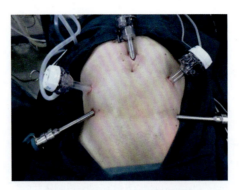

病例 46 图 2　Trocar 摆放情况

　　先分离出双侧输尿管，上端到髂总血管水平，下端到膀胱壁，以 2 个 Hem-o-lok 夹夹闭下端，与 2 个 Hem-o-lok 夹之间剪断输尿管，并取输尿管残端送术中病理冰冻检查确保切缘无肿瘤。沿输精管平面分离膀胱底部并剪开狄氏筋膜，分离前列腺后表面到尖部。游离膀胱和前列腺前表面，剪开盆筋膜，游离 DVC 并以 0-2 可吸收线 "8" 字缝扎。以 Hem-o-lok 夹分次夹闭膀胱和前列腺侧韧带，分次切断直到前列腺尖部。反复旋转膀胱，充分游离前列腺尖部和尿道，退出导尿管，以加大 Hem-o-lok 夹夹闭尿道后切断，至此完整切下膀胱及前列腺，整体标本移入自制标本袋内，防止尿液外漏导致肿瘤细胞种植。双极电凝仔细止血或者 3-0 可吸收线缝扎活动性出血点，取脐下腹正中切口约 4～5 cm，逐层切开腹壁，完整取出膀胱及前列腺标本。留置 1 根多孔负压引流管自 4 号套管处引出并固定，自 2、3 号套管处拉出输尿管，扩大切口成为造瘘口，留置双侧 F 6 单 "J" 输尿管支架管，4-0 可吸收线分层固定于腹外斜肌腱膜和腹壁皮肤（病例 46 图 3）。

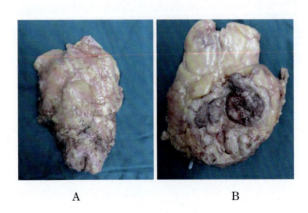

A　　　　　　　　　　　　B

病例 46 图 3　手术标本

　　A. 肿瘤大体观；B. 肿瘤剖面观。

2. 术后情况及并发症 患者术后血常规检查：白细胞计数 13.73×10^9/L，血红蛋白 116.0 g/L，血小板 231×10^9/L。生化检验：白蛋白 25 g/L，肌酐 98 μmol/L。予患者肠外营养支持治疗，补充能量以及电解质，第三代头孢类抗生素抗感染治疗，生命体征平稳。术后第 2 天开始患者出现呃逆，但腹胀不明显，查体见肠鸣音较低，腹部稍膨隆。予患者对症处理。血常规检验：白细胞计数 13.53×10^9/L，红细胞计数 4.01×10^{12}/L，血小板 202×10^9/L。生化检验：白蛋白 31 g/L，肌酐 83 μmol/L，钾 4.9 mmol/L。B 超示右小腿肌间静脉血栓。患者呃逆症状持续不能够缓解，腹胀加重，考虑出现不全性肠梗阻可能。行急诊全腹部 CT 平扫：腹壁皮下散在积气，膀胱及前列腺阙如，术区多发短条状高密度影，周围少量积液、少许积气，双侧输尿管高密度支架影，远端经双侧下腹壁造瘘，以上考虑术后改变；下腹部输尿管支架走行区见条片影，伴部分小肠不全性梗阻，考虑粘连性可能，梗阻点显示不清建议随访。结、直肠内积气、积液，肠腔扩张不明显（病例 46 图 4）。双侧腹股沟疝，部分小肠疝入其中，相应小肠内积液、近端肠腔稍扩张，双侧腹股沟管内少量积气，双肾囊肿，肝左叶小囊肿可能，双肺底条索灶，双侧胸膜轻度增厚，食管裂孔疝。

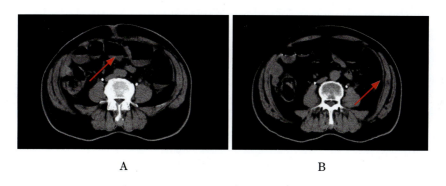

A B

病例 46 图 4 术后急诊全腹部 CT 平扫

A. 见小肠不全性梗阻，肠腔内积气见液平（红色箭头处）；B. 见结、直肠内积气、积液（红色箭头处）。

遂予患者持续胃肠减压，生长抑素持续泵入。患者持续胃肠减压第 4 天，腹胀开始明显缓解，自行排出大便，精神状态变好，停用肠外营养支持治疗，停用胃肠减压及生长抑素泵入。

3. 术后病理学结果 膀胱高级别尿路上皮癌（病例 46 图 5）。

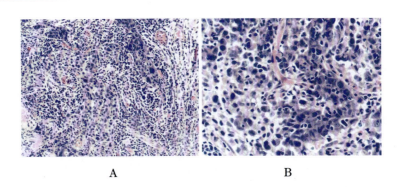

病例 46 图 5　术后病理结果

A. 肿瘤细胞浸润膀胱黏膜固有层；B. 肿瘤细胞异型明显，可见核分裂象。

肉眼所见：带双侧精囊腺、输精管、前列腺的膀胱一个，膀胱大小约 7 cm×6 cm×4 cm，膀胱内黏膜弥散分布多个菜花样肿块，肿块直径约 1～6.5 cm，肿块切面灰白灰褐色，质稍软，易碎，似侵及肌层。前列腺大小约 6 cm×4 cm×3 cm，前列腺多切面见灰白灰黄色区域，直径约 4 cm。左侧精囊腺大小约 1.5 cm×0.8 cm×0.4 cm，左侧输精管长约 8 cm，直径约 0.2～0.3 cm。右侧精囊腺大小约 2.0 cm×0.8 cm×0.3 cm，右侧输精管长约 8 cm，直径约 0.3～0.4 cm。病理诊断：（膀胱）高级别浸润性尿路上皮癌，侵及固有层。前列腺个别导管内见癌组织。前列腺尖端，左、右输尿管切缘未见癌组织。（左、右）输精管及精囊腺未见癌组织。

五、经验与体会

1. 对于高龄全膀胱切除患者，经机器人辅助腹腔镜手术，即使实施对肠道功能极小的输尿管皮肤造口术，而且没有做淋巴结清扫术，也容易出现肠梗阻。

2. 要高度重视患者术后出现的包括呃逆等在内的消化道症状，一旦患者出现腹部症状，及时行 CT 平扫检查了解患者肠道梗阻。

3. 早期不要被患者出现肛门排气假象迷惑，及时关注患者腹部体征及患者肠鸣音。

4. 一旦诊断肠梗阻，应及早行胃肠减压及预防性合理使用抗生素，并使用生长抑素持续泵入。

六、患教建议

膀胱全切＋尿流改道手术步骤多，持续时间较长，可通过多种机制影响患者胃肠道功能，严重可致肠梗阻。肠梗阻是膀胱癌根治术后较为常见并发症，可引起患者和家属恐慌，术前针对包括肠梗阻在内的潜在并发症的宣教非常重要，一方面有利于减轻患者及家属恐惧，积极配合治疗；另一方面，能让患者及时反馈肠梗阻相关的早期症状，争取尽快干预，促进恢复。此外，部分患者还可能出现慢性的、延迟性肠梗阻，因此，对膀胱全切＋尿流改道患者跟踪随访应非常重视询问肠道功能相关的情况，指导有慢性、延迟性肠梗阻的患者注意调整饮食，避免过饱，不食用难消化食物等。

七、专家点评

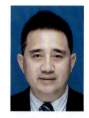

王德林，主任医师，教授，博士研究生导师，重庆医科大学附属第一医院泌尿外科主任。重庆市医师协会微无创医师分会会长，中国中医药信息学会男科分会常务理事。先后主持国家自然科学基金项目以及多个省、厅级基金项目，参编《实用泌尿外科和男科学》等 5 部著作。

根治性膀胱切除术后肠梗阻是常见的并发症。目前认为肠梗阻发生的原因可能有：①手术的创伤抑制交感神经活性，从而导致胃肠道蠕动减弱；②肠道黏膜充血、术后过度补液等可能会导致肠道水肿及麻痹；③对肠道的手术操作引发炎性介质的释放，如巨噬细胞激活后可释放前列腺素、氮氧化物等炎症介质，导致肠道炎性水肿，抑制平滑肌收缩；④外周阿片受体在胃肠道中分布广泛，阿片类麻醉药物可激活胃肠道阿片受体，抑制乙酰胆碱的释放，从而抑制肠蠕动；⑤术后早期腹腔会形成广泛的疏松粘连，术后 2 周左右疏松粘连会转化为致密粘连并血管化，限制肠道的运动。处理肠梗阻的关键是积极预防，及时诊断和正确规范的治疗。

1. 腹膜化处理与肠管保护　腹膜损伤后血管通透性增加导致液体渗出明显增加，其中纤维蛋白原含量丰富，它可转化为纤维蛋白帮助组织修复。但纤维蛋白可使受损的腹膜浆膜面与邻近组织或器官形成膜性粘连。一般情况下，损伤发生 3 天后纤溶蛋白溶解系统可释放蛋白酶降解该粘连。此外，机体纤溶抑制系统也在纤维素沉积与降解平衡维持中发挥作用。操作时应注意：①减少腹膜与滑石粉等异物的接触；②尽量减少肠管的缺血及损伤、避免肠管干燥暴露过久、减少肠管表面摩擦、避免腹腔灌洗液温度过高、减少腹膜壁缝合时的张力及电刀烧灼；③关腹前，确认无腹盆腔内活动性出血、外翻缝合腹膜、减少粘连。

2. 提高手术技巧、减少尿漏　根治性膀胱切除术中后腹膜被打开，输尿管植入新膀胱或回肠通道出现漏尿后，肠管壁、吻合口及肠系膜创面受到高渗性尿液的浸泡，创面出现肿胀等炎症反应；尿素等毒素经创面或腹膜吸收、延迟肠道功能恢复。需提高吻合技术，术中检查漏尿情况，保持尿液引流通畅。发现漏尿时需保持引流通畅、加强营养支持。在回肠通道腹壁出口侧放置支撑引流管，与输尿管支架管一起固定并外接造口袋，利于尿液流出，可减少回肠通道内压力。

3. 合理选择尿路改道的术式　接受回肠原位新膀胱术、盆腔淋巴结清扫术的患者术后肠梗阻的发生率高于接受输尿管皮肤造口及不进行盆腔淋巴结清扫的患者。建议对于部分手术耐受能力差的老年患者，可选择回肠通道术、甚至输尿管皮肤造口术，术后肠梗阻发生率明显低于原位回肠膀胱手术，利于术后患者的康复。

4. 减少腹腔引流管的放置、避免气腹压力过高　引流管可压迫肠管、放置时间过久也可导致粘连，引流管行经路径太长都是导致术后肠梗阻的因素。术中应避免气腹压力过高，高气腹压可导致肠道血液循环受阻，提高气体含氧量是部分学者尝试的防治肠梗阻的一种方法。

5. 加强围术期营养支持、控制血糖　如果糖尿病患者未能将血糖控制在合理范围，膀胱根治性切除术后并发症、住院期间死亡率会增加。腹腔镜术后患者白蛋白明显降低，低蛋白血症可导致组织间隙水肿、影响肠道功能恢复。提高膀胱根治性切除术患者营养免疫状况，纠正低蛋白血症等可减少术后麻痹性肠梗阻、尿路感染等术后并发症。

6. 术后早期活动　术后早期活动可增强新陈代谢、调节自主神经功能、降低交感神经兴奋性、利于肠蠕动。鼓励患者术后第 1 天即开始下床行走。如果患者身体情况较差，可于术后第 1 天由护士协助床上及床边坐起；术后第 2～3 天协助患者床边站立并逐步床边行走及病区内行走。

7. 正确诊治术后早期炎性肠梗阻　术后早期炎性肠梗阻发生在腹部手术后早期，由于创伤或炎症等产生的一种机械性与动力混合性肠梗阻，其特点是肠壁水肿、炎性渗出、肠管粘连致肠运动障碍、肠腔存在机械性梗阻。其发生可能还与以下因素有关：①超声刀等热损伤；②牵拉肠管暴露手术视野、增加了肠管损伤发生率；③腹腔清洁较开放手术困难，腹盆腔内尿液等炎性介质及坏死组织等更容易残留。术后早期炎性肠梗阻患者常腹胀明显，而腹痛较轻，无肠型或蠕动波，腹部触诊有柔韧感，有固定压痛的肿块，叩诊多为实音，听诊肠鸣音弱或消失，少有金属音及气过水声。腹部 X 线平片可见孤立、固定、胀大的肠袢，肠腔内积液。全腹CT 平扫具有重要诊断价值。临床上大部分肠梗阻病例为此类型，其较典型的表现为术后 2～3 天有少量排气、进食后迅速开始腹胀、肛门停止排气排便。主要采用保守治疗（非手术治疗），完全禁饮食并持续胃肠减压、合理肠外营养、可胃管内灌注液状石蜡或四磨汤等，使用生长抑素，必要时早期常规使用小剂量肾上腺皮质激素。炎症、水肿消退后，肠管粘连松解后肠管再次通畅。反之，如果此阶段行手术治疗，往往会发现腹腔内肠管粘连成整块，没有间隙，勉强分离往往会损伤肠管，极易发生肠瘘。

8. 持续胃肠减压、防治腹腔间隔室综合征　膀胱根治术多为小肠梗阻，鼻胃管置入是最常用的保守治疗手段。但患者幽门功能完全时，鼻胃管常不能有效对小肠进行减压。在常规鼻胃管小肠减压效果不理想时，使用肠梗阻减压导管可有效进行小肠减压。对于腹内压≥26 mmHg的腹腔间隔室综合征，建议手术处理，不能拖延手术时间，此类患者换药时甚至可见液体由切口高压流出。此外，出现绞窄性肠梗阻迹象也应及时手术治疗。

9. 正确使用相关药物、控制感染　美国FDA批准爱维莫潘为肠梗阻防治药物，已有多项报道证实爱维莫潘可加快根治性膀胱切除术后胃肠功能的恢复。它是外周μ型阿片受体拮抗药，能抑制阿片诱导的胃肠功能紊乱。爱维莫潘不容易透过血-脑屏障，在治疗胃肠功能紊乱方面明显优于其他阿片受体拮抗药。生长抑素能抑制消化液的分泌、减少血浆蛋白丢失、稳定肠黏膜、减轻液体积聚导致的肠管扩张、抑制肠壁水肿或缺血及黏膜屏障完整性破坏、减少毒素吸收及细菌移位、提高免疫水平。全身麻醉中使用的药品如阿托品、安氟醚等吸入性麻醉剂可导致胃排空延迟。硬膜外麻醉可阻断交感神经反射，增加内脏血流量，并有抗炎、减少激素释放的作用，可减少术后肠梗阻的发生。手术应激能增加可抑制胃肠动力的内源性阿片类物质的分泌，如果术中术后使用外周阿片类镇痛药物，可明显加重术后肠梗阻的发生。应尽量避免使用强而长效的止吐药，停止使用此类药物后，肠梗阻发生率也有一定程度的降低。术后腹盆腔无菌性炎症反应、感染可导致机械性梗阻，需加强抗感染治疗。

本例为81岁男性患者，一般身体情况不佳。我们选择机器人辅助腹腔镜全膀胱切除术并双侧输尿管皮肤造口术，且没有常规行淋巴结清扫术。手术时间短，把创伤降低到最低，术后仍然发生肠梗阻。这与高龄、体弱、对创伤耐受差等有关。术前就预估到术后可能发生肠梗阻，术后密切观察，尤其患者术后顽固呃逆，及时行CT平扫发现并诊断肠梗阻，采用禁饮食、胃肠减压，静脉泵入生长抑素，积极肠外营养支持，4天后肛门恢复排气排便，腹胀消失，呃逆停止。出院后随访至今，病情稳定。

对于高龄、体弱、合并疾病多等患者，全膀胱术后都要警惕肠梗阻的发生，并密切观察。全腹CT平扫对诊断术后肠梗阻很有价值，一般采用持续胃肠减压、营养支持、生长抑素等保守治疗可迅速恢复。手术治疗要慎重，严格明确手术指征。

（陈　刚　陈　亮　王德林　重庆医科大学附属第一医院）

参考文献

[1] 吴亚蒙, 何金祥, 于德新, 等. 腹腔镜下膀胱根治性切除及尿流改道术后肠梗阻原因分析（附116 例报道）[J]. 临床泌尿外科杂志, 2017, 32（07）：533-537.

[2] De Hert S, Imberger G, Carlisle J, et al. Preoperative evaluation of the adult patient undergoing non-cardiac surgery：guidelines from the european society of anaesthesiology[J]. Eur J Anaesthesiol, 2011, 28（10）：684-722.

[3] Faiena I, Dombrovskiy VY, Sultan RC, et al. Effect of uncontrolled diabetes on outcomes after cystectomy in patients with bladder cancer：a population-based study[J]. Clin Genitourinary Cancer, 2016, 14（5）：509-514.

[4] 孟一森, 苏杨, 范宇, 等. 根治性膀胱全切术后肠梗阻的危险因素分析（附 740 例报道）[J]. 北京大学学报：医学版, 2015, 47（4）：628-633.

[5] Lee CT, Chang SS, Kamat AM, et al. Alvimopan accelerates gastrointestinal recovery after radical cystectomy：a multicenter randomized placebo-controlled trial[J]. Eur Urol, 2014, 66（2）：265-272.

病例 47　原位新膀胱术后尿失禁的诊断与处理

一、导读

原位新膀胱术使尿流改道术后患者实现自主排尿，由于不需要腹壁造口、最大限度地保持了患者生活质量和自身形象，因此逐渐被各大医疗中心作为根治性膀胱切除术后尿流改道的主要方式之一。目前临床上常见的是"去管化"回肠新膀胱术和去带乙状结肠新膀胱术，可用于成年男性、女性患者，甚至儿童患者。

原位新膀胱术后控尿功能是影响长期生活质量（QoL）的主要问题之一。有文献报道日间控尿率可达 90% ～ 92%，夜间控尿率可达 80%。尿失禁的发生，会对患者与家属的身心和经济带来巨大的负担；更是对手术医师的尿流改道后术式选择、术后尿失禁的处理、心理素质、医患沟通能力的全面考验。

通过对本病例的学习，希望能够让读者了解原位新膀胱术后尿失禁的发生原因、诊断与应对策略。

二、病历简介

（一）病史介绍

患者男性，61 岁。

主诉：膀胱癌根治术后＋乙状结肠原位新膀胱术后 3 个月余，尿失禁 2 个月。

现病史：患者 3 个月余前因"无痛性肉眼血尿"就诊，后经 MRI、CT、膀胱镜、膀胱肿瘤活检等检查，病理示高级别浸润性尿路上皮癌，增强 MRI ＋ DWI：膀胱肿瘤考虑已侵犯浆膜层（病例 47 图 1），未见盆腔肿大淋巴结。诊断为"膀胱癌（$cT_3N_0M_0$）"。完善术前检查后，行"腹腔镜下双侧标准盆腔淋巴结清扫术＋膀胱癌根治术＋去带乙状结肠原位新膀胱术"，术后病理示膀胱高浸润性尿路上皮癌，高级别，侵犯膀胱深肌层，伴脉管内瘤栓形成，盆腔各组淋巴结均阴性。术后 1 个月余行经尿道新膀胱造影，未见明显造影剂外渗（病例 47 图 2），予以拔除左右输尿管外支架管，次日拔除尿管后患者未能恢复排尿，回家休养。术后 3 个月回院复查，小便控制仍较差，24 小时用 3 块成人尿垫。大便无异常，体重未见明显变化。

（二）体格检查

意识清楚，精神尚可，皮肤巩膜无黄染，腹部可见手术瘢痕，腹软，无压痛、反跳痛，无静脉曲张，双下肢未见水肿。

（三）辅助检查

1. 血液生化　血钠 143 mmol/L，血钾 4.15 mmol/L，血氯 110 mmol/L，血钙 2.30 mmol/L，血肌酐 101 μmol/L，二氧化碳结合率 23 mmol/L。

2. 尿常规　颜色：黄；尿比重：1.021；尿胆原＜ 16 μmol/L；隐血（-）；白细胞（-）；酮体（-）。

3. 新膀胱造影　（0.9% 生理盐水和 76% 复方泛影葡胺按 1 : 1 配比）造影剂共注射 160 mL，膀胱癌根治术＋去带乙状结肠原位新膀胱术后改变，未见明显造影剂外渗（病例 47 图 3）。

4. 泌尿系彩超＋残余尿　双肾、双侧输尿管无扩张，新膀胱空虚，患者无法憋尿，无法测得残余尿。

（四）初步诊断

1. 尿失禁？

2. 原位新膀胱术后；

3. 膀胱癌根治术后。

病理诊断：膀胱高浸润性尿路上皮癌，高级别。

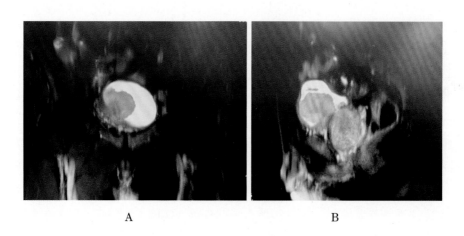

A   B

病例 47 图 1　T_2WI 脂肪抑制序列

A. 冠状位示膀胱右下壁增厚形成软组织肿块向膀胱腔内凸起；B. 矢状位示肿块侵犯膀胱后壁浆膜层。

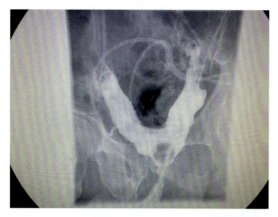

病例 47 图 2　术后 1 个月膀胱造影未见造影剂外渗

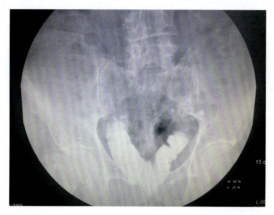

病例 47 图 3　膀胱癌根治术 + 去带乙状结肠原位新膀胱术后膀胱造影示肠代膀胱充盈显影，未见造影剂外渗

三、临床决策、分析与治疗

根据患者病史、CT、MRI、病理结果等证据判断，膀胱癌诊断成立。

鉴别诊断：新膀胱阴道瘘，新膀胱直肠瘘。

1. 如果女性患者术后出现漏尿情况，应注意排查新膀胱阴道瘘情况（病例 47 图 4，病例 47 图 5）。

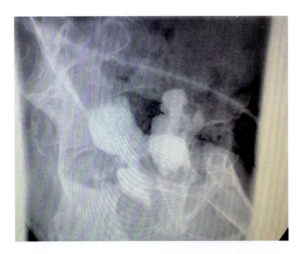

病例 47 图 4　膀胱造影侧位片示结肠新膀胱内造影剂漏入阴道

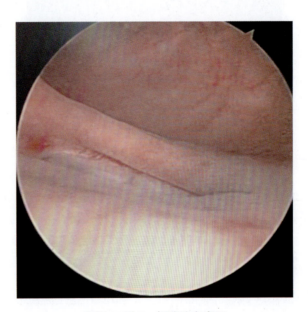

病例 47 图 5　新膀胱内瘘口

2. 如患者术后出现腹泻水样便或尿中有"粪渣"情况，应注意通过新膀胱造影或肠镜检查排查新膀胱乙状结肠瘘情况（病例 47 图 6）。

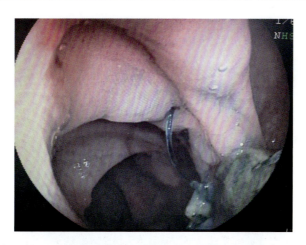

病例 47 图 6　向新膀胱内注入亚甲蓝后，肠镜观察肠道吻合处蓝染

术后病理结果：膀胱高浸润性尿路上皮癌，高级别，侵犯膀胱深肌层，伴脉管内瘤栓形成。根据《中国泌尿外科和男科疾病诊断治疗指南（2022 版）》，该病例诊断为膀胱癌 $pT_{2b}N_0M_0$。根治性膀胱切除术同时行标准盆腔淋巴结清扫术，是肌层浸润性膀胱癌的标准治疗，是提高浸润性膀胱癌患者生存率、避免局部复发和远处转移的有效治疗方法。

尿流改道术式尚无标准方案，目前有多种方法可选，如输尿管腹壁造口术、回肠导管术、可控膀胱术和新膀胱术，需要根据患者的具体情况，如年龄、伴随疾病、预期寿命、盆腔手术及放疗史等，并结合患者的要求及术者手术经验慎重选择。医师术前应与患者充分沟通，告知患者尿流改道的各种手术方式及其优缺点，共同决定尿流改道方式。保护肾功能、提高患者生活质量是治疗的最终目标。

原位新膀胱术由于患者不需要腹壁造口、保持了生活质量和自身形象，已逐渐被各大医疗中心作为根治性膀胱切除术后尿流改道的主要方式之一。采用原位新膀胱作为尿流改道方式应满足以下条件：①尿道无肿瘤和外括约肌功能良好；②术中尿道切缘阴性；③肾脏功能良好可保证电解质平衡及废物排泄；④肠道无明显病变；⑤盆腔淋巴结 N_0 或 N_1。

随着微创外科技术的发展和普及，腹腔镜手术和机器人辅助手术也已应用于多种尿流改道术，手术指征与开放性手术基本相同。现多采用在腹腔镜或机器人辅助下行膀胱切除术后通过小切口在腹腔外行尿流改道术。国内外少数中心有报道完全腹腔镜下同时完成根治性膀胱切除及尿流改道术，但在目前的技术条件下是否有必要完全在腹腔镜下完成尿流改道存在争议。

国外有文献将尿控情况分为四级：优秀：所有时间都能完全排空；好：偶尔或散在出现漏尿，不需要特别保护；一般：24小时内用不超过一个尿垫；不满意：24小时用超过一个尿垫。

术后情况及预后：术后1个月：患者不能控尿，需外垫尿不湿。术后3个月：患者尿控较前稍好转，日间偶可自行排尿，但排尿量较少，漏尿仍较重。尿垫实验阳性。膀胱镜检查见病例47图7。

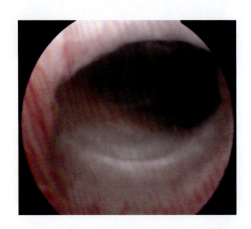

病例47图7　新膀胱后尿道吻合口通畅

初步诊断为原位新膀胱术后尿失禁。诊断明确后规律盆底肌肉锻炼（Kegel训练）、盆底物理治疗及饮水习惯改变等治疗，患者控尿情况明显改善。必要时人工括约肌（AMS 800）植入，需要文献支持。

四、经验与体会

（一）什么样的患者易发术后尿失禁？

肥胖（高BMI）、腹压较高、术前尿道关闭压偏低、术前糖尿病、脑功能障碍、帕金森病、骶神经功能障碍患者。

术中需要尽可能保护好血管神经束和尿道外括约肌，上述部位尽量采用"冷刀"处理。回肠新膀胱采用"去管化"处理，乙状结肠采用"去结肠带"处理可有效降低术后新膀胱内压。另外，新膀胱尿道吻合应尽量严密，不漏尿。

（二）术后尿失禁如何治疗？

与漏尿相关的尿失禁使用抗生素；如果压力性尿失禁的诊断成立（排除其他

原因引起的尿失禁），对于非复杂性的尿失禁可采用保守治疗，包括盆底肌物理治疗、生活方式改变（饮水习惯、减体重、排尿技巧及间隔）。

对于女性，膨化剂是一种微创的选择；然而，长期效果并不理想，悬吊术有一定风险，对于严重尿失禁的女性，保守的或侵袭性较小的选择通常成功率有限，考虑到悬带手术的风险，可控性或非可控性尿路改道可能是最谨慎的方法。对于男性，中重度尿失禁患者人造尿道括约肌是一个可行的选择，效果良好，并发症发生率低。

对于完全尿失禁患者对患者生活质量影响很大，经患者与手术医师充分沟通，必要时需要改行回肠导管术，但手术难度很大，应谨慎选择，由手术经验丰富的医师操作为好。

五、患教建议

术前应完善检查，甄别出易发生尿失禁的病患，再与患者充分沟通，告知原位新膀胱术的潜在风险（包括尿失禁），告知盆底肌训练的方法，告知术后控尿功能的恢复需要时间，术中应细致操作，发生后患者应正视它，术后控制体重、正规的功能锻炼及物理治疗，尿失禁的发生率会得到有效控制。

六、专家点评

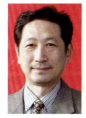 刘春晓，南方医科大学珠江医院泌尿外科学术带头人，中华医学会泌尿外科学分会泌尿男科工程学组副组长，英国皇家外科学会（格拉斯哥）荣誉院士，泰国皇家外科学会荣誉院士，《中华泌尿外科杂志》编委。独创了国内外知名的经尿道前列腺解剖性剜除术和全去带乙状结肠原位新膀胱术两项具有中国特色术式。热衷于工程学与泌尿外科学的转化。2020 年国家科学技术进步奖二等奖获得者，获省部级奖 2 项。

原位新膀胱术使需行尿流改道患者术后实现经尿道排尿，最大限度地改善生活质量，但术后尿失禁的治疗仍具有挑战性，最好的策略是避免其发生。术前仔细的病例选择，结合尿动力学评估排除尿失禁高危患者，术中细致的神经保护技术，保留足够长度的功能尿道，术后详细的患者教育都有助于改善控尿。新膀胱的构建应达到"低压、高容、抗反流"的要求，回肠可采用"去管化"技术，乙状结肠可采用本中心独创的"去结肠带"技术。如原位新膀胱术后发生尿失禁，患者应充分了解现有医学技术的局限性。

对于女性，膨化剂是一种微创的选择，然而，长期效果并不理想，悬吊术有一定风险，对于经术前评估术后可能发生严重尿失禁的女性，改行可控性或非可控性尿路改道可能是较明智的选择。对于男性，中重度尿失禁患者人造尿道括约肌是一个可行的选择，效果良好，并发症发生率低。

综上所述，原位新膀胱术后尿失禁仍是一个挑战。治疗方法是可行的，但治疗成功仍有疑问，并发症的风险很高，证据水平通常较低。

（徐啊白　刘春晓　南方医科大学珠江医院）

参考文献

[1]Hautmann RE, Volkmer BG, Schumacher MC, et al.Long-term results of standard procedures in urology:the ileal neobladder[J].World Journal of Urology,2006,24（3）:305-314.

[2]Wataru O, Kazumasa I, Daisuke K, et al.Eight year experience with studer ileal neobladder[J].Japanese Journal of Clinical Oncology, 2006, 36（7）:418-424.

[3]Martins FE, Boyd SD.Artificial urinary sphincter in patients following major pelvic surgery and/or radiotherapy：are they less favorable candidates[J].The Journal of Urology, 1995, 153（4）:1188-1193.

[4]Shandra W, Quek ML, Ginsberg DA.Transurethral injection of bulking agents for stress urinary incontinence following orthotopic neobladder reconstruction in women[J].J Urol, 2004, 172:244-246.

[5]Simma-Chiang V, Ginsberg DA, Teruya KK, et al.Outcomes of artificial urinary sphincter placement in men after radical cystectomy and orthotopic urinary diversions for the treatment of stress urinary incontinence：the university of southern california experience[J].Urology, 2012, 79（6）:1397-1401.

病例 48 原位新膀胱术后尿潴留的诊断与处理

一、导读

原位新膀胱术由于患者不需要腹壁造口、保持了生活质量和自身形象，已逐渐被各大医疗中心作为根治性膀胱切除术后尿流改道的主要方式之一，目前临床上常见的是去管化回肠新膀胱术和去带乙状结肠新膀胱术，术后如果出现控尿功能异常（包括尿失禁或尿潴留情况），会对患者与家属的身心都是巨大的负担；更是对手术医师的临床抉择、心理素质、医患沟通能力的全面考验。

希望通过对本病例的学习，能够让读者了解原位新膀胱术后尿潴留的发生原因、诊断与应对策略。

二、病历简介

（一）病史介绍

患者男性，66 岁。

主诉：膀胱癌根治、回肠原位新膀胱术后 1 年余，排尿困难 1 周。

现病史：患者 1 年前因"无痛性肉眼血尿"就诊，增强 CT 示膀胱内多发肿物，其中膀胱前壁肿块较大，疑似浆膜层受累（病例 48 图 1）。膀胱镜活检病理示高级别浸润性尿路上皮癌；完善术前检查后，行"腹腔镜下双侧标准盆腔淋巴结清扫术＋回肠原位新膀胱术"，术中盆腔淋巴结为阴性。术后病理示膀胱高级别浸润性尿路上皮癌，侵犯深肌层，累及神经。术后 1 个月余行经尿道新膀胱造影，未见明显造影剂外渗（病例 48 图 2），予以拔除左、右输尿管外支架管，次日拔除尿管。拔除尿管后患者未能恢复排尿，后患者回家休养。术后 2 个月回院复查，诉小便能自行控制，无明显漏尿。近一周患者出现排尿困难，在当地医院就诊，导尿治疗，诉当时引出尿液约 400 mL。2 日后拔除尿管后仍诉排尿困难。

（二）体格检查

意识清楚，精神尚可，皮肤巩膜无黄染，腹部可见手术瘢痕，下腹部膨隆，无压痛、反跳痛，无静脉曲张，双下肢未见水肿。

（三）辅助检查

1. 血常规 超敏 C 反应蛋白 12 mg/L，白细胞计数 9×10^9/L，中性粒细胞百分比 65%。

2．血液生化 血钠 145 mmol/L，血钾 4.75 mmol/L，血氯 110 mmol/L，血钙 2.70 mmol/L，肌酐 104 μmol/L，二氧化碳结合率 23 mmol/L。

3．尿常规 颜色：黄；尿比重：1.021；尿胆原 < 16 μmol/L；隐血（－）；白细胞（－）；酮体（－）。

4．泌尿系超声 双肾、双侧输尿管无扩张，膀胱内残余尿量约 350 mL。

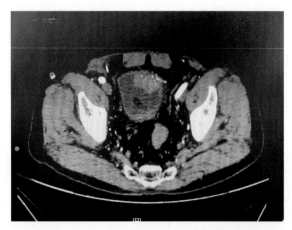

病例 48 图 1 术前盆腔 CT 示膀胱前壁及后壁多发软组织肿块向腔内凸起

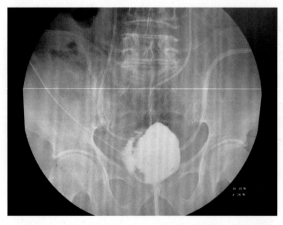

病例 48 图 2 术后 1 个月余复查行经尿道新膀胱造影，未见明显造影剂外渗

（四）初步诊断

回肠原位新膀胱术后尿潴留。

三、临床决策与分析

尿流改道术式尚无标准方案，目前有多种方法可选，如输尿管腹壁造口术、回肠导管术、可控膀胱术和新膀胱术，需要根据患者的具体情况，如年龄、伴随疾病、预期寿命、盆腔手术及放疗史等，并结合患者的要求及术者手术经验慎重选择。医师术前应与患者充分沟通，告知患者尿流改道的各种手术方式及其优缺点，共同决定尿流改道方式。保护肾功能、提高患者生活质量是治疗的最终目标。

原位新膀胱术由于患者不需要腹壁造口、保持了生活质量和自身形象，已逐渐被各大医疗中心作为根治性膀胱切除术后尿流改道的主要方式之一。采用原位新膀胱作为尿流改道方式应满足以下条件：①尿道无肿瘤和外括约肌功能良好；②术中尿道切缘阴性；③肾脏功能良好可保证电解质平衡及废物排泄；④肠道无明显病变；⑤盆腔淋巴结 N_0 或 N_1。

新膀胱术后尿潴留是一种较为少见的术后并发症，主要与后尿道吻合口狭窄、新膀胱黏液栓阻塞尿道和储尿囊松弛无张力有关。具体处理方式根据具体病因而有所不同。

四、治疗过程

入院后行膀胱造影＋排泄尿路造影：（76% 复方泛影葡胺和生理盐水按 1∶1 配比）造影剂共注射 450 mL，回肠新膀胱形态良好，未见明显造影剂外渗，排尿造影未见造影剂排出（病例 48 图 3）。膀胱镜检查见尿道吻合口无狭窄（病例 48 图 4）。

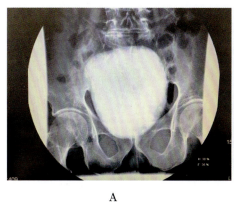
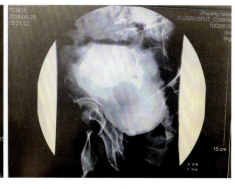

A　　　　　　　　　　　　　　　　B

病例 48 图 3　膀胱造影检查

A. 膀胱造影：回肠新膀胱形态良好，未见明显造影剂外渗；B. 排尿期膀胱造影：未见造影剂排出。

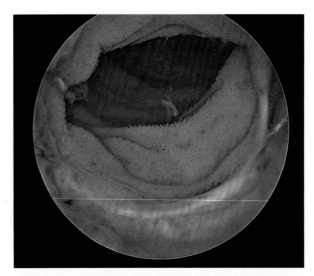

病例 48 图 4　新膀胱术后膀胱镜检查示尿道吻合口无狭窄

因患者尿道通畅，新膀胱后尿道吻合口无狭窄，膀胱造影提示新膀胱明显增大，尿流动力学提示新膀胱收缩力下降，考虑为储尿囊变得松弛而无张力，容量增大，导致新膀胱进行性排空障碍，在治疗上应教会患者自我间歇导尿。

五、经验与体会

（一）新膀胱术后出现尿潴留的原因

有文献报道新膀胱术后出现尿潴留有以下原因：①机械阻塞：狭窄、石头、复发性肿瘤、黏液栓、新膀胱黏膜褶皱、术后尿道角度增大、阴道壁脱垂（女性）；②功能性梗阻：盆底协调失调、膀胱颈保存过多（女性）；③另有文献报道，随着时间延长，回肠新膀胱易发生进行性增大，储尿囊变得松弛而无张力，可导致新膀胱进行性排空障碍，增加完全性尿潴留的机会。

（二）新膀胱术后出现尿潴留的治疗

通过尿道新膀胱造影、尿道膀胱镜检及尿流动力学检查，如发现尿潴留为机械性梗阻所致，可解除梗阻因素后，尿潴留症状有改善（病例 48 图 5）；如尿潴留为功能性或储尿囊自身变得松弛而无张力所导致，治疗主流仍然是自身导尿。尿潴留的程度不同，插管的频率应该相应地调整，以防止充溢性尿失禁、尿路感染、结石形成和肾功能障碍。

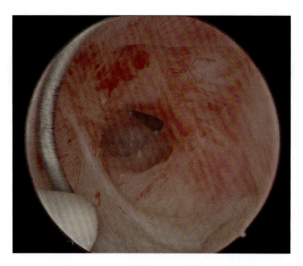

病例 48 图 5 新膀胱后尿道吻合口狭窄

六、患教建议

原位新膀胱术后尿潴留有一定的发生率,发生后患者应正视,手术医师术中应细致操作,特别是女性患者,有文献报道女性术后尿潴留的原因一部分是由于新膀胱缺乏适当的背部支撑和无支撑的阴道残端脱出,随后新膀胱壁通过阴道突出而导致的机械性因素。因此,在排尿过程中,储尿囊向后倾斜,导致储尿囊-尿道交界处的急性成角,建议采取一些改进措施,包括用网膜瓣为新膀胱提供背部支撑,用覆盖直肠前壁的圆韧带和腹膜悬吊阴道残端等。

平时应嘱多饮水、勤排尿,避免黏液栓堵塞尿道,并定期复查。

七、专家点评

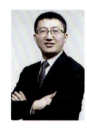

徐啊白,医学博士,主任医师,硕士研究生导师,南方医科大学珠江医院泌尿外科主任,中组部计划广东省"组团式"医疗援疆干部,广东省杰出青年医学人才。中国医师协会泌尿外科医师分会青年委员会委员,中华医学会泌尿外科学分会激光学组委员,广东省医学会泌尿外科学分会副主任委员。

由于原位新膀胱术后尿潴留的治疗具有挑战性,最好的策略是避免其发生。仔细的病例选择、细致的手术操作可能有帮助,女性患者术中不要保留过多膀胱颈,大网膜瓣可为新膀胱提供背部支撑,减少排尿时储尿囊—尿道交界处的急性成角,建议回肠新膀胱的肠管长度约为 45 cm，太长可能远期容易发生新膀胱无力性扩张，这些都有助于术后避免尿潴留的发生。

如果原位新膀胱术后发生尿潴留，应做尿道新膀胱造影、尿道膀胱镜检及尿流动力学检查，明确尿潴留病因，如为机械性（如尿道新膀胱吻合口狭窄或黏液栓阻塞）所致，机械性梗阻后可缓解，如为黏液栓阻塞所致，日后应注意口服碳酸氢钠碱化尿液可能减少其发生率，如为功能性新膀胱排空障碍，则治疗上建议间歇性自我导尿。

（杜　伟　徐啊白　南方医科大学珠江医院）

参考文献

[1]Park JM, Montie JE.Mechanisms of Incontinence and Retention after Orthotopic Neobladder Diversion[J].Urology, 1998, 51（4）：601-609.

[2]Nesrallah L.Orthotopic ileal neobladder：the influence of reservoir volume and configuration on urinary continence and emptying properties[J].BJU Int,2004,93(1)：375-378.

[3]Hoy NY, Cohn JA, Kowalik CG, et al. Management of voiding dysfunction after female neobladder creation[J].Current Urology Reports, 2017, 18（5）：33.

病例 49　膀胱癌根治术后腹股沟疝的诊断与处理

一、导读

在整个泌尿系统中，膀胱肿瘤是最常见的肿瘤之一，随着我国工业的不断发展及吸烟人数的不断上升，膀胱肿瘤的发病率逐年攀升。以肿瘤组织学分类为标准，上皮来源的肿瘤多见，占全部肿瘤的 95%。目前临床上将膀胱癌分为 NMIBC 及肌层浸润性膀胱癌（muscle-invasive bladder cancer，MIBC）两大类。根治性膀胱切除术（radical cystectomy，RC）是治疗肌层浸润性膀胱癌及高危性非肌层浸润性膀胱癌的金标准，而近年来机器人辅助根治性膀胱切除术（robot assisted radical cystectomy，RARC）在临床上得到广泛应用。

RC 术后并发症相对较多，包括肠道相关性并发症及尿流改道相关性并发症，根治性全膀胱切除术后合并腹股沟疝并不少见，多数为腹股沟斜疝。

二、病历简介

（一）病史介绍

患者男性，67 岁。

主诉：发现右侧腹股沟区可复性包块 1 个月。

现病史：患者 1 个月前发现右侧腹股沟区可复性包块，质软，无明显压痛，站立位时包块突出，重体力活动时突出明显，未坠入阴囊，平卧位时包块回纳，无恶心、呕吐、腹痛、腹胀、便血、黑便等不适，无肛门停止排气排便，无寒战、发热等不适。患者为进一步治疗遂来诊，完善阴囊、腹股沟超声提示示右侧腹股沟区探及肠管状稍强回声，故门诊以"右侧腹股沟疝"收入院治疗。

既往史：吸烟 30 余年，平均 1 包 / 日，已戒烟 5 年；1 年前因肌层浸润性膀胱癌行 RARC ＋回肠膀胱术（Bricker 术式）。

（二）体格检查

生命体征平稳，腹部平坦，下腹部正中线可见一长约 4 cm 陈旧性手术瘢痕，右下腹壁可见回肠造瘘口及集尿袋，可见淡黄色尿液排出，造瘘口处肠黏膜红润，无出血，全腹软，无压痛、反跳痛及肌紧张，右侧腹股沟区站位或嘱患者增加腹压时可触及质软包块，大小约 3.0 cm×2.0 cm，未坠入阴囊，无明显压痛，平卧时包块可回纳，回纳后按压疝囊颈嘱患者咳嗽冲击感明显，阴囊透光实验阴性，阴囊无肿胀。

（三）辅助检查

1．实验室检查

（1）血常规：白细胞计数 6.72×10^9/L，红细胞计数 4.68×10^{12}/L，血红蛋白 128 g/L，血小板计数 166×10^9/L。

（2）肝肾脏疾病实验：尿素 9.51 mmol/L，肌酐 80.8 μmol/L，估算肾小球滤过率 98.4 mL/min，尿酸 557 μmol/L，天冬氨酸氨基转移酶 17 U/L，丙氨酸氨基转移酶 20 U/L。

（3）尿常规：白细胞 450.9 个 / μl，红细胞 260.2 个 / μl，亚硝酸盐（+）。

（4）凝血功能及输血全套未见明显异常。

2．影像学检查

（1）阴囊、腹股沟超声：双侧附睾头囊肿，右侧腹股沟区探及肠管状稍强回声，嘱患者做乏氏动作，可见腹腔内容物向腹股沟区突入，突入口径约 24.0 mm，突入物范围约 30.0 mm×20.0 mm，内未见血流信号，探及蠕动。

（2）腹部增强CT：①膀胱癌术后改变，未见确切肿瘤复发、转移征象，可见回肠代膀胱，右下腹可见造瘘口，双侧肾盂肾盏、输尿管可见轻度扩张积水；②右侧腹股沟疝，内容物为肠系膜及部分肠管（病例 49 图 1，病例 49 图 2）。

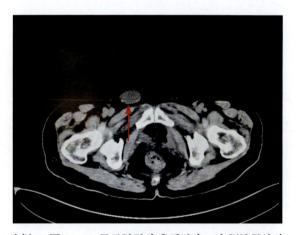

病例 49 图 1　CT 显示膀胱癌术后改变，右侧腹股沟疝

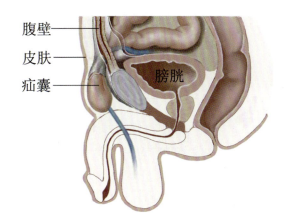

腹壁

皮肤

疝囊

膀胱

病例 49 图 2　腹股沟疝示意图

三、临床决策与分析

1. 手术指征

（1）患者为老年男性，以"发现右侧腹股沟区可复性包块"为主要表现。

（2）查体：右侧腹股沟区站位或嘱患者增加腹压时可触及质软包块，大小约 3.0 cm×2.0 cm，未坠入阴囊，无明显压痛，平卧时包块可回纳，回纳后按压疝囊颈嘱患者咳嗽冲击感明显，阴囊透光实验阴性，阴囊无肿胀。

（3）辅助检查：阴囊、腹股沟超声示右侧腹股沟区探及肠管状稍强回声，嘱患者做乏氏动作，可见腹腔内容物向腹股沟区突入；腹部 CT 示右侧腹股沟疝。患者诊断右侧腹股沟疝明确，完善术前检验检查，未见绝对手术禁忌，患者及其家属要求手术，故手术指征明确。

2. 手术评估　患者既往因 MIBC 行机器人辅助腹腔镜根治性全膀胱切除＋回肠膀胱术，术中切除范围较大，包括膀胱、前列腺及盆腔淋巴结，并距离回盲部 15 cm 截取长约 10 cm 回肠，一端封闭后与双侧输尿管进行吻合，另一端进行右下腹壁造瘘并接腹壁集尿袋（病例 49 图 3）。考虑到患者既往有腹盆腔手术史，腹盆腔粘连严重，且失去正常解剖结构，行腹腔镜下右侧腹股沟疝修补术难度较大，为减少手术带来的损伤，故应采用经腹股沟区无张力疝修补术。

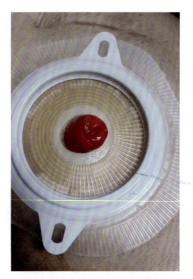

病例 49 图 3　右下腹壁造瘘

3. **手术方案**　经腹股沟区右侧腹股沟无张力疝修补术。

4. **术后注意事项**　术后密切监测患者生命体征及病情变化，盐袋压迫手术切口，若患者有咳嗽、咳痰不适，及时给予祛痰止咳治疗；保持大便通畅，便秘者给予通便治疗；术后前 3 天不宜下床活动，但应鼓励患者适当床上活动，特别是对于老年患者，预防肺部感染及下肢深静脉血栓形成；注意回肠造瘘口的护理，防止尿液污染手术切口导致感染；出院后 3 个月内禁止剧烈运动及重体力活动。避免进食牛奶、豆制品等易引起腹胀的食物。

四、治疗过程

1. **手术过程**　硬膜外麻醉显效后，患者平卧手术台上，术区常规消毒铺巾；取右侧腹股沟区长约 5.0 cm 手术切口，逐层切开皮肤及皮下各层次组织；提起精索、游离松解精索与周围组织粘连，注意保护神经，分离开精索与疝囊；于直疝三角找到疝囊后提起疝囊底，向疝囊颈部游离，打开疝囊、松解脂肪组织与疝囊壁粘连后还纳入腹腔；继续游离疝囊至颈部，荷包缝合疝囊颈部关闭疝囊口；折叠缝合加强腹横筋膜；将补片平铺于腹外斜肌腱膜下间隙与耻骨结节、腹股沟韧带多点妥善缝合固定。检查手术视野无出血，清点纱布器械无误后依次缝合切口，结束手术。给予止血、补液等对症治疗。

2. **术后情况及预后**　手术顺利，术后患者无咳嗽、咳痰等不适，无畏寒、发热，大便通畅，回肠腹壁造口处黏膜红润，无出血，引流尿液清亮，手术切口愈合好；

术后门诊定期随访未再出现右侧腹股沟区包块，增加腹压未见包块突出；手术效果好。

五、经验与体会

根治性全膀胱切除术后合并腹股沟疝并不少见，一旦确诊需及时治疗，手术治疗是主要的治疗方法，包括传统的疝修补术、无张力疝修补术及经腹腔镜疝修补术。就该病例而言，行机器人辅助腹腔镜根治性全膀胱切除＋回肠膀胱术后合并腹股沟疝，有腹盆腔手术史，腹腔粘连严重，且回肠造瘘口位于右下腹部，行腹腔镜疝修补术难度较大，最终手术方案为经腹股沟区右侧腹股沟疝无张力疝修补术，可以不经腹腔，不受腹腔粘连的干扰，能顺利完成手术。

六、患教建议

术前进行充分医患沟通，对于可复性腹股沟疝，患者往往不会引起重视，加之前期经历根治性膀胱切除术，部分患者产生畏惧手术心理，不愿意再行手术治疗腹股沟疝，导致后期出现嵌顿或绞窄，增加手术难度及影响手术预后，所以术前通过详细的医患沟通让患者及其家属了解手术的必要性，同时也应讲明术后腹股沟疝可能再次复发。

七、专家点评

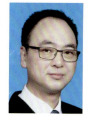

王东，主任医师，教授，四川省人民医院机器人微创中心主任。四川省医学会医用机器人和医学智能化专业委员会主任委员，四川省医师协会医学机器人和人工智能分会会长，中华医学会泌尿外科学分会机器人学组副组长，中国医师协会泌尿外科医师分会数字与人工智能学组副组长，中国抗癌协会腔镜与机器人外科分会常务委员。

根治性膀胱切除术是治疗肌层浸润性膀胱癌及高危性非肌层浸润性膀胱癌的金标准。尽管该术式已经在全球大范围开展，但由于手术步骤复杂、时间长，术后并发症仍然较为常见。机器人辅助腹腔镜根治性全膀胱切除术＋回肠膀胱术（Bricker 术式），手术时间长，手术步骤复杂，患者接受较高气腹压时间长，腹部压力长时间维持在较高水平，易导致腹部肌肉支持力量变弱，术后易发生腹股沟疝。若患者术后出现肠梗阻、排便不畅等导致腹压增高等因素，也可能导致腹股沟疝的发生。有研究结果显示，行根治性膀胱切除术后发生腹股沟疝最重要的危险因素可能是腹直肌鞘后层的损伤。此外，高龄、低体重、亚临床腹股沟疝、既往行腹股沟疝修补术和术后膀胱尿道吻合口狭窄可能会增加根治性膀胱切除术后腹股沟疝发生的风险。如果术前患者被评估为术后发生腹股沟疝高危人群，应在术中考虑同时进行预防性操作（例如用缝合线缩小腹股沟内环），以尽量减少腹股沟疝的风险。若术后并发腹股沟疝，则应及时处理，综合评估患者情况，选择适合的手术方式，建议优先选择经腹股沟区无张力疝修补术。

（范世达　王　东　四川省医学科学院·四川省人民医院）

参考文献

[1] 黄健，王建业，孔垂泽，等.2022版中国泌尿外科和男科疾病诊断治疗指南[M].北京：科学出版社，2022.

[2] Stuin JP, Lieskovsky G, Cote R, et al.Radical cystectomy in the treatment of invasive bladder cancer：long term results in 1054 patients[J].J Clin Oneol，2001，19（3）：666-675.

[3] Shabsigh A, Korets R, Vora KC, et al.Defining early morbidity of radical cystectomy for patients with bladder cancer using a standardized reporting methodology[J].Eur Urol，2009，55（1）：164-174.

[4] 黄健.根治性膀胱切除术—从开放到腹腔镜到机器人[J].中华泌尿外科杂志，2017，38（8）：564-567.

[5] Clollins JW, Patd H, Assing C, et al.Enhanced recovery after robot-assisted radical cystectomy：EAU robotic urology section scientific Working group consensus view[J].Eur Urol，2016，70（4）：649-660.

[6] Zhu S, Zhang H, Xie L, et al.Risk factors and prevention of inguinal hernia after radical prostatectomy：a systematic review and meta-analysis[J].Journal of Urology，2013，189（3）：884-890.

第四章　肾上腺及腹膜后肿瘤

病例50　皮质醇增多症的诊断与处理

一、导读

皮质醇增多症又称库欣综合征（Cushing's syndrome，CS）是一种临床分泌糖皮质激素过多引起一系列临床症状及体征的疾病。皮质醇增多症中，约80%为促肾上腺皮质激素（adrenocorticotropic hormone，ACTH）依赖性，此类病变多见于垂体瘤或下丘脑－垂体功能紊乱，其中因垂体因素引起的皮质醇增多症称库欣病；约20%为ACTH非依赖性，其中大部分见于肾上腺病变，如肾上腺皮质腺瘤或腺癌等。皮质醇增多症临床表现多样，典型表现为向心性肥胖，如满月脸、水牛背、皮肤菲薄、紫纹、痤疮、多毛等；其他还可以有高血压、性功能紊乱等不典型表现。

目前肾上腺病变引起的皮质醇增多症治疗方法主要有手术治疗及药物治疗，随着腹部微创手术技术的逐渐普及，越来越多的医院逐渐开展腹腔镜手术及机器人辅助腹腔镜手术。本节结合具体病例，向读者展开肾上腺病变引起的皮质醇增多症进行外科手术治疗要点、术后注意事项、并发症的防治等。

二、病历简介

（一）病史介绍

患者男性，21岁。

主诉：肥胖、满月脸，皮肤紫纹2年余。

现病史：患者自诉2年前无明显诱因出现肥胖，以面部、腹部及肩背部明显，后肥胖逐渐发展，出现腹部皮肤紫纹，呈向心性肥胖，2周前曾因"皮质醇增多症"在内科住院治疗并带药出院治疗，因病情无缓解，为进一步治疗来外科门诊就诊。患者自发病以来，精神、食欲、睡眠尚可，二便正常，体重增加约20 kg。

既往史：既往健康状况良好；否认患过传染病、地方病、性病等病史；无外伤及手术史；无输血史；否认过敏史。

（二）体格检查

体温 36.6 ℃，脉搏 70 次 / 分，呼吸 20 次 / 分，血压 130/76 mmHg，身高 172 cm，体重 88 kg。满月脸，水牛背，皮肤菲薄、可见大量紫纹（病例 50 图 1）；表情自如；自动体位；正常步态；意识清楚；检查合作。

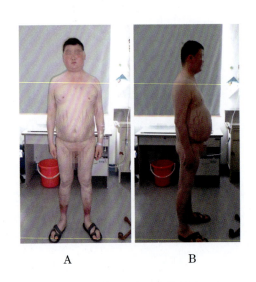

病例 50 图 1　患者术前照片

A. 正面照；B. 侧面照。

（三）辅助检查

1. 实验室检查

（1）血常规：白细胞计数 10.73×10^9/L，血红蛋白 98 g/L，血小板 198.86×10^9/L，中性粒细胞百分比 90.10%。

（2）肝功能：丙氨酸氨基转移酶（速率法）191 U/L，天冬氨酸氨基转移酶 99 U/L。

（3）空腹葡萄糖测定（氧化酶法）10.37 mmol/L。

（4）钾离子（电极法）2.3 mmol/L。

（5）肾功能未见明显异常。

（6）肾上腺相关检验：血皮质醇：8 am 1279.54 nmol/L，4 pm 1285.75 nmol/L，0 am 1243.99 nmol/L；ACTH：8 am 9.81 pg/mL，4 pm 12.79 pg/mL，0 am 8.49 pg/mL。尿游离皮质醇 15037.35 nmol/24 h，尿 17- 羟 9.4 mg/24 h，尿 17- 酮 20.3 mg/24 h，小剂量地塞米松口服后尿 17- 羟 15.7 mg/24 h，尿 17- 酮

28.1 mg/24 h；大剂量地塞米松口服后尿 17- 羟 3.1 mg/24 h，尿 17- 酮 7.8 mg/24 h。

2. 影像学检查　CT：左肾上腺区肿物影（病例 50 图 2），腺瘤？

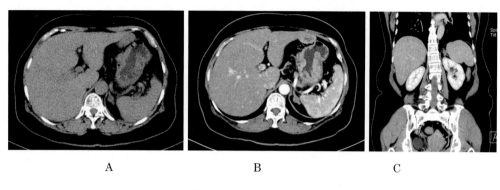

病例 50 图 2　术前 CT

A. CT 平扫示左侧肾上腺结合部见一稍低密度结节样增粗，边缘光整；B. CT 增强动脉晚期病灶强化明显低于周围正常肾上腺组织；C. 增强实质期冠状位重建左侧肾上腺结节呈稍低密度。

（四）初步诊断

皮质醇增多症：左肾上腺瘤？右肾上腺增生？

三、临床决策与分析

1. 手术指征　患者具有典型满月脸、水牛背、皮肤、紫纹等临床表现。血皮质醇浓度异常升高。CT：左肾上腺区肿物影：腺瘤？

2. 手术方案　腹腔镜下左肾上腺腺瘤切除术。

四、治疗过程

1. 围术期准备

（1）术前准备：术前当日可静脉使用糖皮质激素，如氢化可的松（100～200 mg）。

（2）术中准备：术中需注意血压、心率变化，防止肾上腺危象的发生。必要时可术中补充氢化可的松（100～200 mg）。

（3）术后准备：术后常规监测血氧、血压、心电监测及电解质，保持液体出入量平衡。术后适当给予糖皮质激素补充，术后当天或第一天可适当静滴氢化可的松 100～200 mg/d，逐日递减。停止静脉或肌内注射补充激素后改泼尼松口服，20～25 mg/d 开始，根据病情逐渐减量至 10～15 mg/d 可出院。出院后泼尼松每周减 2.5 mg，监测血皮质醇及 ACTH，证实肾上腺分泌功能恢复后停药，一般需 6～9

个月；术后预防静脉血栓：相关治疗表明，皮质醇增多症患者术后发生静脉栓塞的概率较一般患者明显增高，因此预防血栓形成也是术后的非常重要的一步。警惕肾上腺危象：主要表现为厌食、腹胀、恶心、呕吐、精神不振、疲乏、血压下降、体温上升等。处理应迅速静脉滴注氢化可的松 100 ～ 200 mg，5 ～ 6 小时内用量可达 500 ～ 600 mg。此后每天递减。同时还应注意补液、保持电解质稳定，使用血管活性药。

2. 手术情况　全身麻醉成功，取右侧卧位，经腹腔入路，Trocar 摆放如病例 50 图 3，常规消毒铺巾，进入腹腔后，打开结肠旁沟、肾周筋膜，在左肾上缘找到左侧肾上腺。见左侧肾上腺中部增厚，表面可见多个小结节，腺体外观呈黑黄相间，内无出血和坏死。紧贴肾上极内侧游离显露肾上腺中央静脉，以 Hem-o-lok 阻断血管后，完整切除左侧肾上腺瘤，尽可能保留外观正常肾上腺组织。减压观察术野无活动性出血，取出左肾上腺组织，留置伤口引流管，术程顺利，安返病房。

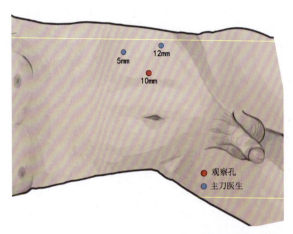

病例 50 图 3　经腹腔入路左侧肾上腺肿瘤切除术体位

3. 术后情况及预后　术后予补充糖皮质激素（氢化可的松 200 mg/d，逐日递减），3 天后静脉补充糖皮质激素改为口服并定期复诊，递减糖皮质激素直至半年停止。术后病理：（左侧肾上腺）皮质腺瘤，以束状带增生为主。

患者术后一年回访，消瘦明显（病例 50 图 4），向心性肥胖体征消失，体重减到 67 kg。

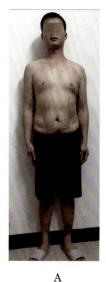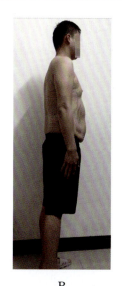

A   B

病例 50 图 4 术后一年复查照片

A. 正面照；B. 侧面照。

五、经验与体会

（一）双侧肾上腺病变引起 ACTH 非依赖性皮质醇增多症的治疗如何选择？

双侧肾上腺体积悬殊可考虑切除增生明显一侧，两侧增生明显可考虑行单侧切除加对侧次全切除术。

（二）术后注意事项有哪些？

术后保持尿道、引流管等各种管道通畅，监测生命体征，监测血糖、电解质等。若患者恢复好，可 24 小时内拔除各种管道。

术后可能出现激素突然下降，导致激素分泌不足，因此，应根据情况适当补充激素。禁食期间可选择静脉或者肌内注射氢化可的松、地塞米松或醋酸可的松，进食后改口服；皮质激素激素剂量逐步递减至停药。术后还应注意电解质情况，术后定期复查糖皮质激素水平。

皮质醇增多症患者术后静脉血栓发生率较一般手术高，患者麻醉清醒后应提倡多自主活动，并尽快下床活动。

六、患教建议

皮质醇增多症患者临床表现多样，但手术后多数预后较好。但手术仅仅是治疗的一部分，术后还应长时间检查皮质醇、血糖、血脂、电解质等，同时术后须较长时间口服激素替代治疗，甚至有些病例仍须二次手术。应将术后长期监测及治疗告知患者及家属，提高患者依从性，争取达到预期的治疗效果。

七、专家点评

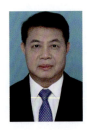

蒙清贵，主任医师，就职于广西医科大学附属肿瘤医院泌尿外科。中国抗癌协会泌尿男生殖系肿瘤专业委员会委员，中国抗癌协会泌尿男生殖系肿瘤专业委员会膀胱癌学组委员，中国临床肿瘤学会前列腺癌专家委员会委员，中国医师协会泌尿外科医师分会肿瘤学组委员，广西抗癌协会泌尿男生殖系肿瘤专业委员会主任委员，广西医师协会泌尿外科医师分会副会长。

皮质醇增多症又称库欣综合征，是由多种原因使肾上腺皮质分泌过多糖皮质类固醇激素所致，分原发性及继发性两种，本例主要讨论原发性皮质醇增多症。原发性即不依赖促肾上腺皮质激素（ACTH）包括肾上腺皮质腺瘤、肾上腺皮质癌、双侧肾上腺小结节性增生等。

原发性皮质醇增多症临床表现为体重增加，有典型的向心性肥胖体征，如满月脸、水牛背。其他常见症状有血质面貌、高血压、闭经、痤疮、继发性糖尿病和骨质疏松等。实验室检查包括 24 小时尿游离皮质醇，0 am、8 am、16 pm 皮质醇等。影像学检查，如 CT、MRI 可明确肾上腺大小、位置，有无肿块及肾上腺周围情况。此外对不明确为原发性还是继发性的病变，还需行垂体 MRI 明确是否有垂体肿瘤。

手术切除病灶是治疗原发性皮质醇增多症首选，目前的手术方式主要是腹腔镜肾上腺切除术（机器人辅助腹腔镜下肾上腺切除术仅在有条件的医院进行）。腔镜手术具有术野清晰、出血少、术后恢复快等优势，因此腹腔镜手术已在国内广泛开展。

由于原发性皮质醇增多症自主分泌皮质激素抑制了垂体促激素水平。当肿瘤切除后糖皮质激素急剧下降，垂体促激素仍低于正常水平，若不及时、足量补充激素易诱发肾上腺危象。因此，术中、术后及时、足量的激素补充是防止肾上腺危象发生的重要措施，通常使用氢化可的松静脉滴注。术后仍需较长时间的激素补充治疗。

（蒙清贵　广西医科大学附属肿瘤医院）

参考文献

[1]Shan J, Prescott JD, Mathur A, et al.Surgical approach to endocrine hypertension in patients with adrenal disorders[J].Endocrinol Metab Clin N Am, 2019, 48 : 875-885.

[2]陈孝平，汪建平，赵继宗，等．外科学 [M]．第9版．北京：人民卫生出版社，2018.

[3]黄健，王建业，孔垂泽，等．中国泌尿外科和男科疾病诊断治疗指南：2022版 [M]．北京：科学出版社，2022.

[4]Babic B, De Roulet A, Volpe A, et al.Is VTE prophylaxis necessary on discharge for patients undergoing adrenalectomy for cushing syndrome[J] ？ J Endocr Soc, 2019, 3（2）: 304-313.

[5]Iacobone M, Citton M, Scarpa M, et al.Systematic review of surgical treatment of subclinical Cushing's syndrome[J].Br J Surg, 2015, 102（4）: 318-330.

病例 51　原发性醛固酮增多症的诊断与处理

一、导读

醛固酮是肾上腺皮质球状带分泌的一种激素。原发性醛固酮增多症又称原醛症，是肾上腺皮质球状带分泌醛固酮过多引起的一种疾病。高血压和低钾血症是原发性醛固酮增多症最主要的临床表现，此外还可以有高血钠、低血肾素、碱中毒、肌无力或周期性瘫痪等临床表现。原发性醛固酮增多症引起的高血压为继发性高血压，占继发性高血压发病原因的10%。原发性醛固酮增多症大概可以分为两类，一类为原发病在肾上腺，另一类原发病在肾上腺外。前者包括产生醛固酮的肾上腺皮质腺瘤、原发性肾上腺增生及分泌醛固酮的肾上腺癌；后者包括特发性醛固酮增多症、分泌醛固酮的异位肿瘤等，病变多为低肾素醛固酮增多症。产生醛固酮的肾上腺皮质腺瘤约占原醛症的80%，确诊后行腺瘤或单侧肾上腺切除可治愈。

二、病历简介

（一）病史介绍

患者男性，31 岁。

主诉：反复四肢乏力 7 个月余。

现病史：患者自述 7 个月前无明显诱因出现四肢乏力，可正常行走，无呕吐、心悸、腹胀等不适。到当地医院就诊，提示低钾血症，自行口服氯化钾口服液，症状可好转。未进一步就诊，10 天前四肢乏力加重伴有血压增高（达167/112 mmHg），无法行走，遂至当地医院就诊，查电解质：血钾 2.35 mmol/L。予补钾、利尿等对症治疗后好转。为进一步治疗来诊。门诊彩超提示右肾上腺占位。入院时患者无明显乏力，精神、饮食、睡眠尚可，大小便正常。体重无明显改变。

既往史：平素健康，否认高血压、冠心病、糖尿病史；否认外伤史；否认手术史；否认输血史；1 岁时有肺结核病史，已治愈；否认肝炎或其他传染病史；否认过敏史。

（二）体格检查

体温 36.5℃，脉搏 86 次 / 分，呼吸 20 次 / 分，血压 176/115 mmHg。双肺呼吸音清，未闻及干、湿性啰音及胸膜摩擦音。心界正常，心律齐，各瓣膜区未闻及病理性杂音。腹部外形正常，全腹柔软，无压痛及反跳痛，腹部未触及包块。肝脾脏肋下未触及，双肾未触及。双下肢无水肿。

专科情况：双肾区无隆起，无明显压痛、叩击痛，双侧输尿管压痛点无压痛，膀胱区无膨隆，膀胱双合诊，膀胱区未触及肿块。直肠前列腺指诊未检。

（三）辅助检查

1. 实验室检查

（1）血常规：白细胞计数 $7.82 \times 10^9/L$，中性粒细胞百分比 82.4%，血红蛋白 131 g/L，血小板 $319 \times 10^9/L$。

（2）尿常规：白细胞（-），红细胞（-），脓细胞（-）。

（3）电解质：钾 3.55 mmol/L。

（4）肾上腺相关检查：促肾上腺皮质激素（8 am）20.91 pg/mL；促肾上腺皮质激素（4 pm）16.18 pg/mL；促肾上腺皮质激素（0 am）10.29 pg/mL；肾素活性（卧位）0.24 ng/（mL·h）；血管紧张素Ⅱ（卧位）70.30 pg/mL；肾素活性（立位）0.83 ng/（mL·h）；血管紧张素Ⅱ（立位）70.02 pg/mL；醛固酮（卧位）219.40 pg/mL；醛固酮（立位）195.50 pg/mL；24 h 尿香草苦杏仁酸 1.1 mg/24 h；24 小时尿游离皮质醇 1368.89 nmol/24 h。

2. 影像学检查　肾上腺 CT：右侧肾上腺占位性病变，腺瘤可能性大（病例 51 图 1）。

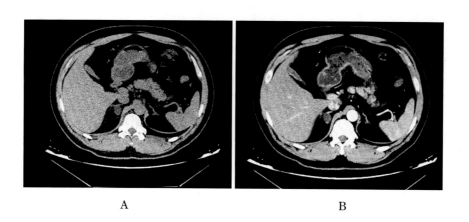

A　　　　　　　　　　　　B

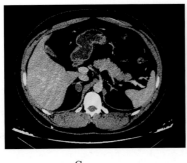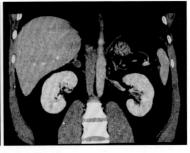

C　　　　　　　　　　　　　　　　D

病例 51 图 1　CT 示右侧肾上腺占位性病变

A. CT 平扫示右侧肾上腺见一圆形稍低密度结节，密度均匀，边界清楚；B. 增强动脉期病灶无强化，密度明显低于周围正常强化的肾上腺实质；C. 增强静脉期病灶未见明显强化，呈均匀低密度；D. 增强静脉期冠状位重建示右侧肾上腺低密度结节，两侧正常肾上腺组织稍萎缩。

（四）初步诊断

1. 右肾上腺占位；

2. 醛固酮增多症。

三、临床决策与分析

诊断依据：①病史：患者为中年男性，病史长，反复四肢乏力，曾诊断低钾血症病史，补钾后症状消失；②体格检查：血压 176/115 mmHg。心肺腹未见异常；③辅助检查：钾 3.55 mmol/L，血管紧张素 II（卧位）70.30 pg/mL，肾素活性（立位）0.83 ng/（mL·h），醛固酮（卧位）219.40 pg/mL，24 小时尿游离皮质醇 1368.89 nmol/24 h；门诊彩超提示右肾上腺占位；肾上腺 CT 平扫＋增强示右侧肾上腺占位性病变，腺瘤可能性大；肝 S8 钙化灶、肝内胆管结石；肝多发小囊肿；副脾。综合以上诊断依据，可诊断右肾上腺占位，醛固酮增多症。

治疗方案选择：患者目前诊断明确，治疗目的主要是解决反复低钾血症及控制血压。针对单侧肾上腺病变，不论是否引起相应的临床症状，治疗上首选肾上腺占位切除术或单侧肾上腺切除术。原发性醛固酮增多症手术切除肾上腺病变后低钾血症症状绝大多数能根治，血压能明显下降。部分病例血压能恢复正常，血压不能恢复正常者亦能减少使用降压药剂量或频次。

治疗中应充分告知患者及其受委托人目前疾病的诊断、可选择的治疗方案及其优劣、手术中可能出现的并发症及预后。术前应反复沟通，使患者及家属明白手术的必要性并支持我们的工作。

本病例我们选择腹腔镜下右肾上腺腺瘤切除术（备右肾上腺切除术）。术前应纠正高血压、低钾血症，应使用螺内酯口服，并逐渐调整剂量，必要时加用降压药物降压及补充钾。待血压、血钾正常并稳定后方可手术。右肾上腺紧邻肝肾及下腔静脉，行右肾上腺腺瘤切除术，术中操作轻柔，避免副损伤，注意止血。右肾上腺中央静脉直接汇入下腔静脉，损伤时易引起大出血，切除肾上腺时应仔细分离右肾上腺中央静脉、结扎牢固。术中还应注意触碰肿瘤时有无血压波动。术后重点监测血压、心率、电解质；密切观察尿量、引流量、血常规、肾功能、凝血功能、心肌酶等变化。

四、治疗过程

1. 围术期准备

（1）术前准备：术前除了常规检查及准备，最主要是原发性醛固酮增多症引起的相关临床表现。比如控制好血压及纠正低钾血症。一般采用口服螺内酯补钾，每 8 小时口服一次，起始量为每次 20～80 mg，根据血钾情况调整螺内酯用量，最大可增至每次 120～140 mg；可配合药物补钾。血压高的患者口服长效缓释降压药，并根据血压调整用药。多数患者 1 周左右血钾、血压可正常。

（2）术中准备：术中麻醉监测、手术操作轻柔，避免副损伤。

（3）术后准备：术后常规监测，还需注意监测血压、血钾的情况。术后立即停止补钾及保钾类药物（血钾＜3 mmol/L 除外）。如无特殊术后 3 天左右可出院。

2. 手术情况　全身麻醉成功，取左侧卧位，垫高腰部，常规消毒铺巾。在右侧脐水平线上 2 cm、腹直肌外侧缘做 2 cm 切口，切开皮肤，运用气腹针建立气腹，打入 10 mm 戳卡，置入镜头。观察腹腔脂肪较多，肠道无明显水肿。直视下打入锁骨中线肋缘下切口，置入 12 mm 戳卡。髂前上棘内侧 4 cm 打入 5 mm 戳卡（病例 51 图 2）。腋前线肋下缘打入 5 mm 戳卡（手术入路见皮质醇增多症章节）。置入分离钳和超声刀。向左侧推开肠管，沿右侧结肠旁沟打开后腹膜，在右侧肾脏上方进行游离。在右肾上方打开肾周筋膜和脂肪囊，找到正常肾上腺组织和肿瘤，见右侧肾上腺内侧支可见肿瘤，大小约 1.6 cm×1.8 cm×1.9 cm，呈黄褐色，表面有包膜。肿瘤位于下腔静脉偏右侧。肿瘤与正常肾上腺组织分界不清楚，和肝脏下缘粘连。沿肾上腺表面进行分离，先游离肾上腺与肝下缘、下腔静脉粘连处。将下腔静脉以胶带悬吊、牵拉，依次分离肾上腺的下缘、背侧缘，逐渐结扎并离断肾上腺中央静脉。顺利切除肾上腺。检查术野，逐渐缝扎出血点，在肾上腺切缘留置吸收性明胶海绵。留置伤口引流管，逐层关闭切口。手术顺利，术中麻醉满意，术中术后患者无不适，安返病房。

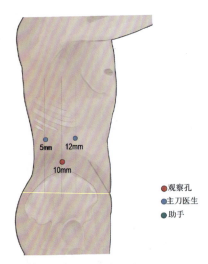

5mm 12mm

10mm

● 观察孔
● 主刀医生
● 助手

病例 51 图 2　体位示意图

3．术后情况及预后　患者术后病理（右侧肾上腺及肿瘤）：肾上腺皮质腺瘤，可能来自球状带。手术后患者低钾血症、高血压症状好转，无心率及血压急剧变化，患者无特殊，术后 2 天出院。出院后继续监测血压、血钾。术后 2 周复诊，患者血压、血钾恢复正常，患者无乏力等不适。

五、经验与体会

（一）原发性醛固酮增多症术前需要做哪些特殊准备？

原发性醛固酮增多症术前应调整好血压及纠正低钾血症。高血压、低钾血症的纠正：口服螺内酯，每 8 小时口服一次，起始量为每次 20 ～ 80 mg，根据血钾情况调整螺内酯用量，最大可增至每次 120 ～ 140 mg；再配合药物补钾及长效缓释降压药，多数患者 1 周左右血钾、血压可正常，可以进行手术。部分患者可能加用降压药物及补钾。

（二）原发性醛固酮增多症如何做好外科治疗术式的选择？

鉴于肾上腺的解剖位置深，分别与肝脏、肾脏、脾脏、胸膜、结肠和十二指肠等器官毗邻。肾上腺切除或肾上腺腺瘤切除术可以采用开放手术、腹腔镜手术、机器人手术等方式来完成，手术入路采用经腹腔或经后腹腔，由所在医疗中心的条件、术者的经验与技巧和患者肾肿瘤的具体情况来确定。目前 NCCN、AUA、CAU 等各大指南都推荐行腹腔镜下肾上腺切除或肾上腺腺瘤切除术，有条件的医院可行机器人手术。国内大多数医院已开展腹腔镜手术，开放手术治疗已经越来越少，机器人手术只在有条件的少数医院进行。腹腔镜手术的优缺点同皮质醇增多症的肾上腺手术治疗。

（三）原发性醛固酮增多症术后注意事项有哪些？

原发性醛固酮增多症患者行腹腔镜下肾上腺腺瘤切除或肾上腺腺瘤切除后应继续监测血压、血钾。术后第一天及 2 周复查血压、血钾，1 个月后复诊。大部分患者术后血压、血钾恢复正常，均能取得较好效果。有些患者可能出现醛固酮过低的情况，可能会导致高钾。一项针对 192 例术后病例的系统回顾分析发现 6.3% 的术后患者发生高血钾，因此术后因继续监测血钾，术后应低钾饮食。术后第 1 天及第 14 天复查血钾，术后 1 个月后再次随访。术后大部分患者可减少降压药物用量，其中 60% 患者的继发性高血压可治愈。

六、患教建议

原发性醛固酮增多症主要临床表现为高血压及低钾血症。由于患者认知的局限，对因低钾血症引起突发全身乏力常常会有恐惧感，甚至有些患者认为是不治之症而过度悲观、不配合治疗。此时医患沟通就显得意义重大。医患沟通应采取平等原则，患者的整体原则（社会－心理－生物），医者同情原则，医患双方共同参与原则等，可以改善医患双方交流的顺畅与和谐。详细向患者讲解病情、手术必要性、手术方式及围术期注意事项，建立患者治疗的信心。同时应详细告知术后情况，如术后血压仍高，高血钾等情况，可能需要长期服药甚至饮食调整。详细的沟通是治疗成功的关键，也是医患和谐的关键。

原发性醛固酮增多症是常见于肾上腺的疾病，术前控制好血压、调整好血钾可降低其手术和麻醉的风险，提高患者的手术耐受性和安全性。术后定期监测血压、血钾，甚至进行必要的干预。

七、专家点评

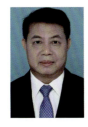
蒙清贵，主任医师，就职于广西医科大学附属肿瘤医院泌尿外科。中国抗癌协会泌尿男生殖系肿瘤专业委员会委员，中国抗癌协会泌尿男生殖系肿瘤专业委员会膀胱癌学组委员，中国临床肿瘤学会前列腺癌专家委员会委员，中国医师协会泌尿外科医师分会肿瘤学组委员，广西抗癌协会泌尿男生殖系肿瘤专业委员会主任委员，广西医师协会泌尿外科医师分会副会长。

原发性醛固酮增多症是由于肾上腺皮质病变致醛固酮分泌增多引起，其中特发性双肾上腺皮质增生及有功能的肾上腺皮质腺瘤占绝大多数。其他引起原发性醛固酮增多症的原因有单侧肾上腺增生，肾上腺癌，异位产生醛固酮的肿瘤，家族性高醛固酮血症等。

原发性醛固酮增多症的最主要临床表现是高血压，血压多为中等或严重升高。虽然低钾血症也是其临床表现之一，但多数患者血钾正常。此外，血浆醛固酮肾素比升高亦常见。检查首选上腹薄层 CT（2～3 mm）。

原发性醛固酮增多症治疗目标是控制血压及抑制过量醛固酮产生相关不良反应。一般单侧病变首选治疗方法，目前最常用的手术方式以腹腔镜下肾上腺切除术，有条件的医院也可开展机器人辅助腹腔镜下肾上腺切除术。与开放手术相比，腹腔镜肾上腺切除术或机器人辅助腹腔镜下肾上腺切除术术后并发症更少，并且术后住院时间更短，术后并发症更低。

术后绝大多数患者的低钾血症症状都可以得到缓解，多数患者血压恢复正常或可减少降压药物的使用。术后患者的生活质量就可以得到明显改善。

（林　睿　蒙清贵　广西医科大学附属肿瘤医院）

参考文献

[1] 陈孝平，汪建平，赵继宗，等 . 外科学 [M]. 第 9 版 . 北京：人民卫生出版社，2018.

[2] Shariq OA, Bancos I, Cronin PA, et al.Contralateral suppression of aldosterone at adrenal venous sampling predicts hyperkalemia following adrenalectomy for primary aldosteronism[J].Surgery, 2018, 163（1）:183-190.

病例52　肾上腺嗜铬细胞瘤的诊断与处理

一、导读

肾上腺嗜铬细胞瘤（pheochromocytoma，PHEO）起源于肾上腺髓质嗜铬细胞的肿瘤，合成、存储和分解代谢儿茶酚胺，并因后者的释放引起症状，占嗜铬细胞瘤的80%～90%。肾上腺外异位嗜铬细胞瘤源自主动脉旁的交感神经节，被称为副神经节瘤。嗜铬细胞瘤的发病高峰在30～50岁，且易于在有家族性疾病的患者中呈双侧发生。副神经节瘤比肾上腺髓质内的嗜铬细胞瘤的恶性可能更高。与家族性综合征相关的嗜铬细胞瘤和副神经节瘤比散发性肿瘤更具侵袭性和转移性。

2017版WHO肾上腺肿瘤分类指出，目前尚无组织学标准可评价嗜铬细胞瘤和副神经节瘤（pheochromocytoma and paraganglioma，PPGL）的生物学行为，因此取消了旧版"良性、恶性"分类；所有肿瘤均有转移潜能，并用"转移性"替代"恶性"的诊断。肿瘤大小、microRNA和基因突变等均可能与肿瘤预后相关。

嗜铬细胞瘤患者常有"6H"表现：高血压（Hypertension）、头痛（Headache）、心悸（Heart palpitations）、多汗（Hyperhidrosis）、高代谢状态（Hypermetabolism）、高血糖（Hyperglycemia）。另外也可累及心血管系统、内分泌系统、神经系统、消化系统及泌尿系统等，体现出多样性、易变性和突发性等特点。

尿或血浆儿茶酚胺检测不再作为评估嗜铬细胞瘤的常规推荐：15%～20%的嗜铬细胞瘤患者的尿儿茶酚胺水平正常，原因是某些肿瘤间歇性分泌儿茶酚胺，而其他肿瘤则轻微分泌。有条件的单位建议开展24小时尿分馏甲氧基肾上腺素或血浆游离甲氧基肾上腺素的测定。

CT和MRI是儿茶酚胺分泌肿瘤定位的主要检查手段。经手术证实，MRI和CT对儿茶酚胺分泌肿瘤的敏感性分别为98%和89%。

手术切除仍是PPGL治疗的主要手段。术前需要进行α受体阻断治疗，同时积极扩容，并坚持高盐饮食7～14天或直至血压稳定。

二、病历简介

（一）病史介绍

患者女性，44岁。

主诉：间断头痛5个月余，检查发现左肾上腺占位3个月。

现病史：患者于5个月前无明显诱因出现头痛，表现为持续性全头部疼痛，可忍受，无头晕、意识丧失，无视物模糊，无四肢麻木无力、大小便失禁等症状，遂就诊于当地医院，监测血压 220/120 mmHg，行颅脑 CT 未见明显异常，颅脑核磁提示双侧顶枕叶 T_2 Flair 高信号，磁共振血管造影（magnetic reconance angiorgraphy，MRA）未见明显异常，给予降压对症治疗后，头痛症状未见明显缓解，后患者外出检查时出现头晕、烦躁、哭泣，返回病房后给予氯硝西泮片口服后，烦躁症状缓解，出现四肢乏力，无口吐白沫、双眼上翻、四肢抽搐、大小便失禁等症状，遂转至神经内科治疗，完善颅脑磁共振平扫＋弥散后考虑：双侧顶枕叶及右侧额叶多发新鲜脑梗死。完善双肾上腺 CT 轴位薄层平扫＋增强后考虑为左侧嗜铬细胞瘤可能。我科会诊后建议择期行手术治疗，并给予酚苄明片 10 mg 1 片 / 次口服，3 次 / 日（每 8 小时 1 次）。经神经内科给予抗血小板聚集、调脂稳定斑块、改善循环、控制血压及缓解脑血管痉挛等对症治疗后，患者头痛、视物模糊症状较前缓解。今患者为行手术治疗遂再次就诊我科门诊，以"左侧肾上腺占位"收入院。病程中，患者意识清楚，精神较差，饮食及睡眠差，大小便正常，近期体重未见明显异常。

既往史：有高血压病史 5 年，否认心脏病、糖尿病等慢性病史，否认外伤史及手术史。

（二）体格检查

意识清楚，体温 36.7℃，脉搏 85 次 / 分，呼吸 20 次 / 分，血压 125/80 mmHg，心律齐，心脏听诊无明显异常，双肺呼吸音清，未闻及明显干、湿性啰音，腹平软，肠鸣音正常，腹平软，无压痛及反跳痛，双肾区无压痛及叩击痛，双侧输尿管体表投影区无压痛，耻骨上区平坦，无压痛及叩击痛。

（三）辅助检查

1. 实验室检查　入院监测血糖 6.0 ～ 13.2 mmol/L。血浆皮质醇测定（8 am）：皮质醇 18.4 μg/dL；血浆皮质醇测定（4 pm）：皮质醇 10.8 μg/dL；血浆醛固酮（ALD）立位普通饮食 230 pmol/L；血浆醛固酮（ALD）卧位普通饮食 160 pmol/L；肾素 74.886 pg/mL；血管紧张素 II 157.250 pg/mL。

2. 影像学检查

（1）泌尿系统 CT：左侧肾上腺区可见类圆形低密度影，大小约 5.3 cm×4.8 cm，边界清，增强扫描明显不均匀强化，其内坏死区未见强化。腹主动脉旁未见明确肿大淋巴结，其余脏器未见明显异常。诊断意见：左侧肾上腺区占位，嗜铬细胞瘤可能性大（病例 52 图 1）。

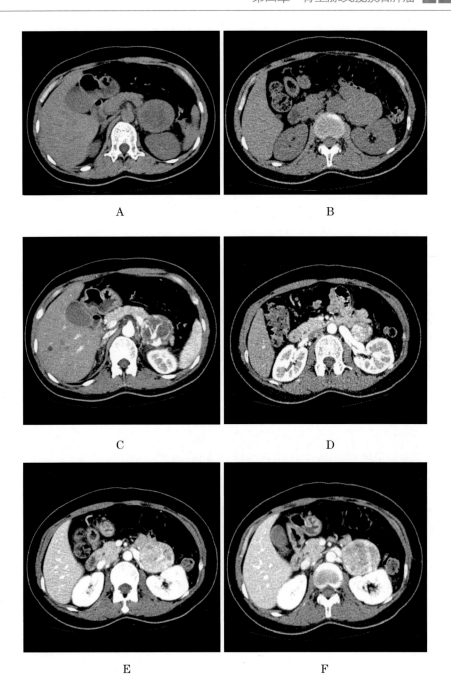

A

B

C

D

E

F

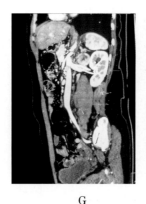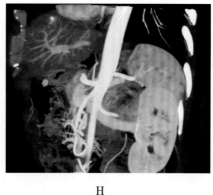

G   H

病例 52 图 1　泌尿系统 CT 平扫 + 增强 + 动静脉三维重建表现

A. CT 平扫肾上极层面示左侧肾上腺区类圆形软组织肿块，边缘光整、清楚，密度不均，内见大片状更低密度区；B. 平扫肾门层面示肾前方均匀实性肿块，密度略高于肾实质；C. CT 增强动脉期肿块内见粗大肿瘤血管显影；D. 其上方层面示肿块呈不均匀明显强化；E. 静脉期肿瘤呈持续性强化，强化范围较动脉期增大，左肾静脉受压变扁，两者分界清楚；F. 增强静脉期示肿块呈不均匀强化，内见小斑片状无强化坏死区；G. 动脉期矢状位重建示肿块位于肾动脉上方，左侧肾上腺下方，与左侧肾上腺内侧支分界欠清；H. 动脉期 CTA 示肿块由腹主动脉及左肾动脉发出分支供血。

（2）颅脑磁共振平扫＋弥散：双侧大脑半球对称，双侧顶枕叶及右侧额叶见多发斑片状长 T_1 长 T_2 信号，DWI 呈高信号。小脑、脑干未见明显异常（病例 52 图 2）。

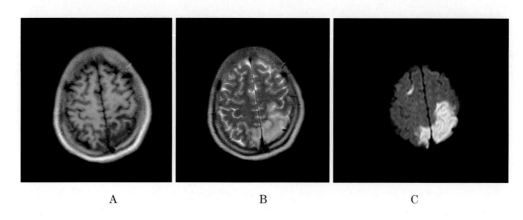

A   B   C

病例 52 图 2　颅脑磁共振平扫 + 弥散表现

A. T_1WI 示双侧顶叶见片状稍低信号灶；B. T_2WI 示双侧顶叶片状高信号灶，同时累及皮髓质，邻近脑沟变浅；C. DWI 高 B 值图像上病灶呈高信号弥散受限改变。

（四）初步诊断

1．左肾上腺嗜铬细胞瘤；

2．双侧顶枕叶及右侧额叶多发新鲜脑梗死；

3．左侧下鼻甲肥大。

三、临床决策与分析

1．手术指征　患者有脑卒中病史，血压波动异常明显，最高达到220/120 mmHg，术前CT检查考虑为左侧肾上腺占位，考虑嗜铬细胞瘤可能性大。已规律口服药物控制血压，口服酚苄明片10 mg 1片／次、3次／日（每8小时1次），口服苯磺酸氨氯地平片5 mg 1片／日，血压平稳在120/80 mmHg左右，心率控制在80次／分左右。患者肝、肾及心肺功能未见明显异常。目前已进行充分的扩容，每日2000 mL液体静脉输注，其中1000 mL晶体液，1000 mL胶体液，共扩容3天。因此，手术指征明确，术前准备充分，术前各项检查结果未提示明显手术禁忌。

2．手术检查及评估

（1）血常规、肝肾功能、凝血四项、感染八项、大小便常规未见明显异常。

（2）胸部CT：未见明显异常。

（3）心电图：正常心电图。

（4）心脏彩超：心脏结构、运动及血流分布未见明显异常，左室收缩功能正常，左室舒张功能正常。

（5）肺功能：未见明显异常。

对各重要脏器的检查评估提示无手术禁忌，可以手术。

3．手术方案　经腹腹腔镜下左侧肾上腺肿瘤切除术。

4．术后注意事项　术后加强心电监护，严密监测血压、中心静脉压及尿量等，注意补足液体，包括晶体液和胶体液，维持血流动力学平稳，并根据血压情况酌情使用升压药物。对于巨大肾上腺肿瘤，根据患侧肾上腺保留情况及患者术后生命体征变化情况，决定术后是否需要补充皮质激素，必要时输注甲基泼尼松龙，后改为口服泼尼松，逐渐减量。

四、治疗过程

1．手术过程

（1）麻醉及体位：全身麻醉，术中行中心静脉压、动脉压监测，密切监测生命体征。采取健侧70°～90°卧位，臀部后方沙袋固定，患侧下肢伸直，健侧屈曲。

（2）建立操作孔：脐上两横指腹直肌外缘水平做2 cm切口，以布巾钳提起腹直肌，以 5 mm Trocar 穿刺，快速建立气腹后转 10 mm Trocar，置 30°观察镜。再以此孔为中心（顶点）并对称于与肾上腺点之连线作等腰三角形（顶角＞60°），腰长约 10 cm，做穿刺建立操作孔，在主操作孔外侧建立辅助孔（位置相当于：锁骨中线肋缘下，腋前线平观察孔，腋后线平观察孔；其中第二个为主操作孔）。主操作孔道宜选用 12 mm Trocar，便于 Hem-o-lok 钳进出。

（3）切除肾上腺肿物：用超声刀离断部分脾结肠韧带，抓钳略抬起脾脏后，离断脾肾韧带，在肾周筋膜外游离，将胰尾和脾脏推向内侧，注意避免损伤脾血管。沿内侧切开肾周筋膜，于肾静脉上缘找到左肾上腺中央静脉，游离后暂不夹闭，再游离肾上腺的内侧，外侧及背侧后，用 Hem-o-lok 夹夹闭肾上腺中央静脉后离断，再分离肾上腺肿瘤上极，完整切除肾上腺肿瘤（病例 52 图 3）。肿瘤完整切除后，应降低腹压，检查创面有无出血，充分止血。

（4）标本的取出：巨大肾上腺肿瘤标本需要较大切口，传统的腰部切口需要离断部分腰部肌肉，患者术后的疼痛感明显，对劳动力影响较大。我们用标本袋装好标本后塞入盆腔，从下腹正中取一切口取标本，不仅不需要离断肌肉组织，术后疼痛感轻，而且该处的切口能够充分的牵拉，标本通过牵拉皮肤切口就可以取出。留置腹腔引流管，术中出血约 30 mL。

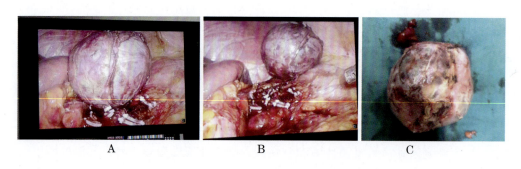

病例 52 图 3　术中情况及手术切除标本

A. 肾静脉上缘分离左肾上腺中央静脉，Hem-o-lok 夹夹闭；B. 离断肾上腺中央静脉，切除肿瘤；C. 肿瘤完整切除。

2. 术后情况及手术并发症　患者术后生命体征平稳，术后进入 ICU 加强监测及治疗，严密监测生命体征、中心静脉压及 24 小时出入量，同时常规适量扩容和能量补充，维持正平衡，合理应用抗生素，预防感染等治疗。术后第 1 天，患者生命体征平稳，顺利脱机拔管，血压维持在 120 ～ 110/80 ～ 70 mmHg，心率 75 次 / 分左右。患者转回普通病房继续治疗；转入普通病房后，继续适当扩容、预防感染等对症支持治疗，患者恢复过程顺利，术后病理检查结果提示：左肾上腺肿瘤：灰红结节，体积约 6.0 cm×4.5 cm×4.5 cm，切面灰红、灰黄、实性，部分区域呈囊性，包膜完整。瘤细胞卵圆形，胞质丰富、嗜碱性，呈腺泡状及弥漫分布，间质明显水肿，血管丰富，伴明显出血、大片坏死。诊断意见：（左侧）肾上腺嗜铬细胞瘤并瘤卒中（病例 52 图 4）。免疫组化结果：CKpan（−），CgA（＋），CD56（＋），CD10（＋），NSE（＋），S100 支持细胞（＋），Syn（＋），Ki-67（index 约 1%），EMA（−），Vimentin（−），RCC（−），WT-1（−），TFE3（−）。

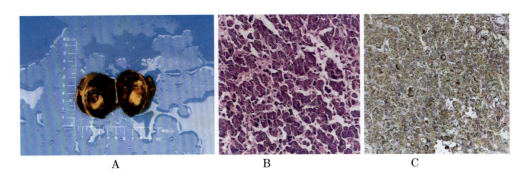

A　　　　　　　　　　B　　　　　　　　　　C

病例 52 图 4　术后病理检查结果

A. 灰红结节，切面灰红、灰黄、实性，部分区域呈囊性，包膜完整；B. 肿瘤细胞弥漫分布，胞质丰富、酸碱性，核卵圆形，可见核仁；C. 免疫组化提示 CgA 阳性。

3. 预后　患者术后第 5 天顺利出院。出院后 2 个月返院复查，血压维持在 120/80 mmHg 左右，心率 75 次/分左右，测空腹血糖 5.85 mmol/L。复查颅脑 MRI 平扫＋弥散（病例 52 图 5）：双侧顶、枕叶、胼胝体膝部、压部及双侧侧脑室前后角旁多发斑片状异常信号影，T_1WI 呈低信号，T_2WI 呈混杂高信号，DWI 呈混杂低信号。小脑、脑干未见明显异常。诊断意见：①双侧顶、枕叶、胼胝体膝部、压部及双侧侧脑室前后角旁多发梗死、软化灶，病变范围较前缩小；②空泡蝶鞍；③双侧筛窦炎；④右侧乳突炎。

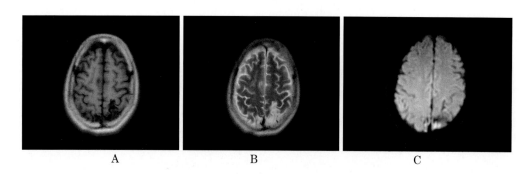

病例 52 图 5　复查颅脑 MRI 平扫 + 弥散

A. T_1WI 双侧顶叶病灶信号减低，边界变清晰；B. T_2WI 病灶呈脑脊液样高信号，邻近脑沟增宽；C. DWI 高 B 值图像上病灶以等低信号为主，边缘见小斑片状高信号。

五、经验与体会

（一）嗜铬细胞瘤的精准诊断及术前关键准备

1. 从生化检查方面，测定血浆高效液相色谱分馏的甲氧基肾上腺素具有良好的敏感性（96% ～ 100%）和特异性（85% ～ 89%），同时测定尿中的甲氧基肾上腺素（敏感性 92% ～ 97%，特异性 86% ～ 95%）。与尿代谢物相比，血浆分馏的甲氧基肾上腺素似乎受同时使用药物（如 α 和 β 阻滞剂）的影响较小。因此尿路香草扁桃酸的分析不再被推荐，因为有假阴性的报告可能。测定 24 小时尿儿茶酚胺对不产生去甲肾上腺素的副神经节瘤患者很重要，而额外的儿茶酚胺测定可用于诊断产生多巴胺的肿瘤。药物（三环抗抑郁药、左旋多巴、安非他明、苯氧基苄胺和利血平）、疾病和压力可以影响血浆中的去甲肾上腺素和去甲肾上腺素的浓度。已知这些药物和含咖啡因的饮料会影响儿茶酚胺的水平，在生化检查之前，应当避免或停止使用。

2. 从定位的影像学检查方面，推荐胸部平扫或增强 CT 检查及腹部和盆腔 CT 或 MRI 扫描。如果疑似有转移性病变，其他影像学检查，包括生长抑素受体显像、FDG PET-CT、间碘苄胍（meto-Iodobenzylguanidine，MIBG）扫描和骨扫描，应酌情应用。嗜铬细胞瘤在 CT 扫描中几乎总是表现为增强 CT 上的明显强化（＞10 HU），并在注射造影剂后 10 分钟内衰减小于 50%，有些嗜铬细胞瘤可能会出现高衰减。在 MRI 上，PPGL 表现出高信号强度，尤其是 T_2 加权图像。一种新的影像诊断方法是 ^{68}Ga-DOTATE PET-CT 显像，在恶性 PPGL 患者中，与其他可用的方法相比，这种方法可能有更好的前景。

3. PPGL 患者应在术前接受 α 受体阻滞剂的治疗，同时积极扩容，并坚持高盐饮食 7～14 天或直至血压稳定。选择性 $α_1$ 受体阻滞剂包括特拉唑嗪、多沙唑嗪和哌唑嗪；而非选择性受体阻滞剂包括酚苄明。如果在 α 受体阻滞剂治疗后还需要进行血压控制，可考虑加用二氢吡啶类钙通道阻滞药。注意钙通道阻滞药的单独使用并不能改善 PPGL 所带来的血流动力学改变，因此仅以下三种情况联合或替代 α 受体阻滞剂：①单用 α 受体阻滞剂血压控制不满意者，联合应用以提高疗效，并可减少前者剂量；② α 受体阻滞剂严重不良反应患者不能耐受者，替代之；③血压正常或仅间歇升高，替代 α 受体阻滞剂，以免后者引起低血压或体位性低血压。

4. 术前血压治疗目标是血压＜130/80 mmHg，收缩压＞90 mmHg。心率＜80～90 次 / 分，围术期使用选择性或非选择性 α 受体阻滞剂治疗高血压的优势仍不确定，需要进一步研究。选择性 α 受体阻滞剂（如多沙唑嗪）通常在酚苄明耐受不佳的情况下服用。虽然有必要采取一切适当的预防措施来稳定血压，但围术期血流动力学不稳定仍然是一项重大挑战，对于肿瘤较大、尿用氧基肾上腺素及血浆甲氧基肾上腺素水平较高的病例，应预计血压波动的风险更高。因此术中监测应由在协助 PPGL 手术方面有经验的麻醉师进行，酚妥拉明是治疗高血压危象的首选，β 受体阻断剂和其他药物有时用于控制心律失常。低血压通常发生在术后，静脉输液治疗通常能充分缓解低血压，低血糖可以通过输注葡萄糖治疗。

（二）嗜铬细胞瘤手术方式的选择

腹腔镜手术是 PPGL 切除术的首选方法。目前腹腔镜手术最大适合切除多大体积的肾上腺肿瘤尚无定论，一般观点认为肿瘤直径＜ 6 cm 是接受腹腔镜手术的上限。但随着手术操作熟练和技术改进，大部分学者认为肿瘤大小已不是腹腔镜手术的绝对禁忌证，应根据术者技术熟练程度和肿瘤本身具体情况而选择是否腹腔镜手术。保留肾上腺皮质的肾上腺肿瘤切除手术可用于双侧疾病和肿瘤较小的情况。其他用于治疗无法切除的、转移性病变的选择包括：①临床试验；②全身化疗（如环磷酰胺、长春新碱、达卡巴嗪或替莫唑胺）；③ ^{131}I-MIBG 治疗（定量证实肿瘤摄取 MIBG 后）；④针对骨转移灶的姑息性放疗。

（三）经腹腔入路腔镜下嗜铬细胞瘤术中操作关键要点

左侧手术要点：①经腹腔路径肾上腺手术的优势在于直奔目标，一旦暴露肾上腺，解剖关系确切，技术熟练者不必拘泥于固定的解剖层面及解剖顺序，便于手术操作。经腹腔路径便于辨认肾上腺，肾上腺位于肾脏内上方，紧邻肾蒂；而非肾上极上方，应注意从肾蒂内上方层面寻找，而不是从肾上极处寻找；②游离肾上腺需严格在肾周筋膜内进行，尤其是脾侧面要避免切开到膜的对侧，严格于该层界面内游离就会避免损伤脾蒂及胰尾；③技术熟练术者也可以先直接暴露并离断中央静脉。因为肾上腺周围组织固定，直接游离暴露中央静脉有可能造成出血，视野不清等风险。若准备直接暴露中央静脉，应充分将结肠下降，打开肾静脉前方肾前筋膜，暴露左肾静脉，于生殖静脉在左肾静脉入口对应方向寻找肾上腺中央静脉，同时肾动脉往往紧贴中央静脉，应注意避免损伤肾动脉这一严重并发症。

右侧手术要点：①下腔静脉是右侧肾上腺手术最重要的解剖标志。下腔静脉前方往往可以看到十二指肠，下降十二指肠即可暴露下腔静脉。腔静脉损伤是严重的手术并发症，充分暴露下腔静脉可以使术者更安心分离，减少损伤风险。而右侧肾上腺中央静脉由下腔静脉直接发出，往往偏上偏后，而且较左侧中央静脉粗短，注意避免游离时撕脱损伤；②有些患者右侧肾上腺凸入肝下内方很深，这种情况下更要彻底抬起肝脏以充分暴露。尽可能先行控制中央静脉，以减少出血。对于处理凸入肝下内方过深的右肾上腺，游离同样要注意肾上腺与肝内面间的腹膜间隙，一旦成肝血管损伤，很难止血；③与左侧肾上腺手术相比，右侧手术暴露肾上腺更容易，解剖定位更便捷，但因紧邻下腔静脉，手术出血损伤等并发症发生率较左侧高。左侧肾上腺解剖不如右肾上腺直观，而且有胰尾、脾脏干扰，但大出血等严重并发症发生率相对较低。

（四）嗜铬细胞瘤术后全程随访要点

PPGL 的监测时间间隔与其他神经内分泌肿瘤的情况相似。完全切除后，3 ～ 12 个月时应行病史问诊和体格检查并测定血压和肿瘤标志物，之后前三年每 6 个月复查一次，其后每年复查一次，最多达 10 年。此外，可考虑行胸部平扫或增强 CT 扫描、盆腔增强 CT 或 MRI 扫描，或是 FDG PET-CT 扫描。在有症状提示的前提下，这些监测手段和方式的时机可以更早些。另外，遗传性 PPGL 个体可能需要更加频繁的随访。

已有报告称，在患有家族性副神经节瘤的患者中，发病距转移之间的延迟长达 30 年，而这类患者在转移性疾病治疗后长期生存。故而，儿童、青春期或青年时发病的患者需要仔细的终生监测。

六、患教建议

嗜铬细胞瘤是一种较少见但危害严重的疾病，患者由于高血压可造成严重的心脑肾损害，如心律失常、心力衰竭、脑出血等，甚至危及生命，早期诊断治疗至关重要。术后注意监测血压，保持心情舒畅，保证充足的睡眠。

七、专家点评

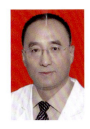

李培军，医学博士，主任医师，二级教授，硕士研究生导师，宁夏医科大学总医院泌尿外科主任，泌尿外科学科带头人，宁夏回族自治区跨世纪学科带头人。宁夏医学会泌尿外科学分会主任委员，宁夏医师协会泌尿外科医师分会会长，宁夏医学会男科学分会副主任委员。

嗜铬细胞瘤和副神经节瘤是少见的神经内分泌肿瘤。大多数嗜铬细胞瘤和交感神经副神经节瘤可大量分泌儿茶酚胺，从而导致血压升高、心悸、出汗、焦虑和胃肠道症状。患者容易发生儿茶酚胺危象，特征为高血压急症和心血管事件。通过检测血 MNs（甲氧基肾上腺素和甲氧基去甲肾上腺素）浓度可以证实儿茶酚胺的过量分泌。大多数患者可发现局部肿瘤，并可通过手术治愈，随着诊疗技术的提高临床医师在偶然发现的肾上腺肿块的背景下越来越多地面临 PPGL，通常是通过激素浓度的生化分析来诊断，然后再对肿瘤进行解剖定位。大多数临床医师一致认为，去甲肾上腺素水平增加 3～4 倍对高危患者的诊断是肯定的（如具有遗传倾向的患者）；然而，对甲肾上腺素含量的任何升高都应仔细跟踪，测量结果重复，而不是以假阳性的形式放弃。同样，低风险患者的正常代谢物水平可以用来排除 PPGL。相反，低风险患者阳性结果和高怀疑指数患者（如已建立遗传性疾病患者）的阴性结果则需要进一步验证，才能得出明确的结论。如果尿液和血浆中的代谢产物结果不明确，那么使用可乐定抑制试验的动态检测可能对患有非肾上腺素分泌肿瘤的患者有帮助。由于相当部分的 PPGL 患者存在遗传性突变，故建议获得了此类诊断的患者和有此类肿瘤家族史的患者接受遗传咨询，必要时接受遗传检测。有 PPGL 相关的已知种系突变的个体应接受终生的生化和临床监测，在 10 岁或家族内最早的诊断年龄前 ≥ 10 年时开始。

PPGL 的早期切除是可以治愈的。事实上，非转移性疾病手术治疗患者 5 年生存率超过 90%。理想的手术方式应根据肿瘤侵袭性的临床预测因子来进行仔细选择（即选择开腹手术或腹腔镜检查），如原发肿瘤的大小、位置，以及是否存在 *SDHB*

突变等。当安全可行时，腹腔镜术式是肾上腺髓质肿瘤，包括嗜铬细胞瘤在内的首选治疗方式。

转移性嗜铬细胞瘤患者很难通过手术治愈，除非他们仅出现局部淋巴结转移，或仅出现小的、局部的淋巴结转移，或小的、局部可切除的远处转移。然而，这些不可治愈的转移性嗜铬细胞瘤患者仍可从原发肿瘤的手术切除中获益。切除原发肿瘤可以减少与这些肿瘤相关的儿茶酚胺增加并改善激素过度分泌症状。因此，切除后可能降低患者的心血管和胃肠道并发症发生风险。此外，转移性嗜铬细胞瘤患者原发性肿瘤的切除与总生存期的改善无关，无论其表现状态、肿瘤负荷、遗传特征或激素状态如何（可能是因为转移扩散率较低）。对于无法切除的分泌性肿瘤，药物治疗应继续，考虑转至多学科治疗中心。

随着泌尿外科微创新技术，如单孔腹腔镜、3D腹腔镜、达芬奇机器人等新技术日益革新、迅猛发展，肾上腺微创外科在这些新技术的帮助下也一定能进一步提高。

（吕凌东　李培军　宁夏医科大学总医院）

参考文献

[1]Wang W, Li P, Wang Y, et al.Effectiveness and safety of laparoscopic adrenalectomy of large pheochromocytoma：a prospective, nonrandomized, controlled study[J]. Am J Surg，2015，210：230-235.

[2] 李汉忠，邓建华. 复杂嗜铬细胞瘤临床诊治的关键问题 [J]. 中华泌尿外科，2018，39（5）：325-328.

病例 53　肾上腺皮质癌的诊断与处理

一、导读

肾上腺皮质癌是一种发生于肾上腺皮质的恶性肿瘤，国外报道其年发病率在
0.7/100 万～ 2/100 万。任何年龄的人群均可发病，但存在两个发病高峰年龄段，
10 岁之前和 40 ～ 50 岁。男性发病多于女性，肾上腺皮质癌恶性程度高、总体预
后差，按是否有内分泌功能，分为无功能性肾上腺皮质癌和功能性肾上腺皮质癌，
功能性肾上腺皮质癌有库欣综合征及雄激素增多导致女性男性化等表现，无功能
性肾上腺皮质癌患者常以局部症状和全身症状为主，表现有腰部肿块，个别患者
会出现低血糖和红细胞增多症。

二、病历简介

（一）病史介绍

患者女，49 岁。

主诉：腰背部疼痛 4 天，CT 发现右肾上腺肿物 3 天。

现病史：患者 4 天前无明显诱因出现左腰背部阵发性疼痛，可自行缓解，伴头晕，
无尿频、尿急、尿痛，无血尿。于当地医院行 B 超和 CT 检查提示右侧肾上腺肿瘤。
为求进一步治疗，来我院就诊，门诊拟"右肾上腺肿物性质待查"收住我科。

既往史：甲状腺功能亢进 4 余年，口服药物治疗（具体不详）；2013 年因腰椎
脱位，行内固定术。

（二）体格检查

体温 36.6℃，脉搏 69 次 / 分，呼吸 19 次 / 分，血压 178/113 mmHg，身高
165 cm，体重 78 kg，颜面部及双下肢无水肿，心肺未见异常；腹平软，无压痛及
反跳痛。双肾区无隆起，双肾未及，双肾区无叩痛。双侧输尿管走行区未及肿物，
各输尿管压痛点无压痛。膀胱区无隆起，未及肿物，无压痛。

（三）辅助检查

1. 实验室检查

（1）血、尿、大便三大常规、肝肾功能、凝血功能、乙肝两对半、梅毒、人
类免疫缺陷病毒（human immunodeficiency virus,HIV）、丙型肝炎病毒（Hepatitis
C Virus，HCV）未见明显异常。

（2）醛固酮（卧位）122 pg/mL,醛固酮（立位）226 pg/mL。血清皮质醇（0 am）83 nmol/L，血清皮质醇（4 am）152 nmol/L，血清皮质醇（8 am）652.32 nmol/L。24 h 尿 17- 羟皮质类固醇（17-OH）、17- 酮类固醇（17-KS）、香草基杏仁酸均正常。

2. 影像学检查　上腹部 CT：右侧肾上腺内支新见一类圆形等低密度肿物影，大小约 4.7 cm×3.9 cm×4.2 cm（病例 53 图 1），外支及体部正常肾上腺肢体存在，增强扫描两期 CT 值 42 ～ 102 HU。肝脏表面光滑，各叶比例协调。肝内血管影显示清晰，肝内外胆管未见扩张。双肾可见数个无强化结节影，较大者大小约 1.3 cm×1.4 cm。胆囊不大，壁光滑。左侧肾上腺、脾脏、胰腺未见明确异常。腹腔、腹膜后未见明确肿大淋巴结影。未见腹水。

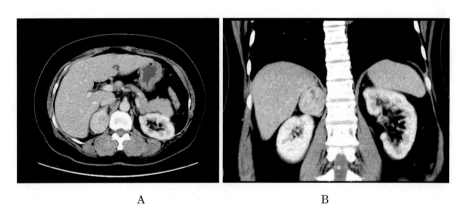

A　　　　　　　　　　　　　B

病例 53 图 1　上腹部 CT 示右侧肾上腺肿瘤

A. CT 增强示右侧肾上腺见一较大类圆形不均匀强化肿物影；B. 增强冠状位重建示肿块密度不均，边缘光整，与邻近组织分界清楚。

（四）初步诊断

1. 右侧肾上腺肿物；

2. 轻 - 中度脂肪肝；

3. 双肾囊肿。

三、临床决策与分析

1. 手术指征　CT 示：①右侧肾上腺肿物，考虑嗜铬细胞瘤可能性大，不完全除外腺瘤可能；②按 TNM 分期为 I 期患者，醛固酮（卧位）122 pg/mL,醛固酮（立位）226 pg/mL。血清皮质醇（0 am）83 nmol/L，血清皮质醇（4 am）152 nmol/L，血清皮质醇（8 am）652.32 nmol/L。24 h 尿 17- 羟皮质类固醇（17-OH）、17- 酮类固醇

（17-KS）、香草基杏仁酸均正常。存在手术指征。

2．手术评估　血尿便常规、肝肾功能、凝血功能、乙肝两对半、梅毒、HIV、HCV未见明显异常。心电图窦性心律，T波改变。肺功能：轻度限制性肺通气功能障碍，小气道功能正常，肺弥散功能轻度降低，气道阻力正常范围。

3．手术方案　腹腔镜下右肾上腺肿瘤切除术。

4．围术期的注意事项　术前给予哌唑嗪从小剂量 1 mg　1 次 /8 小时至最大剂量 5 mg　1 次 /6 小时及加用硝苯地平缓释片控制血压，血压控制在 120/80 mmHg 左右。术前予以 2400 mL 液体扩容 3 天。

四、治疗过程

1．手术过程

（1）取右腋中线肋缘下与髂脊中点切口，切开皮肤长约 2 cm，撑开腹外、内斜肌和腹横肌，进入后腹腔，用手分离扩大后，用带管手套注入空气 600 mL 扩张后腹腔，取出手套。

（2）右腋前线肋下置入一直径 10 mm Trocar。左侧肋腰点外下 2 cm 置入一直径 5 mm Trocar。充 CO_2，压力设定在 15 mmHg。

（3）清除腹膜外脂肪，切开 Gerotas 筋膜与腹膜返折处，向中线游离，暴露、游离右肾上腺及肿瘤，分离肾上极与腰大肌平面，分离肾上腺外侧平面，在肿瘤下方用 Hem-o-loc 夹闭，切除瘤体及部分肾上腺。

（4）将 CO_2 压力降为 5 mmHg，未见术野出血。完整取出标本。

（5）留置右后腹腔引流胶管一条；清点器械，纱布如数。7 号丝线间断缝合腹外、内斜肌和腹横肌，1 号丝线分别间断缝合皮下组织和皮肤，手术结束。

2．术后情况　监测生命体征、心电监护、保证静脉通畅，吸氧。注意引流液的颜色、量等变化。补充营养，进食高蛋白、高热量、易消化的食物。

3．术后病理　右肾上腺肿瘤大小约 4.0 cm×3.8 cm×3.2 cm，镜下见肿瘤细胞呈多边形，核浆比增大，无透明细胞区，部分呈弥漫生长（＞50%），核分裂象 15 个 /10 HP（视野直径 0.575），未见坏死。肿瘤境界清楚，包膜不完整，未见明确血管侵犯。免疫组化表达：CK（-），EMA（-），VIM（-），CGA（-），SYN（+），S100（+），a-inhibin（-），P53（-），Ki-67（+5%），综合以上表现，符合肾上腺皮质腺癌（Weiss-Anbert 评分和 Van Sloote 评分系统）（病例 53 图 2）。

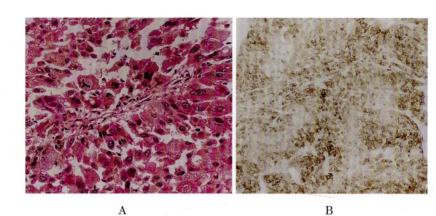

病例 53 图 2　术后病理示肾上腺皮质腺癌

A. 肿瘤细胞呈多边形，胞质嗜酸性，核浆比增高，可见病理性核分裂象；B. 免疫组化提示肿瘤细胞 Syn 阳性。

五、经验与体会

（一）如何明确肾上腺皮质腺癌的诊断？

1. 生化检查　包括糖皮质激素、盐皮质激素、性激素及其前体等在内多种激素成分及用于排除嗜铬细胞瘤的髓质激素化验，对于同时分泌雄激素和皮质醇者应高度怀疑肾上腺皮质癌。大多数瘤体分泌皮质醇的肾上腺皮质癌患者，早上 8 点抽取的血液中可发现血中高水平的皮质醇及低水平的促肾上腺皮质激素（ACTH）。皮质醇增多症还可通过小剂量地塞米松试验、午夜唾液皮质醇水平及 24 小时尿游离皮质醇等检查手段来检测。尿液中激素代谢物质的检测也很重要，这些物质在监测肿瘤的复发、进展及治疗反应方面有重要作用。几十年前就已经有学者提出将尿液中的雄激素和雄激素前体物质当作肿瘤标记物。

2. 影像学检查　对肿瘤分期及随访时首先考虑的应为增强 CT 或 MRI，这两种影像学措施在诊断、评估局部复发和远处转移时效果最佳。增强 CT 扫描是进行肿瘤分期的可靠方法，能较好地检出转移灶，如区域淋巴结和主动脉旁淋巴结转移及肺、肝和骨的转移灶。在 CT 上，肾上腺皮质癌通常表现为大的、不均匀的软组织团块影；肿瘤常表现为周边部的不规则强化影，而瘤体中间则因出血或坏死而不出现强化。而在 MRI 上，T_2 像上肿瘤信号强度高于肝实质，T_1 像上肿瘤信号强度与肝实质相当；肿瘤内部出血在 MRI 的 T_1 像上表现为高信号影，坏死灶在 MRI 的 T_2 像上表现为高信号影。约 30% 患者的瘤体上可出钙化灶，在 CT 上表现为高密度，常位于瘤体的中央，在其他类型的肾上腺肿瘤中也可出现钙化的表现，如肾上腺髓类脂肪瘤和嗜铬细胞瘤，因此钙化并非肾上腺皮质癌的特异性表现。

3. 病理学检查　依然是肾上腺皮质癌诊断的金标准。现今的肾上腺皮质癌的病理学诊断包括大体病例、镜检及免疫组化综合判断。Weiss 评分是最常用的诊断标准，有学者指出 Weiss 评分诊断肾上腺皮质癌特异性和敏感性均达 100%。

（二）肾上腺皮质癌手术治疗如何选择？

手术是肾上腺皮质癌的首选治疗方式，适用于任何可切除的肾上腺皮质癌患者。手术方式有开放手术和腹腔镜手术，而腹腔镜、机器人等微创治疗技术，具有创伤小、术后恢复快等优势。但目前采取哪种手术方式存在一定争议。在一项包含 152 例患者的回顾性研究中，对于直径 < 10 cm 的肿瘤，腹腔镜效果与开放手术没有明显差异。一项针对 I、II 期 ACC 患者的多中心研究中发现，行腹腔镜手术的患者与行开放手术的患者相比，5 年无疾病生存率和总生存率的差异并无统计学意义。有学者研究发现，与开放手术一样，肾上腺皮质癌行腹腔镜手术也可以达到完全切除肿物的目的，两者复发率无明显统计学差异；因此表明，腹腔镜手术者短期获益更佳、远期获益相近。

六、患教建议

肾上腺皮质癌多为功能性，常表现女性男性化及肾上腺功能亢进，且易发生局部浸润和转移，如果有淋巴转移和血液转移，预后较差。手术仅仅是治疗的一部分，术后早期应密切观察患者的生命体征及血生物化学指标，术后早期给予足量的皮质激素补替治疗，教育患者应坚持定量服用激素，不能擅自更改或停用激素以避免可能带来的后果，以防止危象的发生，并根据病情需要及生化检测结果，逐渐减少剂量，最后可完全停止补替治疗。患者术后需密切随访，定期专科门诊复查。

七、专家点评

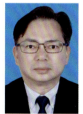

颜海标，主任医师，硕士研究生导师，广西医科大学第一附属医院泌尿外科二病区副主任。广西抗癌协会泌尿男生殖系肿瘤专业委员会副主任委员，广西医师协会泌尿外科医师分会常务委员，广西医学会泌尿外科学分会委员，广西医师协会器官移植专业委员会常务委员，广西医学会器官移植分会委员。

肾上腺疾病特别是瘤体性的病变，大多数属于良性病变。定位、定性诊断明确后，进入相应的诊疗流程。从临床经验性出发，肿瘤直径＜6 cm，多数以良性病变考虑。至于肿瘤直径大小＞6 cm，自然而然会将恶性病变考虑其中，但是直径大小＞6 cm的肿瘤确诊时常已发生转移。所以，我们多应该关注的是直径大小＜6 cm的肿瘤，排除癌性病变。

对于肾上腺皮质癌的诊断，直截了当的、敏感性及特异性均佳的指标或手段的确是欠缺，仅能从实验室及特殊检查中，寻找蛛丝马迹，如：①皮质癌很少有香草基杏仁酸升高；②醛固酮测定：皮质癌很少有肾素及醛固酮分泌增多，约占原醛的1%；③肾上腺腺瘤型皮质醇增多中，肾上腺癌占约7%，肾上腺癌是儿童皮质醇增多常见原因；④17-酮及17羟类固醇，在肾上腺皮质癌，24 h尿中17-酮及17羟类固醇可高于正常的数倍；⑤影像学能够确定瘤体形状、大小、中央有无坏死、液化，癌肿内有坏死时呈现低回声或液性，但对功能性与非功能性皮质癌不能做出诊断。当然，最后的诊断还需要病理证实。

（玉镇源　颜海标　广西医科大学第一附属医院）

参考文献

[1]Else T, Kim AC, Sabolch A, et al. Adrenocortical carcinoma[J]. Endocrine reviews, 2014, 35 (2): 282-326.

[2]Kutikov A, Mallin K, Canyer D, et al. Effects of increased cross-sectional imaging on the diagnosis and prognosis of adrenocortical carcinoma: analysis of the National Cancer Database[J]. The Journal of urology, 2011, 186 (3): 805-810.

病例 54 肾上腺危象的诊断与处理

一、导读

1950 年以来，糖皮质激素替代疗法已经明显延长了肾上腺皮质功能减退症患者的生存期。然而，每年仍有 6%～8% 的肾上腺皮质功能减退症患者发生肾上腺危象。目前医学界对于肾上腺危象尚未有公认的定义，通常称为急性肾上腺皮质功能减退症。这是由于肾上腺皮质功能减退症患者加重或由于急性肾上腺皮质破坏导致肾上腺皮质功能急性衰竭而引发的一系列急性生理功能障碍。临床上以高热、恶心呕吐、严重低血压、意识淡漠、萎靡或躁动不安等为主要症状，若未及时处理，可危及患者生命。本病例重点掌握肾上腺皮质危象的诊疗规范及预防策略。

二、病历简介

（一）病史介绍

患者男性，54 岁。

主诉：腹腔镜下左侧肾上腺肿物切除术后 1 天，嗜睡 2 小时。

现病史：患者因检查发现左肾上腺区大小约 4 cm×5 cm 肿物，于 1 天前行腹腔镜下左肾上腺肿物及左肾上腺切除术，术程顺利。术后无明显诱因出现呕吐，呕吐物为胃内容物，无恶臭及胆汁样分泌物，伴发热、心慌乏力，症状进行性加重，2 小时前患者意识淡漠，嗜睡。

既往史：高血压病史 10 年，规律服用硝苯地平缓释片控制尚可。

（二）体格检查

体温 39.2℃，呼吸 28 次/分，脉搏 122 次/分，血压 88/54 mmHg。意识淡漠，脉搏细弱、皮肤湿冷。心肺未见明显异常，腹部稍膨隆，无明显压痛及叩击痛，听诊肠鸣音活跃。引流管通畅，术后 20 小时引出淡红色液 30 mL。

（三）辅助检查

血糖 2.8 mmol/L；电解质：血钠 127 mmol/L，血钾 5.2 mmol/L；血红蛋白 152 g/L；血浆皮质醇（8 am）36 nmol/L，促肾上腺皮质激素 0.2 pmol/L。

（四）初步诊断

1. 肾上腺危象（急性肾上腺皮质功能减退症）；

2. 左侧肾上腺及肿物切除术后。

三、临床决策与分析

患者为中老年男性，左侧肾上腺肿物及左肾上腺全切术后1天，出现呕吐、乏力、高热，症状进行性加重，出现意识淡漠，嗜睡。生命体征及查体提示低血压休克，实验室检查提示低钠血症、高钾血症和低血糖等代谢紊乱。排除术后出血导致的低血容量性休克。考虑左肾上腺肿物长期自主分泌皮质醇，高水平肾上腺皮质激素负反馈调节抑制垂体分泌ACTH，导致自身（包括右侧正常肾上腺）肾上腺皮质功能减退。左侧肾上腺及肿物切除后患者右侧正常肾上腺未能立刻替代，而导致自身肾上腺皮质功能急剧减退出现相应临床症状。肾上腺皮质分球状带、束状带和网状带，分别分泌盐皮质激素、糖皮质激素和性激素。糖皮质激素分泌不足可导致糖异生障碍导致低血糖，同时血钙排泄下降导致高钙血症；盐皮质激素分泌不足致使远曲小管排钾减低导致高钾血症；盐皮质激素和糖皮质激素的分泌不足可导致机体储水和储钠能力减弱、儿茶酚胺作用减弱从而导致血容量不足而出现低血压、心率快。性激素分泌不足可导致乏力。患者有左侧肾上腺及肿物切除手术史，具有典型肾上腺皮质危象发生的临床诱因，生命体征及实验室相关检查符合急性肾上腺皮质功能减退症，在此基础上完善血浆皮质醇检测可诊断肾上腺皮质危象。

四、治疗过程

1. 完善相关检查检验

（1）完善血常规、血糖、凝血功能及肝肾功能等检验。

（2）完善心电图、腹部及术区彩超检查。

（3）取血样行血浆皮质醇、ACTH检测。

2. 支持疗法

（1）心电监护，建立静脉补液通道，鼻导管给氧，定时监测血糖。

（2）平衡盐溶液静脉滴注快速扩容，适当补充钠盐及葡萄糖，纠正低血容量。

（3）监测电解质及肾功能变化，积极纠正电解质紊乱。

（4）患者意识清楚后应进食富含高蛋白、高糖及富含维生素的易消化吸收食物，同时每天摄取食盐不少于10 g。

3. 补充皮质激素　立即予氢化可的松100 mg静脉滴注，后续可根据患者具体情况每6小时静脉滴注氢化可的松50～100 mg。第1天总量约400 mg，第2、3天可将氢化可的松减量至300 mg分次静脉滴注，后续可根据患者恢复情况每天逐渐减量。当患者可以进食后可改为口服泼尼松 5 ～ 10 mg，每日 3 ～ 4 次或泼尼松 25 mg，每日 2 次，以后逐渐减量。一般皮质醇补充 2 周左右可以停药。

4. 必要时预防使用抗生素 根据血常规、C 反应蛋白及降钙素原等检验结果，必要时可予广谱抗生素预防感染。

五、经验与体会

(一)肾上腺危象的病因和诱因

1. 慢性肾上腺皮质功能减退症，包括原发（Addison 病）及继发性。前者由于自身免疫、先天性肾上腺增生等原因破坏双侧肾上腺皮质引起肾上腺皮质激素分泌不足所致；后者由于下丘脑 - 垂体调节肾上腺皮质醇合成功能受损引起，多由下丘脑 - 垂体区肿瘤及其手术治疗或放疗所致。

2. 需要长期糖皮质激素替代治疗的患者自行停药、减量过快或在应激情况下（感染、创伤）所致皮质醇激素不足。

3. 肾上腺皮质腺瘤、腺癌或转移癌所致患侧肿瘤自主分泌大量皮质醇，使对侧正常皮质醇分泌功能抑制、腺体萎缩。手术切除患侧后所致突然皮质醇激素不足。

4. 急性肾上腺出血、坏死和血栓形成所致肾上腺皮质功能急性衰竭，常与败血症、弥散性血管内凝血有关。

5. 服用抑制皮质醇合成药物或促进其代谢清除的药物。

6. 其他原因 如合并甲减患者单独应用甲状腺激素替代治疗，严重创伤，大手术后，免疫治疗或化疗后等。

(二)肾上腺危象的诊断

1. 临床表现 ①发热多见，有时体温可低于正常；②消化系统：厌食、恶心、呕吐、腹痛、腹泻等症状；③神经系统：虚弱、淡漠、嗜睡、谵妄、意识模糊、昏迷等症状；④循环系统：心率快、血压低、四肢厥冷等循环休克症状；⑤无法解释的低血糖，葡萄糖耐量试验呈低平曲线或反应性低血糖；⑥电解质紊乱如低钠血症、高钾血症等。

2. 特殊检查 ①清晨血浆皮质醇＜ 138 nmol/L 可作为肾上腺皮质功能减退症的诊断依据。正常皮质醇的分泌主要受垂体分泌的促肾上腺皮质激素的调节，其分泌有明显的昼夜节律，早晨 8 点均值为（442±276）nmol/L，下午 4 点约为早晨的 50% 左右，（221±166）nmol/L，午夜 12 点均值多小于 140 nmol/L；②尿 17-羟皮质类固醇（17-OHCS）和 17- 酮皮质类固醇（17-KS）排出量低于正常，减低程度与肾上腺皮质功能呈平行关系；③血浆 ACTH 测定，原发性肾上腺皮质功能减退者明显增高，多超过 55 pmol/L（250 pg/mL），常在 88～440 pmol/L（正常值 1.1～11 pmol/L），血浆 ACTH 在 24 h 内呈现昼夜节律变化，同样早晨分泌浓度最高，午夜时浓度最低，早晚比值＞2；而继发性肾上腺皮质功能减退者血浆 ACTH 浓度极低；④ ACTH 兴奋试验，通过注射外源性 ACTH，测定血浆皮质醇水平变化，通过试验前后对照来判断肾上腺皮质功能状态，以鉴别肾上腺皮质功能异常是原发性还是继发性。若外源性 ACTH 不能进一步刺激皮质醇分泌增加，诊断考虑为原发性肾上腺皮质功能减退症，因为内源性的 ACTH 已经最大限度地刺激肾上腺分泌皮质醇，添加外源性 ACTH 已经不能进一步刺激分泌增加。反之，则考虑为继发性肾上腺皮质功能减退症。

（三）肾上腺危象的治疗

1. 补充糖皮质激素　一般情况下，及时补充大剂量皮质醇激素对于肾上腺皮质危象的治疗是有效的。氢化可的松具有生理性糖皮质激素的药代动力学、血浆蛋白结合率、组织分布及平衡糖皮质激素 - 盐皮质激素的作用，因此是治疗肾上腺皮质危象的首选药物。当临床高度怀疑肾上腺皮质危象时可立即予氢化可的松 100 mg 静脉滴注，后续可根据患者具体情况每 6 小时静脉滴注 50～100 mg。开始 24 小时总量约 400 mg，第 2、3 天可将氢化可的松减量至 300 mg 分次静脉滴注，后续可根据患者恢复情况每天逐渐减量。当患者可以进食时可改为口服泼尼松 5～10 mg，每天 3～4 次或泼尼松 25 mg，每天 2 次，此后逐渐减量。一般皮质醇补充 2 周左右可停药。对于儿童，氢化可的松用量按 50 mg/m² 计算。

2. 纠正水、电解质紊乱　肾上腺皮质危象常合并有脱水、电解质紊乱及循环休克。补液量应根据患者脱水程度及电解质紊乱具体情况结合患者心脏功能决定。一般情况下，肾上腺皮质危象患者液体丢失量很少超过总体液量的 10%，可先按体重的 6% 来进行补液。边补液边观察患者一般情况、血糖、电解质和血气变化，并做出相应调整。

3. 一般治疗　注意休息，加强营养，预防感染。患者意识清楚后应进食富含高蛋白、高糖及富含维生素的易消化吸收食物，同时每天摄取食盐不少于 10 g。

4. 病因及诱因治疗　对于原发性或继发性肾上腺皮质功能减退症的病因进行积极治疗，同时对诱发肾上腺皮质危象的诱因进行积极干预和预防。如在感染、创伤、手术等应激情况下，应注意补充皮质醇。

（四）肾上腺危象的预防

预防肾上腺危象的关键是制订个性化治疗方案，以满足不同个体对糖皮质激素的需求，避免激素用量过多或过少导致的不良反应。应根据人体生理分泌规律坚持补充激素，早晨服用全日量的 2/3，下午服用剩下的 1/3，当不能口服糖皮质激素时，可使用肠胃外型制剂，不得随意中断。应激情况下（如感染、外科手术、严重外伤等），需在专科医师的指导下调整剂量。其他方案诸如医疗预警手镯或项链之类的设备，可以在突发情况下对护理人员起到警示发生肾上腺危象可能的作用。另外，随身携带经直肠使用的氢化可的松栓剂以便于在某些紧急情况下使用。

对于单侧肾上腺腺瘤所致皮质醇增多症需要行患侧肾上腺全切除的患者，术前 12 小时应给予氢化可的松 100 mg 静脉滴注，手术开始时予氢化可的松 100～200 mg 缓慢静脉滴注，切下标本时加快滴注速度。术后第 1 天补充氢化可的松 200～300 mg，以后逐渐减量或停用。若患者症状持续存在，术后第 6 天以后可改为口服泼尼松 5 mg 每天 3 次，以后根据患者情况再次减量至维持量或停用。

六、患教建议

肾上腺危象源于肾上腺皮质功能减退症患者突然加重或由于急性肾上腺皮质破坏导致肾上腺皮质功能急性衰竭而引发的一系列急性生理功能障碍。临床上以高热、恶心呕吐、意识淡漠、萎靡或躁动不安甚至休克等为主要症状，同时伴有血糖、电解质紊乱、血浆皮质醇降低，发生肾上腺危象的患者病情通常进展迅速，若延误治疗，可危及生命。治疗前需充分与患者家属沟通。

治疗过程中，为监测血皮质醇浓度、血糖浓度及电解质浓度等生化指标可能需每天多次采血送检，主管医师需提前告知患者及家属多次采血目的及必要性，使患者及家属充分理解以便积极配合治疗。

急性期缓解后，若患者需要长期补充外源性皮质醇，应告知患者及家属个性化治疗方案的制定需要一段时间，目的是为了避免激素用量过多或过少导致的不良反应。教育患者应坚持定量服用激素，不能擅自更改或停用激素以避免可能带来的后果，特殊情况下应咨询专科医师调整用药。同时要求患者家属监督服药，定期专科门诊复查。

七、专家点评

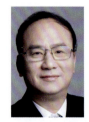

刘德云，主任医师，硕士研究生导师，广西医科大学第一附属医院泌尿外科二病区副主任。中国医师协会泌尿外科医师分会肾上腺性高血压外科协作组委员，广西抗癌协会泌尿男生殖系肿瘤专业委员会副主任委员。

肾上腺危象在泌尿外科较少见，本病发病急剧，若未及时处理，可危及生命。患者存在有急性肾上腺皮质功能减退症病史可能，根据典型肾上腺皮质危象临床表现结合实验室相关检查诊断肾上腺皮质危象并不困难。但若合并有其他疾病或术后出血、感染等情况则会影响判断。尤其是对于肾上腺疾病术后患者，当经过积极补液、纠正电解质紊乱及其他抗休克治疗仍未见好转时就应该考虑到发生肾上腺皮质危象可能。及时补充大剂量皮质醇激素是该病的首选治疗，避免延误治疗导致相关并发症的发生，甚至危及患者生命。对于这类病例，笔者有以下经验，供广大青年泌尿外科医师共同参考。

1. 具有肾上腺皮质功能减退症病史或肾上腺疾病术后的患者当出现无法用常理解释的异常临床表现时就应警惕本病的发生。

2. 诊断上除了典型临床表现外，血浆皮质醇水平明显降低是诊断的可靠依据，应在补充激素前抽血进行检测。

3. 治疗上在积极补液、纠正电解质紊乱及其他抗休克治疗的同时及时补充大剂量皮质醇激素，避免延误诊治出现严重并发症。

4. 对于既往有肾上腺皮质功能减退症病史的患者，预防肾上腺皮质危象的关键是制订个体化治疗方案，以满足不同个体对糖皮质激素的需求，避免激素用量过多或过少导致的不良反应。在感染、外科手术、严重外伤等应激情况下注意调整激素用量；对于肾上腺疾病需要行肾上腺全切的患者，若术前评估术后有出现肾上腺皮质危象的可能则在围术期应积极补充激素，预防肾上腺危象的发生。

（玉镇源　刘德云　广西医科大学第一附属医院）

参考文献

[1]Dislof S，Falhammar H，Thilen A，et al.One hundred years of congenital adrenal hyperplasia in Sweden：a retrospective，population-based cohort study[J].Lancet Diabetes Endocrinol，2013，1：35-42.

[2]Rushworth RL，Torpy DJ，Falhammar H.Adrenal crises：perspectives and research directions[J].Endocrine，2017，55：336-345.

病例 55 腹腔镜下肾上腺肿瘤切除术中并发下腔静脉损伤的诊断与处理

一、导读

腹腔镜肾上腺肿瘤切除是泌尿外科腹腔镜手术中最能显示其微创优势的一种，彻底改变了传统手术需要切一个很大的切口仅取出很小一个肿瘤的局面。但是由于肾上腺位置深、周围毗邻相对复杂，所以术中并发症时有发生。其中下腔静脉损伤是腹腔镜下肾上腺肿瘤切除术中严重的并发症，多数发生在右肾上腺肿瘤切除的手术中，青年泌尿外科医师在遇到术中下腔静脉损伤时往往不易做出正确的处理。

二、病历简介

（一）病史介绍

患者男性，77 岁。

主诉：体检发现右肾上腺结节 3 年余。

现病史：患者 3 年前行胸、上腹部 CT 检查提示右肾上腺体部结节，大小约 14 mm×12 mm，密度均匀，增强扫描明显强化。密切随访，10 天前复查胸腹部 CT 提示右肾上腺结节，大小约 16 mm×12 mm，密度均匀，增强扫描明显强化，较前增大。患者为求进一步治疗入我科，门诊以"右肾上腺肿瘤"收住院。

既往史：高血压病史 30 余年，口服"硝苯地平缓释片"（10 mg，1 次／日）降压，自述血压控制可。8 年前因左下肺癌行左下肺叶切除＋纵隔淋巴结清扫术，术后病理示低分化鳞癌，淋巴结未见癌；术后恢复良好，定期复查。余无特殊。

（二）体格检查

意识清楚，血压 127/61 mmHg，眼睑无水肿。腹部无膨隆，腹壁静脉无曲张，腹平软，无压痛及反跳痛，腹部未触及包块，肝脾肋下未及。肝区、双肾区无明显叩击痛，移动性浊音阴性，肠鸣音 4 次/分。

（三）辅助检查

1. 实验室检查

（1）血常规：白细胞计数 $9.86×10^9/L$，中性粒细胞百分比 64.6%。

（2）生化常规：尿酸 448.9 μmol/L，肌酐 145.2 μmol/L，C反应蛋白 11.32 mg/L。

2. 影像学检查 胸腹部增强CT：右肾上腺体部结节，大小约 16 mm×12 mm，密度均匀，增强扫描明显强化。考虑腺瘤可能性大（病例 55 图 1）。

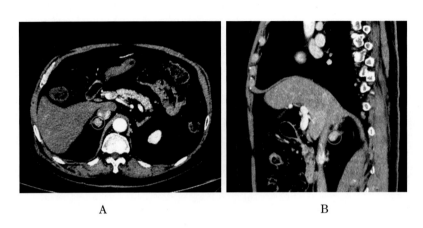

A   B

病例 55 图 1 胸腹部增强 CT

右肾上腺体部结节，增强扫描明显强化，考虑腺瘤可能性大。A. 横断面，红圈处为右肾上腺肿瘤；B. 矢状面，红圈处为右肾上腺肿瘤。

（四）初步诊断

1. 右肾上腺肿瘤；

2. 左下肺鳞癌术后；

3. 高血压。

三、临床决策与分析

1. 手术指征 CT检查发现右肾上腺占位，随访 3 年，较前稍增大，不排除恶性肿瘤可能，手术指征明确，无明确手术禁忌。

2. 手术方案 经腰腹腔镜右肾上腺肿瘤切除术。

四、治疗过程

1. 手术情况 患者在全身麻醉下行经腰腹腔镜右肾上腺肿瘤切除术，麻醉满意后患者取 90° 左侧卧位，抬高腰桥，常规消毒铺巾。于腋中线髂嵴上 3 cm 处（A 点）切开约 1 cm 小口，逐层切开皮肤、皮下，钝性分离进入后腹腔。置入气囊充气约 600 mL 扩张腹膜后间隙，取出气囊。通过 A 点置入观察镜，在直视下在竖脊肌外侧缘与第 12 肋交界下（B 点）处切开长约 0.5 cm 小口，置入 5 mm Trocar；于腋前线与肋弓交界下置入一个 10 mm Trocar（C 点），C 点下方 10 cm 置入一个 5 mm Trocar（D 点），通过 B 点、C 点和 D 点置入操作器械。

逐次分离后腹腔组织。打开肾周筋膜，发现右肾周脂肪粘连严重，分离过程中出血较多。处理中央静脉时（病例 55 图 2A），下腔静脉撕裂约 0.5 cm 小口（病例 55 图 2B）。腔镜下止血失败，纱布压迫出血处，向患者家属沟通取得同意后改开放手术。取右侧第 12 肋下切口，约 12 cm 逐层切开进入腹膜后间隙。清除腹膜后脂肪和肾周脂肪，将右肾向下牵拉，分离右肾和右肾上腺之间。将右肾上腺和右肾上级分开后，继续游离右肾上腺背侧和腹侧，完整切除肿瘤和右侧肾上腺。下腔静脉破损处，予以 3-0 血管线缝合止血。冲洗，证实创面无出血，腹膜后放置 F 24 引流管 1 根，关闭切口，切口铺无菌敷料。术毕，手术过程麻醉满意，手术艰难，出血量较多。术后患者安返病房。切开标本可见 2 cm 左右灰白色肿物，标本送病理检查。

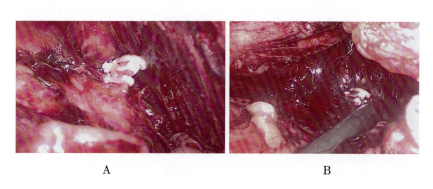

病例 55 图 2　术中所见

A. 术中分离并夹闭右肾上腺中央静脉；B. 术中下腔静脉撕裂。

2. 术后情况及预后　患者术后恢复情况可，术后腹膜后引流管引流液色暗红并逐渐减少，术后第 5 天拔除引流后出院。术后病理为嗜铬细胞瘤，随访 2 年，预后良好，未见肿瘤复发。

五、经验与体会

（一）腹腔镜下肾上腺肿瘤切除术中下腔静脉损伤的特点和原因

1. 特点

（1）事发突然、出血量较大，是对主刀医师心理素质和手术技术的极大考验。

（2）一般多在手术中出现，术中妥善处理一般不会留下后遗症。

（3）术中由于有气腹压力控制，一般下腔静脉损伤后不会出现像开放手术那样汹涌的出血，但是出血时会频繁使用吸引器吸出血液，会影响腹压的维持，视野表现为间断性的血液从破口涌出。

（4）经后腹腔途径，下腔静脉损伤后增大气腹压力，可使出血明显减少；经腹腔途径，由于腹壁弹性很大，增大气腹压力减少出血的效果不如经后腹腔途径。

（5）多数都能在腔镜下通过缝合或上止血夹彻底止血，需要开放止血的不多见。

2. 原因

（1）操作不熟练、解剖层次不清晰。腹腔镜肾上腺肿瘤切除为腹腔镜泌尿肿瘤的入门级别手术，是泌尿外科医师成长必须要熟练掌握的一种手术类型。但是任何手术都有一个由不熟练到熟练的过程，腹腔镜肾上腺手术也不例外。初学者由于操作不熟练，在处理右肾上腺中央静脉时由于动作生硬或粗暴，会导致中央静脉直接撕裂，下腔静脉出现破口；或是由于右肾上腺的中央静脉极短，将其分离出来上止血夹后，离断时可能出现止血夹滑脱，下腔静脉出现破口；也有因为解剖层次不清晰，手术中超声刀或其他能量设备直接切破下腔静脉或热损伤下腔静脉壁术后继发性出血的，但并不常见。总之所有长期、持之以恒的手术训练是避免腹腔镜下肾上腺肿瘤切除术下腔静脉损伤的有效方法。

（2）肿瘤周围粘连。腹腔镜下肾上腺肿瘤切除术中下腔静脉损伤的另外一个重要原因是肿瘤周围粘连，层面不清楚。这多见于右侧肾上腺的转移瘤切除手术或右肾上腺恶性肿瘤，当然肿瘤巨大伴瘤周出血也会导致粘连。转移瘤最大的特点是有其他恶性肿瘤的病史、新发并增长迅速的肾上腺结节、CT上肿瘤不呈现圆形而表现为不规则形且边界不清晰及手术中发现肿瘤与周围组织明显粘连。而右肾上腺恶性肿瘤，CT上往往表现为体积大和下腔静脉受压或受侵犯。上述两种情况下，手术中分离肿瘤内侧与下腔静脉之间时层面不如原发性肾上腺良性肿瘤那么清楚，有些甚至无法辨认中央静脉或下腔静脉壁，这就大大增加了手术中损伤下腔静脉的风险。

（3）肿瘤体积大，操作空间少。腹腔镜下肾上腺肿瘤切除术中下腔静脉损伤的第三个重要原因是肿瘤体积大，操作空间少，在寻找、分离和离断右侧肾上腺中央静脉时导致下腔静脉损伤。避免由于肿瘤巨大导致下腔静脉术中损伤的关键在于术前充分评估术者的手术经验和肿瘤的局部情况，若术者经验不足、肿瘤严重压迫或明显侵犯下腔静脉，采取开放手术可能是更为安全的手术方式。

（4）过于自信，直接用超声刀或 Ligasure 离断中央静脉、"大把"分离肿瘤与下腔静脉。少数下腔静脉损伤出血是由于术者过于自信，在分离右肾上腺肿瘤内侧和下腔静脉之间时没有分离出中央静脉，直接用"大把"能量器械处理，或分离出中央静脉之后未上止血夹直接用能量离断中央静脉。

（二）腹腔镜下肾上腺肿瘤切除术中下腔静脉损伤的诊断

1. 术中损伤直接出血　该类型极易诊断，术中可以明显看到下腔静脉破口。

2. 术中损伤术后继发性出血　该类型诊断也不困难。多数患者表现为术后鲜红色引流液增多或伴有血块、心率快，甚至血压下降表现为失血性休克，血常规表现为血红蛋白进行性下降。

（三）腹腔镜下肾上腺肿瘤切除术中下腔静脉损伤的处理

1. 术中损伤直接出血

（1）控制或减少出血。先通过增大气腹压力或纱布压迫的办法，控制或减少出血；然后冷静思考止血方法。

（2）增加操作通道，确保视野清晰、手术空间足够。腹腔镜肾上腺手术一般用 3 个 Trocar（一个镜头孔，左右手各一个操作孔），出血时如果准备在腔静下止血，需要增加 1～2 个助手孔。

（3）若情况允许最好先将肿瘤完整切下，这样才能暴露出血的位置，为止血提供前提条件。

（4）常用的止血方法有：血管线缝合下腔静脉裂口、止血夹或金属钛夹夹闭破口。前者需要有丰富的腹腔镜下缝合经验，常用 3-0 或 4-0 血管线；后者适用于较小的下腔静脉裂口。两种方法都需要有足够的下腔静脉壁，做到无张力缝合或夹闭，否则会使裂口越来越大。

（5）如果出血不是太猛，不要轻易改开放手术，因为开放手术后，由于出血位置深，视野反而不如腹腔镜手术；如果出血非常凶猛，血压已经不稳定，不要拘泥于腹腔镜手术，果断改开放手术可能挽救一条生命。

2. 术中损伤术后继发性出血　如果为术后下腔静脉术中损伤术后继发性出血，保守治疗多难以奏效。果断、及时的再次手术止血是更为稳妥的处理方法，手术方式可根据实际情况采取腹腔镜手术或开放手术。

六、患教建议

虽然腹腔镜肾上腺手术已经成熟地开展了若干年，绝大多数病例都不会出现术中并发症。但是术中损伤下腔静脉的情况偶有发生，手术前需要充分和患者及家属沟通腹腔镜肾上腺肿瘤手术损伤下腔静脉导致大出血甚至休克、危及生命的可能性。也要充分向患者及患者家属说明，腹腔镜手术改开放的可能性。

七、专家点评

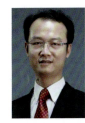

张志凌，中山大学肿瘤防治中心泌尿外科肾癌单病种专家，美国克利夫兰医学中心泌尿外科访问学者，广东省医学会泌尿外科学分会肿瘤学组秘书，中国临床肿瘤学会尿路上皮癌专家委员会委员。

腹腔镜肾上腺肿瘤切除是泌尿外科最常见的手术之一，由于肾上腺位置深、周围毗邻相对复杂，所以术中并发症不容忽视。下腔静脉损伤是腹腔镜下肾上腺肿瘤切除术中最严重的并发症之一，多数发生在右肾上腺肿瘤切除的手术中，多由于肿瘤粘连或术者不恰当的操作导致。虽然事发突然，但由于术中有气腹压力，损伤后不会出现汹涌的出血。虽然多数都能在腔镜下通过缝合或上止血夹彻底止血，但如果出血量较大，镜下操作困难或血压已经不稳定，应当果断转为开放手术止血。

（张志凌　中山大学肿瘤防治中心）

参考文献

[1] 李仲宜，顾明祥，杨燹樵，等. 腹腔镜在肾上腺肿瘤切除术中的应用 [J]. 中华外科杂志，1998，36（03）：148.

[2] Brandao LF, Autorino R, Laydner H, et al. Robotic versus laparoscopic adrenalectomy：a systematic review and meta-analysis[J]. Eur Urol, 2014, 65 (6)：1154-1161.

[3] Henry JF, Defechereux T, Raffaelli M, et al. Complications of laparoscopic adrenalectomy：results of 169 consecutive procedures[J]. World J Surg, 2000, 24 (11)：1342-1346.

[4] Strbel RT, Muntener M, Sulser T. Intraoperative complications of laparoscopic adrenalectomy[J]. World J Urol, 2008, 26 (6)：555-560.

[5] Mutter D, Wheeler MH, Marescaux J. Laparoscopic management of operative vena cava injury[J]. Surg Laparosc Endosc Percutan Tech, 1999, 9 (4)：303-305.

病例 56 腹腔镜下肾上腺肿瘤切除术中并发脾损伤的诊断与处理

一、导读

腹腔镜肾上腺肿瘤切除可以说是目前阶段肾上腺小肿瘤的首选治疗方法，无论是在三级甲等医院，还是基层医院，很少有肾上腺小肿瘤再选择开刀手术。虽然腹腔镜技术越来越普遍和成熟，但是术中并发症仍然时有发生，脾损伤就是其中一种，而脾损伤最常见于左肾上腺较大肿瘤经腹腔途径腹腔镜切除手术中。

二、病历简介

（一）病史介绍

患者男性，22 岁。

主诉：体检发现左腹膜后肿物 1 个月余。

现病史：患者病程中无特殊不适，无血压改变，无腰痛，为求进一步诊治，门诊拟"左腹膜后占位"收入院。

既往史：无特殊。

（二）体格检查

意识清楚，血压 128/59 mmHg，眼睑无水肿。腹部无膨隆，腹壁静脉无曲张，腹平软，无压痛、反跳痛，腹部未触及包块，肝脾肋下未触及。肝区、双肾区无明显叩击痛，移动性浊音阴性，肠鸣音 4 次/分。肛门指检：黏膜光滑，未触及明显肿物，无压痛，指套无染血。

（三）辅助检查

1. 实验室检查

（1）血常规：白细胞计数 $7.26×10^9$/L，中性粒细胞百分比 61.6%。

（2）生化常规：丙氨酸氨基转移酶 82.7U/L，天冬氨酸氨基转移酶 32.6U/L，C 反应蛋白 7.88 mg/L，血清淀粉酶 76.9 mg/L，肌酐 88.7 μmol/L，尿酸 394.6 μmol/L。

（3）促肾上腺皮质激素：7.63 pmol/L。

（4）血浆皮质醇：皮质醇Ⅱ 408.3 nmol/L。

（5）肿瘤标志物：神经元特异性烯醇化酶 18.85 ng/mL。

2. **影像学检查** 全腹部增强 CT（病例 56 图 1）：左侧肾上腺类圆形肿物，边界清，边缘光滑，大小约 45 mm×33 mm，密度较均匀，未见明显脂肪密度、钙化或坏死，增强扫描强化较均匀，良性可能，请结合临床。

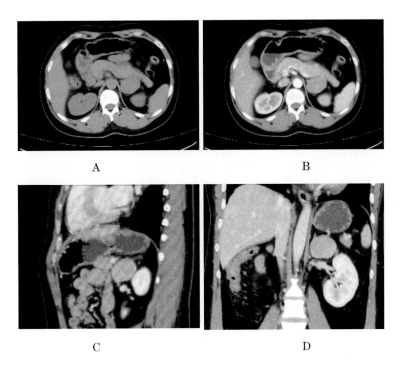

A B

C D

病例 56 图 1 全腹部增强 CT

A. CT 平扫左侧肾上腺见一类圆形软组织密度肿块，密度较均匀，未见明显脂肪密度、钙化或坏死；B. CT 增强动脉期（横断位）呈轻度强化；C. CT 增强静脉期（矢状位重建）肿块进一步中度均匀强化；D. CT 增强静脉期（冠状位重建）肿块边界清，边缘光滑，与邻近组织分界清楚。

（四）初步诊断

左侧肾上腺占位。

三、临床决策与分析

1. **手术指征** 结合患者病史体征及 CT 结果（左肾上腺占位，大小约 4 cm），手术指征明确。

2. **手术评估**

（1）血常规：白细胞计数 $7.26×10^9$/L，中性粒细胞百分比 61.6%。

（2）肝功能：丙氨酸氨基转移酶 82.7 U/L，天冬氨酸氨基转移酶 32.6 U/L，碱性磷酸酶 67.9 U/L，白蛋白 46.6 g/L。

（3）肾功能：肌酐 88.7 μmol/L，尿酸 394.6 μmol/L。

（4）心电图：窦性心律，正常心电图。

3. 手术方案 经腹途径腹腔镜左肾上腺肿瘤切除。

4. 术后注意事项 术后密切监测患者生命体征及引流液观察，积极预防和治疗可能出现的出血、肠梗阻、乳糜漏及周围脏器损伤。

四、治疗过程

1. 手术情况 患者经气管内吸入全身麻醉后取右侧卧位，常规消毒铺巾，取脐水平腹直肌旁切开一小口，逐层切开，进入腹腔后置入气腹及镜头。左侧肋缘下 2 cm 锁骨中线处置入 5 mm Trocar，左侧腋前线髂嵴上 5 cm 置入 10 mm Trocar。探查肝脏及盆腔未及播散肿瘤。肿瘤位于左肾上腺区，大小约 3～4 cm，活动度可，腹主动脉前方未及明显肿大的淋巴结。剪开左侧侧腹膜，将降结肠向内侧推离。离断脾肾韧带，将脾脏和胰尾向内侧游离，游离过程中脾脏包膜撕裂约 0.5 cm，脾实质出血。创面用双极埃尔伯钳电凝止血，继续完全游离切断脾肾韧带，显露肿瘤（病例 56 图 2）。在左肾上极水平打开肾周脂肪，暴露左肾上极，沿肿瘤下极与左肾上极之间无血管平面分离，见肿瘤下极紧贴左肾动静脉。继续分离肾上腺肿瘤上极、外侧和背侧。仔细分离肿瘤内侧，暴露中央静脉，结扎切断中央静脉后继续分离肿瘤内后方，将肿瘤完全切除，保留部分左肾上腺。再次检查脾脏创面，发现创面出血已经停止。冲洗腹腔，仔细检查术野未发现出血，脾脏和肾上腺创面喷洒生物蛋白胶。留置左侧腹腔引流管 1 条，逐层关闭腹腔。手术顺利，麻醉满意，术中出血 50 mL。探查时血压未见明显变化，术后患者安返病房。切除物送病检。

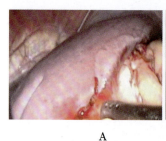 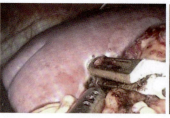 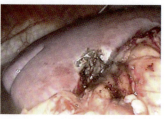

| A | B | C |

病例 56 图 2 腔镜下处理脾出血示意图

A. 脾脏包膜撕裂；B. 埃尔伯电凝止血；C. 埃尔伯电凝止血后。

2. 术后情况及预后　术后患者恢复好，引流液正常，一般情况良好。术后病理节细胞神经瘤，随访 4 个月，预后良好，未见肿瘤复发。

五、经验与体会

（一）腹腔镜下肾上腺肿瘤切除术脾损伤的特点和原因

1. 特点

（1）不一定能在手术中及时发现，而表现为术后持续引流液量多、色鲜红：左肾上腺较大肿瘤经腹腔途径腹腔镜切除术中脾损伤有时比较隐匿，手术结束前若不仔细检查，可能造成漏诊。其原因有：①由于术中气腹压力的存在，脾脏损伤出血一般不会像血管损伤那么凶猛；②脾脏损伤很多发生在游离脾肾韧带不充分的情况下，术者为了暴露左肾上腺肿瘤，用器械强行挑起脾脏和胰体尾造成脾脏包膜的小面积撕裂。所以在左侧经腹腔腹膜后手术（包括肾上腺和肾手术）结束前一定要仔细检查脾脏有无损伤，否则可能回到病房后患者在腹压撤退的情况下出现出血（表现为引流液量多、色鲜红，严重者出现腹胀和休克），导致二次手术甚至危及患者生命。

（2）多由于游离脾脏和胰尾的过程中，游离不彻底出现；另外少数见于术中器械误损伤：左肾上腺肿瘤经腹腔途径腹腔镜手术，需要把脾脏和胰体尾部从肾周筋膜前面游离开，才能较好的暴露左肾静脉、腹主动脉和左肾上级之间围成的"三角区域"，而这个"三角区域"恰恰是左肾上腺中央静脉和左肾上腺肿瘤所在的位置。为了暴露这个位置，必须要把脾脏和左肾之间的"脾肾韧带"充分切断，使得脾脏和胰体尾有较大的活动范围，这样才能无张力的暴露"三角区域"，否则可能在手术的过程中撕裂脾包膜。另外手术医师操作不熟练，导致器械误伤脾脏，也偶尔有见到。这情况下可能伴随着脾脏实质的损伤，出血一般比脾包膜撕裂要凶猛一些。

（3）小面积损伤常见，大面积损伤和脾脏实质破裂少见：大多数情况下腹腔镜下肾上腺肿瘤切除术脾损伤，损伤的面积都不会太大，因为常见的损伤原因为：穿刺建立气腹的过程中，气腹针损伤脾脏或游离脾脏和胰尾的过程中，游离不彻底，导致脾包膜撕裂。

2. 原因

（1）穿刺建立气腹的过程中，气腹针损伤脾脏：与经后腹腔途径腹腔镜不同的是经腹腔途径腹腔镜在建立气腹的过程中，损伤腹腔内脏器的可能性会大一些，其中脾损伤就是其中一种。气腹针脾损伤最常见于左侧肾上腺或肾脏手术，经腹腔途径腹腔镜手术中。这类手术患者多处于右侧卧位，气腹针从左侧肋缘下锁骨中线位置进针。在一些比较消瘦的患者或脾脏较大的患者，从该点进针如果经验不足和手感不好的医师可能无法准确判断穿刺针通过腹膜的"突破感"，从而在刺破腹膜后仍然继续进针，从而损伤腹腔内脏器。所以，对于消瘦的患者或脾脏较大的患者，可以考虑从拟置入观察镜位置，直视下切开皮肤，进入腹腔。

（2）游离脾脏和胰尾的过程中，游离不彻底：虽然经腹腔途径腹腔镜有较大的操作空间，但是为了暴露位于腹膜后的左肾上腺肿瘤，需要把覆盖在其前方的胰体尾部分离开。而后者又与脾脏密不可分，所以暴露左肾上腺区的肿瘤的关键在于充分游离脾脏。脾脏与周围组织的粘连一般很少发生，所以只要熟悉脾脏和肾脏之间的解剖关系、将脾肾之间的韧带充分离断，游离脾脏应该没有太大的问题。腹腔镜下左肾上腺肿瘤切除术脾损伤最常见的原因，就是术者游离脾脏不彻底的情况下，急于直奔左肾上腺区域，从而勉强挑起胰腺，导致脾包膜撕裂。

（3）手术器械的误损伤：也是腹腔镜下左肾上腺肿瘤切除术中脾损伤的一个原因。可见于常规器械进出及装标本过程中。此类损伤可以预防，操作者在器械进出过程中，始终保持器械在直视下即可有效避免此类损伤。

（二）腹腔镜下肾上腺肿瘤切除术脾损伤的诊断

1. 术中损伤直接出血　该类型较易诊断，术中可以明显看到脾脏包膜撕裂或脾实质破裂。

2. 术中损伤术后继发性出血　该类型诊断也不困难。多数患者表现为术后鲜红色引流液增多、腹胀、心率快，血压下降表现为失血性休克，血常规表现为血红蛋白进行性下降。

（三）腹腔镜下肾上腺肿瘤切除术脾损伤的处理

1. 术中损伤直接出血

（1）控制或减少出血：先通过增大气腹压力或纱布压迫的办法，控制或减少出血；然后冷静思考止血方法。

（2）按压止血：因为腹腔镜下肾上腺肿瘤切除术中大多数脾脏损伤均为包膜撕裂，破口不大，一些患者通过干纱布压迫止血后，松开纱布，出血会停止。然后在创面喷洒止血材料，如生物蛋白胶等，可以达到彻底止血的效果。

（3）单极电凝止血：小的包膜撕裂可以通过单纯电凝止血。具体做法为：把电刀功率调到60 W，使用喷凝的模式，通过分离钳导电，直接电凝止血。

（4）双极埃尔伯钳：也可以用于腹腔镜下肾上腺肿瘤切除术中脾脏损伤的止血。

（5）断供血血管：由于脾动脉为终末血管，找到损伤部位对应的脾动脉分支并夹闭，可以达到对较大脾脏损伤的止血目的。

（6）缝合：脾脏组织较脆，缝合时需要非常谨慎。首先选择尝试上述办法止血，无效时再考虑缝合脾脏。选择大而细的1∶1血管缝线，拉线时注意力度，避免再次损伤脾脏。

（7）切脾：上述措施处理无效的脾脏损伤，最终只能切除脾脏止血。

2. 术中损伤脾脏术后继发性出血　如果为术中损伤脾脏术后继发性出血，如果出血量少、出血速度慢、血流动力学稳定，可以考虑先保守治疗，包括输红细胞、输凝血因子、止血药物使用。若不奏效，果断、及时地再次手术止血是更为稳妥的处理方法，手术方式可根据实际情况采取腹腔镜手术或开放手术，二次手术多直接切除脾脏。

六、患教建议

虽然腹腔镜肾上腺手术已经成熟地开展了若干年，绝大多数病例都不会出现术中严重并发症。但是术中损伤脾脏的情况偶有发生，手术前需要充分和患者及家属沟通腹腔镜肾上腺肿瘤手术损伤脾脏导致大出血甚至休克、危及生命的可能性。也要充分向患者及患者家属说明，腹腔镜手术改开放的可能性以及切除脾脏止血的可能性。

七、专家点评

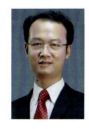

张志凌，中山大学肿瘤防治中心泌尿外科肾癌单病种专家，美国克利夫兰医学中心泌尿外科访问学者，广东省医学会泌尿外科学分会肿瘤学组秘书，中国临床肿瘤学会尿路上皮癌专家委员会委员。

脾损伤是左肾上腺肿瘤经腹腔途径腹腔镜切除手术的较常见并发症之一，其中多数为小面积损伤，大面积损伤和脾脏实质破裂少见。脾损伤的主要原因是由于游离脾脏和胰尾的过程中，游离不彻底，少数也见于术中器械误伤。若术中发现脾脏包膜撕裂或脾实质破裂出血，可采取按压、电凝、缝合等操作止血，若情况严重则应遵循"生命第一、保脾第二"的原则。若在术后发现患者鲜红色引流液增多、腹胀、心率快、血压下降等失血性休克表现，应高度怀疑脾破裂。患者情况稳定可先采取药物止血、输血等方法保守治疗；疗效欠佳者，应及时进行二次手术止血，必要时切脾。

（张志凌　中山大学肿瘤防治中心）

参考文献

[1] 李仲宜. 腹腔镜在肾上腺肿瘤切除术中的应用 [J]. 中华外科杂志，1998，36（03）：148.

[2]Brandao LF, Autorino R, Laydner H, et al.Robotic versus laparoscopic adrenalectomy：a systematic review and meta-analysis[J].Eur Urol, 2014, 65（6）：1154-1161.

[3]Henry JF, Defecherenx T, Raffaelli M, et al.Complications of laparoscopic adrenalectomy：results of 169 consecutive procedures[J].World J Surg, 2000, 24（11）：1342-1346.

[4]Strebel RT, Muntener M, Sulser T.Intraoperative complications of laparoscopic adrenalectomy[J].World J Urol, 2008, 26（6）：555-560.

[5]Aporowicz M, Domoslawski P, Czopink P, et al.Perioperative complications of adrenalectomy-12 years of experience from a single center/teaching hospital and literature review[J].Arch Med Sci，2018，14（5）：1010-1019.

病例 57　腰椎管内外神经鞘膜瘤的诊断与处理

一、导读

腰椎管内外神经鞘膜瘤，肿瘤由腰椎管内沿椎间孔向后腹腔生长，肿瘤形态呈哑铃型，常因相邻神经受压而引起麻痹或疼痛，并沿神经放射，肿瘤巨大时出现腹部包块、尿频、腹胀等症状。多数肿瘤能手术根治，但是手术难度大、风险高，因此需要围术期制订完善的手术计划和做好充分的手术准备。

二、病历简介

（一）病史介绍

患者女性，49 岁。

主诉：腰背部酸痛不适，向右下肢放射 5 年余，加重 2 年。

现病史：患者于 5 年前无明显诱因出现腰背部酸胀，向右小腿放射，以小腿内侧及后方为剧，酸胀不适症状呈间歇性，以夜间为著，平卧时明显，站立活动后稍缓解，程度较轻，无须服用止痛药物。近 2 年来，患者小腿酸胀不适症状发作频繁，程度较前加重，近 3 个月伴有小腿麻木不适，发作剧烈时影响行走。腰椎 MRI 平扫＋增强提示：L_5 椎体右侧旁强化性肿块占位灶，目前考虑神经源性肿瘤可能。为做进一步诊治收治入院。

既往史：2011 年车祸伤后左侧髋骨及锁骨骨折，行锁骨切开复位内固定术，髋骨保守治疗，均愈合良好，2012 年取出内固定。

（二）体格检查

患者搀入病室，步态不稳，腰椎生理弯曲减小，活动受限。腰骶部各棘突压痛，右下肢感觉减退，肌力减退（4 级），膝反射、跟腱反射减弱。

（三）辅助检查

1. 实验室检查

（1）血常规：白细胞计数 9×10^9/L，中性粒细胞百分比 65%，红细胞 4.0×10^{12}/L，血红蛋白 113 g/L。

（2）肝肾功能：总胆红素 16 μmol/L，直接胆红素 5 μmol/L，丙氨酸氨基转移酶 10 U/L，γ-谷氨酰转移酶 11 U/L，碱性磷酸酶 65 U/L，肌酐 52 μmol/L。

（3）凝血功能：凝血酶原时间 12.5 秒，活化部分凝血活酶时间 36.2 秒，凝血酶时间 19 秒。

2. 影像学检查

（1）腰椎 MRI 平扫＋增强：L_5 椎体右侧旁见一不规则团块影，T_1WI 低信号，T_2WI 抑脂序列呈高信号，信号略不均匀，增强扫描病灶明显强化，病灶大小约 3.6 cm×5.7 cm×3.4 cm，肿块向前及向内侧延伸，部分通过扩大的椎间孔突入椎管，L_5 椎体右侧受压略凹陷。提示：L_5 椎体右侧旁强化性肿块占位灶，目前考虑神经源性肿瘤可能（病例 57 图 1）。

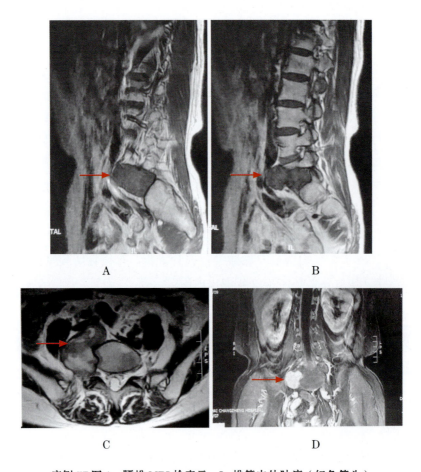

病例 57 图 1　腰椎 MRI 检查示：L_5 椎管内外肿瘤（红色箭头）

A. T_1WI 矢状面示骶椎上方低信号肿瘤，信号均匀，边界清楚；B. T_1WI 矢状面示肿块向前突出呈哑铃状，边缘见完整低信号包膜，腹主动脉受压前移，L_5 椎体受压变扁；C. T_2WI 平扫横断面肿块呈高低混杂信号的囊实性肿块；D. T_1WI 压脂增强冠状面肿瘤实性部分呈明显均匀强化，囊性部分未见强化。

（2）髂总动脉 CTA：L_5/S_1 椎体右缘见一大小约 5.5 cm×2.4 cm 的软组织肿块影，平扫密度均匀，增强后呈轻中度不均匀强化，L_5/S_1 右侧椎间孔扩大，右侧腰大肌、邻近髂总、髂外动脉受压。提示：L_5/S_1 椎体右缘占位性病变，考虑神经源性肿瘤（病例 57 图 2）。

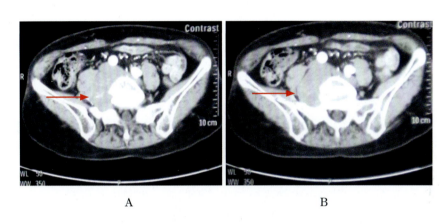

病例 57 图 2　CT 检查示 L_5 椎管内外肿瘤（红色箭头）

A. CT 增强动脉期病灶内见点状、斑片状明显强化，S_1 右侧侧隐窝增宽，右侧腰大肌受压外移，两者分界尚清；B. CT 增强动脉期肿瘤不均匀强化，S_1 椎体右缘欠光整。

（四）初步诊断

1. L_5～S_1 椎管内外巨大肿瘤；

2. 锁骨骨折术后。

三、临床决策与分析

1. 手术指征　患者术前腰椎 MRI 及 CT 检查明确椎管内外巨大肿瘤（神经源性肿瘤），同时患者腰背部酸痛不适，向右下肢放射 5 年余，加重 2 年。根据病史、症状、体征及影像学检查，诊断明确。非手术治疗无法解除压迫，病情有可能进一步加重。

2. 手术评估

（1）血常规：白细胞计数 $9×10^9$/L，中性粒细胞百分比 65%，红细胞 $4.0×10^{12}$/L，血红蛋白 113 g/L。

（2）肝肾功能：总胆红素 16 μmol/L，直接胆红素 5 μmol/L，丙氨酸氨基转移酶 10 U/L，γ-谷氨酰转移酶 11 U/L，碱性磷酸酶 65 U/L，肌酐 52 μmol/L。

（3）凝血功能：凝血酶原时间 12.5 秒，活化部分凝血活酶时间 36.2 秒，凝血酶时间 19 秒。

（4）术前心功能：心脏结构、功能未见明显异常。

（5）心电图：窦性心律。

（6）肺功能：未见通气功能障碍。

（7）胸片：心肺膈未见明显异常，脊柱略侧弯。

3. 术前多学科讨论　为了进一步明确术前诊断及鉴别诊断，明确手术适应证，制订手术方案，明确术前、术中及术后治疗护理方案开展多学科讨论（脊柱外科、泌尿外科、麻醉科、护理团队）。

（1）脊柱外科：患者主诉腰背部酸痛不适，向右下肢放射 5 年余，加重 2 年。影像学检查明确 L_5 椎管内外占位，考虑神经源性肿瘤可能。根据患者既往病史、症状、体征及辅助检查，诊断基本明确，已排除手术禁忌证，下一步可选择手术治疗。

（2）泌尿外科：患者腰椎管内外肿瘤占位明确，可脊柱外科联合泌尿外科开展肿瘤完整切除。术前需要完善脊柱肿瘤三维重建 ＋ 3D 打印评估手术复杂性及手术方案制订（病例 57 图 3），提高手术的可行性及安全性。

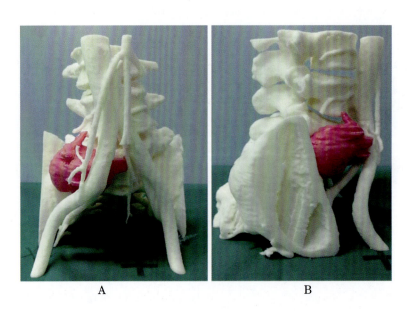

A　　　　　　　　　　　　　　　　　　　　B

病例 57 图 3　脊柱肿瘤三维重建 ＋ 3D 打印模型

A. 3D 打印冠状面；B. 3D 打印矢状面。

（3）麻醉科：患者目前诊断明确，手术方案既定，术前检查基本完善，为发现手术及麻醉禁忌证，因注意加强术中监护，避免术中生命体征过度波动，尽可能减少术中出血，保持出入平衡，积极维护手术安全进行。

（4）护理团队：患者经术前检查诊断明确，拟行手术治疗，应针对患者疾病特点，进行术前宣教，术后进行治疗护理，避免可能出现的不良反应或并发症。

4. 手术方案　后路腰椎内外肿瘤切除内固定术＋前路腹腔镜下盆腔肿瘤切除术。

5. 术后注意事项　术后注意监测患者生命体征、四肢感觉运动变化。避免牵拉引流管、导尿管，保持导尿管及引流管通畅，观察引流量及引流液性状，视情况予以拔除引流管。

四、治疗过程

1. 手术情况　患者在全身麻醉下行"后路腰椎内外肿瘤切除内固定术＋前路腹腔镜下盆腔肿瘤切除术"。麻醉成功后，患者先取俯卧位，消毒、铺巾。腰椎后路，切除 L_5 右侧椎板及下关节突，显露硬膜囊及肿瘤组织（病例57图4A），见肿瘤组织位于 L_5 右侧椎间孔内外，于椎间孔分离肿瘤，向前方推送，内固定邻近椎体。患者取仰卧位性前路腹腔镜下盆腔肿瘤切除术，在下腹部放置5个腹腔镜套管，逐步显露右侧髂总动脉，见肿瘤位于髂血管后外方（病例57图4B），沿腰大肌及髂血管之间的间隙逐步分离显露肿瘤组织，游离肿瘤，完整切除肿瘤（病例57图4C），放置引流管，缝合切口。手术顺利，麻醉满意，术中出血约1700 mL，输红细胞悬液1400 mL，手术标本送病理（病例57图4D）。

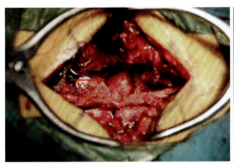 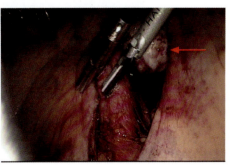

A   B

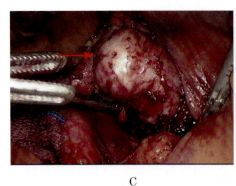
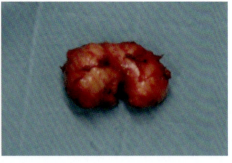

C   D

病例 57 图 4　手术切除过程及肿瘤标本

A. 腰椎后路手术视野；B. 肿瘤位于髂血管后外方；C. 游离、切除肿瘤；D. 肿瘤标本。

  2. 术后情况及预后　患者术后第 1 天，生命体征平稳，一般情况良好，术前神经压迫症状较术前改善，手术切口疼痛不适。患者已通气，拔除胃肠减压管，予以流质饮食，积极予以止血、抗炎、补液、神经营养等对症治疗。患者术后第 2 天，腹腔引流管引流少量，拔除腹腔引流管，复查腰椎正侧位片示内固定良好（病例 57 图 5）。患者术后第 3 天，后路引流管引流量逐渐减少，予以拔除引流管，患者下床活动可，下肢感觉、运动较前明显改善。患者术后第 5 天，术后恢复良好，生命体征平稳，切口愈合佳，无不良并发症发生，予以出院。

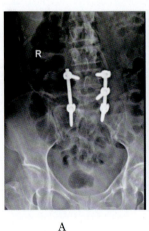
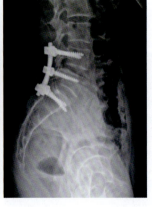

A   B

病例 57 图 5　术后腰椎复查

A. 腰椎正位片；B. 腰椎侧位片。

　　术后病理提示：神经鞘膜瘤。术后 2 年 MRI 复查示手术部位及周围组织未见肿瘤复发和转移（病例 57 图 6）。

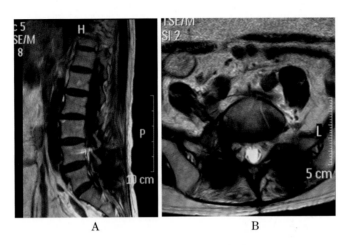

病例 57 图 6　术后 MRI 复查

A．MRI 矢状面；B．MRI 横断面。

五、经验与体会

（一）神经鞘膜瘤的概述及诊断

　　神经鞘膜瘤是一种由神经鞘膜细胞组成的神经源性肿瘤，呈孤立性、有包膜，血流丰富，生长缓慢。可发生在椎管内外，发生在椎管内产生脊髓压迫症，还可穿过椎间孔沿神经根向椎管外生长，成为哑铃状肿块（如本例患者）。神经鞘膜瘤缺乏特异性临床特征，椎管内及椎间孔内常因肿瘤压迫脊髓及神经造成感觉、运动等障碍，椎管外向腹腔及后腹腔生长，常引起腹部包块、腰酸、腹胀、尿频等症状。椎体 MRI 对于腹膜后神经鞘膜瘤与椎管、椎间孔及神经根走行的密切关系可以达到明确的定位，且对于肿瘤形态、密度、性质等均可定性。

（二）3D 打印在椎管内外肿瘤的创新应用

　　椎管内外哑铃型肿瘤容易导致对周围血管、神经根及脊髓的压迫，并且腰椎的解剖结构复杂，因此手术切除极其困难。3D 打印技术利用 MRI 及 CTA 等影像技术将二维图像转变为三维立体实物模型，医师可以更加直观、准确地理解脊柱病变处的空间解剖结构，做出精准的诊断，从而制订个性化手术方案及术前手术模拟，提高手术成功率，同时方便开展术前医患宣教及沟通。通过 3D 打印技术能够清晰地显示椎管内外肿瘤与邻近椎动脉、髂血管、脊髓、神经等组织的解剖关系，设计个性化手术方案，尽可能减少重要血管、神经、脏器损伤，极大地提高了该疾病手术切除的可行性及安全性。

（三）前后路联合切除腰椎管内外哑铃型肿瘤

神经鞘膜瘤对放化疗不敏感，手术切除是该疾病的首选治疗方式。椎管内外哑铃型肿瘤不同于一般肿瘤的切除，既要完整切除肿瘤，又要避免神经纤维的损伤。相关注意事项：①术前明确肿瘤与周围血管、神经、组织的毗邻关系，复杂性椎管内外哑铃型肿瘤建议术前开展三维重建＋3D打印模型技术，制订精准的切除方案；②如果肿瘤突入后腹腔，手术切除的过程应保护腹腔大血管及其分支，减少大出血，同时需要联合脊柱外科、神经外科、泌尿外科等科室的协同合作完成，提高肿瘤切除率；③术中避免损伤神经鞘膜及神经纤维，应沿神经纤维的方向谨慎剥离肿瘤，位于腰椎间孔的肿瘤，不可强行拉拽，更不可沿包膜外椎间孔处离断，极易损伤神经造成下肢功能障碍；④椎管内外哑铃型肿瘤，先俯卧位神经根管探查松解，再仰卧位行腹膜外入路完整切除肿瘤。

六、患教建议

腹膜后神经鞘膜瘤是一种较少见的位于腹膜后神经源性肿瘤，多发生在脊柱两侧腹膜后间隙或盆腔间隙，症状往往不典型。手术切除是首选的治疗方法，但术中易损伤神经纤维造成神经损伤，患肢功能障碍。需告知患者及家属相关手术风险，术后可能需要肢体的康复训练。

七、专家点评

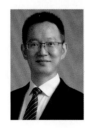

崔心刚，主任医师，教授，博士研究生导师，上海交通大学医学院附属新华医院泌尿外科主任，上海市优秀学术带头人，上海市"医苑新星"。中华医学会泌尿外科学分会青年委员会副主任委员，中国医师协会内镜医师分会副总干事长，中国医师协会内镜医师分会泌尿腔镜专业委员会副秘书长，上海市医学会泌尿外科分会委员，上海市医师协会泌尿外科医师分会委员。

神经鞘膜瘤属于良性神经源性肿瘤，生长缓慢。椎管内外神经鞘膜瘤大多呈哑铃形，沿神经根走行，大部分神经鞘膜瘤位于椎间孔及邻近区域。当肿瘤长期生长，常向脊柱两侧腹膜后间隙或盆腔间隙生长，由于腹膜后间隙范围较大，肿瘤在此间隙里生长，在较长时间内不出现临床症状，出现临床症状也缺乏特异性，多以腹部包块、腰酸、腰胀、尿频等症状就诊，容易误诊。如果出现下肢运动功能障碍＋腹部肿块相应症状，建议尽早安排 B 超、CT、MRI 等检查明确病因。MRI 既可以定位肿瘤与神经、血管、脏器等毗邻关系，又可以定性肿瘤形态、密度、性质等。

神经鞘膜瘤一旦诊断明确，应尽早手术切除肿瘤。如果肿瘤突入后腹腔，开展此类手术是非常具有挑战的，既要完整切除肿瘤，又不要损伤神经纤维，需要泌尿外科、脊柱外科、神经外科等多学科协同合作。术前肿瘤的复杂性评估是非常重要，哑铃型肿瘤在普通的 MRI、CT 等二维图像上解剖关系不清晰。因此这类病例可以应用 3D 打印及三维智能定性定量分析（intelligent qualitative and quantitative analysis，IQQA）进行术前肿瘤精准评估，可以直观、准确地判断病灶的空间解剖关系，从而制订个体化手术方案，并在术前进行模拟手术操作，提高手术安全性，减少手术并发症。本例患者术前应用了 3D 打印技术，可见肿瘤位于 L_5 椎体右侧旁，且与右侧髂血管关系密切，同时在手术中也验证这一解剖关系。进行这类手术需要后路和前路联合一期切除肿瘤，后路一般由脊柱外科或者神经外科医师开放手术切除，前路由泌尿外科医师在腹腔镜微创技术下切除肿瘤，本例患者成功实施了"后路腰椎内外肿瘤切除内固定术＋前路腹腔镜下盆腔肿瘤切除术"，术后该患者恢复良好，下肢感觉、运动等功能未受影响。

诊治该类疾病，有以下几点建议，供年轻外科医师参考：

1. 术前 MRI、CT 等影像学检查明确诊断，复杂病例必要时应用 3D 打印 IQQA。

2. 术前开展泌尿外科、脊柱外科、神经外科、麻醉科、血管外科、普外科等多学科讨论，制订个性化手术方案。

3. 术前准备要充分，特别是术前备血，这类患者术中出血量一般较大，术中输血可能性极高，术前常规备血 1000 ～ 3000 mL。此外术前做好充分肠道准备，减少术中肠道损伤的感染风险。

4. 一般后路先分离肿瘤，不可沿椎间孔处离断肿瘤，也不可强行拉拽肿瘤，避免神经的损伤。后路肿瘤充分游离后，再开展前路完整切除肿瘤，前路建议行腹腔镜微创手术，并谨防大血管及周围脏器损伤。

5. 术后要注意运动、感觉的恢复情况，加强功能锻炼。定期进行术区的 MRI 或 CT 检查，排除肿瘤复发、转移可能。

（潘秀武　崔心刚　上海交通大学医学院附属新华医院）

参考文献

[1] 谢延平，刘振武，颜继英，等 . 前后联合入路切除腰椎管内外神经鞘膜瘤治疗体会 [J]. 河北医科大学学报，2011，32（9）：1067-1067.

[2] 王佳，史铁钧，王培新，等 . 经前外侧腹膜后入路手术切除腰椎管巨大哑铃型肿瘤 1 例并文献复习 [J]. 中国临床神经外科杂志，2019，24（01）：57-59.

[3] 曹鹏鹏，王峰，刘阳，等 .3D 打印技术在颈椎管内外哑铃形肿瘤手术中的应用 [J]. 中华神经外科杂志，2018，34（4）：397-401.

[4] 林国中，王振宇，刘彬，等 . 硬膜外哑铃形神经鞘瘤的手术治疗 [J]. 中国微创外科杂志，2018，18（09）：21-24.

[5] 蓝旭，许建中，刘雪梅，等 . 胸腰椎管内神经鞘膜瘤影像学表现和手术治疗的临床观察 [J]. 中国骨伤，2015，28（12）：1117-1120.

病例 58 腹膜后肿瘤的诊断与处理

一、导读

腹膜后肿瘤是指原发于腹膜后间隙的肿瘤，按照生物学行为分为良性、恶性及交界性肿瘤，以恶性肿瘤多见。其中，继发于实质脏器（肝、肾、胰）的腹膜后转移瘤也在其概念范围内。对于考虑恶性的大多数腹膜后肿瘤，在有手术机会的前提下，原则上还是建议采取以手术为主的综合治疗。

二、病历简介

（一）病史介绍

患者男性，57 岁。

主诉：检查发现左侧腹膜后肿物 6 个月。

现病史：患者于 6 个月前到医院常规检查，腹部 CT 发现左肾内侧旁软组织肿块，长径约 2.5 cm，性质待定。患者平时无腰腹部不适，无发热，无尿频、尿急、肉眼血尿等不适情况，建议严密随访。3 个月前，复查 CT 提示肿瘤较前稍增大，考虑肾癌转移瘤，予以服用培唑帕尼靶向治疗。患者近期复查腹部 CT 发现肿物无明显增大，今为手术治疗，门诊以"左侧腹膜后肿瘤"收入院。

既往史：4 年前因"右肾巨大肿瘤"（约 12 cm）在外院行腹腔镜下右肾肿瘤根治术，术后病理提示透明细胞癌，核分裂 3 级。

（二）体格检查

生命体征平稳，一般情况尚可，心肺未及异常体征；右侧腰部可见陈旧性手术瘢痕，左肾区、输尿管走行区无明显压痛，耻骨上未及胀大膀胱，正常男性生殖器外观。

（三）辅助检查

1. 实验室检查

（1）血常规：白细胞计数 5.11×10^9/L，中性粒细胞百分比 51.3%，红细胞 4.09×10^{12}/L，血红蛋白 144 g/L，血小板 137×10^{12}/L。

（2）肝肾功能：总胆红素 11.6 μmol/L，丙氨酸氨基转移酶 25 U/L，天冬氨酸氨基转移酶 20 U/L，碱性磷酸酶 78 U/L，白蛋白 38 g/L，肌酐 97 μmol/L。

（3）凝血功能：凝血酶原时间 12.5 秒，活化部分凝血活酶时间 42.2 秒、凝血酶时间 17.6 秒。

2. 影像学检查　中腹部 MRI 平扫＋增强：右肾切除术后状态；左肾下极水平近左侧腰大肌旁见椭圆形占位灶，大小约 2.5 cm×1.7 cm×3.0 cm，病灶边界清晰，信号均匀，T_1WI 呈低信号，T_2WI 呈低信号，DWI 呈高信号，增强后中度强化。结论：①左肾下极水平近左侧腰大肌旁见椭圆形占位灶，后腹腔间质来源肿瘤？肿大淋巴结？请结合临床；②右肾切除术后改变（病例 58 图 1）。

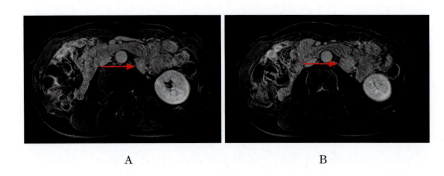

A B

病例 58 图 1　MRI 增强扫描静脉期横断面图像

A. 左肾中下部层面示左侧腹后腔稍梭形稍高信号肿瘤（红色箭头），右肾阙如；B. 左肾下极层面示肿瘤位于左侧腰大肌旁，呈椭圆形，呈轻度均匀强化。

（四）初步诊断

左侧腹膜后肿瘤（转移瘤？淋巴瘤？间质来源肿瘤？）。

三、临床决策与分析

1. 手术指征　患者术前腹部 MRI 及 CT 检查明确左侧腹膜后肿瘤，且肿瘤体积呈进行性增大。根据病史、症状、体征及影像学检查，目前尚不能排除恶性转移瘤可能。患者术前相关检查未见明显手术禁忌证，患者及其家属有强烈的手术意愿。

2. 手术评估

（1）血常规：白细胞计数 $5.11×10^9$/L，中性粒细胞百分比 51.3%，红细胞 $4.09×10^{12}$/L，血红蛋白 144 g/L，血小板 $137×10^{12}$/L。

（2）肝肾功能：总胆红素 11.6 μmol/L，丙氨酸氨基转移酶 25 U/L，天冬氨酸氨基转移酶 20 U/L，碱性磷酸酶 78 U/L，白蛋白 38 g/L，肌酐 97 μmol/L。

（3）凝血功能：凝血酶原时间 12.5 秒，活化部分凝血活酶时间 42.2 秒、凝血酶时间 17.6 秒。

（4）心脏超声：未见明显异常。

（5）心电图：窦性心律。

（6）肺功能：未见通气功能障碍。

（7）胸片：肺纹理增粗。

3. 术前多学科讨论　为了进一步明确术前诊断，排除手术禁忌，确定手术适应证，制订合理手术方案，以及初步拟定术后治疗护理方案，术前开展多学科讨论（泌尿外科、麻醉科、护理团队）。

（1）泌尿外科：患者右肾巨大肿瘤根治病史，目前相关检查提示左侧腹膜后肿瘤明确，根据患者病史及辅助检查，考虑肾癌转移瘤可能，有手术指征，可行腹腔镜下左侧腹膜后肿瘤切除术。术前需要完善 IQQA 评估手术复杂性及手术方案制订（病例 58 图 2），提高手术的可行性及安全性。

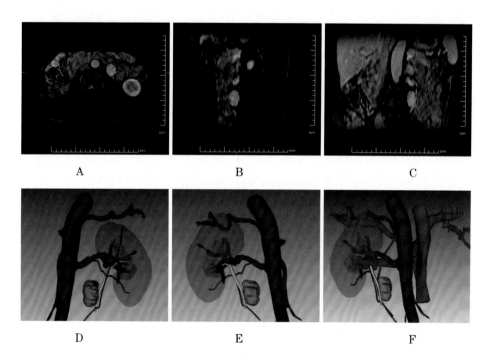

病例 58 图 2　MRI IQQA 重建：左侧腹膜后肿瘤及其与周围大血管、脏器之间关系

A. MRI 增强图像横断面，红色为腹主动脉，深蓝色为下腔静脉，浅蓝色为左肾，黄色为肿瘤；B. MRI 增强矢状面黄色肿瘤位于腰大肌前方；C. MRI 增强冠状面，肿瘤位于腰大肌外侧；D. IQQA 重建示肿瘤由左肾动脉发出分支供血，左肾动脉下方见腹主动脉发出副肾动脉；E. 肿瘤边缘见一白色血管进入左肾门（引流静脉？供血动脉？）；F. 肿瘤旁蓝色静脉汇入脾静脉？

（2）麻醉科：患者目前初步诊断明确，手术方案合理，术前检查完善，未发现麻醉禁忌证。注意加强术中监护，维持术中生命体征平稳；尽可能避免大血管、主要脏器损伤，以降低心脑血管意外风险；保持出入平衡，以维护手术安全进行。

（3）护理团队：患者经术前检查诊断明确，拟行手术治疗，应针对患者疾病特点，进行术前宣教，术后进行治疗护理，避免可能出现的不良反应或并发症。

4．手术方案　经腹腹腔镜下左侧腹膜后肿瘤切除术。

5．术后注意事项　术后注意监测患者生命体征变化，观察负压引流管引流情况、导尿管是否通畅等。根据术中情况，鼓励术后尽早下床活动，避免深静脉血栓、肺部感染等并发症。术后根据患者血象变化，适当予以抗炎、止血、营养支持等对症处理。

四、治疗过程

1．手术情况　患者麻醉成功后，留置导尿管及胃管，患者取右侧卧位，腰部凸起。术区常规消毒、铺巾。脐上做一纵向切口约 3 cm，逐层切开至腹直肌前鞘，气腹针置入腹腔后注入 CO_2 气体，压力维持 15 mmHg，建立气腹。置入 12 mm Trocar，观察镜由此孔进入腹腔并观察腹腔情况，于左肾下极水平见一突起肿物，长径约 3 cm，表面光滑，与左肾及周围肠管界限清楚。之后，分别于左锁骨中线肋缘下、左"麦氏点"置入 12 mm、5 mm Trocar，分别置入分离钳和超声刀。超声刀沿肿瘤表面切开腹膜，将肿瘤完整游离，游离过程避开左肾及肠管，肿瘤周围滋养血管、淋巴管用 Hem-o-lok 夹闭后切断，将肿瘤完整游离。仔细检查术野未见明显活动性出血，将标本置入标本带后取出，腹腔留置引流管，检查各穿刺孔未见明显出血后拔除，清点纱布及手术器械无误后，逐层缝合切口。手术顺利，麻醉满意，术中出血约 10 mL，无输血，手术标本送病理（病例 58 图 3）。

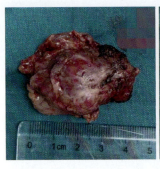 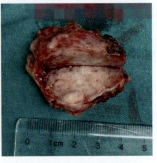

A　　　　　　　　　　　　　　　　B

病例 58 图 3　肿瘤大体标本

A. 肿瘤完整大体标本；B. 肿瘤剖面大体标本。

2. 术后情况及预后　术后第 1 天，生命体征平稳，一般情况良好，未通气，胃管内见 80 mL 胃液，导尿管通畅，尿色清，引流管通畅，引出淡血性液约 80 mL，拔除导尿管，嘱下床适当活动，积极予以止血、抗炎、补液、神经营养等对症治疗。术后第 2 天，已通气，拔除胃管，引流管引流量较前减少，给予流质饮食，继续抗炎、对症处理。患者术后第 6 天，腹部引流管引流量逐渐减少，拔除引流管，切口对合整齐，无不良并发症发生，复查血常规、血生化等指标未见明显异常，予以出院。

患者术后病理：（左腹膜后肿块）滤泡性淋巴瘤，1/3 级，结节型。提示肿瘤为腹膜后恶性淋巴瘤，其来源于血液淋巴系统，可以排除肾癌转移瘤，遂停用培唑帕尼靶向治疗。术后 1 个月至血液科会诊，综合患者身体状况，建议严密随访，术后半年复查腹部 CT 未见肿瘤复发（病例 58 图 4）。

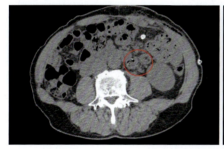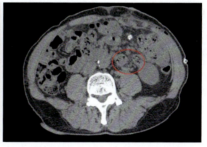

病例 58 图 4　术后复查腹部 CT 术区未见明显异常（CT 横断面）

五、经验与体会

（一）腹膜后肿瘤的诊治

腹膜后肿瘤是指原发于腹膜后间隙（包括骶前及盆底间隙）的肿瘤，按照生物学行为分为良性、恶性及交界性肿瘤，以恶性肿瘤多见，主要包括脂肪肉瘤、恶性外周神经鞘瘤、嗜铬细胞瘤、精原细胞瘤和淋巴瘤等。此外，腹膜后肿瘤也包括肝、胰、脾、肾、卵巢等实质脏器原发肿瘤的腹膜后转移。

对于腹膜后肿瘤的诊治，应由专业的、有经验的多学科团队来诊治。由泌尿外科医师牵头，病理科、放射诊断科、麻醉科、超声科等医师参与的多学科诊疗，是成功处理好原发性腹膜后肿瘤的关键。

针对考虑恶性的大多数腹膜后肿瘤，在有手术机会的前提下，原则上还是建议采取以手术为主的综合治疗。

该患者既往右侧肾癌巨大肿瘤根治病史，术后 4 年复查腹部 CT 提示左侧腹膜后转移瘤可能，结合患者当时病理结果（透明细胞癌3级），首先考虑肾癌转移可能。术前3个月予以培唑帕尼靶向治疗，复查发现肿瘤大小无明显变化，结合手术医师临床经验，术前多学科讨论治疗方案，经过长时间精心准备，已达手术标准，有手术指征。术后病理提示滤泡性淋巴瘤，属于血液淋巴系统来源肿瘤，排除肾癌转移瘤可能，遂停用靶向药物。对于该类淋巴瘤应术后辅以化疗、放疗效果最佳，但结合患者身体情况及手术情况，血液科建议严密随访。

（二）IQQA技术在腹膜后肿瘤的微创手术中的应用

腹膜后肿瘤手术中，当肿瘤累及重要神经、血管或重要器官时，器官的切除要根据个体情况确定，原则上要求器官切除重建后对患者生活质量无明显影响；重要血管、神经合并切除时，必须权衡是有利于控制局部复发，还是会造成患者长期的功能障碍而对控制复发无益或作用较小。对于复杂性腹膜后肿瘤，术前IQQA是一项可行的技术检查。其特点如下：

1. 可对肿瘤血供、毗邻关系、切除范围及手术路径进行分析。

2. 可视化肿瘤IQQA三维立体图形能促进患者对疾病及手术过程的了解，简化谈话、宣教流程。

3. 将IQQA三维视频拷贝至手术室电脑内，术中可直接参考，与手术视野实时比对，直接定位肿瘤。

总之，对于复杂性腹膜后肿瘤，采用IQQA三维立体成像导航技术，具有肿瘤定位准确、切除完整、围术期并发症发生率低等优势，是一种安全可行的治疗方法。

六、患教建议

腹膜后肿瘤是指原发于腹膜后间隙的肿瘤，以手术为主的综合治疗。部分腹膜后肿瘤与周围血管，神经分界不清，手术容易造成损伤，引起大出血和肢体障碍，可危及生命，治疗前需充分与患者家属沟通。如为恶性肿瘤，患者术后需辅助其他治疗。

七、专家点评

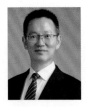

崔心刚，主任医师，教授，博士研究生导师，上海交通大学医学院附属新华医院泌尿外科主任，上海市优秀学术带头人，上海市"医苑新星"。中华医学会泌尿外科学分会青年委员会副主任委员，中国医师协会内镜医师分会副总干事长，中国医师协会内镜医师分会泌尿腔镜专业委员会副秘书长，上海市医学会泌尿外科分会委员，上海市医师协会泌尿外科医师分会委员。

腹膜后肿瘤是指原发于腹膜后间隙的肿瘤，发病率较低，约占全身肿瘤比例的 0.07% ～ 0.2%。按照生物学行为分为良性、恶性及交界性肿瘤，以恶性肿瘤多见。腹膜后肿瘤病理类型复杂，术前往往难以准确评估，常见的良性肿瘤包括神经鞘瘤、纤维瘤等，交界性肿瘤包括胃肠道间质瘤、纤维瘤病等，恶性肿瘤包括各种亚型的肉瘤、恶性神经来源肿瘤、恶性嗜铬细胞瘤、恶性间质瘤及转移性恶性肿瘤等，以肠道、肾脏、肝脏的继发性恶性肿瘤较为常见。腹膜后所处的位置比较深，因此发病比较隐匿，早期表现无明显特异性，临床诊断困难。临床症状表现明显时，往往出现周围组织器官、神经及血管侵犯或者压迫，给治疗带来了巨大的挑战，也有部分肿瘤可有神经内分泌等方面改变。

由于腹膜后肿瘤组织学病理类型复杂，涉及不同的治疗方案，因此肿瘤活组织检查对于疾病的鉴别诊断、治疗方案的选择具有一定的指导意义。以下情况应考虑治疗前活检：①腹膜后肿瘤考虑不以手术为首选的病理类型，如淋巴瘤、胃肠道间质瘤、尤文肉瘤、精原细胞瘤等；②腹膜后肿瘤行外科手术范围大、涉及重要脏器或可能造成重大并发症的可能性大等情况，术前活检有利于明确诊断给给予精准的治疗方案；③术前考虑予以化疗、放疗、靶向治疗、免疫治疗等非手术治疗，肿瘤活组织检查以提供病理证据支持。

目前，外科手术是治疗腹膜后肿瘤主要的方法，在手术中要尽可能完整切除肿瘤本身、转移的淋巴结以及已经被肿瘤侵损的组织器官是提高治疗效果的关键。本例患者为 57 岁男性，既往曾因"右肾恶性肿瘤"行手术治疗，此次检查发现左侧腹膜后肿瘤，位于左肾内侧旁，大小约为 2.5 cm×1.7 cm×3.0 cm，根据术前影像学检查，考虑恶性可能性大，不排除肾癌转移可能。患者的术前检查提示病灶单一，未见明显多发性远处转移性病灶，并且该例患者肿瘤外科完整切除可能性高，综合以上因素，为了进一步明确诊断及提高治疗效果，考虑可予以直接外科手术完整切除，根据病理学结果再予以个性化精准治疗。本例患者最终病理诊断为来源于血液淋巴系统的恶性肿瘤，为进一步血液科精准治疗提供了组织学依据。

根据近年来诊治的行外科手术治疗的腹膜后肿瘤患者的经验，本人有以下体会，供年轻外科医师参考：

1. 部分腹膜后肿瘤具有神经内分泌改变，表现为相应的激素指标升高，影响人体生理功能。因此腹膜后肿瘤患者应完善激素指标的检查，必要时内分泌科会诊。若需要进一步行外科手术治疗，术前应积极完善激素相关方面的准备，提高围术期的安全性。

2. 腹膜后肿瘤解剖复杂,发病隐匿,发现时可能常涉及肾脏、肾上腺、肾门血管、下腔静脉、十二指肠、胰腺、肝脏甚至脊柱等器官,因此涉及学科复杂,术前应积极开展多学科讨论,高度复杂性肿瘤术中常需普外科、血管外科、骨科等学科协作。

3. 随着影像学技术的发展,术前三维重建技术能够提高外科医师对于腹膜后解剖的认识,提高术中对于手术风险的判断,提高手术成功率。

(张向民　崔心刚　上海交通大学医学院附属新华医院)

参考文献

[1] 郝纯毅. 北京大学肿瘤医院原发性腹膜后软组织肿瘤诊治专家共识(2015)[J]. 中国实用外科杂志,2015,35(11):59-66.

[2] 连鹏鹄,李汉忠. 原发性腹膜后肿瘤的临床诊治[J]. 中华泌尿外科杂志,2014,35(4):315-318.

[3] Tseng WW, Madewell JE, Wei W, et al.Locoregional disease patterns in well-differentiated and dedifferentiated retroperitoneal liposarcoma: implications for the extent of resection[J]? Ann Surg Oncol, 2014, 21 (7): 2136-2143.

病例 59　腹膜后孤立性纤维瘤的诊断与处理

一、导读

孤立性纤维瘤（solitary fibrous tumor，SFT）是一种少见的起源于间叶组织的梭形细胞肿瘤，多见于中老年人，男女发病比例无明显差异，好发于胸膜，而腹膜后孤立性纤维瘤更是罕见，目前仅有少数个案报道。现有文献报道显示其为交界性肿瘤，多数进展缓慢，无明显临床症状，但仍有 10%～15% 恶性侵袭的概率。临床上对于恶性孤立性纤维瘤尚缺乏除手术以外的治疗方法，其复发率、转移率高，严重威胁患者生存时间。因此早期发现、精确鉴别、成功手术是治疗成功的关键。

二、病历简介

（一）病史介绍

患者女性，31 岁。

主诉：体检发现左腰部占位 1 个月余。

现病史：患者于 1 个月余前因体检发现右肾积水于我院行泌尿系增强 CT 示"左侧腰大肌外侧占位，神经源性肿瘤可能性大"，无明显伴随症状，为进一步治疗收治入院。

既往史：右肾结石病史；青霉素过敏。

（二）体格检查

无明显阳性体征。

（三）辅助检查

1. 实验室检查

（1）血常规：白细胞计数 7.10×10^9/L，红细胞计数 4.39×10^{12}/L，血小板计数 235×10^9/L，中性粒细胞百分比 61.1%。

（2）肝肾功能：总胆红素 23.1 μmol/L，直接胆红素 12 μmol/L，丙氨酸氨基转移酶 9 U/L，γ-谷氨酰转移酶 11 U/L，碱性磷酸酶 60 U/L，乳酸脱氢酶 138 U/L，肌酐 77 μmol/L。

（3）电解质：钾 3.72 mmol/L，钠 138 mmol/L，氯 92 mmol/L。

（4）激素：血管紧张素 I 11.3 ng/L，血管紧张素 II（卧位）39 ng/L，血儿茶酚胺 3.1 nmol/L，血肾上腺素 2.11 nmol/L，去甲肾上腺素 1.97 nmol/L。17- 酮类固醇、24 h- 尿香草基杏仁酸、24 h-17 羟类固醇均正常。

2. 影像学检查　泌尿系增强 CT：左侧腰大肌外侧占位，神经源性肿瘤可能性大（病例 59 图 1）。

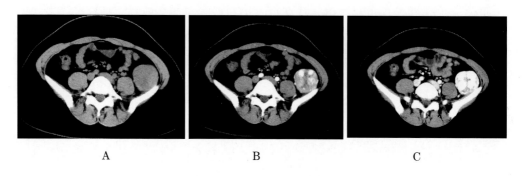

A B C

病例 59 图 1　CT 示左腹膜后占位

A. CT 平扫示盆腔左侧腰大肌外侧腹膜后见一圆形软组织肿块，密度略不均匀，边缘光整，未见钙化；B. 增强动脉期肿块明显不均匀强化；C. 增强静脉期肿块明显强化，内见裂隙状无强化坏死区。

（四）初步诊断

左侧腹后腔占位，神经源性肿瘤可能性大。

三、临床决策与分析

1. 手术指征　患者 CT 提示左侧腹膜后类圆形肿物，最大径约 9 cm（病例 59 图 1A），平扫示肿物密度不均匀，似有分叶，边缘少量点状钙化，与周围腰大肌、髂肌分界尚可；动脉期可见肿物内数个结节状明显强化，各结节密度不完全相等，结节界限尚清，余间隙不均匀轻度强化，肿物外可见供血动脉显影（病例 59 图 1B）；静脉期可见肿物整体进一步强化（病例 59 图 1C）；增强扫描整体呈不均匀持续强化。

对于腹膜后占位，CT 增强扫描呈不均匀强化的疾病种类不在少数，比如神经源性肿瘤、孤立性纤维瘤、淋巴瘤、平滑肌瘤、肉瘤、其他腹膜后恶性肿瘤等均有可能，但结合其持续强化的特点及分布位置的考虑，神经源性肿瘤与孤立性纤维瘤的可能性较高，但也不能完全除外其他腹膜后良、恶性肿瘤的可能，但不论是哪一种类型，手术治疗为首选治疗方案。

腹膜后肿物，特别是神经源性肿瘤，需警惕异位嗜铬细胞瘤的可能，此类肿瘤术中可能出现血压急剧波动的现象，严重威胁手术安全。结合术前激素和相关代谢产物的检查，异位嗜铬细胞瘤的可能性并不是很高，为防万一，术前仍进行了短期的扩容补液治疗。

神经源性肿瘤存在术中神经损伤的风险，另该患者肿瘤紧靠腰大肌、髂肌，CT上可见压线，应尚未侵袭，但术中仍可能存在粘连等可能，此处需警惕腰丛神经的下行分支，尽量规避神经。

2. 手术评估

（1）血常规：白细胞计数 7.10×10^9/L，红细胞计数 4.39×10^{12}/L，血小板计数 235×10^9/L，中性粒细胞百分比 61.1%。

（2）肝肾功能：总胆红素 23.1 μmol/L，直接胆红素 12 μmol/L，丙氨酸氨基转移酶 9 U/L，γ-谷氨酰转移酶 11 U/L，碱性磷酸酶 60 U/L，乳酸脱氢酶 138 U/L，肌酐 77 μmol/L。

（3）凝血功能：凝血酶原时间 11.3 秒，活化部分凝血活酶时间 33.0 秒，凝血酶时间 18 秒。

（4）心电图：窦性心律。

（5）胸片：心肺未见明显异常。

3. 手术方案　经腹腔入路左腹膜后占位切除术。

4. 术后注意事项

（1）术后密切留意患者左下肢运动及感觉变化情况。

（2）常规监测生命体征，保持引流管及尿管通畅。

（3）术后早期下床活动，促进机体恢复，防止下肢深静脉血栓形成。

四、治疗过程

1. 手术情况　患者在全身麻醉下行"经腹腔入路左腹膜后占位切除术"。麻醉成功后，患者取健侧卧位，消毒、铺巾。术中见肿瘤直径约 9 cm，肿瘤与周围肌肉紧密粘连，仔细锐性分离肿瘤，见肿瘤根部紧贴神经，钝性剥离神经，检查神经完整无明显损伤后，将肿瘤完整切除，见肿瘤包膜完整。留置盆腔引流管，取出手术标本，缝合切口。手术顺利，麻醉满意，术中出血约 30 mL，手术标本送病理。

2. 术后情况及预后　术后第 1 天，患者出现左下肢疼痛、麻木，左下肢无法抬离床面，查体示左侧屈膝困难，肌力 2～3 级，左侧踝关节、足趾活动可，膝反射未引出，跟腱反射正常，左下肢前侧痛觉减退，足背动脉搏动正常，无双下肢水肿。给予激素、营养神经对症治疗。

术后第 2 天，患者左下肢疼痛、麻木好转，已下地活动，左下肢仍感乏力，查体示左侧屈膝可，肌力 3 级，左侧踝关节、足趾活动可，膝反射减弱，跟腱反射正常，左下肢前侧痛觉减退，足背动脉搏动正常，无双下肢水肿。肌电图检查示左侧股神经源性损害。

神经内科、骨科会诊后考虑：术中肿瘤表面神经钝性分离可能造成一定的牵拉损伤，术后局部血肿或肌纤维水肿压迫神经亦会加重症状，目前治疗仍以消肿及营养神经为主，监测患者病情变化，警惕术后局部瘢痕组织包裹进一步卡压神经可能，必要时行局部探查、松解神经治疗。

术后 1 周患者左下肢疼痛、麻木症状明显好转，左侧屈膝可，肌力 4 级。引流管已拔除，切口线已拆除，整体恢复良好，予以出院进一步康复锻炼。

病理：左腹膜后孤立性纤维瘤，大小约 9.0 cm×7.5 cm×6.0 cm，切面灰白灰黄色，实性质韧，包膜完整，外附少量脂肪组织。（备注：本例 SFT 核分裂象数量 3 个 /10 HP，请密切随诊）。免疫组化：S-100（-），Bcl-2（+），CD34（+），CD99（-），CK（-），Vim（+），Ki-67（10%+）。

术后 3 个月患者左下肢活动、感觉基本正常，复查 CT 见手术局部恢复良好（病例 59 图 2）。术后 5 年随访均未见复发及转移。

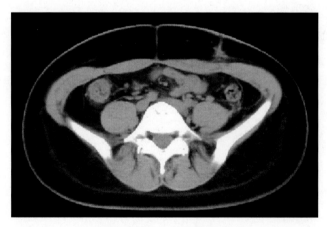

病例 59 图 2　术后复查 CT

左侧腹后腔肿块已切除，未见肿瘤残留或复发征象。

五、经验与体会

（一）腹膜后肿瘤的特点及治疗原则

腹膜后肿瘤发病率较低，约占全身肿瘤的 0.07% ～ 0.2%。该病组织类型复杂，常侵犯邻近组织器官，其中恶性肿瘤占 65% ～ 86%，术前难以准确评估其病理类型，文献报道显示完整切除腹膜后肿瘤中位生存期为 60 个月，部分切除或未能切除者中位生存期分别为 24 个月及 12 个月。因肿瘤的类型、进展的速度、病变的位置不同，反映在临床症状的表现方面也各不相同，多数肿瘤体积较大后才产生压迫症状，部分可有神经内分泌等方面改变。对于腹膜后肿瘤除淋巴瘤外其他类型肿瘤目前缺乏有效的治疗手段，手术是主要的治疗方式，也是目前唯一可靠的治疗方式。完整切除肿瘤可以大大降低复发、转移概率，对于恶性腹膜后肿瘤更是延长生存时间的根本方式，对于交界性肿瘤也可以起到延长高度恶性转变时间的效果。《原发性腹膜后软组织肿瘤诊治专家共识（2015 年）》更是建议对于术前无法判断良、恶性的腹膜后肿瘤，其外科治疗按照腹膜后肉瘤进行扩大范围的手术切除，包括肿瘤和周围可能侵犯的组织（即使术中未见明显侵犯表现）、血管及其他组织结构。

此例患者肿瘤体积大，发病年龄低，术前增强 CT 肿瘤内部呈结节状不均匀强化，不能完全除外恶性可能，因此手术以完整切除肿瘤，避免肿瘤残留为首位，术中不完整切除或留取冰冻等操作均可能引起术中肿瘤腹腔种植、术后肿瘤原位复发等可能。该患者术中发现肿瘤根部紧贴神经，在保证完整切除肿瘤的首要前提下，为尽量避免神经的损伤，术者钝性剥离神经，减少了超声刀或电刀等热损伤或电刺激损伤神经的可能，检查神经完整无明显损伤后，将肿瘤完整切除，并且术后见肿瘤包膜完整。

（二）孤立性纤维瘤的临床特点

孤立性纤维瘤好发于胸膜，而腹膜后孤立性纤维瘤国内有报道的文献仅 10 余篇，且多为个案病例报告，极为罕见，其复发和死亡率较高，多于术后 24 个月内复发，出现复发后其生存时间明显缩短，目前研究显示其对于常规的放疗和化疗效果并不理想，70% 左右患者在完整切除肿瘤后可得到临床治愈。

孤立性纤维瘤术前诊断以增强 CT 和 MRI 为主，其中增强 CT 呈不均匀连续强化，并且肿瘤内常有 ≥ 2 个不同密度的结节状软组织成分，肿瘤内结节状软组织越多、出血坏死病灶越多则恶性可能越大，目前认为钙化、肿瘤直径、分叶等特点不能判断肿瘤的性质，另孤立性纤维瘤常有明显的肿瘤外供血动脉，而神经源性肿瘤常无此特点。MRI 在判断 SFT 良、恶性方面具有一定的价值，T_2WI 高信号是多数恶性肿瘤的特点，SFT 在 T_2WI 上多呈稍高信号表现，部分呈高信号表现。

孤立性纤维瘤病理诊断以核分裂象数量为主要诊断标准，< 4 个 /10 HP 归为良性，4 个以上为恶性，其他包括细胞核重叠交错、伴有坏死、明确的细胞异型性也可以作为诊断依据。结合该患者术后病理结果可知，该患者肿瘤核分裂象数量 3 个 /10 HP，有一定细胞异型性，虽为良性但已具有恶性转化潜能。该病理结果进一步证实了肿瘤完整切除的重要性。

（三）神经损伤的处理

神经源性肿瘤术中存在一定神经损伤的可能，本例病例术后证实虽非神经源性肿瘤，但因肿瘤生长的位置与腰丛神经的下行分支走行有一定的重叠，术中也诊断肿瘤根部紧靠神经，因此术后出现了股神经损伤的相应症状。因此熟练掌握神经走行、术前仔细阅片、术中精细操作是关键，如果术中神经与肿瘤无法分离，结合目前的诊疗原则必要时需要完整切除肿瘤周围组织包括神经。术后密切观察相关症状，出现神经损伤症状后，需尽快确定损伤的类型并请相关科室会诊治疗，尽力挽救神经功能，早期消除肿胀、全程营养神经、尽早康复锻炼是关键。有研究显示电刺激可加快创面愈合，但是否会加快创面肿瘤复发尚不确切，因此对于此类神经损伤后电刺激、针灸等康复治疗并不作为推荐。

六、患教建议

孤立性纤维瘤以手术完整切除为主要治疗手段，能否彻底切除是影响预后的最重要因素。总体而言，目前报道孤立性纤维瘤的生物学行为，偏于良性，可能具有局部侵袭性，仅少部分表现为恶性，根治性切除后预后较好。术后需患者定期复查。

七、专家点评

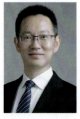

崔心刚，主任医师，教授，博士研究生导师，上海交通大学医学院附属新华医院泌尿外科主任，上海市优秀学术带头人，上海市"医苑新星"。中华医学会泌尿外科学分会青年委员会副主任委员，中国医师协会内镜医师分会副总干事长，中国医师协会内镜医师分会泌尿腔镜专业委员会副秘书长，上海市医学会泌尿外科分会委员，上海市医师协会泌尿外科医师分会委员。

　　孤立性纤维瘤是一类间叶组织来源的交界性肿瘤，除了胸膜外，目前有报道的其他部位发生的案例仍不在少数，比如眼眶、硬脑膜、纵隔、后腹膜、甲状腺、前列腺、腹膜、脊髓、皮下等，其多见于 40～70 岁的中老年人，但未发现有性别差异。对于孤立性纤维瘤，依靠临床症状早期发现肿瘤并不可靠，虽然多数部位的孤立性纤维瘤，体积达到一定程度时即可起到警示作用，部分具有神经内分泌作用的类型警示作用更是明显，但是对于腹膜后孤立性纤维瘤，即使直径＞10 cm，仍不一定会有任何压迫症状或者疼痛症状，因此早期发现更加依靠严格的体检计划。

　　虽然其为交界性肿瘤，且更偏向良性病变，但其生长的时间越长恶性转变的潜能就越大，腹膜后孤立性纤维瘤一经发现往往已缓慢生长数年，因此对待腹膜后孤立性纤维瘤，体积越大、肿瘤内结节越多提示恶性可能越大，当然还需要结合 CT 有无出血坏死病灶等进行综合判断，但治疗上还是建议更加积极。手术是目前唯一有效的治疗手段，尽早手术，扩大手术范围，彻底清除病灶，避免残留是首要原则。

　　本例患者为 31 岁青年女性，肿瘤体积较大，肿瘤内结节数量多，在与神经源性肿瘤无法明确鉴别前，将其视作恶性肿瘤慎重对待符合治疗规范。另该患者病灶与神经关系紧密，对于年轻患者，根治固然重要，但功能保留也很重要，虽该病例术后神经功能短期损伤后重新恢复，但若神经出现不可逆的损伤该如何处理？作者有以下建议，供年轻外科医师参考。

　　1. 术前请神经外科或骨科会诊，评估神经损伤的可能性及处理方案。

　　2. 术前谈话明确手术治疗的原则及可能造成神经损伤的结果，充分沟通知情同意。

　　3. 术中处理神经后创面充分止血，适当游离神经周围组织，防止术后血肿、瘢痕卡压。

　　4. 术中神经损伤或术后神经卡压后，根据可能造成功能损伤的严重程度，必要时早期请相关科室行神经修复或神经松解手术治疗。

（杨　炜　崔心刚　上海交通大学医学院附属新华医院）

参考文献

[1] 岳海岭，彭代智. 电刺激促进创面愈合的研究进展 [J]. 中华烧伤杂志，2006，22（5）：394-396.

[2] 连鹏鹄，李汉忠. 原发性腹膜后肿瘤的临床诊治 [J]. 中华泌尿外科杂志，2014，35（4）：315-318.

[3] Enland DM, Hochholzer L, Mccarthy MJ. Localized benign and malignant fibrous tumors of the pleura. A clinicopathologic review of 223 cases[J]. Am J Surg Pathol, 1989, 13（8）：640-658.

[4] Schaefer IM, Hornick JL. Diagnostic immunohistochemistry for soft tissue and bone tumors：an update[J]. Adv Anat Pathol, 2018, 25（6）：400-412.

[5] Hui M, Xu Y, Zhang N, et al. Clinical characteristics of abdominal solitary fibrous tumor：an analysis of 18 cases[J]. Zhonghua Yi Xue Za Zhi, 2018, 98（18）：1439-1442.

病例 60 腹膜后巨大神经节细胞瘤的诊断与处理

一、导读

腹膜后空间较大，肿瘤可在出现症状前体积巨大，并且由于腹膜后有人体重要的大血管，肿瘤包绕血管可导致手术治疗难度升高，血管损伤破裂出血是最重要的导致并发症及围术期死亡的原因之一。切除术后往往出现血压循环不稳定等并发症，术后需及时明确病因并对症处理。此外，良性腹膜后肿瘤的手术适应证需要医师特殊的关注。CT 三维重建是术前评估肿瘤与血管解剖关系的重要手段。

二、病历简介

（一）病史介绍

患者女性，47 岁。

主诉：上腹部胀痛不适 1 个月。

现病史：患者于 1 个月前无明显诱因出现上腹部胀痛不适，无牵涉痛、放射痛、发热、呕吐、食欲缺乏，CT 及 MRI 诊断为腹膜后巨大占位，考虑神经源性肿瘤可能。在当地多家医院就诊，建议至治疗腹膜后肿瘤经验更丰富的中心手术治疗。患者自发病以来，精神状态良好，大小便正常，体重无明显变化。

既往史：否认高血压、糖尿病等慢性病史，否认外伤及手术史。

（二）体格检查

意识清楚，体温 36.6℃，血压 112/65 mmHg，皮肤巩膜无黄染，肠鸣音正常。上腹部可触及包块，质硬，活动度差，与周围分界尚可，无压痛及反跳痛。

（三）辅助检查

1. 实验室检查

（1）血常规：白细胞计数 $14.45×10^9/L$，中性粒细胞百分比 79.3%，血红蛋白 106 g/L。

（2）血液生化：白蛋白 41 g/L，前白蛋白 149 mg/L，碱性磷酸酶 63 U/L，乳酸脱氢酶 152 U/L，总胆红素 6.8 μmol/L，肌酐 63 μmol/L，钾 3.5 mmol/L。

2. 影像学检查 后腹膜 CT 平扫＋增强＋CT 三维重建：右侧腹膜后、胰-肾间隙内见团块状等低混杂密度肿块影，边界欠清楚，大小约 15.3 cm×7.6 cm×14.5 cm，增强后部分不均匀轻度强化，邻近右肾受压向下方移位，下腔静脉向右侧移位，胰腺向前方移位。腹膜后肿瘤，神经节细胞瘤可能大（病例 60 图 1）。

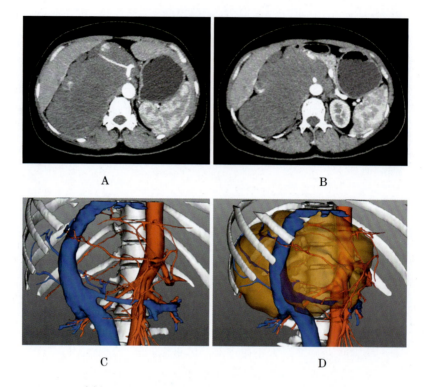

A   B

C   D

病例 60 图 1　后腹膜 CT 平扫 + 增强 + CT 三维重建

A. CT 增强动脉期，右侧后腹腔肿块包绕腹腔干及其分支；B. CT 增强动脉期，后腹膜肿瘤包绕肠系膜上动脉；C. 三维重建周围血管，红色为动脉，示腹主动脉、腹腔干及肠系膜上动脉发出大量分支参与肿瘤供血；蓝色静脉受压移位；D. 三维重建示肿瘤与周围血管关系，肿瘤包绕下腔静脉、双侧肾静脉、腹主动脉、肠系膜上动脉、腹腔干。

（四）初步诊断

腹膜后肿瘤（神经节细胞瘤可能性大）。

三、临床决策与分析

1. 手术指征　患者无明显诱因出现上腹部胀痛不适，术前 CT 及 MRI 检查明确腹膜后巨大占位，周围脏器及重要血管受压移位。影像学提示良性可能大，但肿瘤体积巨大，继续生长可能性较大，肿瘤包绕血管，进一步生长可导致手术难度加大，失去手术机会。因此手术指征明确。

2. 手术评估

（1）术前血常规：白细胞计数 $14.45 \times 10^9/L$，中性粒细胞百分比 79.3%，血红蛋白 106 g/L。术前检查排除呼吸系统及泌尿系统感染的可能性，不排除中性粒细胞增高与肿瘤的相关性，无绝对手术禁忌。

（2）血液生化：白蛋白 41 g/L，前白蛋白 149 mg/L，碱性磷酸酶 63 U/L，乳酸脱氢酶 152 U/L，总胆红素 6.8 μmol/L，肌酐 63 μmol/L，钾 3.5 mmol/L。血钾偏低，予术前补钾调节电解质平衡。

（3）胸部正位片：心肺膈未见明显异常。

（4）心功能：射血分数 62%，三尖瓣少量反流，左室收缩功能正常。

（5）肺功能：通气功能正常。

3. 手术方案 开放性腹膜后肿瘤切除术。

4. 术后注意事项 术后密切关注患者循环状况及术后出血，应用血管活性药物、止血药物并适量补液；合理应用抗生素，预防腹腔感染及呼吸系统感染。

四、治疗过程

1. 手术情况 患者在全身麻醉下行"腹膜后肿瘤切除术"，探查见肿瘤位于腹膜后，包绕下腔静脉、双侧肾静脉、腹主动脉、肠系膜上动脉、腹腔干。钝性分离肿瘤顶部、左右侧及前方与胰腺间隙。探查肿瘤背侧见肿瘤营养血管来源于下腔静脉及腹主动脉分支，因肿瘤包绕腹腔干无法剥离开，遂离断腹腔干血管，进一步完整切除包绕下腔静脉及腹主动脉的肿瘤。完全止血后，温生理盐水冲洗，创面覆盖止血材料，留置腹腔引流管。术中出血 4000 mL，输红细胞悬液 1600 mL，输血浆 800 mL，冷沉淀 10 U，自体血回输 1000 mL。

2. 术后情况及预后 患者手术后转 ICU 后出现血压、循环不稳定，应用多巴胺、去甲肾上腺素等血管活性药物及补液维持血流动力学平稳，并予血浆 800 mL 补充血容量。术后早期患者白细胞、中性粒细胞及血清降钙素原显著升高，予美罗培南抗感染治疗。术后第 3 天，患者引流液淀粉酶 4897 U/L，肝功能损伤（血丙氨酸氨基转移酶 614 U/L，门冬氨酸氨基转移酶 268 U/L），考虑术中胰腺损伤可能，予以生长抑素微泵抑酶，予异甘草酸镁保肝治疗；并继续予胃肠减压防治胃瘫、抗感染、静脉营养、抑酸、利尿等治疗。患者术后第 4 天复查血常规、血清降钙素原及肝功能较前好转。术后第 7 天拔除胃管并予流质饮食。

患者术后第 9 天复查腹部 CT、三维重建未见肿瘤残留（病例 60 图 2）。出院后 1 周复查血常规及肝肾功无明显异常。

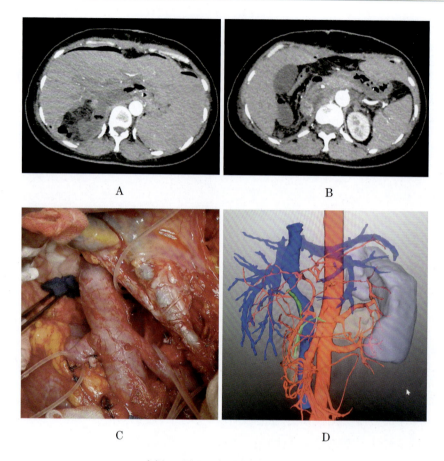

A   B

C   D

病例 60 图 2　术后复查腹部 CT

A. CT 增强动脉期横断面示肿瘤已切除，术区积液、积气；B. 图 A 下方层面术区少量积液；
C. 手术野；D. CT 三维重建显示术区动静脉血管情况。

五、经验与体会

（一）腹膜后肿瘤相关重要血管的术前评估和术中操作

腹部重要血管主要有腹主动脉、下腔静脉、腹腔干、肾动静脉、髂动静脉、肠系膜血管及门静脉等，腹膜后肿瘤可包绕、侵犯腹腔重要血管或供瘤血管可能来源于这些血管。不同区域的腹膜后肿瘤应重点重建该区域相关的重要血管。

目前，腹膜后肿瘤的影像学评估主要依靠 CT 及 MRI 等，在评价血管方面增强CT 的效果优于 MRI，手术医师应在术前进行充分的读片，将肿瘤及血管走行明确清楚。这对于医师的三维想象力也有较高的要求，需要较多的临床经验积累。近年来，随着数字医学技术及三维可视化实践的发展，三维可视化技术的临床应用越来越广泛，CT 三维重建可以帮助医师更加直观、精确评估肿瘤与血管的关系。

对于侵犯重要血管的腹膜后肿瘤行肿瘤切除的同时，应根据具体情况按照外科原则联合血管进行切除、修补或重建，可明显提高手术切除率，降低复发率，减少大量出血等手术并发症。

（二）腹膜后巨大肿瘤术后血压循环不稳定的因素及处理

1. 腹膜后巨大肿瘤切除术后血压循环不稳定的因素

（1）腹膜后巨大肿瘤含血量大，切除后引起血容量减少。

（2）切除后巨大肿瘤的占位效应解除，血液重新分布引起循环血量相对不足。

（3）肿瘤供血血管丰富，累及脏器较多，手术难度较大，术中出血多。

（4）基础疾病或大量出血引起的凝血功能异常。

（5）补液量不足或补液策略失误，胶体补充不足，胶体渗透压过低。

（6）患者术前贫血。

（7）腹腔活动性出血。

2. 处理原则

（1）心电监护，密切监测患者生命体征变化，监测中心静脉压（central venous pressure，CVP）、尿量及腹腔引流量。

（2）合理应用去甲肾上腺素、多巴胺等血管活性药物，根据患者心肺功能适当予以硝酸异山梨酯扩冠及利尿等治疗。

（3）术前应根据实际评估情况积极备血；术中及术后按需经验性补液，出血量较少时，一般以晶体液为主，出血量较大引起血压循环不稳定时应输注胶体维持血容量，如血浆、红细胞悬液或人血白蛋白等；良性肿瘤且排除腹腔感染者可应用自体血回输。

（4）贫血基础疾病患者应术前多次输注血浆、红细胞悬液，待血红蛋白好转后择期手术。

（5）检验凝血功能，根据需要予以止血药物如氨甲环酸、维生素 K、蛇毒凝血酶，必要时予以输注冷沉淀等。

（6）明确腹腔活动性出血者应及时剖腹探查止血。

（三）腹膜后良性肿瘤的手术治疗指征

由于腹膜后空间较大，腹膜后良性肿瘤若无明显压迫症状可生长到体积非常大时才被发现。由于良性肿瘤生长较慢且很少发生转移，因此短时间内不进行手术切除也不会危及生命，进行手术更需要慎重。本例患者具有手术指征，主要是出于如下考虑：患者已出现疼痛不适症状；肿瘤体积巨大，继续生长可能性较大；肿瘤包绕血管，进一步生长可导致手术难度加大，失去手术机会；患者及家属治疗意愿强烈。

六、患教建议

出血和血压循环不稳定是腹膜后巨大肿瘤切除术最常见且严重的并发症，术前仔细评估肿瘤与大血管的解剖结构是手术成功和减少并发症的关键。围术期应密切监测和积极防治并发症。

七、专家点评

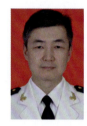

冯翔，副主任医师，副教授，海军军医大学第一附属医院泌尿外科副主任，上海市医学会血管外科专科分会委员。主编专著《腹主动脉瘤腔内修复术最新技术解析》《主动脉夹层腔内隔绝术》。

本例腹膜后肿瘤的特点是肿瘤体积巨大，瘤体与大血管解剖关系复杂，因此如何控制出血、提高手术安全性和减少并发症成为围术期准备和诊疗决策的关键。术前应借助影像技术充分评估病情，主要目的包括：①权衡手术指征和禁忌证，掌握手术时机；②肿瘤的可切除性、大血管损伤和重建的概率，从而制订合理的手术入路和方案；③依据手术方案进一步完善术前准备，如肠道准备、备血、双"J"管置入等。对于腹膜后复杂占位，CT三维重建能够帮助医师准确肿瘤的大小及形态、血管的走行及形态、肿瘤与器官及血管的解剖关系和侵犯情况，明确可能存在的消化道、输尿管等脏器的侵犯，使术前评估更加直观、真实、可靠。

腹膜后良性肿瘤，虽然病理上是良性的，可能不会发生转移并引起患者死亡。但是有一部分腹膜后良性肿瘤，如果不断的生长，就有可能导致恶性的生物学和临床表现。例如本例神经节细胞瘤，虽然是分化成熟的神经节细胞的良性增殖，但是从生物学表现上讲，肿瘤生长不受限制，肿瘤体积巨大；从临床表现上讲，压迫周围重要血管、神经及胃肠道，引起临床症状，具有恶性肿瘤的表现。因此，在面临这样的良性腹膜后肿瘤时，要很好的把握手术适应证及手术时机。

（陈　锐　冯　翔　海军军医大学第一附属医院）

参考文献

[1] 中华医学会数字医学分会，中国研究型医院学会数字医学临床外科专业委员会．腹膜后肿瘤三维可视化精准诊治专家共识（2018 版）[J]．中国实用外科杂志，2018，38（12）：1347-1353．

[2] 万远廉，汤坚强．腹膜后肿瘤手术出血的预防与处理 [J]．中国实用外科杂志，2008，28（04）：286-287．

[3] 朱少问，冯翔．利用血管外科技术提高腹膜后肿瘤完整切除率 [J]．中国血管外科杂志（电子版），2012，4（02）：95-97，104．

病例 61 腹膜后巨大恶性肿瘤的诊断与处理

一、导读

腹膜后巨大恶性肿瘤往往累及重要脏器如肾脏、肠道等，术前应完善影像学检查，仔细评估肿瘤与各脏器的解剖结构关系，优化联合脏器切除的手术策略。

二、病历简介

（一）病史介绍

患者男性，30 岁。

主诉：腰背部疼痛不适 2 个月余。

现病史：患者于 2 个月余前无明显诱因出现腰背部疼痛不适，无牵涉痛、放射痛、发热、呕吐、食欲缺乏，CT 诊断为腹膜后巨大占位，考虑间叶源性恶性肿瘤。腹部穿刺病理考虑滑膜肉瘤。患者自发病以来，精神状态良好，大小便正常，体重无明显变化。

既往史：既往乙肝病史，口服富马酸替诺福韦二吡呋酯胶囊治疗；否认高血压、糖尿病等慢性病史；否认外伤及重大手术史。

（二）体格检查

神清语利，体温 36.4℃，血压 106/74 mmHg，皮肤巩膜无黄染，肠鸣音正常。上腹部可及包块，质硬，活动度差，与周围分界尚可，无压痛及反跳痛。

（三）辅助检查

1. 实验室检查

（1）血常规：白细胞 $4.65×10^9$/L，血小板计数 $112×10^9$/L，血红蛋白 128 g/L。

（2）肝肾功能、电解质：白蛋白 42 g/L，前白蛋白 149 mg/L，碱性磷酸酶 42 U/L，乳酸脱氢酶 281 U/L，总胆红素 7.5 μmol/L，肌酐 96 μmol/L，钾 4.2 mmol/L。

2. 影像学检查　后腹膜 CT 平扫＋增强＋三维重建（病例 61 图 1）：左侧腹膜后见巨大软组织占位，增强后轻度强化，大小约 11.5 cm×8.3 cm，包绕主动脉、双肾动静脉、肠系膜上动脉、腹腔干及左侧输尿管；左肾强化程度明显低于右肾；左肾受压，轻度积水扩张。左侧腹膜后巨大占位，间质来源肉瘤可能性大。

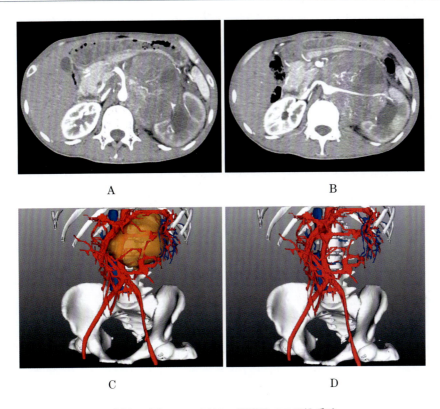

病例 61 图 1　CT 平扫 + 增强及 CT 三维重建

A. CT 增强动脉期示左侧腹膜后见巨大软组织肿块，强化不均匀，内见肿瘤血管显示及无强化坏死区，肿瘤边界尚清；B. 其下方层面示肿块包绕腹主动脉、左肾动静脉，左肾受压外移，强化程度明显低于右肾，肾盂扩张积液；C. CT 三维重建示肿瘤与周围血管关系；D. CT 血管三维重建示肿瘤周围血管分支及走向。

（四）初步诊断

1. 腹膜后恶性肿瘤，滑膜肉瘤？

2. 乙型病毒性肝炎。

三、临床决策与分析

1. 手术指征　患者出现腰背部疼痛，影像学检查发现腹膜后巨大占位，穿刺病理考虑滑膜肉瘤。该肿瘤恶性程度较高，进展的可能性较大，手术指征明确。周围脏器及重要血管受压移位，左肾动静脉被肿瘤包绕，保留难度较大；同时左肾灌注差伴左肾积水，左肾功能较差；胰腺及脾脏与肿瘤关系较为密切，需术中观察是否需要联合切除。联合脏器切除指征明确。

2．手术评估

（1）术前血常规：白细胞 4.65×10^9/L，血小板计数 112×10^9/L，血红蛋白 128 g/L。

（2）肝肾功能、电解质：白蛋白 42 g/L，前白蛋白 149 mg/L，碱性磷酸酶 42 U/L，乳酸脱氢酶 281 U/L，总胆红素 7.5 μmol/L，肌酐 96 μmol/L，钾 4.2 mmol/L。

（3）胸部正位片：心肺膈未见明显异常。

（4）心功能：射血分数 62%，心脏各房室大小正常，左室收缩功能正常。

（5）肺功能：通气功能正常。

3．手术方案　开放性腹膜后肿瘤切除术＋左肾切除术，备胰尾＋脾切除术。

4．术后注意事项　术后密切关注患者循环状况及术后出血，应用血管活性药物、止血药物并适量补液；合理应用抗生素，预防腹腔感染及呼吸系统感染。

四、治疗过程

1．手术情况　患者在全身麻醉下行"腹膜后肿瘤切除术＋左肾切除术＋脾切除术"，探查见肿瘤包绕主动脉、双肾动脉、肠系膜上动脉、腹腔干及左肾门。钝性分离肿瘤顶部及左右侧。探查肿瘤背侧见肿瘤营养血管来源于肠系膜上动脉，因肿瘤包绕左肾动静脉及脾动脉无法剥离开，遂结扎离断左肾动静脉，进一步完整切除包绕左肾动静脉的肿瘤及左侧肾脏和脾脏。充分止血后，温生理盐水冲洗，创面覆盖止血材料，留置腹腔引流管。术中出血 3200 mL，输红细胞悬液 2400 mL，输血浆 1200 mL。

2．术后情况及预后　患者手术后转 ICU 后出现呼吸循环不稳定，予呼吸机支持保证氧合，观察腹腔引流等排除活动性出血后，应用垂体后叶素、去甲肾上腺素等血管活性药物及补液维持血流动力学平稳，给予血浆 1200 mL 及红细胞悬液 2 U 补充血容量。术后早期患者白细胞、中性粒细胞及血清降钙素原显著升高，予抗生素治疗，并继续予胃肠减压、抗感染、静脉营养、抑酸、利尿等治疗，复查血常规、血清降钙素原及肝功能较前好转。术后患者每天腹腔引流液 500～700 mL，呈浅粉色乳糜液，考虑乳糜漏，予禁食、抗感染及静脉营养等治疗后引流液逐渐减少。手术后视野肿瘤切除彻底，术后复查腹部 CT、三维重建未见肿瘤残留（病例 61 图 2）。患者术后第 7 天转康复科进一步治疗。出院后 1 周复查血常规及肝肾功能无明显异常。

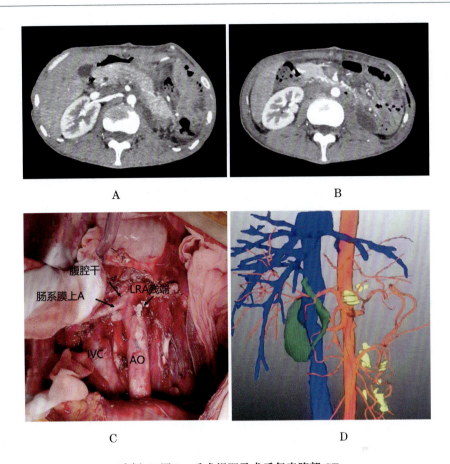

病例 61 图 2　手术视野及术后复查腹部 CT

A. CT 增强动脉期横断位腹后腔肿块已切除，术区见少量积液、积气；B. 其下方层面，左肾未见显示，左肾窝见包裹性积液，腹腔见少量积气；C. 手术野；D. 术后 CT 血管三维重建，红色为动脉，蓝色为静脉。

术后病理提示：去分化脂肪肉瘤，推荐其进行术后辅助化疗。巨大的腹膜后去分化脂肪肉瘤，复发较快，预后较差，嘱患者术后 1 个月、3 个月及后续每 3 个月进行 1 次复查。

五、经验与体会

（一）腹膜后巨大恶性肿瘤与腹部脏器的解剖结构关系

腹膜后巨大肿瘤是指直径＞ 10.0 cm，重量＞ 1.0 kg 的起源于腹膜后的肿瘤，恶性约占 80%，主要包括脂肪肉瘤、平滑肌肉瘤、纤维肉瘤、淋巴瘤、神经纤维瘤等。腹膜后恶性肿瘤往往呈膨胀性生长，早期多无明显症状，随着肿瘤的发展，可出现腰、腹胀痛或出现脏器、组织的推移、压迫症状。因肿瘤巨大、病程长，通常与周围脏器组织关系密切，常常累及毗邻器官，如消化道、肾脏、肝脏、胰腺、膀胱等，女性患者的巨大腹膜后肿瘤也多见子宫附件的侵犯。

目前，肿瘤与周围脏器组织解剖结构关系的评估主要依赖二维的 CT、MRI 图像。若术前未能从二维影像资料中全面了解患者个体肿瘤与脏器及血管的实际解剖关系、血管变异情况，仅靠传统的术中常规探查来确定能否施行手术，易发生腹腔相关脏器及血管损伤。而对 CT 等影像资料的三维重建在复杂腹膜后肿瘤的评估中显示出极大的优势：三维重建后的图像是可以全维度旋转的动态影像，可任意缩放、任意组合显示，并可任意透明化或隐藏目标脏器模型，清楚显示肿瘤的大小及形态、血管的走行及形态、肿瘤与脏器及血管的解剖关系和侵犯情况，有助于肿瘤的定位及完善诊断，对联合切除脏器手术策略的制订很有价值。三维可视化模型如显示肿瘤包膜光滑完整，与毗邻器官有明显界限，一般表现为肿瘤压迫；如显示肿瘤包膜不光滑（虫蚀样改变）或无包膜，与毗邻器官界限不清，一般表现为肿瘤侵犯。术中证实腹膜后肿瘤侵犯邻近器官，为提高首次手术完整切除率，根据具体情况行联合受累器官部分或完整切除。

（二）腹膜后恶性肿瘤联合脏器切除的适应证

腹膜后恶性肿瘤是否行扩大范围的联合脏器切除，需考虑的因素包括肿瘤的临床分期、患者的预期生存时间、术后器官功能以及手术安全性等。

1. 临床分期　患者未出现远处器官或淋巴结转移，即属于临床分期Ⅲ期及以前，是联合脏器切除手术的前提条件。对于这样的首次接受手术的患者，应尽可能完整切除肿瘤，可根据情况联合脏器切除，努力达到切缘阴性。对于复发甚至多次复发的患者，联合脏器切除如果可以使肿瘤达到完整切除则也建议联合器官切除。

2. 预期生存时间　如出现区域淋巴结转移或者远隔脏器转移，即属于临床Ⅳ期（根据 AJCC 对软组织肿瘤的分级标准），其 5 年存活率不超过 20%，患者预期生存时间较短，如无明确脏器梗阻或压迫引起的症状（如肠梗阻、肾积水等），不建议行大范围联合脏器切除。

3. 术后脏器功能及手术安全性：联合切除的脏器越多，切除范围越大，术后患者脏器受损的概率越大，手术风险越高。肾脏是原发性腹膜后肿瘤手术联合脏器切除最常见的器官之一。术前对肾功能的评估非常重要，因为术中长时间低血压状态和手术创伤可能导致术后急性肾损伤或衰竭，术后必须保证肾灌注并加强肾功能的监测。联合切除空腔脏器的处理相对容易，术前充分的肠道准备、根据原则行造口术及积极防治吻合口瘘是减少术后并发症的关键。脾脏联合切除也较为常见，术中应注意保证脾脏的完整切除，避免脾破裂，术后监测血小板，必要时予以阿司匹林抗血小板。子宫、部分肝脏等联合脏器的切除较为少见，应术中充分止血并术后积极防治出血。部分原发性腹膜后肿瘤可表现为血供丰富，一旦侵犯周围脏器，单纯的肿瘤切除很容易造成肿瘤残余，且手术后创面的大量渗血有时难以控制，而选择联合脏器切除可以有效止血，缩短手术时间。

六、患教建议

腹膜后巨大恶性肿瘤的治疗需考虑联合脏器切除以提高肿瘤的可切除性，延长复发时间和患者总生存时间，术前仔细评估肿瘤与脏器及血管的解剖结构是手术成功和减少并发症的关键。

七、专家点评

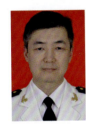

冯翔，副主任医师，副教授，海军军医大学第一附属医院泌尿外科副主任，上海市医学会血管外科专科分会委员。主编专著《腹主动脉瘤腔内修复术最新技术解析》《主动脉夹层腔内隔绝术》。

目前，无论是美国 NCCN 软组织肉瘤治疗指南还是国内专家共识，都推荐对于所有的可切除腹膜后肉瘤，应首选手术治疗，在保障安全的前提下采取扩大范围切除的手术方式进行整块切除，也就是说同时切除肿瘤及其周围可能侵犯的器官、血管及其他组织结构。

数据显示，扩大范围切除的手术方式可降低局部复发并改善患者生存，完全切除肿瘤的患者，5 年生存率为 54%，不完全切除的 5 年生存率仅为 17%。因此，国际上知名的腹膜后肿瘤诊疗中心治疗腹膜后软组织肉瘤时，需要进行联合器官切除的患者可达 30% ~ 50%。海军军医大学第一附属医院泌尿外科腹膜后肿瘤诊疗团队每年完成 200 余例腹膜后肿瘤切除术，目前统计联合器官切除的患者比例为 37.1%，按切除例数占比排列依次是肾脏（11.5%）、小肠（8.9%）、胰腺（6.5%）、脾脏（6.3%）、肾上腺（5.6%）、结肠（5.2%）、胆囊（4.8%）、胃（4.4%）、阑尾（3.4%）、十二指肠（2.0%）等。

本例患者腹膜后肿瘤将肾脏动静脉完全包绕在其中，不切除肾脏无法完全切除肿瘤；且左肾已积水，为了达到根治性切除的目的，手术中联合切除肾脏。根据国际多家中心的报道，对于术前肾功能指标正常的患者，联合切除一侧肾脏后仅有 6% 的患者会出现肾衰，联合切除肾脏对患者远期的肾功能影响不大。

（陈　锐　冯　翔　海军军医大学第一附属医院）

参考文献

[1] 中华医学会外科学分会外科手术学学组，中国抗癌协会肉瘤专业委员会，中国医疗保健国际交流促进会软组织肿瘤分会，等 . 原发性腹膜后软组织肉瘤诊治中国专家共识（2022 版）[J]. 中国实用外科杂志，2019，39（6）：526-532.

[2] 中华医学会数字医学分会，中国研究型医院学会数字医学临床外科专业委员会 . 腹膜后肿瘤三维可视化精准诊治专家共识（2018 版）[J]. 中国实用外科杂志，2018，38（12）：1347-1353.

[3] 陈凛，卫勃 . 原发性腹膜后肿瘤联合脏器切除 [J]. 中国实用外科杂志，2008，28（04）：263-265.

[4] 鲁朝敏 . 数字医学技术在腹腔和腹膜后巨大肿瘤诊断和治疗中的应用价值 [J]. 中国实用外科杂志，2013，（01）：60-61.

病例 62　腹膜后副神经节瘤（异位嗜铬细胞瘤）的诊断与处理

一、导读

副神经节瘤（异位嗜铬细胞瘤）是指起源于肾上腺外（如源于胸部、腹部及盆腔脊椎旁的交感神经链和沿头颈部分布的副交感神经节）的嗜铬细胞的肿瘤。副神经节瘤占全部嗜铬细胞肿瘤的 15% ～ 24%，病因尚不明，可能与遗传（致病基因突变）有关。其临床表现主要为儿茶酚胺（肾上腺素、去甲肾上腺素、多巴胺）过量释放至血液循环引起，表现为伴有头痛、心悸、大汗"三联征"的顽固性高血压。手术切除是治疗副神经节瘤最有效的方法，充分的术前准备是手术成功的关键，术中需要与麻醉科进行充分合作，术后需要严密监测及对症支持治疗。目前标准的首选治疗方法是腹腔镜下副神经节瘤切除术，但对于肿瘤巨大、多发、恶性可能者，建议开放手术处理。机器人辅助腹腔镜技术以其高清的视野、灵活的腕式运动等优点大大提高了腔镜手术的安全性和临床疗效，近年来，国内外学者报道了多项机器人辅助腹腔镜手术治疗副神经节瘤的研究，并取得了良好的手术效果。

副神经节瘤的恶变发生率 30% ～ 40%，恶性副神经节瘤预后较差，5 年生存率约 50%，手术应尽可能切除原发或转移的肿瘤病灶，减少肿瘤负荷有利于提高术后化疗或核素治疗效果，对于不能手术的患者，可以通过药物控制高血压、放疗改善疼痛等症状，提高生活质量。

二、病历简介

（一）病史介绍

患者女性，54 岁。

主诉：发现脑出血并左侧腹膜后占位 8 天。

现病史：患者 8 天前因头晕头痛在外院住院治疗，CT 检查发现脑出血及左侧腹膜后占位，无明显口角歪斜、无肢体无力及口角流涎，行走活动可，无胸闷、心慌、心前区疼痛，无意识障碍，无声音嘶哑、饮水呛咳、吞咽困难，无尿液及大便自行流出，无肢体抽搐、麻木，无恶心、呕吐，无发热、腹泻等不适。予降压等对症治疗，症状稍好转，今为进一步处理腹膜后占位来我科就诊，门诊拟"左侧腹膜后占位：副神经节瘤，脑出血，高血压"收入我科。患者自发病以来，精神、睡眠尚可，大小便无明显异常，体重近期无明显变化。

既往史：有高血压病史 3 年，3 年前曾因脑出血在神经内科住院治疗；否认心脏病、糖尿病等慢性病史；否认外伤史及手术史。

（二）体格检查

意识清楚，体温 36.2℃，脉搏 80 次 / 分，呼吸 20 次 / 分，血压 120/79 mmHg。心律齐，心脏听诊无明显异常，双肺呼吸音清，未闻及明显干、湿性啰音，腹平软，肠鸣音正常，左侧上腹部可及包块，质硬，活动度差，与周围分界尚可，无压痛及反跳痛，双肾区无压痛，双肾区叩击痛（﹣），双侧输尿管体表投影区无压痛，耻骨上区平坦，无压痛及叩痛。

（三）辅助检查

1. 实验室检查

（1）血常规、心酶五项、凝血四项、高血压三项、感染八项、血浆促肾上腺皮质激素、血清皮质醇、24 h 尿游离皮质醇检测未见明显异常。

（2）生化检测：钠 128 mmol/L，脑利钠肽 1904 pg/mL，肝肾功能未见明显异常。

（3）血浆甲氧基肾上腺素类物质：甲氧基肾上腺素 19.92 nmol/L，甲氧基去甲肾上腺素＞20.56 nmol/L；尿香草苦杏仁酸 91.96 mg/24 h。

2. 影像学检查

（1）全腹部 CT 平扫＋增强及 CTA 检查：左肾下方占位性病变（大小约 65 mm×50 mm×76 mm），结合病史，考虑异位嗜铬细胞瘤可能性大，不除外间叶源性肿瘤（病例 62 图 1）；全腹部 CTA 示肿块周围可见大量迂曲增粗供血血管，考虑来源于肠系膜上、肠系膜下动脉分支（病例 62 图 2），必要时建议 DSA 检查；左侧输尿管上段受压，左侧输尿管上段及肾盂轻度积水；肝周、脾周少量积液；直肠下段肠壁增厚。

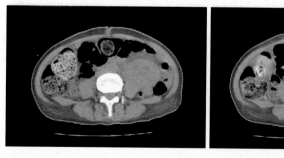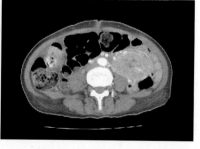

A　　　　　　　　　　　　B

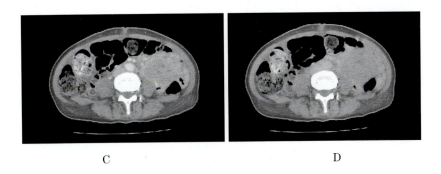

C   D

病例 62 图 1　全腹 CT 平扫 + 增强

A. 平扫提示左肾前下方腰大肌旁软组织肿块（CT 值约 45 HU）；B. 动脉期提示病灶呈不均匀明显强化（CT 值约 100 HU）；C. 静脉期显示病灶强化程度轻度减低（CT 值约 80 HU）；D. 排泄期病灶强化明显减低（CT 值约 60 HU）。

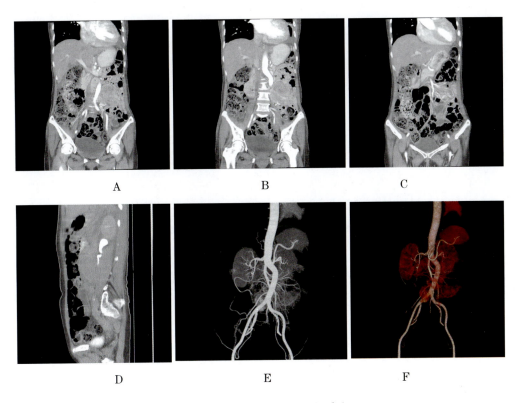

A   B   C

D   E   F

病例 62 图 2　全腹 CTA 三维重建

A. CT 增强动脉期冠状位重建示腹主动脉旁明显不均匀强化软组织肿块；B. 肿块内见短棒状肿瘤血管显示；C. 肠系膜上动脉发出较多分支参与肿瘤供血；D. CT 增强动脉期矢状位重建示肿块位于左肾前下方、腰大肌前方；E. CTA 最大密度投影重建示肿块周围可见大量迂曲增粗供血血管；F. CTA 容积重建示肠系膜上、下动脉发出分支参与肿瘤供血。

（2）头颅及胸部 CT 检查：右侧丘脑出血慢性期改变，左侧基底节区软化灶；右侧放射冠区小缺血灶；双侧胸腔积液，双肺下叶压缩性肺不张（病例 62 图 3）。

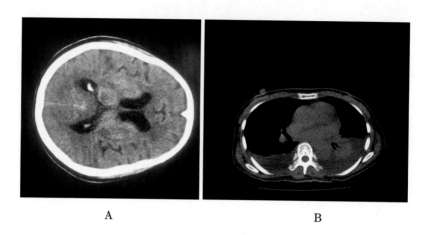

A   B

病例 62 图 3　头颅及胸部 CT 检查

A. 右侧丘脑出血吸收期；B. 两侧胸腔积液。

（四）初步诊断

1. 副神经节瘤；

2. 脑出血；

3. 继发性高血压（3 级，极高危）；

4. 双侧胸腔积液。

三、临床决策与分析

1. 手术指征　患者有反复脑出血病史，血压波动异常明显，最高达到 220/110 mmHg，术前 CT 检查明确为左侧腹膜后肿瘤，考虑副神经节瘤可能性大，目前患者血压仍波动巨大，有心脑血管再次出血潜在风险，且肿瘤有恶性或恶变风险。患者虽胸腔积液，已留置双侧胸腔引流管，且患者呼吸平顺，肝肾及心脏功能未见明显异常。目前已进行充分的扩容（扩容方案：酚苄明 10 mg，2 次／日，根据血压调整酚苄明用量，口服；硝苯地平控释片 30 mg，1 次／日，口服；每日 2000 mL 液体静脉输注，其中 1000 mL 晶体液，1000 mL 胶体液，共扩容 7 天）。因此，手术指征明确，术前准备充分，无明显手术禁忌。

2. 手术检查及评估

（1）血常规、肝肾功能、凝血四项、感染八项、大小便常规未见明显异常。

（2）胸部正位片：心肺未见明显异常，主动脉硬化，心尖向下移位。

（3）心电图：窦性心律，完全性右束支传导阻滞，ST-T改变。

（4）心脏彩超：左室明显肥厚，升主动脉增宽，心包积液（微量），左室舒张顺应性降低，射血分数59%。

（5）肺功能：通气功能轻度异常。

对各重要脏器的检查评估提示无手术禁忌，可以手术。

3. 手术方案 经腹腹腔镜下左侧腹膜后肿物切除术。

4. 术后注意事项 术后严密监护24～48小时，持续心电监护、动脉压、中心静脉压、血常规、肝肾功能等监测，及时发现并处理可能的心脑血管和代谢相关并发症，术后常规适量扩容和能量补充，维持正平衡，合理应用抗生素，预防腹腔感染及呼吸系统感染。

四、治疗过程

1. 手术过程 患者在全身麻醉下行经腹腹腔镜左侧腹膜后肿物切除术，患者取右侧45°斜卧位，抬高腰桥，于脐水平腹直肌外侧缘偏外侧纵向切开皮肤2 cm，逐层切开直视下进入腹腔，置入12 mm Trocar，进气建立气腹，在观察镜指引下，第二点位于脐左侧缘，置入10 mm Trocar作为腹腔镜观察通道，第三点位于左锁骨中线肋弓下缘2 cm，置入5 mm Trocar，第四点位于髂前上棘内侧2 cm处，置入5 mm Trocar。

建立通道后，经操作通道依次置入腹腔镜、超声刀、分离钳及吸引器，沿结肠旁沟切开左侧腹膜游离降结肠，借重力使降结肠下坠，切断脾肾韧带及脾结肠韧带，以显露左侧腹膜后肿物。探查可见在腹主动脉左侧见一肿物与其紧密相邻，肿物大小约8 cm×7 cm×6 cm，边界尚清，切开肿物表面的后腹膜及腹膜下疏松结缔组织直达肿瘤包膜，沿肿物包膜表面仔细游离，分离肿物与周围组织，避免损伤脾动脉、肠系膜上动脉及其分支血管、肠系膜下动脉及其分支血管、胰尾及上段输尿管等密切相邻的器官，遇到肿瘤小的滋养血管予双极电凝止血后超声刀切断分离，较大的滋养血管予Hem-o-lok双重结扎后切断，整个分离过程始终紧贴肿瘤表面进行分离，确认游离的血管是进入肿瘤的滋养血管方可离断；处理过程中患者血压时有升高，均予降压药物对症处理后很快恢复正常，将肿物上极、下极、内侧及外侧充分游离，直至将瘤体完整游离，见肿物大小约8 cm×7 cm×6 cm（病例62图4），认真检查术野充分止血后将标本放入标本袋内取出，留置腹腔引流管，术中出血约100 mL，术后患者转ICU病房加强监测及对症支持治疗。

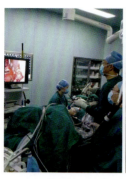
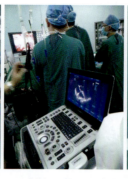
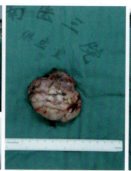
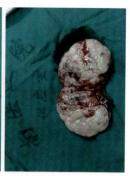

病例 62 图 4　术中情况及手术切除标本

2. 术后情况及预后　患者术后需去甲肾上腺素维持血压治疗，血压波动于 90 ~ 110/55 ~ 75 mmHg，心率 60 ~ 80 次 / 分，气管插管辅助呼吸，血气分析氧分压 50% ~ 55%，为加强监测及治疗，术后转 ICU 观察治疗。返回 ICU 病房后严密监测生命体征、中心静脉压及 24 小时出入量，同时常规适量扩容和能量补充，维持正平衡，合理应用抗生素，预防腹腔感染及呼吸系统感染。术后第 1 天，复查血常规提示血红蛋白 83 g/L，肝肾功能及凝血功能未见明显异常，血气提示氧合指数 > 400，乳酸 < 0.5 mmol/L，呼吸功能可，拔除呼吸内导管，患者呼吸平顺，生命体征平稳，在无血管活性药物帮助下血压维持在 100 ~ 120/60 ~ 70 mmHg，转回普通病房继续治疗；转入普通病房后，继续适当扩容、预防感染等对症支持治疗，患者恢复过程顺利，术后逐渐拔除双侧胸腔引流管、腹腔引流管，血压一直波动于 110 ~ 140/70 ~ 90 mmHg，心率波动于 60 ~ 90 次 / 分。术后病理检查结果提示左侧腹膜后肿物符合副神经节瘤，部分瘤细胞排列成片状，巨大巢状，有一定异形性，侵及包膜和血管（病例 62 图 5），请临床密切随访。

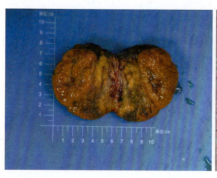
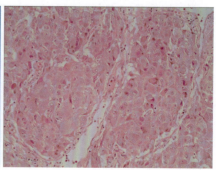

A　　　　　　　　　　　　　　　　　　B

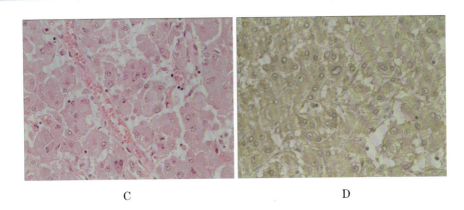

病例 62 图 5　术后病理检查结果

A. 灰黄色结节,大小约为 8.0 cm×7.0 cm×5.5 cm,切面灰黄、灰红色;B. 肿瘤呈器官样结构,肿瘤细胞呈巢团状,侵犯包膜,血管分隔;C. 肿瘤细胞体积大,胞质丰富,嗜酸性,核仁明显;D. 免疫组化提示嗜铬素(CgA)阳性。

患者术后第 7 天顺利出院。出院后 3 个月返院复查,血常规、凝血四项、肝肾功能、BNP、高血压三项、血清皮质醇、24 h 尿游离皮质醇、促肾上腺素皮质激素检测未见明显异常;甲氧基肾上腺素、甲氧基去甲肾上腺素、尿香草苦杏仁酸较术前明显下降,在正常范围之内;全腹部 CT 平扫＋增强未见肿瘤明显复发及转移征象(病例 62 图 6)。术后 1 年复查全腹 CT 平扫＋增强仍未见复发及转移(病例 62 图 7)。现患者血压、心率一直平稳,未再出现脑出血。

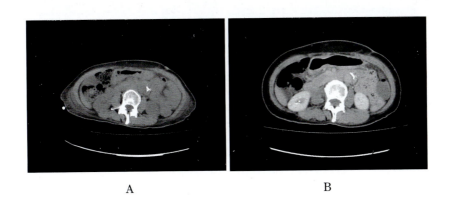

A　　　　　　　　　　　　　　　　B

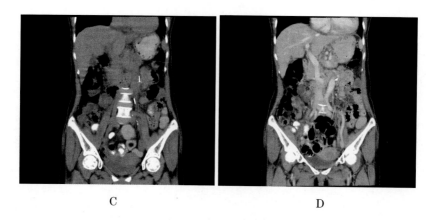

C   D

病例 62 图 6　术后 3 个月复查全腹部 CT 平扫 + 增强

A. CT 平扫示左侧腹后腔肿块已切除，腹主动脉旁见致密缝线；B. CT 增强实质期术区未见异常强化灶，未见肿瘤残留或复发；C. CT 平扫冠状位重建术区见两个短棒状致密，呈术后改变，未见肿瘤残留；D. CT 增强静脉期冠状位重建，术区未见异常强化灶。

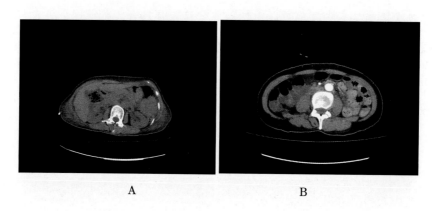

A   B

病例 62 图 7　术后 1 年复查全腹部 CT 平扫 + 增强未见肿瘤复发征象

A. CT 平扫；B. CT 增强动脉期。

五、经验与体会

（一）副神经节瘤的精准诊断及术前关键准备

副神经节瘤临床上较为少见，术前诊断尤为关键，一旦误诊导致围术期准备不充分，极易出现围术期严重的并发症可能。因此，术前如何精准诊断就非常重要。随着影像学技术的不断提高，很多微小瘤体及无功能瘤体能够被发现。典型的副神经节瘤 CT 及 MRI 影像学特点为含有丰富血供的软组织结节，有完整包膜，增强时瘤体明显强化，这些是副神经节瘤定位、定性诊断的重要依据。同时因副神经节瘤具有临床表现多变、不典型的特点，单纯根据影像学表现，做出精准诊断又是非常困难的；影像学只能判断肿物的部位、大小、形态、边缘、密度、强化特征及其与周围结构的关系，但对于早期病灶的发现、副神经节瘤的诊断与鉴别诊断、判断病灶与周围组织结构的关系等方面仍具有重要意义。精准的诊断还需要结合明确的定性诊断，主要通过临床表现和实验室化验结果综合判断，实验室化验主要通过测定血浆甲氧基肾上腺素类物质及尿中游离儿茶酚胺类物质的浓度来帮助定性诊断。对于术后复发或者转移的患者，可通过功能影像间碘苄胍显像精准检测。

目前，手术切除肿瘤是治疗该病的最佳治疗方案。术前充分的准备是手术成功的关键，可以明显降低围术期风险。术前关键准备主要包括：①术前影像学检查精准明确肿瘤与血管、周围组织的关系，辨别可能的侧支循环，以利于术中精准的处理血管，保护血管或控制出血；②控制高血压，首选长效非选择性 α 受体阻滞剂，可配合钙离子通道阻滞剂；③控制心律失常，可选用 β 受体阻滞剂控制心率；④扩容，可以通过饮食和补液等方法快速扩容。

（二）副神经节瘤术手术方式的选择

对于副神经节瘤，无论良性还是恶性，手术切除是最主要的治疗方式。手术方式及切口的选择应根据肿瘤部位、性质和大小而定。目前比较一致的观点是腹腔镜手术仍是治疗肾上腺肿瘤和副神经节瘤的首选。而开放手术主要适用于肿瘤太大、解剖学上不适合腹腔镜手术、怀疑及确诊为恶性的副神经节瘤，推荐开放手术以更完整地切除病灶。对于目前比较先进的机器人手术，其优势在于机器人辅助腹腔镜使用三维高清视野和可转腕手术器械，术野显露更清晰，机械臂在体内旋转灵活和精准切割，对肿瘤刺激小，可以帮助嗜铬细胞瘤及副神经节瘤患者更加安全平稳地度过手术过程；尤其对于比较复杂的和大血管关系密切的嗜铬细胞瘤及副神经节瘤，机器人辅助腹腔镜手术可以发挥更好的优势，降低手术难度及风险。但机器人辅助腹腔镜手术也存在应用受限的原因有：①整体设备及耗材比较昂贵，较多医院没有此设备；②手术时间无明显优势；③在目前的条件下出血甚至超过腹腔镜手术。随着机器人腹腔镜技术在泌尿外科手术中的应用逐步推广，机器人腹腔镜手术的适应证变得更为广泛，但是国内外尚缺乏机器人辅助腹腔镜术与传统腹腔镜术在副神经节瘤手术中应用相关的大宗随机对照研究。目前机器人辅助腹腔镜技术尚未被证实比传统腹腔镜技术有更大的优越性。

无论选用哪种手术方式，目的均为精准切除肿瘤、避免手术并发症和复发风险，手术过程中均应避免切破肿瘤包膜和损伤周围重要的血管、器官，避免手术并发症、术后复发的风险。

（三）副神经节瘤术中操作关键要点

副神经节瘤手术术中危险在于肿瘤短时间释放过多儿茶酚胺，引起相应血流动力学的剧烈改变，若没有充分的术前准备、术中和术后监护，心脑血管意外事件的发生率很高。因此，在术中需要尽量减少对肿瘤的刺激。术中操作关键要点包括：①术中操作轻柔，精准钳夹，锐性切割，紧贴肿瘤表面分离，避免反复用力挤压或牵拉肿瘤，避免儿茶酚胺大量释放引起血流动力学不稳定，增加风险；②肿瘤分离时应尽早确定好肿瘤包膜的层面，沿肿瘤包膜分离，分离时需尽量防止肿瘤破裂引起术后肿瘤复发；③术中超声刀、PK 电凝刀或相关的止血设备合理配合使用，边分离边止血，看到稍大的滋养血管，可以 PK 电凝止血后超声刀切断，如遇较大的肿瘤滋养血管，可以 Hem-o-lok 结扎后切断，保持手术视野清晰，整个分离过程始终紧贴肿瘤表面进行分离，务必确认分离的血管是进入肿瘤的方可离断；④遇到巨大肿瘤、复发肿瘤时，这些肿瘤通常与周围组织粘连明显，甚至浸润生长没有明显的解剖学边界，或位于大血管尤其是下腔静脉旁切除困难者，可以选择开放手术行包膜内肿瘤剜除；⑤术者需要有良好的心理素质、丰富的手术技巧保障手术的顺利完成。

（四）副神经节瘤术后全程随访要点

有研究报道副神经节瘤患者术后 5 年复发率约 20%，肿瘤可于局部或异位复发，残留肿瘤亦可继续长大。目前尚无可靠的临床、组织病理学或生物化学来预测副神经节瘤的转移行为，但其存在潜在的恶性风险。因此，长期监测复发和转移是很有必要的。在随访中，我们重点关注的是肿瘤复发和转移情况、临床表现的改善情况、肝肾功能及儿茶酚胺类物质代谢变化情况，随访内容的要点主要包括病史、体格检查、血压和生化指标监测（包括血浆甲氧基肾上腺素类物质及尿中游离儿茶酚胺类物质）及影像学检查。建议术后 1 个月第 1 次随诊，术后 3 年内每 6 ~ 12 个月随诊 1 次，之后每年随诊 1 次，至第 10 年或者终生。

六、患教建议

腹膜后异位嗜铬细胞瘤与肾上腺嗜铬细胞瘤相似，具有一定特征性，主要是儿茶酚胺升高、血压升高等实验室检查和临床症状。围术期主要是监测血压的波动。告知患者保持心情舒畅，避免紧张，监测血压。

七、专家点评

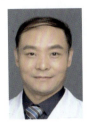

刘存东，主任医师，副教授，博士研究生（博士后）导师，南方医科大学第三附属医院泌尿外科主任。中华医学会泌尿外科学分会微创学组委员，广东省医学会泌尿外科学分会副主任委员，广东省泌尿生殖协会前列腺疾病学分会主任委员，海峡两岸医药卫生交流协会泌尿外科专业委员会单孔学组组长。《临床泌尿外科杂志》编委，《现代泌尿生殖肿瘤杂志》编委，广东省杰出青年医学人才。主持国家自然科学基金、广东省自然科学基金及广东省科技计划项目6项。

腹膜后副神经节瘤常与腹主动脉、下腔静脉、肠系膜上动脉、肠系膜下动脉、肾动静脉等大血管毗邻，肿瘤侵袭性强，因为间歇性大量释放儿茶酚胺类物质，对患者生命威胁很大，有报道其5年存活率仅为36%，且较其他部位的副神经节瘤而言，腹膜后副神经节瘤具有更高的远处转移倾向。早期诊断及时手术切除是腹膜后副神经节瘤的最佳治疗手段。对于腹膜后副神经节瘤，结合本例治疗经验，手术根治切除是唯一可靠有效的治疗方法。

本例患者肿瘤巨大，大小约8 cm×7 cm×6 cm，肿瘤周围血供异常丰富，由肠系膜上动脉、肠系膜下动脉分支血管包裹，与腹主动脉、输尿管上段及周围脏器密切紧贴。对于这种大的副神经节瘤，术前首要的准备工作是降压、扩容、纠正不正常的心律状况，术中为尽量稳定血流动力学，精准控制输液量和输液速度，我们采用术中经食管超声实时监测来指导输液；我们采用经腹腹腔镜手术治疗，采取锐性为主的分离方法，保持术野的干净和清晰，也有利于尽量减少对肿瘤的挤压牵拉刺激。术中紧贴肿瘤的包膜游离，在发现较粗大的血管进入肿瘤并确认为肿瘤的滋养血管时才能够离断，从而避免重要的肠道滋养血管的损伤。手术中要有耐心，保持平和的手术心态，记住"慢就是快"的道理。患者目前随访2年，血压、心率均平稳，未再出现脑出血，术后血浆甲氧基肾上腺素类物质及尿中尿香草苦杏仁酸均正常，影像学检查未见异常。如果肿瘤切除后患者仍然有高血压存在，需要考虑局部复发或转移病灶存在可能。有研究发现腹膜后副神经节瘤术后复发率为16%左右，可以切除的需尽量切除复发病灶，对于术后进展迅速且不可切除的肿瘤，采用局部或全身辅助治疗以减轻局部症状并阻止疾病进展。其中有一部分副神经节瘤具有恶变可能，病理尚不能准确判断良、恶性行为，需结合影像学检查是否有淋巴结或远处转移，通常远处转移以肝、肺、骨、肾转移常见。一些有前景的诊治方法也在逐步兴起，包括基因检测、放射药物、免疫疗法和分子靶向治疗，当然，目前仍以手术治疗为主的多学科个体化治疗。

该患者通过以手术根治为主的个体化治疗，取得了良好的治疗效果，术后长期监测肿瘤的复发和转移仍然很有必要。

（周其赵　刘存东　南方医科大学第三附属医院）

参考文献

[1]Roman-Gonzalez A, Jimenez C.Malignant pheochromocytoma paraganglioma：pathogenesis, TNM staging, and current clinical trials[J].Curr Opin Endocrinol Diabetes Obes, 2017, 24（3）：174-183.